国家自然科学基金重点项目（71333003）
国家社会科学基金重点项目（19AZD013）

健康服务调查工具与方法

主　编　吴群红　郝艳华

副主编　梁立波　李　叶　单凌寒　刘　欢

编　委（以姓氏笔画为序）

王　璐　王心瑶　王可欣　王志远　王声雨
王晓菲　方传龙　代亚君　宁　宁　朱晓龙
刘　伟　刘　欢　刘晶晶　刘景华　孙　宏
严　丹　李　叶　李　萌　吴群红　宋韦剑
张久瑞　张耀光　陈明曦　陈超亿　庞智洋
郑　统　单凌寒　房慧莹　郝艳华　姜可欣
聂婉翎　徐　玲　高力军　黄求进　崔　宇
康　正　梁立波　韩丽媛　焦明丽　谭　笑
薛羽芯

人民卫生出版社
·北　京·

图书在版编目（CIP）数据

健康服务调查工具与方法 / 吴群红，郝艳华主编. —北京：人民卫生出版社，2022.3
ISBN 978-7-117-32655-1

Ⅰ. ①健… Ⅱ. ①吴… ②郝… Ⅲ. ①卫生服务 – 调查方法 – 世界 Ⅳ. ①R197.1-31

中国版本图书馆 CIP 数据核字（2021）第 266965 号

人卫智网	www.ipmph.com	医学教育、学术、考试、健康，购书智慧智能综合服务平台
人卫官网	www.pmph.com	人卫官方资讯发布平台

健康服务调查工具与方法
Jiankang Fuwu Diaocha Gongju yu Fangfa

主　　编：吴群红　郝艳华
出版发行：人民卫生出版社（中继线 010-59780011）
地　　址：北京市朝阳区潘家园南里 19 号
邮　　编：100021
E - mail：pmph @ pmph.com
购书热线：010-59787592　010-59787584　010-65264830
印　　刷：三河市国英印务有限公司
经　　销：新华书店
开　　本：787 × 1092　1/16　印张：27
字　　数：590 千字
版　　次：2022 年 3 月第 1 版
印　　次：2022 年 4 月第 1 次印刷
标准书号：ISBN 978-7-117-32655-1
定　　价：89.00 元
打击盗版举报电话：010-59787491　E-mail：WQ @ pmph.com
质量问题联系电话：010-59787234　E-mail：zhiliang @ pmph.com

前 言

健康是国民立身之本，国家立国之基，也是重要的社会生产力。国民健康问题关系国家的兴衰强盛和社会和谐。我国一直把国民健康问题放在优先发展的战略地位，特别是随着“健康中国战略”的提出，“努力全方位、全周期保障人民健康”成为发展目标。科学规范的调查工具与方法是全面了解和判断国民健康状况、制定解决国民健康问题干预策略的重要决策依据。世界各国都高度重视科学调查和评价国民健康状况，并制定了相应的调查制度，保障国民健康调查的组织与实施。

本书正是基于这一客观背景与现实需求编写而成的。书中系统介绍了世界卫生组织、区域卫生组织、典型国家的国民健康调查制度及方法体系，包括国家健康调查的背景与目的、样本设计与选择、调查的组织实施、调查方法和质量控制等内容，特别是对各国健康调查制度的历史沿革及其相关调查工具进行了具体介绍，对调查内容和调查工具的变化趋势及特点进行了分析和总结。本书可以作为工具书，为开展国民健康相关调查提供技术与工具方法的借鉴和参考。

本书作者检索最新国际文献、参考国际发展趋势，在书中介绍了典型国家国民健康调查实施中一系列相关技术的重要操作环节，内容翔实。丰富的图表和调查问卷等参考资料可以为从事调查研究的教师和学者提供教学与科研参考，也可以为社会大众普及相关知识提供资料。

本书的编写出版得到了国家自然科学基金重点项目（71333003）和国家社会科学基金重点项目（19AZD013）的支持，国家卫生健康委员会卫生统计信息中心领导也给予了大力的支持并参与了相关工作。值此付梓之际，谨对所有关心、支持和帮助本书编写的领导、同仁致以衷心的感谢。由于时间仓促，书中难免有所疏漏，敬请读者批评指正。

编 者

2021 年 6 月

目录

第十章　瑞典国家健康相关调查

第十一章　芬兰国家健康相关调查

第十二章　俄罗斯国家健康相关调查

第十三章　日本国家健康相关调查

第十四章　韩国国家健康相关调查

第十五章　新加坡国家健康相关调查

第十六章　印度国家健康相关调查

第十七章　部分非洲国家人口与健康调查

第十八章　中国国家健康服务相关调查

第一章
国民健康调查概述

一、国民健康调查的目的和意义

（一）国民健康调查

国民健康调查是指为全面了解和判断一个国家国民健康状况，进而为解决国民主要健康问题制定干预策略提供科学依据，在国家层面上开展和实施的人群健康状况调查。国民健康调查一般都是有组织、有计划的国家层面上的制度性安排。

（二）国民健康调查的目的与意义

国民健康关系到国家兴衰强盛和社会和谐，是重要的社会生产力，也是一个国家可持续发展能力的重要标志之一。世界各国都高度重视调查和科学评价国民健康状况，并制定相应的调查制度来保障国民健康调查的组织与实施。国民健康调查的主要目的是全面了解国民健康状况，发现影响国民健康的主要问题，为各国制定符合国情的卫生政策与国民健康改善策略提供科学、客观的数据支持与决策依据。中国一直将人民健康问题放在优先发展的战略地位，加快推进健康中国建设，努力全方位、全周期保障人民健康。因此，科学组织和实施国民健康调查，持续跟踪评价国民健康状况的发展和变化趋势，成为“健康中国战略”实施和卫生事业发展不可或缺的一项重要任务。

二、国民健康调查的发展概述

（一）国际发展概述

国民健康调查的开展与实施是基于对各国全面了解和掌握本国国民的健康状况和主要健康问题，制定健康改善策略的现实需求发展起来的，通常采取横断面调查方法对国民健康状况进行抽样调查。伴随着医学模式由生物医学模式向生理 - 心理 - 社会的现代医学模式转变，人们对健康的需求和认识不断提高和深化，国民健康调查的内容也逐渐拓展和丰富，已经由对国民的身体健康状况及医疗卫生服务利用等方面的单一调查逐渐扩展到对国民心理健康、社会支持和社会健康等全方位的健康与服务内容的关注。

在一些发达国家，国民健康调查起步相对较早。例如，早在 1957 年美国就首次开展了国民健康调查，并且随着健康观的发展演化，单一的健康调查已经逐渐演变为健康、营养、医疗服务、生命统计和专项调查多位一体的国民健康调查体系，满足了国家对于全面了解国民健康状况的需要。欧盟各国虽然没有设立统一的健康调查制度，但在 2002 年欧盟统计局会议上即确定每 5 年开展一次欧洲健康询问调查（European Health Interview Survey，EHIS）。随着调查计划的推进，一些非成员国（土耳其和瑞士）的加入逐渐扩大了 EHIS 的调查范围。与此同时，欧洲的一些国家实施了由欧盟出资赞助、芬兰国家公共卫生研究所牵头开展的欧洲健康体检调查（European Health Examination Survey，EHES）。

亚洲国家，如日本，早在 1946 年，为解决第二次世界大战后的粮食短缺、应急食品分发等问题开展了国家营养调查，其中包含涉及健康状况的调查内容。随着电子数据库在健康促进领域的广泛适用，日本开展了 21 世纪健康增进运动，使健康状况的调查领域扩大到从新生儿至老年人的全面、系统的全人群。这有助于全面了解不同年龄段人群的健康及营养状况。在经济欠发达地区，国民健康调查起步较晚。例如，在经济发展相对落后的一些非洲国家，实施的是一项由美国国际开发署（United States Agency for International Development，USID）资助、主要针对发展中国家的人口与健康调查。在基础调查问卷的基础上，针对每个国家的特点和调查需求进行调查内容的调整与说明，并根据不同国家、不同调查目的，选择了不同的调查对象进行抽样调查，进而为该国的卫生决策和国民健康管理提供支持。

由此可见，不同国家开展国民健康调查均是基于本国的经济发展现状和社会背景、不同人群健康的主要问题、开展健康调查的资源和能力等因素综合决定的，并且根据国家制定卫生政策和健康改善策略的现实需求，在健康调查的方式、内容等方面有所差异。

（二）国内发展概述

目前我国的国民健康调查的调查内容相对比较完善。其中，国家卫生服务调查是由国家卫生健康委员会（原卫生部）牵头组织、在全国范围内开展的具有连续性、规律性，以居民健康、卫生服务获得与利用等内容为主题的全国性调查。伴随着中国卫生事业迅速发展，卫生科技水平显著提高，居民对健康的需求和重视程度增加，我国的国民健康调查已经发展为涵盖国家卫生服务调查、全国居民健康素养监测调查、中国居民营养与健康状况调查等多种覆盖全民的健康调查体系。

国家卫生服务调查始于 1993 年，是我国实施的第一项全国性卫生服务调查，每 5 年进行一次，是政府掌握城乡居民健康状况、卫生服务利用、医疗保健费用及负担等信息的重要途径。其中，在保证历次调查连续性的基础上，国家卫生服务调查依据当前卫生改革与健康热点问题，对当期的调查内容做出适当调整，并不断扩大样本量、加强数据的代表性和说服力。

随着我国开始面临慢性非传染性疾病（简称慢性病）和传染病的双重威胁，中国政府组织专家对城乡居民主要健康问题、健康危险因素、健康需求、不良卫生习惯、卫生资源供给与利用等现状进行了充分评估，于 2008 年首次开展了全国居民健康素养监测调查，以此来评价居民健康素养水平，为开展健康促进行动提供依据。

中国居民营养与健康状况调查则开展得相对较早，分别于 1959 年、1982 年、1992 年和 2002 年开展了 4 次全国营养调查。近 10 年来，我国社会经济得到了快速发展，居民的营养和健康状况正处于快速变迁时期，原有的调查难以及时反映居民的营养与健康问题，于是在 2010 年决定将原每 10 年开展一次的中国居民营养与健康状况调查转变为常规性营养监测，每 4 年完成一个周期的全国营养与健康监测工作，从而系统、持续地评估居民的营养以及健康状况。

随着我国在社会、经济、文化、科技等方面的飞速发展以及国际交流的深入，各项健康相关调查也在不断发展成熟。尽管如此，国民健康调查在很多方面仍需继续学习和借鉴其他国家和地区的宝贵经验，不断加强完善我国的国民健康调查体系。

三、国民健康调查的组织与实施

国民健康调查作为一项国家性的健康调查，一般都具有一套完整的制度安排和具体的实施保障措施，主要的组织实施过程包括以下内容。

1. **在相应的法律授权下，依法组织开展**　多数国家的国民健康调查一般都在相应的法律制度下，依法组织开展。美国的国家健康询问调查受《国家健康调查法案》保护，这是促使调查工作可以持续进行的一项具体保障。澳大利亚的国家健康调查由 1905 年颁布的《人口普查和统计法》授权，由澳大利亚统计局组织实施，1988 年出台的《隐私法》为保证居民的隐私权提供法律支持。

2. **明确的组织实施机构与分工合作**　各个国家的国民健康调查的牵头组织机构有所不同，但一般是国家的人口统计或卫生部门。始于 1957 年的美国国家健康询问调查由美国疾病预防与控制中心下属的国家卫生统计中心（National Center for Health Statistics，NCHS）负责整体设计和数据分析，由国家人口调查局负责资料收集。自 1960 年以后，美国国家人口统计司合并进国家卫生统计中心，该中心具体负责调查项目的执行工作，主要包括调查问卷的设计、发放、回收及数据分析与质量控制等相关工作。澳大利亚的健康和福利研究所、国家和地区卫生局与学术研究中心等机构成立了健康统计咨询组，协助澳大利亚统计局确定调查主题，并由健康与老龄部为调查的实施提供资金支持。加拿大卫生部和加拿大公共卫生署支持加拿大统计局获得资金支持开展调查，并有联邦政府预算资助，具体的数据收集和整理及发布主要由加拿大统计局负责。

3. **有专项资金支持与专门调查人力资源保障**　国民健康调查的资金支持一般是由政府预算或由国家社保机构提供。有些国家则是在联合国人口基金会、联合国儿童基金会等国际组织帮助、支持下开展调查。在技术与人力支持方面，发达国家一般独立完成；部分发展中国家，如非洲一些国家是在欧美发达国家或国际组织的援助、支持下完成调查工作的。例如，美国国家健康询问调查使用了大约600名调查员，由6个人口普查局地区办事处的健康调查主管进行培训和指导。指导员是公务员身份，调查员是兼职雇员，需要通过考试和测试程序挑选，并接受美国国家健康询问调查专门的系统培训。加拿大国家健康调查数据的收集工作由两组人员共同进行，访谈内容由加拿大统计局收集，身体测量方面的内容由维多利亚护理慈善组织雇佣与加拿大健康与福利部有合同关系的护士进行收集。

4. **相对完善、科学的调查工具与方法** 国家健康调查一般采用精心设计的调查工具以及身体检查来获取全面的人口健康基本信息，提供可靠和可比较的健康信息，以便更好地监测居民的健康水平、卫生系统的反应性以及其他健康相关的数据。此外，国民健康抽样调查还可以从卫生部门获得常规登记报告制度不能提供的一些重要资料，如长期的连续性卫生服务调查可以对社会卫生状况及卫生服务利用建立系统的动态监测制度。

5. **严格的质量控制、隐私保护与充分的数据资源共享** 为保证国家健康调查的质量，在整个调查组织实施的各个环节，从调查员招募与培训到现场调查过程控制，都特别关注调查质量的把控。加拿大统计局作为专业的调查统计机构，有专门的调查员参与每次健康调查，这些调查员是加拿大统计局的正式职员，具有较高的专业素质。除此之外，在每一次健康调查开始之前，加拿大统计局都会对调查员进行严格培训。美国国家卫生统计中心负责健康调查的整体工作设计与部署，人口调查局负责资料收集。调查过程中，任命最负责任和最有经验的工作人员担任调查指导员和现场顾问，以保证调查质量。

此外，国家健康调查特别注重对调查对象隐私的保护和遵循伦理学要求，严格认真履行知情同意和自愿参与的原则，并与调查对象保持充分和良好的沟通；建立适当的数据共享机制，在健康调查结束后，采用各种方式及时公布国家健康调查的数据和信息，或者向调查对象反馈检查结果，以便更好地服务健康决策。

四、国民健康调查内容的特点

（一）调查内容基于健康需要动态调整

各国的国民健康调查是基于不同的发展阶段、特殊的现实背景和当时的实践发展需要而组织实施的，其目的是满足迫切的现实之需，解决突出的国民健康问题，为有针对性地改善策略的制定和决策而服务，具有时效性。

第二次世界大战结束之后，许多国家由于战争而出现粮食短缺，并进一步导致了国民营养水平下降等健康问题。为改善战后粮食短缺现状、获取健康基础数据和分发应急食品，日本于1945年在全国9个城市和27个县开展了国家营养调查，以促进国民健康水平的提高。

在 1960—1990 年，许多国家开展的健康调查旨在解决当时突出的流行病学问题，明确影响人口健康的因素，进一步分析影响人口健康的相关危险因素，提升城乡居民健康素养，帮助卫生部门制定医疗卫生政策以及进一步的国家健康战略调整规划。例如，美国开展的国家健康询问调查，是通过收集和分析内容广泛的健康数据来监测美国人口的健康，从不同角度为国家及政府提供强有力的数据支持进而促使政策的调整，为公众提供优质健康服务。1966 年芬兰开展的健康调查主要是通过流行病学调查研究，为国家提供人口健康状况最新的可靠信息，以利于预测未来的发展情况。一些欧美国家与亚洲国家为适应新时期的国民卫生服务趋势，更好地了解国民的健康危险因素，提升城乡居民健康水平，不断拓展调查对象的范围，扩展对调查对象生活方式、心理和社会危险因素的调查，以及身体检查和生物学指标的检测，为进一步改善国家卫生状况和全方位综合提高国民健康水平提供数据支撑。

进入 21 世纪以后，随着世界经济的发展与医疗卫生条件的不断提高，以及健康社会决定因素概念的提出和生理 - 心理 - 社会医学模式的普及，内容单一的流行病学研究和营养调查已经难以满足人们日益增长的健康需要。为提供高质量的健康服务和获得同一基准下的高质量数据，欧盟一些国家开展了健康决定因素和卫生状况评估调查。巴西和瑞典等国家为应对高质量的健康需求也开展了家庭健康状况评估调查，旨在了解国民健康水平随着时间推移的变化情况，为最终制订国民健康规划以及卫生政策提供依据。

（二）调查重点和关注内容因地制宜

不同国家由于国情和经济文化的差异，开展的国民健康调查内容有所不同。例如，美国等发达国家开展的健康调查内容比较全面，主要关注国民健康、营养、医疗服务、生命统计信息和家庭状况调查，可以全方位地反映国民的健康及营养状况，为卫生政策的制定和调整提供数据支持。美国国民健康调查问卷内容会根据当前的卫生状况或需求进行适当的修改和更新，问卷设计的内容具有灵活多样的特点。而在经济条件相对薄弱、人口数量庞大的印度，开展的国民健康调查内容紧密结合国内现存的严峻健康问题，主要关注各地区的生育、婴幼儿死亡、计划生育、妇幼保健、生殖健康、营养、贫血、卫生服务利用和计划生育服务质量等方面的信息。印度家庭健康调查具有调查形式与内容全面、调查对象多元化、调查方式丰富多样的特点。一些社会发展缓慢的非洲国家，由于技术和开展调查的能力有限，在国际组织支援下开展的国家层面的人口与健康调查主要关注流行病状况、妇女健康、儿童发展教育以及营养监测等与国情发展相符合的内容。欧盟虽然没有统一的健康调查系统，但十分注重了解各欧盟国家的人口健康状况，不仅开展了欧洲健康询问调查，还实施了欧洲健康体检调查，主要关注健康状况、卫生保健、健康决定因素等内容，具有调查内容丰富、健康询问调查效率和质量较高的特点。

五、国民健康调查的主要工具与方法

（一）调查分类

根据国民健康调查对抽样人群的调查时间序列设计，可将其分为横断面调查（cross-sectional survey）和纵向调查（longitudinal survey）。国民健康调查多采用横断面调查，即每次调查都是在调查时间点随机抽取独立样本人群，调查的人群也是相对独立无关的样本人群。纵向调查的样本设计是每次调查的样本人群固定不变，间隔不同时段进行再次调查时，对上次确定的样本人群进行随访调查，即纵向随访调查设计。

加拿大国家健康询问调查就是采用横纵调查相结合的方法，以获取纵向连续数据监测结果。在调查设计中基本都包含有纵向调查，或在横断面研究的样本中包含有纵向调查样本。这种样本设计能够得到纵向连续数据监测结果，对于健康状况的监测和相关卫生政策的制定来说，比单纯的横断面调查数据更有学术研究价值。

（二）抽样设计

国民健康调查由于是大样本的人群调查，多采用多阶段分层随机抽样的原则进行抽样设计。多阶段分层随机抽样是指将抽样过程分批、分阶段进行，每个阶段使用的抽样方法往往不同，即在调查过程中多种抽样方法结合运用。其实施过程遵循多阶段区域概率设计原理，先从总体中选择人口调查单位（如社区、县、群组）作为初级样本单元，再从每个抽得的初级单元中抽取范围较小的二级单元，依此类推，最后抽取其中范围更小的单元作为调查的基本单位。具体操作步骤（通用型设计方案）如下：

第一步，按照经济发展、文化教育等指标以省（州）、市（地区、县）为单位对全国各地区进行分层，在各层中按比例抽取相应数量的样本市（地区、县）。

第二步，按照人口规模和人均经济水平等，在样本市（地区、县）内按比例抽取相应数量的样本乡镇（社区、街道）。

第三步，按照人口规模和人均经济水平等，在样本乡镇（社区、街道）内按比例抽取相应数量的样本村（群组）。

第四步，在每个样本村（群组）中抽取一定数量的家庭户作为样本单位。抽中住户的实际人口为最终的调查对象（凡居住并生活在一起的家庭成员和其他人，或单身居住生活的，均作为一个住户）。

（三）调查工具

国民健康调查根据调查内容和收集的数据信息类型的不同，会采用相应的调查工具与手段。

1. **采集个人基本信息和健康状况信息常用工具**　调查问卷是采集个人基本信息和健

康状况的常用工具，可分为纸质调查问卷及网上在线调查问卷。调查问卷一般包括家庭问卷、成人问卷和儿童问卷。问卷内容主要涉及社会人口学信息（年龄、婚姻状况、职业和社会阶层）和生活方式信息（吸烟、饮酒、运动、睡眠等）。对于调查中的某些内容，如果调查对象给出的回答偏离了问题或缺乏对这一回答的分类和编码，调查员可以酌情使用间接和中性提示。

2. 现场体格检查及采集生物样品常用工具

（1）体格检查工具：根据身体检查的内容，健康调查一般会使用专业的医学测量仪器或工具，如用测距仪、软测量带以及电子秤来测量身高、体重、肱骨长度、肱三头肌、下皮褶厚度以及头部、腰部和臀部围等，并计算调查对象的腰臀比例、体重指数（body mass index，BMI）、身体肥胖程度、生长发育和营养状况。如果针对不同年龄段，侧重不同能力，也可以用便携式电子天平、便携式高度计、测量带和数字压力装置进行身体测量。

（2）健康移动实验室监测中心（移动诊所）：一般由 3 个拖车组成。拖车之间由徒步通道连接。其中，第一个拖车负责检查对象的管理和接待；第二个拖车是实验室和检查身体的场所；第三个拖车也是检测室，直接对人群膳食营养状况进行检测，指导营养与疾病调查以及信息收集。

（3）生物样品检测工具：常见的健康调查采集的生物学样本主要有唾液、血液和尿液样本等。

1）唾液样本：咽拭子、洗漱液或痰液。

2）血液样本：做血涂片、暗视野检查时，可采耳垂血或指尖血。采集静脉血可进行生物学样本检查、化验，用以评估营养、健康风险和营养缺乏状态，检测贫血指标、血糖指标以及人类免疫缺陷病毒（human immunodeficiency virus，HIV；又称艾滋病病毒）和可能影响妇女行为特征的资料，估算人群的碘摄入量，检查个体健康状态和心脏代谢危险因素随时间的变化，以全面了解公众的健康状况。

常见的检测项目主要有：糖化血红蛋白、总胆固醇、低密度脂蛋白胆固醇、高密度脂蛋白胆固醇、全血细胞计数、血红蛋白和其他血红蛋白病相关指标、肌酐等。

3）尿液样本：主要用于测量钠、钾和肌酐含量等。

3. 标准化测量 / 测试方法　在进行身体检查和采集生物学标本时，要特别注意标准化的测量 / 测试方法。在测量 / 测试前，需要电话联系参与调查的居民并进行提前安排，包括预约时间、计划地点和检查前的准备提示。例如，在进行身体测量前，调查员将调查对象集中到指定场所，以方便调查测量（自愿接受）；调查员分别使用便携式电子天平、便携式高度计、测量带和数字压力装置对成年居民进行身体测量，测量的项目有体重、身高、腰围以及血压等。如果需要进行血液测试，要求：在早晨接受体检的人过夜禁食，不吃或不喝任何东西（糖尿病患者除外）；预约在下午调查的对象至少禁食 4h（糖尿病患者除外）。此外，要求调查对象携带免疫记录，以及在预约日前 7d 内使用的所有药物（处方药和非处方药）的包装等。

（四）调查方式

国民健康调查一般采用入户与被访者面对面询问或电话调查的方式收集基本健康信息。目前，在进行面对面询问或电话调查时多使用计算机辅助方法进行信息的收集，以提高信息的收集和处理效率。计算机辅助个人询问的方法有效整合了计算机网络、电话交换技术以及调查业务管理和运作方式，采用语音处理、计算机电信集成技术（computer telephony integration，CTI）、智能预测拨号、海量数据处理、流程控制等多项最新技术。经过专业培训的调查员通过询问调查对象获取所需的相关信息。此外，仍有国家采用纸质问卷/自填式问卷或网络调查的方式进行调查。

1. 计算机辅助询问方法

（1）计算机辅助个人询问调查法：是指使用计算机协助面对面的个人调查。访谈在掌上电脑或个人数字助理（personal digital assistant，PDA）的协助下进行。通过提前编程，在调查对象回答问卷时，计算机系统可根据设定条件自动执行“跳过”，当输入被认为不可能的值时，系统会发出错误警告。在访谈中，调查员向调查对象解释调查的原因、目的和流程；与家庭成员共同列出家庭所有成员的名单，并确定负责回答“家庭问卷”以及“家庭所有成员问卷”的成员，而“个人问卷”则从家庭成年成员中随机选择，通过PDA进行问答。个人访谈安排在最适合受访人的时间。如果有必要，可对每个家庭安排两次或多次询问。

（2）计算机辅助电话询问调查法：是指在进行电话调查时使用计算机辅助。数据收集一般采用电话询问的方式，用计算机辅助个人访谈（computer-assisted personal interview，CAPI）程序辅助收集。可以通过电话联系调查对象，为其解释研究目的并指导如何填写问卷。当调查对象没有电话时，与其进行面对面询问。平均询问时长为每个家庭1h，一般健康问题允许由家庭成员代为回答。对12岁以下调查对象的询问只能由代理者回答。12岁及以上的调查对象，只有在生病或失能的情况下，才能由代理人代答。

2. 自填问卷调查方法 自填问卷调查是由调查员将设计好的问卷通过某种途径交给调查对象，由调查对象独立填答问卷的方法，一般包括自填问卷法、现场信访法、网络调查法。

（1）自填问卷法：主要目的是了解调查对象的饮食、身体活动、休息（睡眠）、饮酒、吸烟、生活习惯，一般涉及健康的相关信息（如牙齿健康）也要了解。调查问卷一般包括家庭问卷、主要成人问卷和主要儿童问卷。调查员把问卷直接发给调查对象，让其自己填写。调查员一直在现场，直到调查对象填写完毕，把问卷收回为止。在不同时期，问卷的结构会有所变动。问卷中将问题的答案分为预定的一个或多个回答类别，以动态提示的形式提出问题，向调查对象依次读出预定的答案，直到其表示同意一个或多个。同时，在提示卡里列出问题所有可能的答案以澄清问题或呈现各种替代方案。

（2）现场信访法：以邮件的方式告知调查住户，或与住户中合适的调查对象通过电话预约面对面询问时间、场所。如果调查对象有具体要求，访问可只在周末进行。在现场访谈中，调查员向调查对象解释调查的原因、目的和流程，调查员与家庭成员共同列出家庭所有成员的名单，并确定负责回答“家庭问卷”以及“家庭所有成员问卷”的成员，由一个了解家庭情况的成年家庭成员提供家庭的特征信息。成年调查对象接受个人信息面询；15 岁以下未成年人由成人代答；经父母同意，15 ~ 17 岁未成年人可本人回答，否则由成人代答。因为身体原因无法自己回答的调查对象，由了解家庭情况的成年家庭成员代答。在语言交流困难的情况下，其他家庭成员可以担任翻译，若没有家庭成员翻译，由调查员担任翻译或使用翻译工具。

（3）网络调查法：是通过互联网平台发布问卷，由调研对象自行选择填答的一种调查方法。网络调查是互联网日益普及背景下经常采用的调查方法，其主要优势是调查员与调查对象可以互动，即调查员可以实时浏览调查结果。网络调查实时前期要借助当地媒体和社区网络公布调查信息通知。从样本来源角度看，网络调查可以在更为广泛的范围内对更多的人进行数据收集，资料庞大；调查中的误差主要来自抽样误差、对目标总体的覆盖程度以及测量误差。

六、国民健康调查的未来发展趋势

随着全社会对国民健康重视程度的提高，以及健康优先发展战略目标的提出，国民健康调查制度将在各个国家得到越来越多的关注，在国家卫生决策和健康策略制定中的支撑作用将得到进一步强化。国民健康调查的内容与方法也将随着科技进步和实践发展而日臻完善。

（一）健康调查关注的群体逐步扩展，调查内容不断丰富

目前，世界上多数国家或国际组织都已开展了国民健康相关调查，包括国家卫生服务调查、健康状况调查、专项疾病调查、营养调查或针对特殊人群的调查。调查从最初关注卫生服务利用逐渐拓展到健康相关因素的系列调查；调查收集的资料从问卷内容扩展到体格检查，基本信息从社会人口学特征和生活方式扩展到职业、环境、社会网络等其他健康社会决定因素。未来的健康调查不仅要全面了解国民健康状况以及卫生服务需求利用情况、社会支持与社会关怀等影响健康的社会因素，而且要基于大数据视角掌握各种健康问题特征、发展变化趋势、获得和利用医疗保障服务的障碍以及卫生规划的实施情况，明确健康事业面临的挑战，进而为制定国家卫生政策与发展规划等提供循证决策依据。另外，需要对重点人群，如老年人群、残疾人群、慢性病患者、癌症患者的健康行为和健康趋势进行持续的追踪调查，同时要更加关注医疗保障、儿童心理健康、成年人 / 青年人吸烟饮酒、体育锻炼等健康行为、伤害与中毒、性取向等健康的社会决定因素，以及特定群体（如大学生、监狱犯人等），进行学校健康调查、儿童和青少年健康随访、移民健康和福利研究、药物滥用研究调查等。调查内容和调查人群将不断丰富和拓展。

（二）调查工具与方法人性化与智能化，调查数据共享化

未来的国家健康调查将采用不断更新的技术和统计方法，更好地与合作伙伴、机构开展合作，不断提高和改善健康状况与健康文化的意识，更好地满足利益相关者和各调查地区的信息需求。除了现场问卷调查及面对面访谈外，网络在线问卷、电子邮件或电话访谈、新媒体客户端等多种方式可以弥补因现场调查无法集中、高效完成调查工作的缺陷。调查将更广泛地采用计算机辅助调查模式，使用电脑进行管理，从而增加数据录入的及时性和提高数据管理质量。为了方便调查对象，移动健康调查车将穿行于各调查点。

调查数据将从调查机构专享到调查对象获得信息、接受干预，且对社会有限开放，以尽量取得最大的使用效益；健康调查日渐形成周期性、制度化的常规工作机制。另外，网络在线调查也是在无法面对面访谈调查对象时的一种不可或缺的重要方式。除了调查访谈信息外，有条件的国家逐渐开展身体检查和生物学指标检测，允许调查对象在线获得检查结果，逐渐解决关键数据缺口及数据共享障碍。国民健康调查将逐渐成为整个社会共同参与和共同享有的公共资源，不仅服务于国家层面的卫生决策，也服务于参与调查个体获取健康信息、改善个体健康的目的，更是学者们开展学术研究、服务循证决策的宝贵资源库。

第二章
世界卫生组织健康相关调查

为更好地监测人群健康、提高卫生系统反应能力、测量健康相关指标、提高卫生系统对人们健康的关注，2002—2004 年，世界卫生组织（World Health Organization，WHO）在 70 个国家组织开展了世界健康调查（World Health Survey，WHS），调查对象为 18 岁及以上的成人。

全球老龄化和成人健康研究（WHO Study on Global Ageing and Adult Health，WHO SAGE）是 2002—2004 年进行的世界健康调查中的一部分，可以为成年和老年人群体提供可靠的、有效的、可比较的高质量数据。2007 年 WHO 指导 6 个中低收入国家进行了第一轮全球老龄化和成人健康研究。该项调查没有固定周期，大部分国家第二轮调查的结束时间为 2015 年，调查内容在世界健康调查的基础上进行了改进。

一、概述

1948 年 6 月，世界卫生组织（WHO）在日内瓦举行的联合国第一届世界卫生大会上正式成立。WHO 是联合国下属的一个专门机构，是国际上最大的政府间卫生组织。它负责拟定全球卫生研究议程，制定规范和标准，向各国提供技术支持，监测和评估卫生趋势，其宗旨是使全世界人民获得尽可能高水平的健康。

WHO 在 2002—2004 年开展了世界健康调查（WHS）。该系列调查收集了 70 个国家的人口、财富和健康信息，以便了解卫生系统的运行情况。时至今日，调查数据仍被众多学者认可并使用。

2002—2004 年开展的 WHO 全球老龄化和成人健康研究基线调查（WHO Study on Global Ageing and Adult Health Wave， WHO SAGE Wave）作为世界健康调查工作的一部分，创建了 6 个参与国的基线队列，是一项纵向研究调查。其目的是帮助中低收入国家获得关于老年人健康的可靠数据，同时了解中低收入国家人口老龄化程度。第一轮 WHO 全球老龄化和成人健康研究（WHO SAGE Wave 1）于 2007 年开始，收集了来自中国、加纳、印度、墨西哥、俄罗斯和南非的代表性样本，包括 50 岁及以上人群样本，以及作为对照的 18 ~ 49 岁小样本成年人群。除俄罗斯外，第二轮的数据收集工作在 2015 年基本完成；2017 年第三轮调查陆续在一些国家开展。

二、世界卫生组织的健康相关调查

（一）世界健康调查（WHS）

1. **背景** 人口老龄化正迅速成为一个全球性问题，世界上 60 岁以上的人口中有 60% 生活在欠发达国家，其人口老龄化平均年增长率几乎是发达国家的 3 倍。然而，中低收入国家关于老年人群健康的数据十分不足，这势必会影响这些国家相关卫生政策的制定。

2. **调查目标** WHS 的目的是获得全面的人口健康基本信息，以较低的成本提供可靠的和可比较的卫生系统信息，以便更好地监测居民的健康水平、卫生系统的反应性以及测量卫生相关参数。

调查的总体目标是通过自我报告的方式，了解调查对象的自评健康状况，衡量卫生系统的反应性，并通过对具有全国代表性的人群进行社区调查来收集有关医疗费用支付范围和支付方式的信息。此外，调查还涉及其他领域，如保健支出、成人死亡率、生育以及各种健康危险因素、慢性病患者健康状况评估和卫生干预措施覆盖等。

调查计划的具体目标是：①建立能够提供有效、可靠且可比较的信息手段，以较低成本为日常健康信息系统收集信息；②为决策者监测卫生系统是否达到预期目标提供所必需的证据基础，并评估健康的额外投资能否实现预期结果；③为政策制定者提供必要的证据，以便其能够在必要时及时调整政策、战略和计划。

3. **调查组织** WHO 设计调查问卷，并组织指导 70 个国家分别进行健康调查，收集人口健康相关信息。

4. **调查内容** 调查采用长表与短表两种形式进行。发达国家的调查一般采用短表形式。每种形式的调查内容均包含两部分，一部分是家庭相关信息问卷，另一部分是个人信息问卷。WHO 按照收入水平将被调查国家分为高收入国家和低收入国家，不同收入水平国家的调查问题不尽相同。

（1）家庭问卷内容：见表 2-1。

表 2-1　家庭问卷内容

项目	内容
个人基本信息	姓名，联系方式
家庭信息	家庭人员名单，家庭知情同意书
健康护理	家庭是否有人因健康问题需要在家中或医院被照看

续表

项目	内容
健康保险	家庭购买医疗保险情况以及是否参加社区健康保险
家庭永久性收入指标	总收入，包括家庭房屋、家电等固定资产调查（高收入和低收入国家的调查内容会有细微差别）
家庭支出	家庭医疗支出及其他支出
健康工作	家中是否有人从事健康相关工作

（2）个人问卷：内容见表 2–2。

表 2–2　个人问卷内容

项目	内容
社会人口学特征	母语、年龄、性别、身高、体重、婚姻状况、学历、从业经历，收入来源、近12个月的工作
健康状态的描述	整体健康状况（2道题）、活动能力（2道题）、自理能力（2道题）、疼痛和不适（2道题）、认知能力（2道题）、人际交往（2道题）、视觉（2道题）、睡眠和精力（2道题）、情绪（焦虑、抑郁等）（2道题）
健康状态评估	1. 根据描述，试着想象并回答自己对这些健康状况的感受： （1）想象在一条腿的情况下，如果没有假肢但是有拐杖，您的自我照顾困难程度、移动困难程度、疼痛和不适的主观感受如何 （2）想象如果存在酒精依赖或过度饮酒的情况，您的自我照顾困难程度、集中注意力和记忆力困难程度以及睡眠质量如何 （3）想象如果存在视觉障碍，您进行剧烈活动的困难程度、社交的困难程度、识别熟人的困难程度如何 （4）想象如果存在慢性腰背痛，您的自我照顾困难程度、身体疼痛程度、散步困难程度如何 （5）想象如果存在双目失明的状况，您感到悲伤、低落或沮丧的程度，散步的困难程度，社交的困难程度如何 2. 按照严重程度对截肢、酒精依赖、视觉障碍、慢性疼痛、双目失明这5种状态进行排序
风险因素	吸烟（3道题）、饮酒（2道题）、饮食（2道题）、身体锻炼（3道题）、环境危险因素/饮用水和卫生设施（13道题）
死亡情况	生育史（18～49岁育龄期女性调查对象回答）、成人死亡率评估、死者情况的口头描述
医疗保健需求与利用	慢性病诊断和治疗情况，包括关节炎、心绞痛、呼吸系统疾病等（46道题）；结核病诊断和治疗（3道题）；药物的储存与使用情况（3道题）；宫颈癌和乳腺癌筛查（限女性，3道题）；孕产妇保健（限女性，13道题）；儿童健康（限5岁以下儿童，1道题）；预防保健（19道题）；治疗护理（20道题）；生殖和性保健（限18～49岁，13道题）；眼保健（限60岁以上，5道题）；口腔卫生保健（8道题）；道路交通事故及其他伤害护理（12道题）

续表

项目	内容
卫生系统反应性	卫生保健需要和卫生系统评价（32道题）、重要性（用于了解大众认为卫生系统中哪些方面是大家所看重且关心的，包括卫生服务提供者的服务态度、隐私保密、就医便利程度、就医选择性、治疗过程中的参与性、就医环境、家庭支持、卫生服务提供者表达的清晰程度，共8道题），成人或儿童的卫生服务利用（8道题），成人或儿童门诊和家庭护理服务利用及其满意度（35道题），成人或儿童住院服务利用及其满意度（40道题）
健康目标和社会资本	社会资本和压力（包括对WHO所提出的5大健康目标的理解：①提升人群健康水平；②最大限度降低健康不公平性；③提高卫生系统的反应性；④最大限度减少卫生系统反应性的不平等性；⑤对卫生系统平等的经济支持）；对政府现状的评价（16道题）；健康目标情景设置（用于了解调查对象所在国家对健康目标的重视程度）
询问调查员	由调查员在调查结束后填写，用于从询问调查员的角度了解调查对象的情况

5. **调查对象及范围**　调查人群来自全世界 70 个国家，包括不同文化和教育水平的成年男性和女性（18 岁及以上）。调查对象不需识字。考虑到调查对象可能存在年龄、成熟程度、认知等方面的限制，对有些问题可能无法理解，调查过程中会为其提供提示卡片等辅助工具。宿舍、军队或非家庭住户人口不作为研究调查对象。由于健康状况无法及时接受调查的居民（如调查期间身处医院、临终关怀机构、敬老院等地点），可以在他们返回家庭时或在其所在医疗机构进行询问调查。

6. **调查方法及数据录入**　世界健康调查是 2002—2004 年在 70 个国家开展的一项基于社区的跨部门调查，其中 10 个国家使用单阶段随机抽样的方法来收集数据，60 个国家采用分层多阶段随机抽样的方法收集数据。调查主要通过用使用调查对象的母语对其进行面对面的询问调查，并使用纸笔让调查对象填写调查问卷。这一过程预计一般会持续 90min，但具体时间的长短取决于调查对象的理解能力和素养水平。面对面询问调查的步骤：调查员自我介绍→询问问题→澄清问题→探讨问题→反馈调查对象→信息记录→校正。另外也有一部分调查是通过电话进行的，此类调查使用删减版的调查问卷。

7. **调查质量控制**

（1）调查问卷应符合标准翻译程序，以确保跨语言和文化的可比性。

（2）由专业的监督人员负责检测数据的收集进度和质量，并确保调查员按照相关要求顺利地进行调查工作。监督人员的具体职责包括处理调查的后勤工作、与其他工作人员协调、招聘和培训面试官和监督。

（3）对询问调查员进行专业的培训，包括对回答方式、回答的内容、可能发生情况的应答、调查注意事项以及询问方式等方面进行说明。比如，当调查对象给出一些借口来逃避询问时，WHO 给出了几条说服调查对象接受询问调查的对策：

1）调查对象借口：太忙，不感兴趣。

说服对策：

◆我了解到您很忙。也正因如此，我们才需要对您进行采访，因为您更能够代表和您相似的人群情况。

◆我可以理解您为什么不感兴趣，但您会发现本次调查将会是一次十分有意义的经历。

◆我们知道您的时间是宝贵的，但这可能是您最方便的时间，所以请允许我们进行此次调查。

2）调查对象借口：我不参与调查。

说服对策：您的调查信息十分重要，目前很多国家都在同步进行此项调查，很多人希望您能成为我们的调查对象，我们会对您的信息进行保密。

3）调查对象借口：你是谁，你想要干什么？

说服对策：我知道您不想给陌生人提供信息，但是我们是为 ×××××（组织名称）而工作的，您还可以与 ××（社区领导或其他权威的名字）核对，他可以告诉您关于此次调查的信息。

4）调查对象借口：为什么要告诉你我的私生活？

说服对策：

◆对于您提供的信息，我们不会向任何人透露，只会用于研究目的。

◆您可以自愿选择不回答我们问的问题。

5）调查对象借口：为什么是我？

说服对策：

◆您的姓名已被随机选择，任何人都无法替代您。

◆我们对您的回答感兴趣，您的意见将作为研究结果的一部分。

6）调查对象借口：我年岁已高身体不是很好，而且听力不好。

说服对策：

◆我们对来自所有年龄组的人群都感兴趣。

◆我很抱歉您感觉不舒服。那我们会选择在您觉得身体舒适一些的时候再来（询问调查对象认为可以的时间）。

◆我会大一点声说的，这样应该会好一些。

7）调查对象借口：不知道。

说服对策：

◆您不需要知道什么。我们只是想知道您的意见。

◆没有正确或错误的答案，您是我们十分想调查和了解的人。

8）调查对象借口：我没有任何健康问题。

说服对策：我们想了解所有人的状况，无论是否有健康问题。如果我们只关注有健康问题的人群，那么调查的结果无法代表国家的真实情况。

（4）除此之外，WHO 还强调需重点关注一些会影响调查结果质量的关键因素，包括：①样本；②翻译；③调查的实施；④数据录入和数据获取；⑤数据分析；⑥国家的相关报告；⑦调查地点；⑧高质量的指标。

8. **调查的伦理学问题** 必须是自愿参与调查，调查对象可以拒绝参与调查。调查员负责解释调查内容，提供所有必要的信息，并确保在调查对象同意之前使其了解参与调查的意义与影响。调查员所提供的信息应该简单明了，并且与调查对象的理解能力相适应。

调查对象必须在调查之前签署知情同意书（家庭知情同意书、个人同意书）并做记录。知情同意书必须明确谁将进行研究、问题的类型、为什么要进行研究以及谁将有权利使用调查对象所提供的信息。调查员必须确认调查对象在签署知情同意书之前阅读并理解其中的内容。如果受访者是文盲或不能自己独立阅读（如视物障碍），调查员将阅读并解释知情同意书的内容给调查对象听。如果调查对象无法亲自签署知情同意书，应由专门的调查员进行代签。如果调查对象被第三方（如配偶、亲戚或社区中的任何其他成员）劝阻或胁迫参与调查，调查员应当明确表示，调查对象必须自愿参与调查。

（二）世界卫生组织全球老龄化和成人健康研究（WHO SAGE）

1. **背景** 人口老龄化是一个全球性问题，对卫生政策和方案的制定具有重大影响。为了弥补低收入和中等收入国家关于老龄化的可靠数据和相关科学知识的差距，世界卫生组织 2002—2004 年在 6 个国家开展了全球老龄化和成人健康的基线调查（作为世界健康调查的一部分）。调查结果作为基线数据，而这些调查对象的样本在第一轮调查中（2007—2010 年）进行了跟踪调查。2014—2015 年开展了第二轮调查，2018 年启动了第三轮调查。

2. **调查目的**

（1）在具有国家代表性样本中，为成人和老年人群体提供可供比较的、可靠的、有效的高质量数据。

（2）了解年龄相关健康和福利的动态演化趋势，以及健康变化对社会经济产生的影响。

（3）收集健康检查和生物标志物数据，提高关于发病率和危险因素的数据可靠性，并客观地监测干预措施的效果。

（4）附加目标：①建立调查数据与人口统计监测站点数据链接的机制；②与其他国家老龄化研究建立联系；③改进数据收集方法，以提高健康结果和决定因素数据的可靠性和有效性；④与所有利益相关方（包括国家决策者和卫生系统规划者）共享信息库，促进多方共同参与老年人健康和福利的规划和决策。

3. **调查组织**

（1）组织者：SAGE 是在美国国家老龄化研究所（National Institute on Aging，NIA）的支持下，由 WHO 组织并在各参与国的国家相关机构协助下开展的，参与调查的国家包括加纳、中国、印度、墨西哥、俄罗斯以及南非这 6 个国家，详细信息见表 2–3。

表 2-3　SAGE 调查机构

国家	机构
加纳	加纳医学院社区卫生系
中国	中国疾病预防控制中心
印度	国际人口科学研究所
墨西哥	萨鲁德国立大学
俄罗斯	俄罗斯医学科学院社会卫生研究所
南非	人类科学研究理事会

（2）资金支持：SAGE 主要是由美国国家老龄化研究所通过与 WHO 的机构间协议（OGHA 04034785、YA1323-08-CN-0020、Y1-AG-1005-01）以及研究项目资助（1 R01 AG034479-01A1）支持开展的。此外，中国、墨西哥和南非 3 个国家的政府为第一轮 SAGE 提供了资金支持，加纳大学提供了财政和实物支持。美国国际开发署（USID）提供额外资金支持，来帮助印度增加 15 ~ 49 岁女性群体的样本，并开展相关嵌套研究。在第二轮调查中，中国上海市人民政府提供了大力支持，而加纳大学则提供财务和实物支持。第三轮调查通过 NIA 研究项目（R01 AG034479）资助以及合作国家实物或财政支持。

4. 调查内容

（1）调查内容

1）家庭问卷：①样本信息；②地理编码和地理位置信息；③联系方式；④家庭成员名单；⑤家庭知情同意书；⑥住房以及住房环境；⑦家庭支持网络；⑧资产和家庭收入；⑨家庭支出；⑩调查员对调查对象状况评价；⑪对死者情况的口头描述。

2）个人问卷：①个人或代理回答者的联系卡；②社会人口学特征；③工作经历和福利；④健康状况；⑤体格检查、功能测试和生物学检查：血压、脉搏、臀围与腰围、身高、体重、握力、步行时间、视力、肺功能、认知、指尖血样本；⑥健康风险因素和预防措施；⑦慢性病和健康服务项目；⑧卫生服务利用；⑨社会凝聚力；⑩主观幸福感和生活质量；⑪护理的影响；⑫调查员对调查对象状况评价。

3）代理回答者问卷：①代理回答者信息；②健康状况描述；③慢性病和健康服务项目；④卫生服务利用。

其中，家庭问卷与个人问卷相关项目的具体内容见表 2-4。

表 2-4　SAGE 问卷内容

类别	项目	内容
家庭问卷	样本信息	家庭编号、调查员编号、调查日期、城市 / 农村等
	地理位置信息	家庭的方位、经纬度等

续表

类别	项目	内容
家庭问卷	联系方式	家庭的联系方式、联系地址
	家庭成员名单	了解所有家庭成员的姓名、家庭关系、性别、医疗保险、健康状况、缺席调查原因、家中近期有无家庭成员去世等
	知情同意书	选择家中50岁及以上老人进行个人问卷调查，由于家庭问卷和个人问卷的调查对象可能不是同一人，所以需要对家庭成员进行编码，并签署知情同意书
	住房及住房环境	房屋所有权、房屋估价、地板类型、墙壁类型、生活用水来源、用水方式、烹饪方式、烹饪工具类型、烹饪地点等
	家庭支持网络	受到亲友的经济帮助、物质帮助、护理帮助等情况，为家人或亲友提供经济帮助、物质帮助、护理帮助等情况
	资产和家庭收入	家中的固定资产、家庭收入信息等
	家庭支出	家中的食品支出、交通支出、医疗支出、定期支出和大型支出等
	调查员的评价	调查员对询问调查过程进行评价
个人问卷	社会人口学特征	母语、性别、出生年月日、年龄、婚姻状况、结婚时间、分手/离婚/丧偶时间、教育程度、民族、宗教信仰、居住地（了解调查对象居住经历）、母亲的职业、母亲的学历、父亲的职业、父亲的学历
	工作经历和福利	是否有工作，不工作原因，工作起始年龄，工龄、近7d是否有2d在工作，停止工作时的年龄，停止工作了多少年，是否在积极寻找工作，目前工作的原因，工资的支付方式，雇主身份，工作性质（全年工作/季度工作/偶尔工作），1周工作时间，1d工作时间，福利待遇（退休金/医保/食物补贴/现金奖金等），近12个月是否一直从事该项工作
	健康状况描述	最近身体状况，进行工作和家务活动情况，行动能力，体力活动，自我照顾困难程度，身体疼痛，身体不适的程度，认知能力，社交能力，睡眠和精力，情绪，视力，功能整体评估，情感和行动能力问题严重程度进一步评估
	体格检查、功能测试和生物学检查	血压、脉搏、身高、体重、臀围与腰围、步行4m的时间、视力、握力、记忆力、肺功能、血样采集
	健康风险因素和预防措施	曾经是否吸烟，最近是否吸烟，吸烟频率，一天吸多少烟，是否曾经每天吸烟或使用无烟烟草，烟龄；是否喝过酒精类饮料，在过去30d里喝过酒吗，过去7d具体哪天喝酒以及消耗量，过去12个月喝酒频率，过去12个月酒的平均消耗量；每天水果及蔬菜摄取量；过去12个月由于没有足够食物影响正常饮食的时间，过去12个月由于没有足够的钱而处于饥饿的时间；工作是否涉及十分影响呼吸和心脏健康的体力活动，如果涉及这类工作1周的工作天数及一天的工作时间；工作是否涉及轻微影响呼吸和心脏健康的体力活动，如果涉及这类工作1周的工作天数及一天的工作时间；出行方式，体育活动情况

续表

类别	项目	内容
个人问卷	慢性病和健康服务项目	关节炎的自我报告和症状报告、脑卒中、心绞痛、糖尿病、慢性肺部疾病、哮喘、抑郁、高血压、白内障、口腔健康、损伤、宫颈癌和乳腺癌筛查（仅限女性）
	卫生服务利用	最近一次卫生服务需求的时间，上次有卫生服务需求时是否获得卫生服务，上次卫生服务需求的原因，上次没有获得卫生服务的原因，提供卫生服务的机构，住院服务的利用，家庭门诊和护理的利用，卫生服务反应能力
	社会凝聚力	参与社区活动的情况、对其他人和机构的看法（信任度）、地区安全问题的评价、对地方政治或国家政治的兴趣和看法
	主观幸福感和生活质量	对自己健康和生活质量的看法、对自己健康和生活的主观评价、8项世界卫生组织生活质量衡量标准（World Health Organization Quality of Life，WHOQOL）、幸福感评价
	护理的影响	对获得性免疫缺陷综合征（acquired immunodeficiency syndrome，AIDS；艾滋病）的了解情况，家庭中需要护理和接受护理服务的基本情况（如在过去12个月中家中是否有需要护理的成员及人数、需要照顾的家庭成员的基本信息、护理服务的类型等）
	调查员的评价	询问调查时是否有其他人在场、是否有听力问题、是否有视力问题、是否使用轮椅、是否用手杖/拐杖/助行架、行走是否困难、是否瘫痪、是否持续咳嗽、是否呼吸急促、是否有心理问题、是否有其他健康问题、是否截肢，对调查对象的工作配合程度进行评价，对调查对象回答的准确性和完整性进行评价

（2）调查内容的比较：SAGE 在调查内容上不断完善，表 2-5 概述了 SAGE 的基线调查和第一轮调查内容的变化情况。不难发现，SAGE 在丰富内容的同时，也更加注重调查的细节，如在第一轮调查内容中包含了供代理人回答的问卷。

表 2-5　基线调查和第一轮调查的调查内容对比

问卷	项目	基线调查	第一轮调查
家庭问卷	家庭信息、联系方式和抽样详情	联系方式、家庭结构、房屋建筑、供水、卫生和烹饪设施	联系方式、家庭结构、住宅特点、水质改善、卫生和烹饪设施
	支持网络	无	家庭、社区和政府对家庭的援助、非正式个人护理援助服务的物品清单和费用
	财产收入和支出	家庭资产清单、家庭食品、商品和健康的支出	家庭资产清单，家庭收入来源，在食品、服务、保健上增加的支出
	疟疾的预防	蚊帐的使用	无
	家庭护理和健康保险	家中需要照看的人、自愿或强制的保险购买情况	家中需要照看的人、自愿或强制的保险购买情况

续表

问卷	项目	基线调查	第一轮调查
家庭问卷	妇幼保健	卫生保健、免疫	无
个人问卷	社会人口学特征	性别、年龄、婚姻状况、教育、种族/背景	性别、年龄、婚姻状况、教育、种族/背景、宗教、语言、居住地、就业和教育、童年居住地、移民
	工作经历和福利	最近的工作情况	目前工作持续时间、不工作的原因、工作类型、支付方式、工作时间、退休
	健康状况描述	总体自评健康；8个自我评估的健康领域（影响、移动性、睡眠和精力、认知、人际活动、视力、自我照顾、疼痛和呼吸）；不同国家对健康状况出现问题的主观反应和判断的理解和认知情况	总体自评健康；8个领域的自评健康（影响、移动性、睡眠和精力、认知、人际活动、视力、自我照顾、疼痛和呼吸）；12项世界卫生组织残疾评估表；日常生活活动；工具性日常生活活动；健康状况出现的问题的描述
	体格检查、功能测试和生物学检查	无	血压、脉搏、臀围与腰围、身高、体重、握力、步行时间、视力、肺功能、认知、指尖血样本
	健康风险因素和预防措施	烟草和酒的消费、果蔬摄入、体力活动	烟草和酒的消费、果蔬摄入、体力活动
	慢性病和卫生服务项目	关节炎的自我报告和症状报告、脑卒中、心绞痛、哮喘、糖尿病自我报告、抑郁症、精神分裂症、肺结核、白内障、口腔健康、损伤、宫颈癌和乳腺癌筛查、妇幼保健、生殖健康	关节炎的自我报告和症状报告、脑卒中、心绞痛、哮喘、抑郁、糖尿病自我报告、慢性肺部疾病、高血压、白内障、口腔健康、损伤、宫颈癌和乳腺癌筛查
	卫生服务利用	过去卫生保健需要、卫生保健或不接受卫生保健的原因、住院和门诊保健、过去5年（住院）或1年（门诊）的入院/住院次数；住院和入院的原因、医院或提供者的详细信息、住院费用或医疗保健费用、卫生系统反应性等	过去卫生保健需要、卫生保健或不接受卫生保健的原因、住院和门诊保健、过去3年（住院）或1年（门诊）的入院 / 住院次数、住院和入院的原因、医院或提供者的详细信息、住院费用或医疗保健费用、治疗满意度、卫生系统反应性、健康服务反应性出现的问题
	社会凝聚力	对其他人和机构的看法、地方安全；压力、对政治的兴趣和对政府的看法	社区参与和社交网络、对其他人和机构的看法、地方安全、对政治的兴趣和对政府的看法
	主观幸福感和生活质量	无	对生活质量和幸福感的看法、8项世界卫生组织生活质量衡量标准（WHOQOL）、幸福感评价

续表

问卷	项目	基线调查	第一轮调查
个人问卷	护理的影响	无	需要照顾的家庭成员、所需护理类型、花费在护理上的时间、护理费用、提供职业保健的影响
代理问卷	IQ分数	无	问题与个人问卷内容一致
	健康状况描述	无	问题与个人问卷内容一致
	慢性病	无	问题与个人问卷内容一致
	卫生服务利用	无	问题与个人问卷内容一致
死亡情况问卷	死亡和死因	兄弟姐妹生存史	对家庭中过去24个月内的所有死亡进行口头相关询问

5. **调查对象**　抽样设计的目标是获得一个具有全国代表性的 50 岁及以上样本人群，同时每个国家抽取少量的 18 ~ 49 岁人群作为对照的小样本群体。以第一轮调查为例，目标样本大小为从 5 000 户家庭中至少各选取 1 名 50 岁以上的老年调查对象，以及从 1 000 户家中各选取一名 18 ~ 49 岁的调查对象。在老年人家庭中，邀请所有 50 岁以上的人群（如配偶和兄弟姐妹）参加。对于无法自己回答的调查对象，会确定代理调查对象。目前几次调查都是在中国、加纳、印度、墨西哥、俄罗斯以及南非这 6 个国家进行抽样调查，以第一轮调查为例，各个国家样本量如表 2-6 所示。

表 2-6　第一轮调查的样本数

国家	经济水平	样本量 / 人
中国	中下水平收入	14 813
加纳	低收入	5 110
印度	低收入	11 230
墨西哥	中上水平收入	2 756
俄罗斯联邦	中上水平收入	4 355
南非	中上水平收入	4 223

6. **调查方法**　SAGE 的调查方式采用面对面询问调查，但是与传统的利用纸和笔辅助进行询问调查不同的是，在第一轮 SAGE 调查中，墨西哥全部采用计算机辅助个人访谈（CAPI），中国有一半的调查对象是使用电脑辅助进行调查，另一半调查对象则是使用传统的纸笔进行询问调查。其他 4 个国家则采用传统方式进行面对面询问调查。

7. **调查的质量控制**　①针对各个国家标准化问卷进行具体调整；②将英语翻译成当

地语言，并承诺遵循世界健康调查的调查程序和制度规则；③问卷中每个问题都有相应的解释，提高调查对象回答的准确性。

8. **伦理** ①指尖血检测时，必须征得调查对象同意提供血液样本，如果调查对象决定不做测试，这是调查对象的权利，调查员将尊重其决定，并继续其他部分的调查；②在调查开始即明确，调查对象信息绝对保密，未经调查对象允许，不会被查看；③代理回答问题者必须填写知情同意书。

9. **其他** SAGE的调查数据和调查资料是对公众开放的，用户可以通过签写一份访问协议来获得数据。SAGE网站和维基百科网站提供了更多详细信息和访问调查材料。数据可通过以下方式获得：

（1）WHO的SAGE网址

Wave 0：www. who.int/healthinfo/survey；

Wave 1：www.who.int/healthinfo/systems/sage。

（2）世界卫生组织利用各国数据的存档：http：//apps.who.int/healthinfo/systems/surveydata。

（3）国家老龄化数据的存档：http：//www.icpsr.umich.edu/icpsrweb/NACDA/at the University of Michigan。

（4）国际家庭调查网：http：//www.surveynetwork.org/home/?q¼activities/catalog/Surveys。

（5）元数据在数据存储库中存档：https：//mmicdata.rand.org/megametadata。

三、小结

（一）多样化的调查方法

除了入户进行面对面询问，世界健康调查的实施还可以通过互联网进行调查，并且世界卫生组织还提出了一些电脑辅助调查的方法。同样在第一轮的全球老龄化和成人健康研究中，在中国有一半的调查对象使用电脑辅助进行调查，较以往用纸质调查问卷填写后再行录入，使用多种信息化的方法来辅助或邀请调查对象自行网上填答完成调查，会更好地提高调查效率。

（二）辅助性的指导和工具提高了调查质量和应答率

世界健康调查在对调查员的培训上做了大量指导工作，无论是对言语表达、礼仪，还是对隐私保护都进行了指导和说明。尤其值得我们关注的是，当调查对象给出一些借口来逃避调查时，指导手册中给出了周详的应答指导，尽可能地辅助调查员完成调查，提高了调查的应答率；并且通过各种提示说明小工具，方便受文化水平限制而无法完成应答的调查对象，提高了调查效率并以最小的成本提高了调查的质量。

（三）尊重调查对象权利

世界健康调查在调查开展前会进行知情同意书填写；在全球老龄化和成人健康研究中，调查对象有权利拒绝参加调查；在询问调查开始前调查员会向调查对象解释调查数据的保密性；在进行指尖血采集时，调查对象有权利拒绝采集，调查员必须尊重调查对象的权利。

参考文献

[1] World Health Organization. WHO study on global ageing and adult health (SAGE) [EB/OL]. [2017-6-15]. https: //www.who.int/healthinfo/sage/en/.

[2] World Health Organization. WHO world health survey[EB/OL]. [2017-08-13]. http: //www.who.int/healthinfo/survey/en/.

[3] World Health Organization. World Health Survey: guide to administration and question by question specifications[EB/OL]. [2017-08-18]. http: //apps.who.int/healthinfo/systems/surveydata/index.php/catalog/whs/about.

[4] World Health Organization. World health survey: survey manual[EB/OL]. [2017-09-16]. http: //apps.who.int/healthinfo/systems/surveydata/index.php/catalog/whs/about.

[5] KOWAL P, CHATTERJI S, NAIDOO N, et al. Data resource profile: the World Health Organization study on global ageing and adult health(SAGE) [J]. International Journal of Epidemiology, 2012, 41(6) : 1639-1649.

[6] KING NB, HARPER S, YOUNG ME. Who cares about health inequalities? Cross-country evidence from the World Health Survey[J]. Health Policy and Planning, 2013, 28(5) : 558-571.

第三章
欧盟及相关组织健康调查

欧盟没有统一的健康调查系统，导致各国健康统计数据缺乏可比性，且调查的质量参差不齐。因此，欧盟统计局组织各国在2006年开展了第一轮欧洲健康询问调查，该调查每5年进行一次，并且已出台了相关支持性法律和政策，其主要调查内容包括健康状况、健康决定因素、卫生保健三方面，调查对象为15岁以上人群，各国根据本国实际情况选择合适的抽样方法。

一、概述

欧盟拥有完备的医疗保障体系，向公民提供免费的欧洲健康保险卡，使其可在欧盟范围内各国拥有与所在国国民相同的医疗保健权利，并根据该国的规则和费率申请报销。从1990年到2014年，欧盟成员人口平均寿命从74.2岁提升至80.9岁。

欧盟十分注重了解各欧盟国家人口的健康状况。在2002年9月召开的欧盟统计局会议上，欧盟国家统计局社会统计负责人宣布构建一个在欧洲统计体系框架内的欧洲健康调查系统，开展欧洲健康询问调查（European Health Interview Survey，EHIS）。EHIS计划每5年开展一次，每轮调查持续3年，由欧盟统计局根据社区统计计划进行管理。

欧盟统计局公共卫生统计工作组在2002年11月21—22日举行的会议上，通过了制订第一轮EHIS调查问卷的决议，并于2003—2006年完成该问卷的制订。2006—2009年，17个欧盟成员国以及瑞士和土耳其开展了第一轮EHIS。第二轮EHIS在2013年正式开始，所有欧盟成员国以及冰岛和挪威均开展了第二轮EHIS。还有一些国家使用第二轮EHIS问卷进行全国卫生询问调查，如土耳其和塞尔维亚。第三轮EHIS相关工作已于2016年陆续开展，相关规章制度（No. 255/2018）已被批准，方法手册也已编写完成并被出版。

另外，欧洲还实施了欧洲健康体检调查（European Health Examination Survey，EHES）。与EHIS不同的是，EHES仅是由欧盟出资赞助、由芬兰国家公共卫生研究所牵头开发的一项健康服务调查。目前已经与很多国家进行联合试点行动，为健康服务调查提供借鉴和参考。欧盟EHES指导手册第一版于2013年发布，第二版于2016年11月30日发布。其中，2013版EHES问卷的详细内容见附录3-1。

二、欧洲健康询问调查

（一）调查背景

由于没有统一的、基于欧洲统计体系框架内的健康调查系统，欧盟各国的健康统计数据缺乏可比性，数据质量参差不齐，不但给政策制定带来了一定的困难，也影响了科研活动的进行。因此，欧盟于 2002 年 9 月提出开展欧盟健康询问调查这一提议。

（二）调查目标

EHIS 旨在统一衡量欧盟成员的健康数据，使其具有可比性。调查内容包括欧盟公民的健康状况、卫生保健服务评估和健康决定因素。其目的是确保欧盟成员能获得同一基准下的高质量数据，这样既能满足政策制定的需求，也能满足科学研究的目的。

（三）调查组织

EHIS 是由欧盟统计局组织欧盟各国进行的，大部分国家将 EHIS 当作一个独立的调查，也有一些国家将其与其他调查相结合。另外，一些国家根据本国国情对内容进行适当修订后再进行调查。

（四）调查内容

1. **调查内容**　主要包括个人信息、健康状况、卫生保健、健康决定因素 4 个模块（表 3–1）。

表 3-1　EHIS 的调查内容

项目	内容
个人信息	年龄、性别、出生地、家庭人口信息等
健康状况	1. 一般健康状况：健康的自我感知、慢性发病率和活动受限情况 2. 特异性疾病发病率 3. 事故和伤害 4. 健康问题导致的误工 5. 身体和感官功能限制 6. 个人护理活动 / 日常生活活动（如吃饭和洗衣）和获得帮助 / 需要方面的困难 7. 家庭活动 / 工具性日常生活活动（如准备饭菜和购物）和获得的帮助 / 需要的帮助 8. 疼痛 9. 心理健康 10. 工作相关的健康问题

续表

项目	内容
卫生保健	1. 住院 2. 看医生（包括牙医） 3. 看特定的卫生专业人员（如身体治疗师或心理学家） 4. 家庭护理和家庭帮助服务 5. 药物使用（处方或非处方） 6. 预防性保健行为（如流行性感冒疫苗接种、乳房检查、子宫颈涂片检查和血液检查） 7. 未满足的保健需求 8. 现金支付医疗费 9. 对医疗服务提供者的满意度 10. 是否咨询过替代医学的从业人员（替代医学指常规西医治疗以外的补充疗法，包括针灸、按摩、催眠等）
健康决定因素	1. 身高和体重 2. 体力活动 3. 水果、蔬菜和果汁的摄入 4. 吸烟行为和接触烟草情况 5. 酒精消耗 6. 社会支持 7. 是否向他人提供非正式护理或援助 8. 非法药物使用 9. 环境（指家庭和工作场所暴露环境，治安环境）

2. **两次欧洲健康询问调查的内容对比** 两次调查在调查内容上有细微的变化（表 3–2）。相较于第一次 EHIS，第二次调查对问卷（附录 3–2）内容进行了精简，同时也在健康状况模块和健康决定因素模块中，加入了对调查对象的抑郁症状及其向他人提供非正式护理或帮助的调查内容。

表 3–2 两轮调查内容的变化

项目	内容	第一轮	第二轮
健康状况	心理健康：		
	心理压力	√	
	精神健康	√	
	抑郁症状		√
	工作相关健康问题	√	
卫生保健	现金支付医疗费	√	
	对医疗服务提供者的满意度	√	
	是否咨询过替代医学的从业人员	√	
健康决定因素	非法药物使用	√	
	生活环境	√	
	是否向他人提供非正式护理或帮助		√

（五）调查对象和范围

1. **调查范围**　EHIS的调查范围是不断扩大的。第一轮EHIS的调查范围包括爱沙尼亚、奥地利、斯洛文尼亚、比利时、保加利亚、捷克、法国、塞浦路斯、拉脱维亚、马耳他、罗马尼亚、德国、希腊、西班牙、匈牙利、波兰和斯洛伐克共17个成员国，以及土耳其和瑞士两个非成员国。第二轮EHIS的调查范围包括所有欧盟成员国，以及冰岛和挪威两个非成员国。另外，根据相关规定，一些国家的部分领土不在调查范围之内。

2. **调查对象**　EHIS的调查对象是居住在目标国家国境内家庭中15岁及以上的人口以及0～14岁的儿童，生活在集体家庭或机构中的人则被排除在目标人群之外。国家可以将调查人口扩大到较年轻的年龄组或居住在集体家庭和机构中的人，但在计算各自的有效样本数时不应考虑这些调查对象。

（六）调查方法及数据录入

1. **调查的主要方法**

（1）调查员管理的调查问卷：通过询问获得，具体调查方式为面对面调查或电话调查。

（2）自填式问卷：不受调查员影响的自填式问卷，通过邮寄、电子邮件或互联网方式进行。

（3）在预期调查对象不能回答的情况下由代理人回答，并说明使用代理人替代调查对象回答的理由。

2. **欧盟推荐调查方法**　欧盟建议各国上报各自数据的收集方法，并且推荐了可行的数据收集模式。

（1）在所有情况下，问卷管理可以基于纸和铅笔进行，或由计算机辅助完成。在不同情况下，计算机的角色可能有很大不同：①计算机辅助个人询问调查是指使用计算机协助面对面的个人调查；②计算机辅助电话询问调查是指在电话调查中使用计算机辅助；③有时不发送问卷的副本，而向调查对象发送软盘/小型光盘（CD光盘）/USB闪存盘（U盘）；④计算机辅助网络调查是一种自填式问卷调查，调查对象在网络上自行填答，答案通过互联网传输到服务器。

（2）采用混合模式收集数据：可以通过电话联系调查对象，在其家里解释研究目的并指导如何填写问卷，然后留下问卷由调查对象填写，并在第二天取走（或将调查问卷邮寄返还）。如果调查对象填写问卷时出现问题，可以电话联系解决。

3. **抽样方法**　由于EHIS的数据库是能代表国家水平的抽样样本，所以采取概率抽样方法。成员国向欧盟统计局提供关于初级分层和初级抽样单位的信息。调查设计的两个关键阶段是抽样设计和数据处理。抽样设计只是影响统计数据质量的诸多因素之一，因此不存在最佳的抽样设计方案。在定义抽样策略的时候，重要的是精确定义需要估计的主要参数。对于分类变量，参数是绝对或相对频率，而对于连续变量，参数通常是均值或总和。

（1）抽样设计必须考虑调查目标、调查限制和定义，抽样方案需包含：①分层标准

（分层变量及层数）；②单位选择概率方法（相等或不等概率）；③多阶段抽样选择；④样本大小和如何在不同社会阶层进行分配。

（2）可能的抽样方法：抽样设计的第一步是确定抽样阶段的数量，通常由抽样框架的可行性、调查类型和实地考察结果来确定。

1）单阶段设计（one-stage design）：当可获得总体单元的名单时，才可以选择单阶段设计——从名单中直接选择每个单元。在这种情况下，获取最终抽样单位（个人或家庭）可以简单地从名单中随机抽样或进行分层随机抽样。如果抽样框架包含一些能够用于人口单位分层的变量（如性别、年龄等），选择过程也可以是简单的随机抽样或分层系统抽样。实际操作中常用的概率抽样方法包括简单随机抽样、系统抽样和概率比例抽样。

2）多阶段抽样设计（multi-stage sampling）：旨在通过更好地提高现场工作效率来抵消统计精度的减低，从而在总体上产生增益。这种设计的优点有：①在整个群体中不需要单位级别的抽样框架，仅需有整群抽样框架、两阶段样本框架以及来源于整群采样的样本要素框架。例如，可以没有所有学生的名单，但需有所有学校的名单，因为每个学校都有各自的学生名单。②有利于现场工作，尤其有利于在大区域内对分散的人群进行调查，多阶段抽样的调查对象往往集中在一起，能够使调查员更有效地组织工作。其主要缺点为统计处理效率不高，这是因为每阶段采样都会产生一定的误差，多阶段抽样获得的样本误差会比较大。

3）过采样设计（oversampling）：过采样是从特定组中选择更多的人，而不是样本中的每个人具有相等的被选择的机会。必须对数据应用适当的重新加权方法，以避免估计中的偏差。过采样设计适用于：①小的亚群体；②应答率很低的亚群体；③关键变量具有较大内部变异性的亚群体。

（3）最小有效样本量的确定。

1）要选择的最小样本量取决于总体应答率。

$$n_{\mathrm{sel}} = n_{\mathrm{ach}} / RR$$

其中，n_{sel} 为调整后的样本量，n_{ach} 为理论上确定的样本量，RR 为预计应答率。

2）理论最小样本大小可以根据设计效应（design effect，Deff）估计出。

$$n_{\mathrm{ach}} = Deff \times neff$$

其中，$Deff$ 表示某个抽样设计的设计效应，反映该抽样设计的效率；$neff$ 表示根据总体调整的样本量。

$$Deff = V / V_{\mathrm{SRSWOR}}$$

其中，V 表示某个抽样设计估计量的方差，V_{SRSWOR} 表示同等样本量条件下不放回简单随机抽样简单估计量的方差。

（七）质量控制

1. 欧盟统计局会对数据进行一致性和完整性的检查，以达到最低质量标准。数据报告附带说明数据准确性、一致性和可比性的质量报告。

2．制订专业的指导手册，其中包括关于数据收集方法和数据处理的准则。

3．准备样板问卷（问题、答案类别等）以及概念准则，并将概念翻译成各欧盟成员国使用的官方语言。

4．各国可根据本国国情对问卷内容和顺序进行一定调整。增加或修改的大多数问题都与社会人口学问题有关，如就业问题以及慢性病名单的改变等。

5．根据试点调查的经验来优化数据收集过程。

6．对问卷进行认知测试，以发现潜在问题。

7．及时更新人口变化信息。一些国家的抽样依靠人口登记的个人信息，为了更好地覆盖目标人群，必须频繁更新注册表，即人口中的任何修改（人员迁移或搬迁）必须尽快报告。还有一些国家使用了基于人口普查的抽样框架，为了能够代表人口普查后的样本，其相关数据库也必须及时更新，从而确保样本的代表性。

8．大多数国家采用校准方法（即加权因子变化）来纠正因问卷填写信息不完整所造成的误差。

9．关键指标的标准误差通常用于检验抽样调查收集数据的可靠性。成员国根据最低欧洲卫生单元提供以下 3 个指标的标准误差：①调查对象身体健康状况良好或非常好的比率；②患长期疾病的调查对象的比率；③在过去 6 个月中健康问题导致活动受限的调查对象的比率。

（八）调查的伦理学问题

1．**政策保护**　依据欧盟统计局规定［Regulation（EC）No. 223/2009 on European statistics］，制定了共同的原则和方针，在确保数据能够满足发展需要的同时，保证数据机密性和安全性。

2．**数据保护**　为了保护调查对象的个人信息，数据中不会包含任何能透露姓名、居住地址的管理信息，EHIS 采用了一系列匿名规则，包括舍弃一些变量或分组回答类别。

（九）其他

由于 EHIS 数据的保密性质，原则上只有大学、研究机构、国家统计机构、欧盟内部以及欧洲中央银行拥有直接访问权限，不授予个人该权限。第二轮 EHIS 的数据目前还不允许研究人员使用。根据欧洲联盟的法律框架和欧洲统计业务守则，欧盟统计局在其网站上公布了数据获取网站。

三、小结

（一）丰富的调查内容

1．**调查内容关注替代医学的应用**　替代医学指常规西医治疗以外的补充疗法，包括针灸、按摩、催眠等。在第一次 EHIS 中，询问了调查对象是否使用过针灸、草药等替代医学疗法。除了西医之外，有许多传统的医疗方式被人们所推崇，尽管其中奥秘尚难以用现代医学进行有效解释，但这些传统医疗方式都有着不错的效果。因此，在关注西医治疗的同时也不应该忽视这些传统医疗方式。

2. **调查内容包括食物摄入、健康生活方式等健康行为因素** 饮食与健康有着密切的联系，有健康的饮食才能获得一个健康的身体。欧盟在做健康调查时加入了对蔬菜及水果摄入情况以及对酒精类饮品摄入的详细调查。

（二）设计详细的提示清单，提高健康询问调查效率和质量

欧盟建议各国在进行面对面询问调查时，为调查对象提供一份提示清单，清单内容包括：慢性病和其他疾病的列表、事故类型、身体功能受限类别、个人护理活动列表、家庭活动清单、与工作有关的身体活动等众多方面，目的是在方便调查对象做出正确选择的同时节约调查时间、提高调查质量。

附录 3-1

EHES 问卷（2013 年）

编号：□□□□□

健康状况模块

问题 1：您的健康状况如何？

①非常好；②较好；③一般；④不好；⑤非常不好

问题 2：您是否有长期疾病或长期健康问题（长期是指持续或预期在 6 个月及以上的疾病或健康问题）？

①是；②否

问题 3：在过去 6 个月中，您的日常生活活动是否因健康方面的问题而受到限制？

①严重受限；②受限但不严重；③不受限

问题 4：医生是否诊断您患下列疾病？

心肌梗死	①是；②否
冠状动脉性心脏疾病（心绞痛）	①是；②否
高血压	①是；②否
高胆固醇血症	①是；②否
脑卒中（脑出血、脑血栓形成）	①是；②否
糖尿病	①是；②否

问题 5：在过去 2 周里，您是否使用过医生让您服用的药物（包括膳食补充剂、草药或维生素）（女性，不包括避孕药或其他激素）？

①是；②否→跳转到问题 7

医疗模块

问题 6：药物的治疗目的是什么？

治疗高血压	①是；②否
降低胆固醇	①是；②否
治疗糖尿病	①是；②否

问题 7：最近一次由卫生专业人员测量血压是什么时候？

①近 12 个月以内；② 1 ～ 5 年；③ 5 年之前

问题 8：最近一次由卫生专业人员测量胆固醇是什么时候？

①近 12 个月以内；② 1 ～ 5 年；③ 5 年之前

问题 9：最近一次由卫生专业人员测量血糖是什么时候？

①近 12 个月以内；② 1 ～ 5 年；③ 5 年之前

健康决定因素

问题 10：您的净身高多少 [以厘米（cm）为单位]？

（　　）cm

问题 11：净量体重是多少 [以千克（kg）为单位]？

（　　）kg

问题 12：您是否吸烟？

①是，每天都吸烟；②是，有时吸烟→跳转到问题 15；③不吸烟→跳转到问题 15

问题 13：平均来说，您每天吸烟（香烟、雪茄、烟斗等）多少次？

（　　）次

问题 14：您经常吸什么烟？

香烟	①是；②否
自制卷烟	①是；②否
烟斗	①是；②否
雪茄	①是；②否

问题 15：您以前是否每天都吸烟？

①是；②否

问题 16：您这样每天吸烟持续了多久（如果记不清可以给出估计值）？

（　　）年

问题 17：您什么时候开始戒烟的（如果已经戒烟了，请回答上次戒烟的时间）？

①近 1 周内；② 1 周到 1 个月之内；③ 1 个月到 1 年之内；④ 1 ～ 5 年之内；⑤ 5 年以上

社会变量

问题 18：您的性别是什么？

①男性；②女性

问题 19：您的出生日期是什么？

（　　）日（　　）月（　　）年

问题 20：您出生在哪个国家？

①本国人；②其他欧盟国家；③非欧盟国家

问题 21：您的婚姻状况是什么？

①未婚；②已婚；③丧偶；④离婚

问题 22：您和某人住在一起吗？

①是；②否

问题 23：您的受教育的年限是多少？

（　　）年

问题 24：您的最高学历是什么？

①学前教育；②小学；③初中；④高中；⑤大专及非高等教育；⑥（高等教育、短周期高等教育）学士学位或同等学历；⑦（高等教育）硕士或同等学历；⑧（高等教育）博士及或同等学历

问题 25：您的职业是什么（从事工作或职业，包括无薪家务；或持有工作，包括学徒或有薪实习生等）？

①失业；②未成年，学生，进修，无有报酬工作经验；③退休或提前退休或永久性残疾；④服兵役人员或者区义务人员

问题 26：包括您在内，有多少人住在您家里？

（　　）人

问题 27：住在您家里的人中有多少人年龄不到 14 岁？

（　　）人

问题 28：在缴纳所得税与国民保险后，您认为您所在家庭每个月的全部净收入合计（包括工资、失业补贴、老年津贴或遗属抚恤金、疾病或伤残津贴、家庭或儿童相关津贴、住房补贴、教育相关津贴、其他常规津贴）处于以下哪个水平分组？

①最贫困 10% 的人口中；② 10% ~ 19%；③ 20% ~ 29%；④ 30% ~ 39%；⑤ 40% ~ 49%；⑥ 50% ~ 59%；⑦ 60% ~ 69%；⑧ 70% ~ 79%；⑨ 80% ~ 89%；⑩高过 90% 及以上的人口

附录 3-2

EHIS 问卷（第二轮版）

模块	问题
HS	**健康状况**
HS1	您的健康状况如何？ ①很好；②好；③一般；④不好；⑤非常不好
HS2	您是否有长期疾病或长期健康问题（长期是指持续或预期在 6 个月及以上的疾病或健康问题）？ ①是；②否
HS3	在过去 6 个月中，您的日常活动是否因健康方面的问题而受到限制？ ①非常受限制；②受限制但不是很严重；③完全不限制
CD	**慢性病和其他疾病** 在过去 12 个月您是否患下列疾病或病症？请在下列慢性病中勾选“是，否”。 A．哮喘（包括过敏性哮喘）（□是　□否） B．慢性支气管炎、慢性阻塞性肺疾病、肺气肿（□是　□否） C．心肌梗死（心脏病发作）或心肌梗死的慢性后遗症（□是　□否） D．冠心病和心绞痛（□是　□否） E．高血压（□是　□否） F．脑卒中（脑出血、脑血栓形成）或其慢性后遗症（□是　□否） G．关节病（关节炎除外）（□是　□否） H．腰背疾病或其他慢性背部疾病（□是　□否） I．颈部疾病或其他慢性颈部疾病（□是　□否） J．糖尿病（□是　□否） K．过敏，如鼻炎、花粉症、眼炎、皮炎、食物过敏或其他过敏（过敏性哮喘除外）（□是　□否） L．肝硬化（□是　□否） M．膀胱问题导致的尿失禁（□是　□否）

续表

模块	问题
CD	N．肾脏问题（□是　□否） O．抑郁症（□是　□否）
AC	**事故或损伤**
AC1	在过去 12 个月中，您是否遭受过以下任何一种导致伤害的事故？（调查员需说明：中毒及动物或昆虫造成的伤害包括在内，他人故意行为造成的伤害被排除在外。） ①是；②否 A．道路交通事故（　　） B．家庭安全事故（　　） C．休闲活动事故（　　）
跳转	如果 AC1A= ①或 AC1B= ①或 AC1C= ①，继续下一题；否则，跳转到下一个模块。
AC2	这次事故是否需要医疗处理？（调查员需说明：此题为单选题，请回答最严重的那次事故。） ①是的，我被送到医院或其他医疗机构，并住了一夜；②是的，我被送到医院或其他医疗机构，但没有过夜；③是的，我接受了医生或护士的医疗处理；④我不需要咨询或治疗
AW	**工作缺勤（由于健康问题）** （提示调查员：只要求调查对象针对目前的工作情况进行回答。）
AW1	在过去 12 个月里，您是否因健康问题而缺勤（请考虑导致您缺勤的各种疾病、伤害或其他健康问题）？ ①是；②否
跳转	如果 AW1= ①，继续下一题；如果 AW1= ②，跳转到下一个模块。
AW2	在过去 12 个月中，您因健康问题总共缺勤了多少天？ （　　）d
PL	**生理和感官功能受限**
介绍	现在我要进一步询问您一些关于一般身体健康状况的问题。这些问题将涉及您做不同的日常基本活动能力。

续表

模块	问题
PL1	（提示调查员：如果被访者完全失明，不要问问题，在 PL1 中标记③，然后跳转到 PL3；如果不是，请其回答本题）。 您是否戴眼镜或隐形眼镜？ ①是；②否；③失明
跳转	如果 PL1=①或②，继续下一题；否则，跳转到 PL3。
PL2	如果 PL1=①，询问：即使佩戴眼镜或隐形眼镜，您也难以看到吗？ 如果 PL1=②，询问：您有视力问题吗？ ①没有；②有些；③很多问题；④根本无法看清
PL3	（提示调查员：如果被访者完全失聪，不要问问题，在 PL3 中标记③，然后跳转到 PL6；如果不是，请其回答本题。） 您使用助听器吗？ ①是；②否；③完全失聪
跳转	如果 PL3=①或②，继续下一题；否则，跳转到 PL6。
PL4	如果 PL3=①，询问：在安静的房间里，即使在使用助听器时，您与其他人的谈话有什么困难吗？ 如果 PL3=②，询问：在一个安静的房间里，您能清楚听到您与另一个人的谈话内容吗？ ①没有困难；②有些困难；③很多困难；④根本无法做到 / 无法做到
跳转	如果 PL4=①或②或③，继续下一题；否则，跳转到 PL6。
PL5	如果 PL3=①，询问：在嘈杂的房间里，您在使用助听器时与其他人进行交流有什么困难吗？ 如果 PL3=②，询问：当您在嘈杂的房间与人谈话时，听清谈话内容是否困难？ ①没有困难；②有些困难；③很多困难；④根本无法做到 / 无法做到
PL6	在没人帮助的情况下，您在平地上走半公里是否困难？ ①没有困难；②有些困难；③很困难；④根本无法做到 / 无法做到
PL7	您走 12 步会有困难吗？ ①没有困难；②有些困难；③很困难；④根本无法做到 / 无法做到
PC	**个人护理活动**
跳转	如果调查对象年龄在 65 岁及以上，继续下一题；如果不是，跳转到下一个模块。

续表

模块	问题
PC1	在没有帮助的情况下，您进行以下活动的困难程度是什么？ ①没有困难；②有些困难；③很困难；④根本无法做到 / 无法做到 A．独立吃饭（　　） B．上下床和椅子（　　） C．穿衣服和脱衣服（　　） D．上厕所（　　） E．洗澡和淋浴（　　）
跳转	如果 PC1A= ②或③或④，或者 PC1B= ②或③或④，或者 PC1C= ②或③或④，或者 PC1D= ②或③或④，或者 PC1E= ②或③或④，继续下一题；否则，跳转到下一个模块。
PC2	在这些行动困难的活动中，您是否需要经常寻求帮助？ ①有，至少有一个活动；②没有
PC3	如果 PC2= ①，询问：您需要更多的帮助吗？ ①是的，至少有一个活动；②没有 如果 PC2= ②，询问：您以后将需要一些帮助吗？ ①是的，至少有一个活动；②没有
HA	**家庭活动**
跳转	如果调查对象年龄为 65 岁及以上，继续下一题；否则，跳转到下一个模块。
HA1	通常在没有帮助的情况下，您做这些活动是否困难？ ①没有困难；②有些困难；③很困难；④根本无法做到 / 无法做到；⑤从未尝试过或不需要做这些 A．准备做饭（　　） B．使用电话（　　） C．购物（　　） D．管理药物（　　） E．轻体力家务（　　） F．偶尔有重体力家务（　　） G．打理财务和日常管理工作（　　）
跳转	如果 HA1A= ②或③或④，或者 HA1B= ②或③或④，或者 HA1C= ②或③或④，或者 HA1D= ②或③或④，或者 HA1E= ②或③或④，或者 HA1F= ②或③或④，或者 HA1G= ②或③或④，继续下一题；否则，跳转到下一个模块。

续表

模块	问题
HA2	试着想想如果没有他人帮助，对于那些您难以完成的家庭活动，您是否经常能获得帮助? ①是的，至少有一个活动；②没有
HA3	如果 HA2=①，询问：您需要更多的帮助吗? 如果 HA2=②，询问：您以后将需要帮助吗? ①是的，至少有一个活动；②没有
PN	**疼痛**
PN1	在过去 4 周，您的身体疼痛程度如何? ①无；②非常温和；③轻微；④中等；⑤严重；⑥非常严重
PN2	在过去 4 周，疼痛是否影响您的正常工作（包括家庭和家务外的工作）? ①不是；②一点点；③中等；④相当受影响；⑤非常
MH	**心理健康** 接下来的问题是关于在过去 2 周您对一些事情的感觉和评价。 在过去 2 周中，您遇到以下情况的频度如何? ①从未有过；②几天；③超过 1 周；④几乎每天 A．对做事不感兴趣或没什么乐趣（　　） B．低落、抑郁或绝望（　　） C．难以入睡或失眠，嗜睡（　　） D．感觉疲劳或精力不足（　　） E．食欲减退或暴饮暴食（　　） F．感觉自己不好，或者您认为自己是一个失败者，再或者让您自己或您的家人感到失望（　　） G．难以集中注意力，如看报纸或看电视（　　） H．其他人可能已经注意到您行动或说话太慢，或者由于紧张或不安，您比平常更要躁动（　　）
HO	**住院或日间护理** 对于 50 岁以下的女性调查对象，应告知下述问题不包括分娩。
HO1	在过去 12 个月，您是否利用了住院服务（需要在医院过夜或长时间住院治疗）? ①是；②否 提示调查员注意：不包括急诊服务和门诊服务。
跳转	如果 HO1=①，继续下一题；如果 HO1=②，跳转到 HO3。

续表

模块	问题
HO2	您在医院住了几晚？ (　　) 晚
HO3	在过去 12 个月，您是否作为日间患者在医院住院（提示：日间患者是指需要入院诊治，但不需要在医院过夜的患者）？ ①是的；②没有
跳转	如果 HO3= ①，继续下一题；如果 HO3= ②，跳转到下一个模块。
HO4	在过去 12 个月您作为日间患者住院多少次？ (　　) 次
AM	**使用门诊和家庭护理**
AM1	您最近一次独自看牙医或矫正牙医是什么时候？ ①不到 6 个月；② 6 ~少于 12 个月；③ 12 个月或以上；④从没去过
AM2	您最近一次咨询家庭医生或全科医生是什么时候？ ① 12 个月以内；② 12 个月以前或更久；③从未咨询过
跳转	如果 AM2= ①，继续下一题；如果 AM2= ②，跳转到 AM4。
AM3	在之前的 4 周中，您以自己的名义咨询过多少次家庭医生或全科医生？ (　　) 次
AM4	接下来的问题仅针对门诊或急诊患者，而不包括住院患者或日间患者 您最近一次咨询内科或外科专家是什么时候？ ① 12 个月以内；② 12 个月之前或更长时间；③从未咨询过
跳转	如果 AM4= ①，继续下一题；否则，跳转到 AM6。
AM5	在过去 4 周中，您以自己的名义咨询过多少次专家？ (　　) 次
AM6	在过去 12 个月，您是否去看过下列医生？ A. 生理理疗师或运动治疗师 (　　) ①是的；②没有 B. 心理学家、心理治疗师或精神病医生 (　　) ①是的；②没有
AM7	在过去 12 个月，您自己使用或接受过任何家庭护理服务吗？ ①是的；②没有
MD	**药物使用**
MD1	在过去 2 周，您是否服用了由医生为您开出的药物？ （对于女性调查对象，需要提示：排除避孕药或仅用于避孕的激素类药物） ①是的；②没有

续表

模块	问题
MD2	在过去2周，您是否使用了药物或草药或维生素？ （对于女性调查对象需要提示：排除避孕药或仅用于避孕的激素类药物） ①是的；②没有
PA	**预防服务**
PA1	您最近一次接种流行性感冒疫苗在什么时候？ （　　）年（　　）月 ①很久以前（去年以前）；②从未有过
PA2	最近一次由专业人士为您测量血压是什么时候？ ①过去12个月内；②1～少于3年；③3～少于5年；④5年以上；⑤从未有过
PA3	最近一次由专业人士为您测量胆固醇是什么时候？ ①过去12个月内；②1～少于3年；③3～少于5年；④5年以上；⑤从未有过
PA4	最近一次由专业人士为您测量血糖是什么时候？ ①过去12个月内；②1～少于3年；③3～少于5年；④5年以上；⑤从未有过
PA5	您最近一次进行粪便潜血检查是什么时候？ ①过去12个月内；②1～少于2年；③2～少于3年；④3年或以上；⑤从未有过
PA6	您最近一次进行结肠镜检查是什么时候？ ①过去12个月内；②1～少于5年；③5～少于10年；④10年或以上；⑤从未有过如果
跳转	如果调查对象是女性，继续下一题；否则，跳转到下一个子模块。
PA7	您最近一次进行乳房X线检查是什么时候？ ①过去12个月内；②1～少于2年；③2～少于3年；④3年或以上；⑤从未有过
PA8	您最近一次进行宫颈涂片检查是什么时候？ ①过去12个月内；②1～少于2年；③2～少于3年；④3年或以上；⑤从未有过
UN	**未满足的卫生保健需求**
UN1A	在过去12个月中，您是否因为预约所需时间太长而耽误了获得医疗保健服务？ ①是的；②没有；③不需要

续表

模块	问题
UN1B	在过去 12 个月中，您是否因为距离或交通问题而耽误了获得医疗保健服务？ ①是的；②没有；③不需要
UN2	在过去 12 个月中，您是否经历过需要以下卫生保健服务时却负担不起的情况？ ①是；②否；③不需要 A．医疗处理（　　） B．牙齿保健（　　） C．处方药物（　　） D．精神卫生保健服务（如心理医生或精神病医生）（　　）
BM	**身高和体重**
BM1	您的净量身高是多少？ （　　）cm
BM2	您的净量体重是多少？ （　　）kg
PE	**身体活动和锻炼**
PE1	以下哪一个选项能恰当描述您在工作中的状态？ ①大多坐着或站着；②大多步行或中度体力任务；③主要是重劳动或体力劳动；④无工作
PE2	一般情况下，1 周内您会有多少天步行至少 10min？ （　　）d 0，我从来不进行任何体育锻炼
跳转	如果 PE2=0 或者漏填，跳转到 PE4。
PE3	一般情况下，一天中您步行的时间有多久？ ①每天 10 ~ 29min；②每天 30 ~ 59min；③每天 1h 以上，不足 2h；④每天 2h 以上，不足 3h；⑤每天 3h 或更多
PE4	一般情况下，1 周内您骑车至少 10min 的天数是多少？ （　　）d 0，我从来不进行任何体育锻炼
跳转	如果 PE4=0，跳转到 PE6。
PE5	一般情况下，1 周内每天您骑车的时间是多少？ ①每天 10 ~ 29min；②每天 30 ~ 59min；③每天 1h 以上，不足 2h；④每天 2h 以上，不足 3h；⑤每天 3h 或更多

续表

模块	问题
PE6	一般情况下，1 周内您有多少天进行至少 10min 的运动、健身或娱乐（休闲）活动？ (　　　) d 0，我从来不进行这样的体育活动
跳转	如果 PE6=0，跳转到 PE8。
PE7	一般情况下，1 周内您用于运动、健身或娱乐（休闲）身体活动上的时间有多少？ 每周（　　　）h（　　　）min
PE8	一般情况下，1 周内您有多少天专门进行增肌运动，如做阻力训练或力量练习？ (　　　) d 0，我从不进行这类体育锻炼
FV	**水果和蔬菜的摄取**
FV1	您是否经常吃水果（包括从新鲜水果榨出的果汁，但不包括浓缩果汁）？ ① 1 次 /d 或多次；②每周 4 ~ 6 次；③每周 1 ~ 3 次；④每周少于 1 次；⑤从不
跳转	如果 FV1= ①，继续下一题；否则，跳转到 FV3。
FV2	您每天会吃多少份水果？ (　　　) 份 提示：1 份相当于① 1 个中等大小的水果，如苹果、香蕉、梨、橘子、油桃或莎隆果；②一些小的水果，如 2 个李子，2 个柑橘，3 个杏，2 个猕猴桃，7 个草莓，1 把（大约 14 个）樱桃，6 个荔枝，一把蓝莓；③ 1 片大水果，如半个葡萄柚或牛油果，1 块木瓜、香瓜、菠萝、芒果；④ 3 满勺新鲜水果沙拉；⑤ 1 杯（150mL）不加糖的鲜榨纯果汁（无论喝几杯果汁，都计为 1 份）
FV3	您多久吃一次蔬菜或沙拉（包括从新鲜蔬菜榨出的蔬菜汁，但不包括由浓缩物或加工的蔬菜制成的蔬菜汁；另外需要注意，不包括土豆）？ ① 1 次 /d 或多次；②每周 4 ~ 6 次；③每周 1 ~ 3 次；④每周少于 1 次；⑤从不
跳转	如果 FV3= ①，继续下一题；否则，跳转到下一个模块。
FV4	您每天吃多少份蔬菜或沙拉？ (　　　) 份
SK	**吸烟**
SK1	您吸烟吗？ ①是的，每天；②是的，偶尔；③不吸
跳转	如果 SK1= ①或②，继续下一题；否则，跳转到 SK4。

续表

模块	问题
SK2	您最喜欢什么样的烟草产品？ ①香烟（机器制造的 / 手工轧制）；②雪茄；③烟斗；④其他
跳转	如果 SK1= ①且 SK2= ①，继续下一题；否则，跳转到 SK4。
SK3	平均来说，您每天吸多少支烟？ （　　）支
SK4	您经常在室内接触烟草烟雾吗？ ①从不或几乎从不；②每天不到 1h；③每天 1h 以上
AL	**酒精消耗** 以下问题询问的是在过去 12 个月，酒精类饮品的饮用情况（1 杯 =10g 酒精）。
AL1	在过去 12 个月中，您多久饮用一次酒精类饮料（啤酒、葡萄酒、苹果酒、烈酒、鸡尾酒、自制酒等）？ ①每天或几乎每一天；②每周 5 ~ 6d；③每周 3 ~ 4d；④每周 1 ~ 2d；⑤每个月 2 ~ 3d；⑥每个月 1 次；⑦每个月不到 1 次；⑧在过去 12 个月没有饮酒，因为我戒酒了；⑨我从来不喝酒或极少喝酒
跳转	如果 AL1= ①或②或③或④，继续下一题；如果 AL1= ⑤或⑥或⑦，跳转到 AL6；如果 AL1= ⑧或⑨或漏填，则跳转到下一个模块
AL2	想想周一到周四，您通常在这 4d 中的喝酒频率是多少？ ① 4d 都喝酒；②在 4d 中的 3d；③ 4d 中的 2d；④ 4d 中的 1d；⑤ 4d 都不喝酒
跳转	如果 AL2= ①或②或③或④，继续下一题；否则，跳转到 AL4。
AL3	从周一到周四，您平均喝多少酒？ ① 16 杯 /d 或更多；② 10 ~ 15 杯 /d；③ 6 ~ 9 杯 /d；④ 4 ~ 5 杯 /d；⑤ 3 杯 /d；⑥ 2 杯 /d；⑦ 1 杯 /d；⑧一杯都不喝
AL4	您通常在周五到周日这 3d 中喝酒频率是多少？ ① 3d 都喝；② 3d 中的 2d；③ 3d 中的 1d；④ 3d 都不喝酒
跳转	如果 AL4= ①或②或③，继续下一题；否则，跳转到 AL6。
AL5	从周五到周日，您平均每天喝多少酒？ ① 16 杯 /d 或更多；② 10 ~ 15 杯 /d；③ 6 ~ 9 杯 /d；④ 4 ~ 5 杯 /d；⑤ 3 杯 /d；⑥ 2 杯 /d；⑦ 1 杯 /d；⑧一杯都不喝
AL6	在过去 12 个月，您一次饮用超过 6 杯含酒精的饮料的频率是？ ①每天或几乎每天；②每周 5 ~ 6d；③每周 3 ~ 4d；④每周 1 ~ 2d；⑤每个月 2 ~ 3d；⑥每个月 1 次；⑦每个月不到 1 次；⑧在过去 12 个月里没有过；⑨从来没有过

续表

模块	问题
SS	**社会支持**
SS1	当您遇到问题时，生活中有多少人可以依靠？ ①无；②1 ~ 2人；③3 ~ 5人；④6人及以上
SS2	大家对您在做什么表现出多少关注？ ①很多关注；②一些关注；③不确定；④很少关注；⑤不关注
SS3	当您需要帮助时，能够从邻居那儿得到实际帮助吗？ ①非常容易；②容易；③可能；④困难；⑤非常困难
IC	**提供非正式护理或援助**
IC1	您是否每周为一个或多个患某些老年问题、慢性病或体弱的人提供至少1次护理或帮助？ ①是；②否
跳转	如果IC1=①，继续下一题；否则，跳转到下一个模块。
IC2	这些人的身份是什么？ ①您的家人；②其他人（不是您的家庭成员）
IC3	您每周花多少小时提供护理或帮助？ ①每周少于10h；②每周至少10h，但不到20h；③每周20h或以上

参考文献

[1] Eurostat, European Commission. European health interview survey (EHIS) [EB/OL]. [2017-1-14]. https: //ec.europa.eu/eurostat/cache/metadata/en/hlth_det_esms.htm.

[2] Eurostat, European Commission. European health interview survey (EHIS wave 2) methodological manual[EB/OL]. [2017-1-14]. http: //ec.europa.eu/eurostat/cache/metadata/en/hlth_det_esms.htm.

[3] European Commission. European health examination survey (EHES) [EB/OL]. [2017-1-14]. http: //www.ehes.info/index.htm.

[4] European Commission. European health examination survey (EHES) manual[EB/OL]. [2017-1-14]. http: //ec.europa.eu/eurostat/cache/metadata/en/hlth_det_esms.htm#inst_mandate1472805901915.

第四章
美国国家健康相关调查

美国国家健康询问调查（National Health Interview Survey，NHIS）始于1957年，受国家卫生调查法案保护，调查工作由疾病预防与控制中心下属的国家卫生统计中心负责整体设计和数据分析，国家人口调查局负责资料收集。调查方法采用多阶段随机抽样，NHIS的调查对象主要包括在调查时居住在美国境内的家庭居民。NHIS从1957年开展至今，调查内容每10～15年更新一次，自1997年以来，新修订的NHIS调查表包括核心问题和补充问题。NHIS的主要目的是通过收集和分析内容广泛的健康数据来监测美国人口的健康。调查由美国人口普查局雇用和培训的调查员根据国家卫生统计中心的标准程序进行个人住户访谈，并收集数据。个人信息受到《隐私法》《公共卫生服务法》的保障。

一、概述

美国积极推行“健康国民2020”计划，其主要目标为使国民免受可预防疾病、伤残、伤害和早逝之苦，延长寿命、提高生命质量；实现健康公平，消除不平等，改善所有人群的健康水平；创建促进人人健康的社会和物质环境；提升各个生命阶段人们的生活质量，促进有益于健康的发展和有益于健康的行为。

美国的卫生与健康相关调查一般由常规调查和专项调查组成。其中，常规调查包括4类，分别是国家健康询问调查（National Health Interview Survey，NHIS）、国家健康和营养调查（National Health and Nutrition Examination Survey，NHANES）、国家医院服务调查（National Hospital Care Survey，NHCS）和国家生命统计系统（National Vital Statistics System，NVSS）。专项调查包括4类，分别是全国家庭增长调查（National Survey of Family Growth，NSFG）、国家免疫调查（National Immunization Survey，NIS）、老龄化纵向研究（Longitudinal Studies of Aging，LSOA）以及国家和地方区域综合电话调查（State and Local Area Integrated Telephone Survey，SLAITS）。

1. **常规调查**

（1）国家健康询问调查（NHIS）：1956 年 7 月 4 日，时任美国总统艾森豪威尔签署《国家健康调查法案》（National Health Survey Act）。该法案规定要持续开展专门的调查研究，以确保统计信息的准确性和及时性，内容包括美国疾病和残疾的发生数量、分布和影响因素以及为这些疾病提供的服务情况。其中提到的专门的调查研究即为现在的国家健康询问调查，于 1956 年 7 月启动。调查工作由美国疾病预防控制中心（Centers for Disease Control and Prevention，CDC）下属的国家卫生统计中心（NCHS）负责整体设计和数据分析，国家人口调查局负责资料收集。卫生与人类服务部（Department of Health and Human Services，DHHS）利用美国国家健康询问调查年度数据监测人群疾病、伤残的变化趋势，追踪国家健康目标的实现进展；公共卫生研究机构利用这些数据对各种健康问题进行流行病学分析，发现卫生服务利用中的阻碍，评估国家卫生项目效果等。NHIS 是美国家庭居民健康信息的主要来源，也是 NCHS 和 CDC 的主要数据收集计划之一。自 1960 年以来，该调查由 NCHS 负责进行。NCHS 是由国家健康调查和国家人口统计司两个部门合并后形成的。

（2）国家健康和营养调查（NHANES）：由健康与营养调查部负责组织，用来对美国人群的健康和营养状况进行测量和评估。国家健康和营养调查开始于 1959 年，早期每 4 年调查 1 次，自 1999 年开始调整为每年调查 1 次。调查样本抽取方式为通过多层次抽样从各州区抽取具有代表性的 5 000 人，其中 15 个州区作为每年的定点调查样本。调查样本中还包含 60 岁及以上的非裔美国人、亚洲人和拉丁裔美国人群。调查采用特殊设计和装备的移动中心，利用计算机系统，以便收集到的数据可以在 24h 内上报到国家卫生统计中心。调查内容由访问与体检两个模块组成。访问部分主要包括人口学、社会经济学、饮食和健康等相关问题；体检部分主要包括医疗、牙齿、生理等测量以及实验室检测。调查目的是收集慢性病的患病率，估计调查对象未诊断出的疾病，检测个人生活相关的危险因素。数据可用于流行病和健康研究，对健全公共卫生政策、指导和设计卫生计划以及推广健康知识具有重要意义。

（3）国家医疗服务调查（NHCS）：由医疗卫生统计部负责组织，对导致卫生保健质量、卫生保健资源利用、不同人群间卫生保健服务差异的影响因素进行研究。调查对象是卫生服务提供者，包括急诊与医院服务、住院服务和长期护理服务调查。

急诊与医院服务调查：由全国门诊医疗服务调查（National Ambulatory Medical Care Survey，NAMCS）、全国医院门诊医疗调查（National Hospital Ambulatory Medical Care Survey，NHAMCS）和全国门诊手术调查（National Survey of Ambulatory Surgery，NSAS）三部分组成。全国门诊医疗服务调查和全国医院门诊医疗调查的实施目的是收集门诊服务提供和利用信息。全国门诊医疗服务调查针对私人开业医生，1973—1981 年每年开展，1985 年再次开展，1989 年后每年开展；全国医院门诊医疗调查针对医院，从 1992 年起每年开展 1 次调查。

住院服务调查：包括全国出院调查（National Hospital Discharge Survey，NHDS）和全国医院服务调查（National Hospital Care Survey，NHCS）。其中，全国出院调查在1965—2010年每年进行。该项调查主要是为获取非联邦所属医院短期住院患者特征性信息需求而设计的，采用多阶段分层抽样，只调查平均住院日低于30d的医院。

长期护理服务调查：原来由国家护理院调查（National Nursing Home Survey，NNHS）、全国家庭和临终关怀调查（National Home and Hospice Care Survey，NHHCS）、国家长期居住护理机构调查（National Survey of Residential Care Facilities，NSRCF）组成，2012年起变为国家长期护理提供者调查（National Study of Long-Term Care Providers，NSLTCP）。

（4）国家生命统计系统（NVSS）：国家生命统计系统于1930年启动，先是由美国人口普查局负责，在1960年之后由国家卫生统计中心生命统计部负责，调查对于获得重要的生命统计信息、了解具体的健康状况和社会经济环境方面有着重要意义。数据的获取方式是通过57个登记地区生命信息登记系统进行上报，为了保证各地数据的一致性，采取统一的标准对数据进行收集。内容主要包括各州和地区居民的出生、死亡、婚姻、离婚和胎儿死亡等重要事件，通过计算获得各州和地区的出生率、死亡率、出生体重、妊娠结局、早产、期望寿命、婴儿死亡率、死亡原因等信息。

2. 专项调查

（1）全国家庭增长调查（NSFG）：收集和公布关于婚姻、同居和离婚、家庭生活、生育和抚养子女以及医疗等方面的重要数据。自1973年以来，NSFG一直是美国育龄妇女信息的主要来源。2002年以来，NSFG调查中增加了一个15 ~ 44岁男性的独立样本。这些信息被用来帮助改善卫生服务和健康教育方案。

（2）国家免疫调查（NIS）：是一组电话调查，用于监测19 ~ 35月龄和13 ~ 17岁儿童的疫苗接种覆盖率，以及6月龄~ 17岁儿童接种流行性感冒疫苗的情况。这些调查经《公共卫生服务法》（第306条）授权，由疾病预防与控制中心的国家免疫和呼吸疾病中心赞助和实施。第一次调查的数据收集工作于1994年4月开始，目的是检查1990年代初麻疹暴发后疫苗接种的覆盖率。

（3）老龄化纵向研究（LSOA）：是多队列研究，用于测量70岁及以上老年人的健康、功能状况、生活安排、卫生服务利用的变化。调查内容包括人口学特征、长期活动受限情况、两周活动受限情况、前一年和两周卧床时间、长期慢性病和损伤、两周急性病、前一年和两周就诊情况、前一年住院情况等。

（4）国家和地方区域综合电话调查（SLAITS）：对州和地方收集重要的保健数据。这一数据收集机制是由疾病预防控制中心的国家卫生统计中心开发的。它通过提供深入的州和地方数据来补充当前的国家数据收集计划，以满足不断变化的卫生保健系统中的各种方案和政策需求。

二、美国国家健康询问调查

（一）调查目的

美国国家健康询问调查实施的主要目的是通过收集和分析广泛的健康主题来监测美国人口的健康。全国卫生与人类服务部（DHHS）使用美国国家健康询问调查数据来监测疾病和残疾趋势，并追踪国家卫生目标实现的进展情况。公共卫生研究界还利用这些数据对各种健康问题的特征、医疗保险参保情况以及联邦卫生方案等问题进行流行病学研究、效果评价、政策分析。这项调查的一个主要优势在于能够通过众多人口和社会经济特征来反映某些健康问题。通过每年的卫生服务调查结果可以向相关机构提供重要的指标，如：①急性病、慢性病和损伤的患病率；②因病伤丧失劳动能力的程度；③各种医疗保健制度承担的医疗费用及健康保险费用；④不同种类层次的医疗机构所提供的各种卫生服务的种类和数量；⑤人群医疗需求量满足程度及不能满足的原因分析；⑥群众接受各种预防性卫生服务的数量和种类；⑦社会经济、文化、行为、生活方式等对疾病和健康的影响因素等。

这些指标可以从不同的角度为国家及政府提供强有力的数据支持，以便发现人群健康和卫生服务中的问题，更有针对性地制定和实施相关政策，更好地服务于社会和人群。

（二）调查结果的应用

基于国家健康询问调查的结果，联邦政府将老年人群、贫困人口的卫生救济和妇幼保健作为重点，制定相关公共卫生政策，并且为消除不同种族的差异、预防和控制疾病、降低死亡率、提高人口生命质量采取了多项举措，如加强公共卫生基础设施建设，包括人才、信息、设施建设，动员社会各界参与，开展全民健康教育等。

（三）调查内容

美国家庭询问调查从 1957 年开始，每 10 ~ 15 年对调查内容进行一次更新修订。1982—1996 年使用的美国国家健康询问调查问卷由两部分组成：一部分是基本健康和人口统计项目内容（称为核心调查问卷），另一部分是关于当前健康主题的一组或多组问题。核心调查问卷的内容在该时间段内保持不变，而健康主题则根据当前的数据需求而变化。核心调查问卷主要收集有关健康状况和服务利用情况的数据，不收集任何有关保险、医疗保健可及性或健康行为的信息。此外，核心调查问卷更多是用于收集有关门诊和住院等服务利用的详细信息，而不是关注个人信息。1997 年修订的 NHIS 调查表试图解决这些问题。

1997 年后采用修订后的美国国家健康询问调查表包括核心调查问卷和补充问题问卷两部分。

核心调查问卷部分每年基本保持不变，以便形成趋势分析数据，对一年以上的数据进行汇总，通过不断增加样本量，实现分析目的。核心调查问卷内容包含 4 个主要组成部分：住户、家庭、成人样本和儿童样本。其中，住户部分收集居住在特定房屋中的所有个人的人口学相关信息；家庭部分核实并收集家中每个家庭成员的其他人口学信息，并收集有关健康状况、障碍、伤害、医疗保健服务的使用情况、健康保险以及收入和资产等方面的数据。家庭核心部分被视为 NHIS 的抽样框架模板。从 NHIS 的每个家庭中，随机选择一个成人样本和一个儿童样本，并使用成人样本和儿童样本核心问卷信息。由于儿童和成人的健康问题不同，这两个问卷在某些项目上有所不同，但都收集有关健康状况、医疗保健服务和健康行为的基本信息。在之前的样本设计中，一个家庭中所有符合条件的成人都有同样的机会被选为成人样本。而目前样本设计的一个新特点是，相对于 65 岁以下的成人和 65 岁以上非黑人的成人，65 岁以上的黑人、西班牙裔或亚洲人的成人被选为成人样本的机会在增加。

补充问题问卷用于满足新出现的公共卫生数据需求。与之前的 NHIS 补充问题一样，问卷有时只进行一次或根据需要重复进行。这些问卷包括核心调查问卷已涵盖的主题或 NHIS 其他部分未涵盖的不同主题更详细的信息。目前所使用的调查问卷的第一份补充内容是在 1998 年设计的，重点是追踪健康 2000 年和 2010 年目标所需的数据。补充问题内容涉及的其他主题包括癌症筛查、替代医学、儿童心理健康和医疗保健服务的利用。补充问题内容取决于部门的数据需求和优先事项。

美国家庭健康询问调查中，核心调查问卷是历年调查都必须包括的项目，目的是便于连续比较；有 30% 为补充内容，可以根据当年的需要决定内容的增减。基本内容主要有：①家庭人口的特征，如性别、年龄、文化、职业和收入；②调查前 2 周患病名称、次数、因病丧失劳动能力的天数，如正常活动受限、卧床、休工、休学天数；③调查前 2 周内普通就诊次数和牙科就诊次数；④急性病患者就诊次数和休工天数；⑤慢性病正常活动受限和长期丧失劳动能力的发生人数和天数；⑥一年中住院人数、次数、天数、住院机构类别、住院疾病等；⑦门诊及住院自付医疗费用。补充问题问卷的内容各年都有不同，1978 年补充的内容为享有健康保险的种类、提供卫生服务的种类、献血、吸烟、预防接种、个人自付医疗费用等。表 4-1 为 1997—2017 年每年的补充内容和资助方。

表 4-1　1997—2017 年每年补充内容和资助方

年份	每年补充内容	资助方
2017	辅助健康服务	NCCIH、NIH
	文化胜任力	OMHHE、CDC
	心脏病和脑卒中	NCCDPHP、CDC
	认知障碍	NCBDDD、CDC
	癫痫	NCCDPHP、CDC
	糖尿病	NCCDPHP、CDC
	视力	NEI、NIH

续表

年份	每年补充内容	资助方
2017	慢性疼痛	NCCDPHP、CDC
	肝炎	NCHHSTP、CDC
	卫生保健服务可及与利用方面的扩展内容	ASPE、HHS
	食品安全	USDA
	儿童心理健康	CMHS、SAMHSA
	免疫	NCIRD、CDC
	心脏病和脑卒中预防	DHHS
	烟草和电子烟使用	CTP、FDA、NCHS、CDC
	互联网和电子邮件的使用	ASPE、DHHS
	残疾	NCHS、CDC
2016	平衡	NIDCD、NIH
	糖尿病	NIDDK、NIH、NCCDPHP、CDC
	视力	NEI、NIH
	慢性疼痛	NCCDPHP、CDC
	献血	NCCDPHP、CDC
	克罗恩病	NCCDPHP、CDC
	肝炎	NCHHSTP、CDC
	卫生保健可及与利用的扩展内容	ASPE、HHS
	食品安全	USDA
	儿童精神健康	CMHS、SAMHSA
	免疫	NCIRD、CDC
	心脏病和脑卒中预防	DHHS
	烟草和电子烟利用	CTP、FDA-NCHS、CDC
	因特网和邮件的利用	ASPE、DHHS
	残疾	NCHS、CDC
2015	癌症控制模块	NCI、NIH、NCCDPHP、CDC、CTP、FDA
	职业病	NIOSH、CDC
	癫痫	NCCDPHP、CDC
	克罗恩病	NCCDPHP、CDC
	肝炎	NCHHSTP、CDC
	卫生保健可及与利用的扩展内容	ASPE、HHS
	食品安全	USDA
	儿童精神健康	CMHS、SAMHSA
	非频发的烟草使用	CDC
	免疫	NCIRD、CDC

续表

年份	每年补充内容	资助方
2015	心脏病和脑卒中预防	DHHS
	因特网和邮件的利用	ASPE、DHHS
	残疾	NCHS、CDC
2014	听力	NIDCD、NIH
	心脏病	DHDSP、CDC、NHLBI、NIH、NINDS
	关节炎	NCCDPHP、CDC
	肝炎	NCHHSTP、CDC
	卫生保健可及与利用的扩展内容	ASPE、HHS
	食品安全	USDA
	儿童精神健康	CMHS、SAMHSA
	免疫	NCIRD、CDC
	烟草	CTP、FDA
	电子烟	NCHS、CDC
	心脏病和脑卒中预防	DHHS
	因特网和邮件的利用	ASPE、DHHS
	残疾	NCHS、CDC
2013	哮喘	NHLBI、NIH
	癌症筛查	NCCDPHP、CDC
	癫痫	NCCDPHP、CDC
	肝炎	NCHHSTP、CDC
	免疫抑制	NCIRD、CDC
	卫生保健可及与利用的扩展内容	ASPE、HHS
	食品安全	USDA
	儿童精神健康	CMHS、SAMHSA
	儿童精神健康服务	CMHS、SAMHSA
	免疫	NCIRD、CDC
	烟草	CTP、FDA
	心脏病和脑卒中预防	DHHS
	因特网和邮件的利用	ASPE、DHHS
	残疾	NCHS、CDC
2012	平衡	NIDCD、NIH
	辅助与替代医学	NCCAM、NIH
	卫生保健可及与利用的扩展内容	ASPE、HHS
	食品安全	USDA
	儿童精神健康	CMHS、SAMHSA

续表

年份	每年补充内容	资助方
2012	儿童精神健康服务	CMHS、SAMHSA
	免疫	NCIRD、CDC
	烟草	CTP、FDA
	声音，演讲和语言	NIDCD、NIH
	心脏病和脑卒中预防	DHHS
	因特网和邮件的利用	ASPE、DHHS
	残疾	NCHS、CDC
2011	卫生保健可及与利用的扩展内容	ASPE、HHS
	食品安全	USDA
	健身中心使用	NCBDDD、CDC
	儿童精神健康	CMHS、SAMHSA
	儿童精神健康服务	CMHS、SAMHSA
	免疫	NCIRD、CDC
	残疾	NCHS、CDC
2010	癌症控制模型	NCI、NIH/NCCDPHP、CDC
	职业健康	NIOSH、CDC
	癫痫	NCCDPHP、CDC
	儿童精神健康	CMHS、SAMHSA
	儿童精神健康服务	CMHS、SAMHSA
	免疫	NCIRD、CDC
	残疾	NCHS、CDC
2009	脑卒中	NINDS、NIH
	关节炎	NIAMS、NIH/NCCDPHP、CDC
	健康信息技术	ASPE/DHHS
	一氧化碳探测器	NCEH、CDC/NIAID、NIH
	儿童精神健康	NIMH、NIH
	免疫	NCIRD、CDC
	残疾	NCHS、CDC
2008	心脏病	NHLBI、NIH/NCCDPHP、CDC
	癌症筛查和防晒	NCI、NIH
	哮喘	NCEH、CDC
	视力	NEI、NIH
	人乳头状瘤病毒	NCI、NIH/NCIRD、CDC
	平衡	NIDCD、NIH
	口腔健康	NIDCR、NIH

续表

年份	每年补充内容	资助方
2008	儿童精神健康	NIMH、NIH
	免疫	NCIRD、CDC
2007	辅助与替代医学	NCCAM、NIH/ODS、NIH
	听力	NIDCD、NIH
	儿童精神健康	NIMH、NIH
	儿童精神健康服务	CMHS、SAMHSA
	免疫	NCIRD、CDC
2006	关节炎	NIAMS、NIH/NCCDPHP、CDC
	糖尿病	NIDDK、NIH/NCCDPHP、CDC
	脑卒中	NCCDPHP、CDC
	儿童精神健康	NIMH、NIH
	儿童精神健康服务	CMHS、SAMHSA
	免疫	NCIRD、CDC
2005	癌症控制模型	NCI、NIH/NCCDPHP、CDC
	儿童精神健康	NIMH、NIH
	儿童精神健康服务	CMHS、SAMHSA
	免疫	NCIRD、CDC
2004	儿童精神健康	NIMH、NIH
	免疫	NCIRD、CDC
2003	癌症筛查和防晒	NCI、NIH/NCCDPHP、CDC
	哮喘	NHLBI、NIH/NCCDPHP、CDC
	心脏病	NHLBI、NIH/NCCDPHP、CDC
	糖尿病	NIDDK、NIH
	烟/火警报	NCIPC、CDC
	儿童精神健康	NIMH、NIH
	免疫	NIP、CDC
2002	辅助与替代医学	NCCAM、NIH
	残疾和第二种状态：辅助技术和环境障碍	NCEH、CDC
	听力	NIDCD、NIH
	视力	NEI、NIH
	关节炎	NIAMS、NIH/NCCDPHP、CDC
	哮喘	NCEH、CDC/EPA/NCCDPHP、CDC
	环境健康：含铅涂料	NCEH、CDC
	儿童精神健康	NIMH、NIH
	有特殊保健需要的儿童	NCHS

续表

年份	每年补充内容	资助方
2002	免疫	NIP、CDC
2001	急诊服务	HRSA
	保健的可及性	AHRQ
	残疾及继发状况社会支持	NCEH、CDC
	心脏病，心肺复苏	NCCDPHP、CDC
	伸展运动	NCCDPHP、CDC
	脑卒中警告信号	NINDS、NIH
	儿童精神健康	NIMH、NIH
	免疫	NIP、CDC
2000	癌症控制模块	NCI、NIH/NCCDPHP、CDC
	免疫	NIP、CDC
1999	周期性慢性病的补充内容	DHHS
	免疫	NIP、CDC
1998	预防的补充内容	DHHS
	免疫	NIP、CDC
1997	免疫	NIP、CDC

注：NCCIH：国家补充与替代医学中心（National Center for Complementary and Integrative Health）；NIH：美国国立卫生研究院（National Institutes of Health）；OMHHE：少数族裔健康办公室（Office of Minority Health and Health Equity）；NCCDPHP：国家慢性病预防和健康促进中心（National Center For Chronic Disease Prevention And Health Promotion）；NCBDDD：国家出生缺陷和发育障碍中心（National Center on Birth Defects and Developmental Disabilities）；NEI：美国国立眼科研究所（National Eye Institute）；NCHHSTP：国家艾滋病、病毒性肝炎、性传播疾病和结核病预防中心（National Center for HIV/AIDS，Viral Hepatitis，Sex Transmitted Disease，and Tubercle Prevention）；ASPE：美国计划与评估助理部长办公室（Office of the Assistant Secretary for Planning and Evaluation）；HHS：卫生与人类服务部（Health and Human Services）；USDA：美国农业部（United States Department of Agriculture）；CMHS：美国精神卫生服务中心（Center for Mental Health Services）；SAMHSA：物质滥用和精神健康服务管理局（Substance Abuse and Mental Health Services Administration）；NCIRD：美国免疫与呼吸道疾病中心（National Center for Immunization and Respiratory Diseases）；CTP：烟草制品中心（Center for Tobacco Products）；NIDCD：（美国）国立耳聋与其他交流障碍性疾病研究所（National Institute on Deafness and Other Communication Disorders）；DHDSP：心脏病和卒中预防处（Division for Heart Disease and Stroke Prevention）；NHLBI：美国国家心肺血液研究所（National Heart，Lung，and Blood Institute）；NINDS：国家神经病和卒中研究所（National Institute of Neurological Disease and Stroke）；NIOSH：国家职业安全与健康研究所（National Institute for Occupational Safety and Health）；NIAMS：国家关节炎和肌肉骨骼和皮肤病研究所（National Institute of Arthritis and Musculoskeletal and Skin Disease）；ODS：膳食补充剂办公室（Office of Dietary Supplements）；AHRQ：美国医疗保健研究与质量局（Agency for Healthcare Research and Quality）。

（四）样本设计

国家健康询问调查是一项横断面的家庭访谈调查。每年的询问调查都是连续的。抽样计划遵循多阶段区域概率设计，允许对住户和非机构集体宿舍（如大学宿舍）进行代表性抽样，并在每10年一次的人口普查后，重新设计抽样计划。目前的抽样计划与之前的抽样计划有许多相似之处。每个州都根据居民的居住地址明确划分了不同的群组；群组的大小通常对应调查员工作量的大小。每个群组都位于一个县、一小群相邻的县或一个大都市统计区内。

目前的NHIS样本设计在家庭层面并未对任何种族/民族群体进行过度抽样。但对家庭中的成人样本选择，65岁及以上的黑人、西班牙裔或亚洲人比其他成员被选中的概率更高。这是以前样本设计中过采样的特征，这一设计一直延续至2018年的样本设计中。

与以往的调查样本设计一样，美国国家健康询问调查样本来自每个州和哥伦比亚特区。尽管美国国家健康询问调查样本太小，不能为每个州提供可接受精度的州级数据，但是大多数州可以通过整合多年数据来获得相关估计值。在以往的设计中，大多数样本清单是通过现场操作获得的，现场获得是在特定区域内进行的，样本区域的主要来源是定期更新的商业地址信息。

2016年和2017年在对大学宿舍进行抽样时，采取了一个单独的抽样方案，但由于应答率低，该方案于2018年停止采用。2018年的调查问卷进行了变更：询问是否有人常住在抽样地址，但调查期间是住在学校，要求家庭调查对象将他们包括在家庭名册中，以获取他们的“家庭”地址，如父母的家。

美国国家健康询问调查总样本被细分为4个单独的子样本，使得每个子样本都可以是美国人口的代表性样本。该设计特征具有许多优点，如总样本大小具有灵活性。在4个子样本没有削减或扩充的情况下，预期的NHIS样本规模（已完成的访谈）约为35 000个家庭，包含约87 500人。

与此同时，此项调查采取自愿参与的原则，并且根据《公共卫生服务法》第308（d）条确保答复的保密性，本法案提供了有关如何尊重隐私的更多信息。NHIS年应答率约为样本中符合条件家庭的70%。

（五）调查对象

美国国家健康询问调查的调查对象涵盖了所有在调查时居住在美国的家庭住户人口。有几部分人口不包括在样本或调查的估计数范围内，包括长期在护理机构中的患者、现役军人（军人家属包括在调查范围内）、监狱中的犯人和居住在国外的美国国民。

1997—2012年，美国国家健康询问调查每年进行，所涉及的样本为住户、家庭、成人、儿童。表4–2显示了这16年间美国卫生服务调查针对不同对象所抽取的样本量变化情况（样本设计方法为多阶段整群样本设计）。

表 4-2　1997—2012 年成人和儿童样本量变化情况

年份	调查对象	参加调查的样本量	实际收集的样本量	条件应答率 /%	实际回答率 /%
2012	成人	43 323	34 525	79.7	61.2
	儿童	14 637	13 275	90.7	69.7
2011	成人	40 470	33 014	81.6	66.3
	儿童	13 998	12 850	81.3	74.6
2010	成人	35 153	27 157	77.3	60.8
	儿童	12 557	11 277	89.8	70.7
2009	成人	34 616	27 731	80.1	65.4
	儿童	12 404	11 156	89.9	73.4
2008	成人	29 370	21 781	74.2	62.6
	儿童	10 303	8 815	85.6	72.5
2007	成人	29 875	23 393	78.3	67.8
	儿童	10 658	9 417	88.4	76.5
2006	成人	29 825	24 275	81.4	70.8
	儿童	10 853	9 837	90.6	78.8
2005	成人	39 227	31 428	80.1	69.0
	儿童	13 906	12 523	90.1	77.5
2004	成人	37 388	31 326	83.8	72.5
	儿童	13 538	12 424	91.8	79.4
2003	成人	36 524	30 852	84.5	74.2
	儿童	13 275	12 249	92.3	81.1
2002	成人	36 787	31 044	84.4	74.4
	儿童	13 570	12 524	92.3	81.3
2001	成人	39 564	33 326	84.2	73.8
	儿童	14 766	13 579	92.0	80.6
2000	成人	39 201	32 374	82.6	72.1
	儿童	14 711	13 376	90.9	79.4
1999	成人	97 059	30 801	19.0	69.6
	儿童	14 217	12 910	90.8	78.2
1998	成人	98 785	32 440	16.0	73.9
	儿童	14 619	13 645	93.3	82.3
1997	成人	103 477	36 116	11.0	80.4
	儿童	15 244	14 290	93.7	84.1

（六）数据收集过程

美国人口普查局根据国家卫生统计中心规定的程序雇用和培训调查员进行个人家庭访谈收集数据。

对于家庭核心问题调查部分，邀请所有18岁及以上调查时在家的成员参加并自行填答。从1997年开始收集现役军人的数据，前提是家庭中要有一个普通居民。对于在调查期间不在家的儿童和成人，可以由18岁及以上、居住在家中的成年家庭成员提供信息。对于成人样本问卷，随机选择每个家庭一名成员（一般来说，这个人必须具有独立回答问题的能力）。儿童样本调查问卷的信息则来自家庭中的成人，通常是父母。根据协议，人口普查局是NHIS的数据收集代理人。在全国范围内，美国国家健康询问调查使用了大约600名调查员，由6个人口普查局地区办事处的健康调查主管进行培训和指导。指导员是公务员身份，调查员是兼职雇员，都需要通过考试和测试程序进行挑选。调查员要接受美国国家健康询问调查专门系统培训。自1997年以来，修订的美国国家健康询问调查问卷采用计算机辅助个人访谈（CAPI）模式。美国国家健康询问调查问卷的CAPI版本使用笔记本电脑进行管理，调查员在调查期间直接将调查结果输入计算机。这种计算机化模式在数据的及时性和改进数据质量方面具有明显的优势。

（七）个人隐私的保护

所有调查对象都有机会在没有任何压力的情况下做出决定：①是否想参加调查；②是否同意如何使用他们的信息；③是否可以分享信息。当他们选择提供信息时，应严格遵守所做的承诺。自1957年以来，NCHS一直在收集卫生统计数据，但在任何时候都不能向没有权限的人发布任何机密信息。这不是因为对个人信息没有要求或不需要特别的预防措施来防止信息披露，而是要严格遵守法律和道德义务。确保个人信息不会向未经授权的人披露的措施包括：

1. 采取特殊的安全措施，阻止外部接触到存储在NCHS计算机中的任何机密信息。

2. 要求所有可能接触保密信息的人签署保密协议，违约者会受到法律的严厉处罚。所有工作人员每年重新签署。

3. 除非绝对需要，没有可以直接识别个人或公司的名称、地址或任何其他项目的内容留在内部文件中。此外，在公布任何关于工作、家庭、出生或居住地细节之前，都要保证删除可能导致识别身份的细节。在未确认以上信息已被删除的情况下，不会发布任何电子数据。

4. 即使在调查对象同意的情况下发布个人信息，也必须经中心主任批准，并受相关法律协议的约束。

5. 进行新员工的保密培训，对在中心工作的人员要进行进修培训。

6. NCHS保密官随机检查，以确保工作人员遵守所有既定的安全和保密要求。

这些保密措施可以让调查对象放心参加家庭健康询问调查，用法律的手段来保护个人隐私，不会让隐私随意泄露。这是美国进行国家家庭健康询问调查的前提。

三、小结

（一）卫生服务调查制度化保障

美国国家健康询问调查从开始调查之际就受到《国家健康调查法案》的保护，是促使调查工作可以持续进行的一项具体保障。卫生服务调查需要有法律制度保障，明确各职能部门的具体工作内容，对国民的健康状况实施连续跟踪调查，通过调查结果反映样本地区的居民健康状况，同时提供相配套的卫生服务。

（二）调查组织与培训严谨，采用电子方式收集数据

在全国范围内，美国国家健康询问调查使用了大约 600 名调查员，由 6 个人口普查局地区办事处的健康调查主管进行培训和指导。指导员是公务员身份，调查员是兼职雇员，都需要通过考试和测试程序进行挑选，调查员要接受美国国家健康询问调查专门系统培训。1997 年后，美国国家健康询问调查使用计算机辅助个人访谈（CAPI）模式。在询问调查过程中，调查员直接将应答结果输入计算机，用笔记本电脑管理数据，这样不仅节约了调查时间，同时减少了数据录入过程中可能发生的差错，提高了效率。

（三）问卷设计的内容灵活多样

美国国家健康询问调查的问卷内容会根据当前的卫生状况或需求进行适当修改和更新。从对美国调查问卷内容进行的分析比较中可以看出，在核心调查问卷内容基本保持不变的前提下，每年会适当增加比较受关注的补充问题内容，具有较大的灵活性。具体问卷内容见附录 4–1 ~附录 4–6。

附录 4–1

2017 年 NHIS 问卷——家庭构成调查问卷

以下是调查员核查项目。

1. 询问每一位常住在此房屋内的家庭成员姓名。从拥有或租赁此房屋的人员或其中一人开始依次调查。
2. 您或家庭成员经常住在这里吗?

3. 您或家庭成员是否还有其他经常居住的地方？
4. 我是否忽略了婴儿或小孩？
5. 我是否忽略了住在这里的住客、寄宿者或雇佣人员？
6. 我是否忽略了曾经住在这里，但是目前离开家去旅行或正在住院的人？
7. 我是否忽略了其他居住在这里的人？
8. 我是否已经列出了在这里生活的所有人？
9. 那些不在这里生活的人是否可以从外面或通过一个共同通道直接进入住宅？
10. 这一房产内是否有其他住户与您家共同居住？
    是 / 否 / 不清楚 / 拒绝回答
11. 您或家庭成员是男性还是女性？
    男性 / 女性
12. 您或家庭成员多大年龄？
    ____ 日 / ____ 周 / ____ 月 / ____ 年
13. 输入年龄段的编号
14. 您或家庭成员的生日是哪天？请给出具体出生日期（____ 年 ____ 月 ____ 日）。
    年龄 / 不清楚 / 拒绝回答
15. 计算机根据您或家庭成员的出生日期计算的年龄与您给我的年龄之间存在差异。这是您或家庭成员准确的出生日期吗？
    是 / 否 / 不清楚 / 拒绝回答
16. 您或家庭成员的准确年龄是什么？
    年龄 / 拒绝回答 / 不清楚 / 从范围来计算
17. 这次访谈的某些部分需要了解一个人是否年满 18 岁。请告诉我，您或家庭成员是否至少已经年满 18 岁？
    是 / 否 / 不清楚 / 拒绝回答
18. 您能否回答您或家庭成员出生在何时？
    不确定出生在哪一年 / 十分确定出生在哪一年 / 两者都不确定 / 拒绝回答 / 不清楚
19. 您（或家庭成员）认为自己（他 / 她自己）是西班牙裔或拉丁裔吗？
    是 / 否 / 不清楚 / 拒绝回答
20. 您或家庭成员的祖辈是哪里人？
    波多黎各人 / 古巴人 / 古巴裔美国人 / 多米尼亚（共和国）人 / 墨西哥人 / 墨西哥裔美国人 / 中美洲或南美洲人 / 其他拉丁美洲人 / 其他西班牙人 / 拉丁美洲人
21. 请告诉我以下哪个选项代表您或家庭成员的血统或祖辈所属群体。如果符合，最多可以选择 5 个。
    波多黎各人 / 古巴（古巴裔美国）人 / 多米尼亚（共和国）人 / 墨西哥人 / 墨西哥裔美国人 / 中美洲或南美洲人 / 其他拉丁美洲人 / 其他西班牙裔（拉丁裔 / 西班牙）人 /

拒绝回答 / 不清楚

22. 追问具体国家。如果提到以下任何一项，返回上一界面并更正输入。
波多黎各人 / 古巴（古巴裔美国）人 / 多米尼亚（共和国）人 / 墨西哥人 / 墨西哥裔美国人 / 中美洲或南美洲人（请参考帮助界面）
23. 您或家庭成员认为您 / 她 / 他是什么族裔的？请从以下类别中选择。
白种人 / 黑种（非裔美国）人 / 印度裔（美国人）/ 阿拉斯加土著人 / 夏威夷土著人 / 关岛人或查莫罗人 / 萨摩亚人 / 其他太平洋岛民 / 印度人 / 中国人 / 菲律宾人 / 日本人 / 韩国人 / 越南人 / 其他亚洲人 / 其他族裔 / 拒绝回答 / 不清楚
24. 其他太平洋岛民的具体名称是什么？如有下列任何一项族裔名称被提及，返回族裔界面更正。
白种人 / 印度人 / 黑种人（非洲裔美国人）/ 中国人 / 印第安人 / 菲律宾人 / 阿拉斯加土著人 / 日本人 / 夏威夷土著人 / 韩国人 / 关岛人或查莫罗人 / 越南人 / 萨摩亚人
如果找不到相应的答案，请键入“ZZ”以使您能够输入条目。
25. 其他亚洲族裔的具体名称是什么？如有下列任何一项族裔名称被提及，返回到前一界面并改正。
白种人 / 印度人 / 黑种人（非洲裔美国人）/ 中国人 / 印第安人 / 菲律宾人 / 阿拉斯加土著人 / 日本人 / 夏威夷土著人 / 韩国人 / 关岛人或查莫罗人 / 越南人 / 萨摩亚人
如果找不到相应的答案，请键入“ZZ”以使您能够输入条目。
26. 其他族裔的具体名称是什么？如有下列任何一项被提及，返回上一界面并改正。
白种人 / 印度人 / 黑种人（非洲裔美国人）/ 中国人 / 印第安人 / 菲律宾人 / 阿拉斯加土著人 / 日本人 / 夏威夷土著人 / 韩国人 / 关岛人或查莫罗人 / 越南人 / 萨摩亚人
如果找不到相应的答案，请键入“ZZ”以使您能够输入条目。
27. 以下选项中，您认为哪个选项最能代表您或家庭成员的族裔？
白种人 / 黑种人（非裔美国人）/ 印度裔（美国人）/ 阿拉斯加土著人 / 夏威夷土著人 / 关岛人或查莫罗人 / 萨摩亚人 / 其他太平洋岛民 / 印度人 / 中国人 / 菲律宾人 / 日本人 / 韩国人 / 越南人 / 其他亚洲人 / 其他族裔 / 拒绝回答 / 不清楚
28. 您或家庭成员中有正在武装部队全职服役的吗？
是 / 否 / 不清楚 / 拒绝回答
29. 您或家庭成员已被选为家庭调查人这个选择恰当吗？是较合适的成年公民吗？
是 / 不是
30. 您与家庭调查人的关系是什么？
①配偶（丈夫 / 妻子）；②未婚伴侣；③子女（自然血亲 / 收养 / 姻亲 / 继父母 / 养父母）；④子女的伙伴；⑤孙子；⑥父母（自然血亲 / 收养 / 姻亲 / 继父母 / 养父母）；⑦兄弟 / 姐妹（自然血亲 / 收养 / 姻亲 / 继父母 / 养父母）；⑧祖父母（祖母 / 祖父）；⑨阿姨 / 叔叔；⑩侄女和侄子；⑪ 其他亲友；⑫ 室友；⑬ 房客 / 寄宿生；⑭ 其他，非

亲友；⑮ 法定监护人；⑯ 监护人；⑰ 拒绝回答；⑱ 不清楚

31. 您或家庭成员与家庭调查人的关系是什么？
①自然血亲（儿子 / 女儿）；②收养的（儿子 / 女儿）；③继养的（儿子 / 女儿）；④抚养的（儿子 / 女儿）；⑤姻亲的（女婿 / 儿媳）；⑥拒绝回答；⑦不清楚

32. 您或家庭成员与家庭调查人的关系是什么？
①自然血亲（父亲 / 母亲）；②收养的（父亲 / 母亲）；③继养的（父亲 / 母亲）；④抚养的（父亲 / 母亲）；⑤姻亲的（岳父 / 岳母）；⑥拒绝回答；⑦不清楚

33. 您或家庭成员与家庭调查人的关系是什么？
①直系血亲（兄弟 / 姐妹）；②旁系血亲（兄弟 / 姐妹）；③被收养的（兄弟 / 姐妹）；④继养的（兄弟 / 姐妹）；⑤抚养的（兄弟 / 姐妹）；⑥姻亲的（兄弟 / 姐妹）；⑦拒绝回答；⑧不清楚

34. 您家的固定电话号码是多少？输入区号及电话号码，如无固定电话输入“N”。

35. 您家里是否至少有一部固定电话（不是手机）正在使用？
是 / 否 / 不清楚 / 拒绝回答

36. 您或其他家庭成员有可以使用的手机吗？
是 / 否 / 不清楚 / 拒绝回答

37. 您或您的家庭成员一共有多少部可使用的手机？
1 ~ 10 部手机 / 拒绝回答 / 不清楚

38. 在您或您的家人通过手机还是固定电话接听？
所有或几乎所有都是通过手机接听的 / 有些通过手机接听，有些通过固定电话接听 / 很少或根本没有通过手机接听 / 拒绝回答 / 不清楚

附录 4-2

2017 年 NHIS 问卷——家庭健康问卷部分

一级目录	二级目录	问题内容
	基本信息	您的姓名、年龄、性别、出生日期、民族血统、种族等信息是否正确？
第一部分家庭 ID	婚姻状况	1. 您现在是结婚 / 丧偶 / 离婚 / 分居 / 从未结婚 / 和伴侣住在一起？ 2. 您的配偶住在家里吗？ 3. 您曾经结过婚吗？

续表

一级目录	二级目录	问题内容
第一部分家庭 ID	婚姻状况	4．请选择您当前合法婚姻状况：①已婚；②寡居；③离婚；④分离；⑤拒绝回答；⑥不知道 5．根据需要探查并输入同居伙伴的电话号码
	血缘关系	1．您的孩子是亲生的，还是收养的，是继子 / 女还是寄养的？ 2．您的父亲 / 母亲是生父 / 母、养父 / 母、继父 / 母，还是寄养家庭的父 / 母或岳父 / 母？ 3．父亲 / 母亲是否是家庭成员？ 4．孩子是否有合法监护人？
	其他	1．您认为谁了解家里所有家庭成员的健康状况？
第二部分家庭健康状况及限制	活动受限	1．您是否因为身体或情绪原因而导致在活动或工作中受限？ 2．您是否由于情绪原因或行动问题而接受特殊教育或早期干预服务？ 3．您在不使用特殊设备的情况下是否存在活动受限？ 4．什么情况导致您的活动受限？ （01）视觉 / 视障；（02）听力问题；（03）语音问题；（04）哮喘 / 呼吸问题；（05）天生缺陷；（06）受伤；（07）智障（亦称智力迟钝）；（08）其他发育问题（如脑瘫）；（09）其他精神、情绪或行为问题；（10）骨、关节或肌肉问题；（11）癫痫或癫痫发作；（12）学习障碍；（13）注意缺陷多动障碍（attention deficit hyperactivity disorder，ADHD）；（14）关节炎 / 风湿病；（15）背部或颈部问题；（16）其他受伤；（17）心脏问题；（18）脑卒中；（19）高血压；（20）糖尿病；（21）癌症；（22）衰老的状态；（23）抑郁 / 焦虑 / 情绪问题；（24）体重问题；（25）四肢缺陷、截肢；（26）肾、膀胱问题；（27）循环系统问题；（28）良性肿瘤、囊肿；（29）纤维肌痛、狼疮；（30）骨质疏松、肌腱炎；（31）多发性硬化症（multiple sclerosis，MS）、肌肉萎缩症（muscular dystrophy，MD）；（32）小儿麻痹症（脊髓炎）、瘫痪 / 四肢麻痹；（33）帕金森病、其他震颤；（34）其他神经损伤，包括腕管综合征；（35）疝；（36）<医>溃疡；（37）静脉曲张、痔疮；（38）甲状腺问题、痛风；（39）膝问题（非关节炎、非关节损伤）；（40）头痛（不仅是头痛）；（90）其他损害 / 问题（具体说明）；（91）其他损害 / 问题（具体说明）；（97）拒绝回答；（99）不知道 / 不确定

续表

一级目录	二级目录	问题内容
第二部分 家庭健康 状况及 限制	活动受限	5. 您因为以上原因受限多长时间了，什么时间段？ 6. 您是否由于身体、精神或情感上的问题，而需要别人提供帮助，如吃饭、洗澡、穿衣或在家里走动（家里 2 岁以下的儿童不包括在内）？ （是的 / 不是 / 拒绝回答 / 不知道） 7. 您是否由于身体、精神或情绪上的问题导致工作种类或数量而受到限制？ （是的 / 不是 / 拒绝回答 / 不知道）
	自评健康	1. 您认为您的健康状况如何？ （极好 / 很好 / 好 / 一般 / 差 / 拒绝回答 / 不知道）
第三部分 家庭食品 安全	食品负担	1. 在过去 30d 里，您或家庭成员是否负担不起均衡膳食的费用？ （经常是 / 有时候是 / 从不是 / 拒绝回答 / 不知道） 2. 在过去 30d 里，您或家庭成员是否因为没钱而吃得少 / 一整天都不吃？ （是 / 否 / 拒绝回答 / 不知道） 3. 在过去 30d 里，您减肥是因为没有足够的钱买食物吗？ （是 / 否 / 拒绝回答 / 不知道） 4. 在过去 30d 里，以上情况发生了多少次？
第四部分 损伤和 中毒	事件概述	1. 在过去 3 个月内，您发生过几次损伤 / 中毒？ 2. 您有没有因为这些伤害电话咨询过或见过医疗专业人员？ 3. 您有多少次损伤严重到需要咨询医疗专业人员的程度？ 4. 过去 3 个月，您 / 家里人是否因吞咽或吸入有害物质（漂白剂、药丸、药物等）而中毒？ 5. 您能告诉我大概多久前发生的伤害 / 中毒吗？ 6. 您损伤的部位是哪里？受到损伤 / 中毒的原因是什么？如何受到损伤 / 中毒的？ 7. 在过去 3 个月内，您有没有找过医疗专业人员？第一次、第二次及以上中毒的具体日期是什么？您是怎么跌倒的？什么原因导致的？ 8. 您损伤 / 中毒后是否得到医疗建议、治疗或后续护理，如急救车（救护车或消防车）救护，在急诊室、医生办公室或诊所得到医疗建议、治疗或随访，给医生、护士或其他卫生保健专业人员打电话，或其他？住院了吗？住院天数是多少？

续表

一级目录	二级目录	问题内容
第四部分损伤和中毒	详细情况	1. 详细描述导致损伤 / 中毒的情况或事件，以及涉及的事件、物质或其他人群。在这次损伤 / 中毒中，是否身体部位发生损伤？事故发生地点在哪里？ [家庭（内部）/ 家庭（外部）/ 学校（非寄宿）/ 幼儿中心或学前学校 / 寄宿机构（不包括医院）/ 医疗机构（包括医院）/ 街道或公路 / 人行道 / 停车场 / 体育设施、运动场或操场 / 购物中心、餐厅、商店、银行、加油站或其他商业产所 / 农场 / 公园或娱乐场所（包括自行车或慢跑路径）/ 河流、湖泊、河流、海洋 / 工业或建筑区域 / 其他公共建筑 / 其他 / 拒绝 / 不知道] 2. 您当时在参加什么活动？损伤 / 中毒期间您的工作状态怎样？由于损伤 / 中毒，您耽误了几天工作？您是学生吗（全日制、非全日制）？由于损伤 / 中毒，您缺课几天？事故发生时，您的汽车类型是什么？戴头盔了吗？
第五部分医疗保健服务的利用	医疗保健服务的利用情况	1. 过去 1 年里，您或您的家人会因为担心花费而延误寻求医疗保健服务吗？ 2. 您需要医疗保健服务却没法获得是因为家庭负担不起吗？ 3. 在过去 12 个月里，您的家庭成员中谁在医院住院（不包括在急诊室留宿）了？住过多少天？ 4. 您家庭中有成员出现过医疗保健服务利用的延误情况？家庭成员中谁没有得到医疗救助（家庭中有两个或两个以上人员，其中有至少一个人在过去 12 个月内因费用而没有得到医疗护理）？
	接受的医疗保健服务情况（不包括牙齿护理和医院过夜的患者的护理）	1. 在过去 2 周内，您或家庭成员是否在家里接受过护士或其他卫生保健专业人员的服务？在家接受治疗？受到家访的次数是多少？是否接到过来自医生、护士或其他卫生保健专业人员关于医疗建议或检查结果的电话吗（不包括预约、账单问题或处方补药的电话）？是否去了医生的办公室、诊所、急诊室，或者在其他地方看过医生或其他健康护理专家？拜访医生的次数有多少？是否接受过 10 次或以上来自医生或其他护理专业人员的护理（不包括电话）？ 2. 谁接受过治疗（不限时间）？是否有人接受过 10 次以上的护理？

续表

一级目录	二级目录	问题内容
第六部分 医疗保险	—	1. 您或家庭成员有以下何种类型的健康保险？ 私人健康保险 / 医疗保险 / 医疗补助 / 医疗救助 / 儿童健康保险计划（State Children’s Health Insurance Programs，SCHIP）/ 军人健康保险 [美国国防部、美国退伍军人管理局、退伍军人事务部平民健康和医疗计划（Civilian Health and Medical Program of the Department of Veterans Affairs，CHAMP-VA）]/ 国家资助的健康计划 / 其他政府计划 / 单一服务计划（如牙科、视力、处方）/ 没有任何类型的保险 / 拒绝回答 / 不知道 2. 您是否是医疗保险的覆盖人群？是否有只支付一种服务（如牙科、视力或处方药）的单独的保险计划？ 3. 您是否参加了美国联邦医疗保险及优势计划？您是否已加入医疗保险处方药物计划？您是否在医疗保险管理的护理安排下，参加了健康维护组织（Health Maintenance Organization，HMO）？在医疗保险计划下，如果去不同的医院或地方接受特别护理，是否需要批准或推荐？（不包括紧急护理）您作为医疗补助的覆盖对象，是否可以找任何医生就诊，或从医生名单中选择医生或被分配医生？是否通过卫生保健官网获得医疗补助？您或您的家庭成员是否为医疗补助计划支付了保险费？为医疗补助计划支付的保费是否以家庭收入为基础？ 4. 您的单一服务计划可以支付什么类型的服务或护理 [事故、艾滋病护理、癌症治疗灾难性护理、牙科护理、残疾保险、临终关怀、住院仅长期护理、处方、眼护理、其他（具体说明）、拒绝、不知道]？
	私人医疗保险计划	1. 您有私人健康保险 / 医疗保险“Medicare”/ 医疗补助“Medi-Gap”/ 医疗救助“Medicaid”/ 儿童健康保险计划（SCHIP）/ 军人健康保险（美国国防部、美国退伍军人管理局、CHAMP-VA 等）/ 印度健康服务 / 国家资助的健康计划 / 其他政府计划 / 单项服务保险计划（如牙科、视力、处方）/ 其他私人健康保险计划的医疗计划卡吗？医疗计划涵盖了哪些家庭成员？保单持有人是谁？您和保单持有人的关系是什么？这项计划里有暂时不住在这里的家庭成员吗？您是如何获取这个计划的，是通过医疗官方网站还是其他途径？谁为医疗保险计划付钱？是否根据收入为此医疗补助计划支付额外的费用？您目前花多少钱在医

续表

<table>
<tr><th>一级目录</th><th>二级目录</th><th>问题内容</th></tr>
<tr><td rowspan="2">第六部分
医疗保险</td><td>私人医疗
保险计划</td><td>疗保险上？支付保费的时间周期是什么？有了这个计划，是否有一个特殊的账户或基金可以用来支付医疗费用？您或您的家人会选择任意一个医生还是从特定的医生名单中进行选择？您或您的家人会选择成本较低的医生就医吗？如果您选择一个不在计划中的医生，计划会支付部分医疗费用或者全部的医疗费用？这个计划有药物补贴吗，能否支付牙齿护理的费用？如果您必须在没有雇主的帮助下购买一个健康计划，您有多大信心将能够获得负担得起医疗保险？
2. 除了单项服务保险计划，自上次提供保健服务以来有多久了？
① 6 个月或更少；② 6 个月以上但不到 1 年；③ 1 年以上，但不到 3 年；④ 3 年以上；⑤从不；⑥拒绝回答；⑦不知道
3. 您停止投保 / 没有医疗保险的原因是什么？
①有健康保险的家庭成员失业或更换雇主；②离婚或分居；③配偶或父母死亡；④因年龄原因而不符合资格；⑤雇主不提供保险 / 或不符合保险条件；⑥费用太高；⑦保险公司拒绝投保；⑧医疗补助计划在怀孕后停止；⑨因新工作或收入增加；⑩失去医疗补助（其他）；⑪ 其他（指定）；⑫ 拒绝；⑬ 不知道
4. 在过去 12 个月中，您是否有任何时候没有医疗保险？
5. 在过去 12 个月中，您大约有多少个月没有保险？</td></tr>
<tr><td>医疗保健支付费用（不包括健康保险费，非处方药和报销的费用）</td><td>1. 在过去 12 个月中，您花了多少钱用于医疗和牙科护理？
2. 在过去 12 个月中，您是否在支付医疗费用方面遇到问题（包括医生、牙医、医院、治疗师、药物、设备、养老院或家庭护理的账单）？
3. 您是否有过账单未付清的情况（包括早期）？
4. 您 / 您家中的任何人目前是否有任何您无法支付的医疗费用？
5. 您 / 您家中的任何人是否有卫生费用弹性支出账户？</td></tr>
<tr><td>第七部分
社会人口
统计学</td><td>出生住址</td><td>1. 您是否是美国公民？
2. 您的出生地在哪里？
3. 您来美国的时间是哪年？
4. 您在美国停留多久了？</td></tr>
</table>

续表

一级目录	二级目录	问题内容
第七部分社会人口统计学	学习情况	1. 您是否曾参加过“Head Start”（美国政府资助低收入家庭3 ~ 5 岁儿童的早教项目）？ 2. 您已经完成的最高学位是什么？
	生活经历	1. 您之前是否在武装部队服役？ 2. 您曾在美国武装部队、军事预备队或国民警卫队执勤吗？ 3. 在武装冲突期间或人道主义维和行动期间，您是否曾在外国服役？ 4. 您在什么时候为美国武装部队的军事活动服役？ ① 2001 年 9 月 或 之 后； ② 1990 年 8 月 — 2001 年 8 月；③ 1975 年 5 月 —1990 年 7 月； ④ 1964 年 8 月 — 1975 年 4 月； ⑤ 1955 年 2 月 —1964 年 7 月； ⑥ 1950 年 7 月 — 1955 年 1 月； ⑦ 1947 年 1 月 —1950 年 6 月； ⑧ 1946 年 12 月或更早；⑨拒绝回答；⑩不知道 5. 1990 年 8 月—1991 年 4 月，您是否在波斯湾服役？
	工作经历	1. 您上周做了什么？ ①为薪水而工作；②有工作而不工作；③寻找工作；④工作但不是为了薪水，全职家庭工作；⑤没有工作也不再寻找工作；⑥拒绝回答；⑦不知道 2. 上周您没有工作的主要原因是什么？ ①照顾家庭或住房；②上学；③退休；④计划休假；⑤家庭假期或产假；⑥因健康原因暂时无法工作；⑦淡季；⑧休假；⑨残疾人；⑩其他；⑪ 拒绝回答；⑫ 不知道 3. 在您所有的工作中，最后 1 周通常工作多长时间？ ① 1 ~ 168h；②拒绝回答；③不知道 4. 您在所有工作或企业中，每周工作总共 35h 或更长时间吗？ 5. 您过多少个月才有至少一份工作或业务？ ① 1 个月或更少；② 2 ~ 12 个月；③拒绝回答；④不知道 6. 您的工作和业务税前收入估计是多少？ ① $ 1 ~ $999 94；② $ 999 995+；③拒绝回答；④不知道 7. 上份工作是否向您提供了健康保险？

续表

一级目录	二级目录	问题内容
第八部分家庭收入	收入来源	1. 您的所有家庭成员是否从以下途径获得收入？ 工资 / 薪水 / 自由职业 / 社会保障 / 任何退休 / 养老金 / 州或县福利计划 / 有息支票账户、储蓄账户、存款、货币市场基金、国库券、债券或任何其他赚取利息的投资 / 股票、基金股息、财产、特许权使用费、遗产、信托的净租金 / 子女抚养费 / 其他来源，如赡养费、家庭 / 其他人的捐款、赔偿或失业补偿 ①是；②否；③拒绝回答；④不知道 2. 您的任何家庭成员是否收到补充保障收入（supplemental security income，SSI）？ 3. 您收到了 SSI，是因为您有残疾吗？
	收入状况	1. 您对自己税前收入的准确估计是多少？ ① \$0 ~ \$999 994；② \$9 999 995+；③拒绝回答；④不知道 2. 您所有来源的总收入是否低于贫困线的 250% / 低于贫困线 138% / 低于贫困线 100% 或者更多？ 您的所有来源总收入是否低于 \$75 000/\$100 000 /\$150 000 或更多？ 3. 这间您居住的公寓是否由您拥有、租用或占用？ ①拥有的或购买的；②租的；③其他；④拒绝回答；⑤不知道 4. 在您家庭中是否有人因为联邦、州或地方政府支付了部分费用，而支付较低的租金？ 5. 您及家庭成员是否曾经申请过补充保障收入或 SSI / 社会保障中的残疾津贴，即使被拒绝？ 6. 您有多少个月从福利或公共援助等方案中获得现金援助？ 7. 您在上一年度是否收到食品券或食品福利？收到多少个月？ 8. 您及家庭成员在去年的任何时候是否从 WIC 计划（即妇女、婴儿和儿童计划）获得福利？
第九部分英语语言能力	—	1. 您觉得您英语说得如何？ ①很好；②较好；③不太好；④一点也不好；⑤拒绝；⑥不知道

附录 4-3

2017 年 NHIS 问卷之成人调查问卷

1. 调查对象为成人。接下来的问题必须由本人回答，确定调查样本的可用性，如果拒绝输入“CTRL-R”

   调查对象身体或心理状况不允许做出应答 / 调查对象有应答能力 / 不知道
2. 对于那些因心理或身体状况原因导致无法自己应答的成人，可以由代理人回答。家庭成员或看护者是否了解调查对象的健康状况？

   是 / 否
3. 您与调查对象的关系是什么？

   住在家里的亲属 / 不住在家里的亲属 / 其他照顾者 / 其他 / 拒绝回答 / 不知道
4. 是否可以安排一个了解调查对象健康状况的人进行回访？

   是 / 否
5. 请核实以下关于成人样本的信息后再继续：我已经将您的性别记录为（成人样本性别）。这是正确的吗？

   是 / 否
6. 您是男性还是女性？如果不知道或拒绝回答，给出对这个人的性别判断。

   男 / 女
7. 请核实以下关于成人样本的信息后再继续：我已将您的年龄记录为成人样本年龄，这是正确的吗？

   是 / 否
8. 您的年龄是多少？

   ____ 岁 / 拒绝回答 / 不知道
9. 请核实以下成人样本信息后再继续：我已将您的生日记录为成人样本生日，这是正确的吗？

   是 / 否
10. 您的生日是什么时候？

    月份 ____ / 拒绝回答 / 不知道

    日期 ____ / 拒绝回答 / 不知道
11. 早些时候我记录下了您在上周的工作状态。

    （填写 1：从事有工资酬劳的工作或业务）

    （填写 2：有工作或业务，但不在工作）

    （填写 3：在找工作）

（填写 4：有工作，但不领工资，属于家庭所有的工作或业务）
（填写 5：不工作且不做业务、不找工作）
那是正确的吗？
是的 / 不是 / 拒绝回答 / 不知道

12. 您正确的工作状态是什么？
13. 上周已更正的就业状态是什么？
有一份可以获得薪水的工作或者业务 / 有工作或业务，但不在工作 / 找工作 / 有工作，但不是为了酬劳，属于家庭所有的工作或业务 / 没有工作或业务，也没有找工作 / 拒绝回答 / 不知道
14. 您上周没工作的主要原因是什么？
照看房子和家庭 / 上学 / 退休 / 计划休假 / 家庭假期或产假 / 因健康原因暂时无法工作 / 工作或合同和淡季 / 裁员 / 残疾 / 其他 / 拒绝 / 不知道
15. 您曾经在一家公司工作过吗？
是 / 否 / 拒绝回答 / 不知道
16. 您主要为谁工作？
（想想您做的时间最长的工作：您为谁工作？公司、企业、组织或雇主名称是什么？）
（想想您最近做的工作：您为谁工作？公司、企业、组织或雇主名称是什么？）
逐字回答 / 拒绝回答 / 不知道
17. 您从事什么样的业务或行业（如电视和广播管理、零售鞋店、国家劳工部）？
18. 您在这份工作或业务中所做的最重要的活动是什么（如卖汽车、记账、操作印刷机）？
逐字回答 / 拒绝回答 / 不知道
19. 作为工作的一部分，您是否监督过其他员工？
是 / 否 / 拒绝回答 / 不知道
20. 看看这张卡片，以下哪一项最能描述您目前的工作情况？
* 如有需要，请阅读答案选择。
在一家私人公司赚取薪酬的雇员 / 联邦政府雇员 / 一名州政府雇员 / 当地政府雇员 / 自主经营、专业经营或经营农场 / 在家族式企业或农场做无薪工作 / 拒绝回答 / 不知道
21. 该公司是注册成立的吗？
是 / 否 / 拒绝回答 / 不知道
22. 请想一想，您的主要工作或业务中 / 您工作时间最长的一份工作中最后 1 周里 / 您最近一份工作中最后 1 周里，有多少人（包括您自己）？
*“员工”包括全职和兼职员工。
*“地点”指工作地点的街道地址。
1 名员工 /2 ～ 9 名员工 /10 ～ 24 名员工 /25 ～ 49 名员工 /50 ～ 99 名员工 /100 ～ 249 名员工 /250 ～ 499 名员工 /500 ～ 999 名员工 /1000 名员工或以上 / 拒绝回答 / 不知道

（1）您在这个主要的工作或业务部门工作了多长时间？/ 您在任职时间最长的岗位上工作了多长时间？ / 您最近一份工作做了多长时间？

1 ～ 365/ 拒绝回答 / 不知道

（2）* 输入时间：

____ 天 /____ 周 /____ 月 /____ 年

23. 这份主要的工作是您做过最久的工作吗？/ 您最近的工作也是您工作时间最长的吗？

是 / 不是 / 拒绝回答 / 不知道

24. 您在这项主要工作或业务上，是按小时计酬的吗？/ 您干的时间最长的那份工作是按小时计酬的吗？/ 您最近一份工作是按小时计酬的吗？

是 / 不是 / 拒绝回答 / 不知道

25. 您在这个主要的工作或业务中有过带薪病假吗？/ 您在任职时间最长的岗位上是否有过带薪病假？/ 您在最近一份工作中有带薪病假吗？

是 / 不是 / 拒绝回答 / 不知道

26. 您是否有一份以上的工作或业务？

是 / 不是 / 拒绝回答 / 不知道

27. 虽然您上周没有工作，但您在过去 12 个月里有没有工作或业务？

上周我有工作 / 有 / 没有 / 拒绝回答 / 不知道

28. 现在我要问您一些关于身体状况的问题。您是否曾被医生或其他健康专家告知患有高血压？

是 / 否 / 拒绝回答 / 不知道

29. 您是否在 2 次或 2 次以上的问诊中，被告知患有高血压？

是 / 否 / 拒绝回答 / 不知道

30. 在过去 12 个月里，您是否有过高血压？

* 如果调查对象正在服药控制血压，请输入“是的”。

是 / 否 / 拒绝回答 / 不知道

（1）您多久没有让医生、护士或其他健康专家检查过血压了？

* 输入“0”表示“从来没有”；输入“95”表示 95 或更多。

从来没有 /1 ～ 94/95 或以上 / 拒绝回答 / 不知道

（2）自上次检查血压至今多长时间了？

没有 / ____ 天 / ____ 周 / ____ 月 / ____ 年 / 拒绝回答 / 不知道

31. 在那个时候，您被告知血压是高、正常，还是低？

没有告诉 / 血压高 / 血压正常 / 血压低 / 临界高血压 / 拒绝回答 / 不知道

32. 有没有医生给您开过治疗高血压的药？

是 / 否 / 拒绝回答 / 不知道

33. 您现在正在吃医生开的治疗高血压的药吗？

是 / 否 / 拒绝回答 / 不知道

34. 您是否曾被医生或其他健康专家告知患高胆固醇？
   * 如果调查对象正在服药控制高胆固醇，请输入“是的”。
   是 / 否 / 拒绝回答 / 不知道
35. 在过去 12 个月里，您有高胆固醇吗？
   * 如果调查对象正在服药控制高胆固醇，请输入“是的”。
   是 / 否 / 拒绝回答 / 不知道
   （1）您多久没有让医生、护士或其他健康专家检查过血液胆固醇了？
      * 输入“0”表示“从来没有”；输入“95”表示 95 个或更多。
      从来没有 /1 ~ 94/95 或以上 / 拒绝 / 不知道
   （2）自上次血液胆固醇检查至今多长时间了？
      没有 / ____ 天 / ____ 周 / ____ 月 / ____ 年 / 拒绝 / 不知道
36. 医生有没有给您开过降低胆固醇的药？
   是 / 否 / 拒绝 / 不知道
37. 您现在正在服用医生开的任何有助于降低胆固醇的药物吗？
   是 / 否 / 拒绝回答 / 不知道
38. 您是否曾被医生或其他健康专家告知患有冠心病？
   是 / 否 / 拒绝回答 / 不知道
39. 您是否曾被医生或其他健康专家告知患有心绞痛？
   是 / 否 / 拒绝回答 / 不知道
40. 您是否曾被医生或其他健康专家告知患有心脏病？
   是 / 否 / 拒绝回答 / 不知道
41. 您是否曾被医生或其他健康专家告知患有某种心脏病（除了我刚才问的那些）吗？
   是 / 否 / 拒绝回答 / 不知道
42. 您是否曾被医生或其他健康专家告知患有脑卒中？
   是 / 否 / 拒绝回答 / 不知道
43. 您是否曾被医生或其他健康专家告知患有肺气肿？
   是 / 否 / 拒绝回答 / 不知道
44. 您认为下列哪一种症状是心脏病发作的症状？
   （1）下颚、颈部或背部疼痛或不适：____________
   （2）感觉虚弱，头晕眼花或昏厥：____________
   （3）胸痛或不适：____________
   （4）手臂或肩膀疼痛或不适：____________
   （5）气短：____________
   是 / 否 / 拒绝回答 / 不知道

45. 如果某人心脏病发作，您认为最好的办法是什么？

建议他们开车去医院 / 建议他们打电话给医生 / 拨打“911”（或其他紧急电话）/ 打电话给其配偶或家人 / 其他 / 拒绝回答 / 不知道

46. 您认为以下哪一种症状可能是脑卒中的症状？

（1）面部、手臂或腿突然麻木或虚弱，尤指一侧：____________

（2）突然的混乱或说话困难：____________

（3）突然出现一只眼睛或两只眼睛视物障碍：____________

（4）突然行走困难、头晕或失去平衡：____________

（5）不明原因的突然严重头痛：____________

是 / 否 / 拒绝回答 / 不知道

47. 如果某人脑卒中发作，您认为最好的办法是什么？

建议他们开车去医院 / 建议他们打电话给医生 / 拨打“911”（或其他紧急电话）/ 打电话给其配偶或家人 / 其他 / 拒绝回答 / 不知道

48. 您是否曾被医生或其他健康专家告知患有慢性阻塞性肺疾病？

是 / 否 / 拒绝回答 / 不知道

49. 有没有医生或其他健康专家告诉您每天服用小剂量阿司匹林来预防或控制心脏病？

* 如果调查对象每隔一天或“定期”服用一片阿司匹林，请输入“是的”。

是 / 否 / 拒绝回答 / 不知道

50. 您现在接受这个建议了吗？

* 如果调查对象提供了诸如“有时”“偶尔”或“不时”的答案，请输入“是的”。

是 / 否 / 拒绝回答 / 不知道

51. 是否有医生或其他健康专家建议您停止每天服用低剂量阿司匹林？

是 / 否 / 拒绝回答 / 不知道

52. 现在您自己每天服用小剂量阿司匹林来预防或控制心脏病吗？

* 如果调查对象每隔一天或“定期”服用一片阿司匹林，请输入“是的”。

是 / 否 / 拒绝回答 / 不知道

53. 您是否曾被医生或其他健康专家告知您有哮喘？您还有哮喘吗？

是 / 否 / 拒绝回答 / 不知道

54. 在过去 12 个月里，您是否有过哮喘发作？

是 / 否 / 拒绝回答 / 不知道

55. 在过去 12 个月里，您是否因为哮喘而不得不去急诊室或紧急护理中心？

是 / 否 / 拒绝回答 / 不知道

56. 您是否曾被医生或其他健康专家告知患有溃疡（可能是胃、十二指肠或消化性溃疡）？

是 / 否 / 拒绝回答 / 不知道

57. 在过去 12 个月中，您是否发生溃疡？

是 / 否 / 拒绝 / 不知道

58. 您是否曾被医生或其他健康专家告知患有癌症或任何种类恶性肿瘤？

是 / 否 / 拒绝回答 / 不知道

59. 是什么癌症？

*输入第一种癌症的代码。

01 膀胱癌 /02 血液肿瘤 /03 骨癌 /04 脑癌 /05 乳腺癌 /06 宫颈癌 /07 结肠癌 /08 食管癌 /09 胆囊癌 /10 肾癌 /11 气管癌 /12 白血病 /13 肝癌 /14 肺癌 /15 淋巴瘤 /16 黑色素瘤 /17 口、舌头、唇癌 /18 卵巢癌 /19 胰腺癌 /20 前列腺癌 /21 直肠癌 /22 皮肤癌（非黑色素瘤）/23 皮肤癌（其他）/24 软组织肿瘤（肌肉或脂肪）/25 胃癌 /26 睾丸癌 /27 喉、咽癌 /28 甲状腺癌 /29 子宫癌 /30 其他 /96 无 /97 拒绝 /99 不知道

60. 输入第二种癌症的代码（选项同上）。

61. 输入第三种癌症的代码（选项同上）。

62. 如果调查对象患有 3 种以上的癌症，请输入“95”。

*若无，输入“96”。

63. 您第一次被诊断患有癌症时多少岁？

（1 ~ 100）____ 岁 / 拒绝回答 / 不知道

64. 您怀孕过吗？

是 / 否 / 拒绝回答 / 不知道

65. 在过去 12 个月里，您有没有被医生或健康专家要求做以下任何一项？

（1）增加您的身体活动或锻炼：____________

（2）减少饮食中的脂肪或热量：____________

（3）参加一项减肥计划：____________

是 / 否 / 拒绝回答 / 不知道

66. 您现在是否正在进行以下任何一项？

（1）增加您的身体活动或锻炼

（2）减少饮食中的脂肪或热量

（3）参加一项减肥计划

是 / 否 / 拒绝回答 / 不知道

67. 您的母亲、父亲、兄弟或姐妹是否曾被医生或其他健康专家告知患有糖尿病？

*只包括血亲，不包括继亲和其他无血缘关系的亲属。

是 / 否 / 拒绝回答 / 不知道

68. 您是否曾被医生或其他健康专家告知患有糖尿病？

*如果是调查对象是女性，怀孕时间除外。

是 / 否 / 边缘型或糖尿病前期 / 拒绝回答 / 不知道

69．您是否曾被医生或其他健康专家告知有以下情况？

（1）糖尿病前期：____________

（2）空腹血糖受损：____________

（3）糖耐量受损：____________

（4）边缘型糖尿病或高血糖：____________

是 / 否 / 拒绝回答 / 不知道

70．您最近一次做高血糖或糖尿病的血液检查有多长时间了？

1 年或 1 年以内 /1 年以上，但不超过 2 年 /2 年以上，但不超过 3 年 / 超过 3 年 / 从未 / 拒绝回答 / 不知道

71．当医生或其他健康专家第一次告诉您患有糖尿病时，您多少岁？

（0 ~ 100）____岁 / 拒绝回答 / 不知道

72．您患了什么类型的糖尿病？

* 阅读下面的答案并选择类别。

1 型 /2 型 / 其他 / 拒绝回答 / 不知道

73．您正在服用糖尿病药来降低血糖吗？这些药物有时被称为口服药物或口服降糖药。

是 / 否 / 拒绝回答 / 不知道

74．胰岛素可以注射或泵注射。您现在正在用胰岛素吗？

是 / 否 / 拒绝回答 / 不知道

75．回想一下当您第一次被诊断患糖尿病时，您多长时间后才开始服用胰岛素？

少于 1 个月 /1 个月 ~ 不足 6 个月 /6 个月 ~ 不足 1 年 /1 年或以上 / 拒绝回答 / 不知道

76．自从您开始服用胰岛素以来，您有没有停止服用超过 6 个月？

是 / 否 / 拒绝回答 / 不知道

77．这是在您被诊断为糖尿病后的第一年吗？

是 / 否 / 拒绝回答 / 不知道

78．您是在怀孕期间第一次被医生或其他健康专家告知患有糖尿病或妊娠糖尿病吗？您是否在怀孕期间曾被医生或其他健康专家告知患有糖尿病或妊娠糖尿病？

是 / 否 / 拒绝回答 / 不知道

79．您曾经有过一个出生时重达 9 磅（约 4kg）或更重的婴儿吗？

是 / 否 / 拒绝回答 / 不知道

接下来的问题是关于一个可以帮助人们预防 2 型糖尿病的为期 1 年的项目。这个项目中前 6 个月每周有课程，后 6 个月每个月有课程。参加这个项目的人会在实现和保持健康的生活方式方面得到生活教练的帮助。

80．您参加过这种为期 1 年的预防 2 型糖尿病的项目吗？

是 / 否 / 拒绝回答 / 不知道

81．是否有医生或其他医疗专业人员推荐您参加这种预防 2 型糖尿病的项目？

是 / 否 / 拒绝回答 / 不知道

82. 您对开始这样一个为期 1 年的预防 2 型糖尿病的项目有多大兴趣？

非常感兴趣 / 有些感兴趣 / 不感兴趣 / 拒绝回答 / 不知道

83. 您是否曾被医生或其他健康专家告知患有癫痫？

是 / 否 / 拒绝回答 / 不知道

84. 您是否正在服用控制癫痫的药物？

是 / 否 / 拒绝回答 / 不知道

85. 今天是 ________（填写当前日期）。回想一下去年这个时间段。过去 1 年中，您曾有多少次癫痫发作（任何类型）？有些人可能会把它叫作“痉挛”“跌倒发作”“不受控制”或“脱离接触”。

* 如果调查对象提到“先兆”即癫痫发作，并将其算为一次，则接受回应；如果调查对象表示他 / 她只有“先兆”或不确定是否有“先兆”，不要算作癫痫。

没有 / 1 次 /2 ～ 3 次 /4 ～ 10 次 /10 次以上 / 拒绝回答 / 不知道

86. 在过去 1 年里，您有没有找神经科医生或癫痫专家治疗过癫痫？

是 / 否 / 拒绝回答 / 不知道

87. 在过去 30d 里，癫痫病或它的治疗在多大程度上影响了您的正常活动，比如工作、学习或与家人或朋友的社交活动？

一点也不影响 / 轻度影响 / 中度影响 / 比较影响 / 非常影响 / 拒绝回答 / 不知道

88. 在过去 12 个月里，您有没有被医生或其他健康专家告知患有花粉症？

是 / 否 / 拒绝回答 / 不知道

89. 在过去 12 个月里，您有没有被医生或其他健康专家告知患有鼻窦炎？

是 / 否 / 拒绝回答 / 不知道

90. 在过去 12 个月里，您有没有被医生或其他健康专家告知患有慢性支气管炎？

是 / 否 / 拒绝回答 / 不知道

91. 在过去 12 个月里，您有没有被医生或其他健康专家告知存在肾脏功能下降或衰竭（不包括肾结石、膀胱感染或尿失禁）？

是 / 否 / 拒绝回答 / 不知道

92. 在过去 12 个月里，您有没有被医生或其他健康专家告知有肝脏问题？

是 / 否 / 拒绝回答 / 不知道

接下来的问题是关于你的关节（不包括背部或颈部）。

93. 在过去 30d 里，您是否有任何关节疼痛或僵硬的症状？

是 / 否 / 拒绝回答 / 不知道

94. 哪些关节会受到影响？

* 请填写具体部位，并用逗号分隔开。

01 右肩 /02 左肩 /03 右胳膊肘 /04 左胳膊肘 /05 右臀 /06 左臀 /07 右手腕 /08 左手腕 /09

右膝盖 /10 左膝盖 /11 右脚踝 /12 左脚踝 /13 右脚趾 /14 左脚趾 /15 右手指 /16 左手指 /17 未列出的其他关节 /97 拒绝回答 /99 不知道

95. 您的关节症状是 3 个多月前开始的吗？

是 / 否 / 拒绝回答 / 不知道

96. 您去看过医生或其他健康专家并请他们治疗您的这些关节症状吗？

是 / 否 / 拒绝回答 / 不知道

97. 您是否曾被医生或其他健康专家告知患有某种形式的关节炎、风湿性关节炎、痛风、狼疮或纤维肌痛症？

是 / 否 / 拒绝回答 / 不知道

98. 您是否因为关节炎或关节症状而限制了日常活动？

是 / 否 / 拒绝回答 / 不知道

99. 以下的问题是关于您过去 3 个月可能经历的疼痛（指持续一整天或更长时间的疼痛，不要报告短暂或轻微的疼痛）。在过去 3 个月里，您有没有：

（1）颈部疼痛：____________

（2）腰痛：____________

（3）腰痛影响腿至膝盖以下部位：____________

（4）面部疼痛或下颌肌肉或耳朵前的关节疼痛：____________

（5）剧烈头痛或偏头痛：____________

是 / 否 / 拒绝回答 / 不知道

100. 接下来的问题是关于您最近 2 周的健康状况。

（1）在过去 2 周内，您是否有过头痛或胸痛的症状？

（2）在过去 2 周内，您是否有胃或肠道疾病，伴随呕吐或腹泻？

（3）您现在怀孕了吗？

（4）自去年 8 月 1 日以来，您有没有怀孕？ / 从去年 8 月到今年 3 月您有没有怀孕？ / 从 8 月 1 日开始，您有没有怀孕？

是 / 否 / 拒绝回答 / 不知道

101. 下面这些问题是关于您的听力、视力和牙齿的。您现在用助听器吗？

是 / 否 / 拒绝回答 / 不知道

102. 您过去用过助听器吗？

是 / 否 / 拒绝回答 / 不知道

103. 不使用助听器或其他收听设备，您的听力是很好、有点小问题、中等程度问题、很多问题，还是耳聋？

很好 / 有点小问题 / 中等程度的问题 / 很多问题 / 耳聋 / 拒绝回答 / 不知道

104. 戴眼镜或隐形眼镜，您看东西有困难吗？

是 / 否 / 拒绝回答 / 不知道

105. 您是什么都看不见吗？
是 / 否 / 拒绝回答 / 不知道
106. 您是否曾被医生或其他健康专家告知有糖尿病性视网膜病变？您有没有因为糖尿病视网膜病变而失明？
是 / 否 / 拒绝回答 / 不知道
107. 您是否曾被医生或其他健康专家告知患有白内障？您有没有因为白内障而失明？您做过白内障手术吗？
是 / 否 / 拒绝回答 / 不知道
108. 您是否曾被医生或其他健康专家告知患有青光眼？您有没有因为青光眼而失明？
是 / 否 / 拒绝回答 / 不知道
109. 您是否曾被医生或其他健康专家告知有黄斑病变？您有没有因为黄斑病变而失明？
是 / 否 / 拒绝回答 / 不知道
110. 您现在戴眼镜还是隐形眼镜？
是 / 否 / 拒绝回答 / 不知道
111. 您戴眼镜或隐形眼镜看书、看报纸、写作或做其他需要近距离观察的事情，比如做饭、缝纫或修理东西吗？
是 / 否 / 拒绝回答 / 不知道
112. 您戴眼镜或隐形眼镜开车、看路标、看电视或看远处的东西吗？
是 / 否 / 拒绝回答 / 不知道
113. 您是否使用过视力康复服务，如职业培训、咨询或日常生活技能和活动能力方面的培训？
是 / 否 / 拒绝回答 / 不知道
114. 您是否使用任何自适应设备，如望远镜或其他规定的镜头、放大镜、大型打印或谈话材料、闭路电视、白色手杖或导盲犬？
是 / 否 / 拒绝回答 / 不知道
115. 戴眼镜或隐形眼镜时，以您的视力，您认为完成以下项目有多困难？
（1）阅读报纸：____________
（2）做需要近距离观察的工作或爱好，如做饭、缝纫、修理房子周围的东西或使用手工工具：____________
（3）在昏暗灯光下或晚上沿着台阶、楼梯或路边行走：____________
（4）白天在熟悉的地方开车：____________
（5）在走路的同时注意两侧物体：____________
（6）在拥挤的架子上找东西：____________
一点也不困难 / 只有一点困难 / 稍微困难 / 非常困难 / 由于视力原因不能做某事 / 由于其他原因不能做这件事 / 拒绝回答 / 不知道

116. 您上次进行有扩瞳的眼科检查是什么时候？这种检查会让您对亮光暂时敏感。
不到 1 个月 /1 ～ 12 个月 /13 ～ 24 个月 / 超过 2 年 / 从未做过 / 拒绝回答 / 不知道
117. 在工作之外，您是否参加过运动、兴趣活动或其他可能导致眼睛受伤的活动（包括棒球、篮球、修剪草坪、木材加工及使用化学品等活动）？
是的 / 没有 / 拒绝回答 / 不知道
118. 做这些活动时您戴护目镜吗？
总是 / 大部分时间 / 有些时候 / 没有 / 拒绝回答 / 不知道
119. 您所有恒牙都掉了吗？
是 / 否 / 拒绝回答 / 不知道
120. 在过去 6 个月中，疼痛限制了您的生活或工作吗？
是 / 否 / 拒绝回答 / 不知道
121. 在过去 6 个月里，您经常疼痛吗？
从不 / 有几天 / 大多数天 / 每天 / 拒绝回答 / 不知道
122. 在过去 12 个月，您因疾病或受伤（不包括产假）休假了多少天？
无 /（1 ～ 366）____ 天 / 拒绝回答 / 不知道
123. 在过去 12 个月，您因病伤住院多少天？
无 /（1 ～ 366）____ 天 / 拒绝回答 / 不知道
124. 与 12 个月之前比较，您认为您的健康状况好转、更糟还是与以往差不多？
更好 / 更糟糕 / 与以往差不多 / 拒绝回答 / 不知道
125. 您现在是否有健康问题需要使用特殊设备，如手杖、轮椅、特殊床或特殊电话？
是 / 否 / 拒绝回答 / 不知道
126. 依靠自己，不使用任何特殊设备，您认为做以下项目有多困难？
（1）走 1/4 英里（约为 0.4km），大约 3 个街区：____________
（2）不休息走 10 步：____________
（3）站立约 2h：____________
（4）坐大约 2h：____________
（5）弯腰、弯曲或跪：____________
（6）伸手碰到您的头：____________
（7）用手指抓住或处理小物体：____________
（8）抬起或搬运重达 10 磅（约 4.5kg）的东西，如一整袋杂货：____________
（9）推或拉像客厅椅子一样大的物体：____________
（10）去购物、看电影或体育赛事：____________
（11）参加社交活动，如拜访朋友、参加俱乐部、会议或派对：____________
（12）在家里休闲放松（看书、看电视、缝纫、听音乐）：____________

一点都不困难 / 只有一点困难 / 有些困难 / 非常困难 / 根本无法做到 / 不做此活动 / 拒绝活动 / 不知道

接下来的问题会询问您因健康问题而使某些活动受限的情况。“健康问题”是指任何身体、精神或情感问题或疾病（不包括怀孕）。

127. 是什么健康问题导致您遇到上述困难的?

（01）视力问题;（02）听力问题;（03）关节炎 / 风湿病;（04）背部或颈部问题;（05）骨折，骨 / 关节损伤;（06）其他损伤;（07）心脏问题;（08）脑卒中问题;（09）高血压;（10）糖尿病;（11）肺 / 呼吸问题（如哮喘和肺气肿）;（12）癌症;（13）出生缺陷;（14）智力残疾，又称精神发育迟滞;（15）其他发育问题（如脑瘫）;（16）衰老;（17）抑郁 / 焦虑 / 情绪问题;（18）重量问题;（19）脚趾或手指等肢体不全、截肢;（20）膀胱或肾脏问题;（21）循环问题（包括血栓）;（22）良性肿瘤，囊肿;（23）纤维肌痛，狼疮;（24）骨质疏松症，肌腱炎;（25）癫痫，癫痫发作;（26）多发性硬化症（MS），肌肉萎缩症（MD）;（27）脊髓灰质炎（脊髓炎）、瘫痪 / 四肢瘫痪;（28）帕金森病，其他震颤;（29）其他神经损伤，包括腕管综合征;（30）疝气;（31）溃疡;（32）静脉曲张，痔疮;（33）甲状腺问题，严重疾病，痛风;（34）膝关节问题 [非关节炎（03），非关节损伤（05）];（35）偏头痛（不仅是头痛）;（90）其他损伤 / 问题（指定一个）;（91）其他损伤 / 问题（再指定一个）;（97）拒绝回答;（99）不知道 / 不确定

128. 您出现以上问题有多长时间了（分别选答）?

输入数字：1 ~ 94/95+（表示 95 或以上）/ 自出生以来 / 拒绝回答 / 不知道

时间单位：天 / 周 / 月 / 年或自出生以来一直有

接下来是关于吸烟的问题。

129. 截至目前，您至少吸过 100 支香烟吗?

是 / 否 / 拒绝回答 / 不知道

130. 您现在每天吸烟吗?

每天 / 有些日子 / 完全没有 / 拒绝回答 / 不知道

131. 您戒烟有多久了?

* 输入自戒烟以来的时间；输入“95”表示 95 或以上。

1 ~ 94/95+/ 拒绝回答 / 不知道

时间单位：天 / 周 / 月 / 年

132. 平均而言，您现在每天吸多少支烟?

* 如果少于 1 支香烟，请输入“1”；如果吸 95 支以上的香烟，请输入“95”。

1 ~ 94 /95+ / 拒绝回答 / 不知道

133. 在过去 30d 里，您有多少天吸了一支烟?

* 输入“0”表示无。

没有 /1 ~ 30d/ 拒绝回答 / 不知道

134. 在过去 30d 内，您平均每天吸多少支烟？

* 如果小于 1，请输入“1”；* 如果吸 95 支以上的香烟，请输入“95”。

1 ~ 94 /95+ / 拒绝回答 / 不知道

135. 在过去 12 个月中，您是否已经戒烟超过 1d？

是 / 否 / 拒绝回答 / 不知道

136. 您是否曾经使用过电子烟？

是 / 否 / 拒绝回答 / 不知道

137. 您现在每天使用电子香烟吗？

每天 / 有些日子 / 完全没有 / 拒绝回答 / 不知道

138. 您在过去 30d 中有多少天使用电子烟？

（0 ~ 30）____ 天 / 拒绝回答 / 不知道

139. 您曾经吸过普通的雪茄、小雪茄或带过滤嘴的雪茄吗？

是 / 否 / 拒绝回答 / 不知道

140. 您现在每天吸普通的雪茄、小雪茄或带过滤嘴的雪茄吗？

每天 / 有些日子 / 完全没有 / 拒绝回答 / 不知道

141. 您在过去 30d 中有多少天吸过普通的雪茄、小雪茄或带过滤嘴的雪茄？

（0 ~ 30）____ 天 / 拒绝回答 / 不知道

142. 您是否曾经吸过装满烟草的烟斗、普通烟斗、水烟斗或水烟袋？

是 / 否 / 拒绝回答 / 不知道

143. 您现在每天吸装满烟草的烟斗、常规烟斗、水烟斗或水烟袋吗？

每天 / 有些日子 / 完全没有 / 拒绝回答 / 不知道

144. 您曾经使用过无烟烟草产品吗？无烟烟草制品是指放在口腔或鼻腔里的烟草产品，包括嚼烟、鼻烟或可溶解烟草。

是 / 否 / 拒绝回答 / 不知道

145. 您现在每天使用无烟烟草制品吗？

每天 / 有些日子 / 完全没有 / 拒绝回答 / 不知道

接下来的问题是关于您在休闲时间做的身体活动（锻炼、运动等）或您你可以在闲暇时间做的事。

146. 您是否经常进行高强度的导致出汗或呼吸或心率大幅增加的体育活动（至少 10min）？您每天、每周、每个月或每年进行多少次这些活动？

* 输入数字 1 ~ 995 表示进行了休闲体育活动；输入“0”表示“从不”；如果无法进行此类活动，请输入“996”。

0（永远不会）/1 ~ 995（次 / 周、月或年）____ / 无法执行此类活动 / 拒绝回答 / 不知道

* 输入高强度的休闲体育活动的时间段选项：

从不 / 每天 / 每周 / 每个月 / 每年 / 无法进行此活动 / 拒绝回答 / 不知道

147. 您每次做这些高强度的休闲体育活动有多长时间？

* 输入体育活动时间长度数字。

1 ~ 995（分钟或小时）____ / 拒绝回答 / 不知道

148. 您常进行轻微或中等强度（只会导致轻微出汗或中度呼吸或心率增加）的休闲活动（至少 10min）吗？

您每天、每周、每个月或每年进行多少次这样的活动？

* 输入进行轻度或中度休闲体育活动的时间；* 输入“0”表示“从不”。

0（永远不会）/1 ~ 995（次 / 周、月或年）/ 无法执行此类活动 / 拒绝回答 / 不知道

149. 您每次做这些轻度或中度的休闲体育活动有多长时间？

* 输入轻度或中度休闲体育活动的时长。

1 ~ 995（分钟或小时）____ / 拒绝回答 / 不知道

150. 您经常做一些专门强化肌肉的休闲体育活动，如举重或做健美操吗（包括所有此类活动，即使您之前已提及过）？

您每天、每周、每个月或每年进行多少次这样的活动？

永远不会 /1 ~ 995（次 / 周、月或年）____ / 无法执行此类活动 / 拒绝回答 / 不知道

做这些高强度运动的时间段：____________

从不 / 每天 / 每周 / 每个月 / 每年 / 无法进行此活动 / 拒绝回答 / 不知道

接下来是关于饮用含酒精饮料的问题，包括威士忌或杜松子酒啤酒、葡萄酒、冰酒和任何其他类型的酒精饮料的酒。

151. 在过去 1 年您有至少喝过 12 种含酒精的饮料吗？

是 / 否 / 拒绝回答 / 不知道

152. 在您的整个生命中，至少过饮用 12 种类型的酒精饮料吗？

是 / 否 / 拒绝回答 / 不知道

153. 在过去 1 年中，您多久喝一次含酒精的饮料？

* 如有必要，请回答：“您每周、每个月或每年饮用多少天？”

* 输入过去 1 年饮用酒精饮料的频率。

永远不会 /（1 ~ 365）____ 天 / 拒绝回答 / 不知道

* 输入过去 1 年饮用酒精饮料的时间段。

从不 / 无 / ____ 周 / ____ 个月 / ____ 年 / 拒绝回答 / 不知道

154. 在过去 1 年里，您喝了多少杯饮料？

* 如果少于 1 杯饮料，请输入“1”；如果喝 95 杯或更多饮料，请输入“95”。

（1 ~ 94）____ 杯 /95+ 杯 / 拒绝回答 / 不知道

155. 在过去 1 年中，您有多少天饮用 5 杯或更多 /4 杯或更多含酒精的饮料？

* 输入天数；输入“0”表示从不 / 无。

从不 / （1 ~ 365）____ 天 / 拒绝回答 / 不知道

每周、每个月或每年有多少天您在 1d 内饮用 5 杯或更多 /4 杯或更多含酒精的饮料？ * 输入每周、每个月或每年的天数。

从不 / 无 / ____ / 周 ____ / 月 ____ / 年 / 拒绝回答 / 不知道

156. 在过去 30d 中，您有多少次饮用 5 杯或更多 /4 杯或更多酒精饮料（包括所有类型的酒精饮料）？

 * 如果没有，请输入“0”；如果 60 次或更多次输入“60”。

 （0 ~ 60）____ 次 / 拒绝回答 / 不知道

157. 您不穿鞋子有多高？

 ____ cm/ 拒绝回答 / 不知道

158. 您不穿鞋子体重多少？

 ____ kg/ 拒绝回答 / 不知道

159. 当生病或需要健康建议时，您有地方可以去吗？

 有 / 没有 / 超过一个地方 / 拒绝回答 / 不知道

160. 它是什么样的地方？

 诊所 / 医生办公室 / 急诊室或其他地方

161. 您经常去哪个地方看病？

 诊所或保健中心 / 医生办公室或 HMO/ 医院急诊室 / 医院门诊部 / 其他地方 / 不经常去一个地方 / 拒绝回答 / 不知道

162. 当您需要常规或预防性护理（如体检）时，您通常会去哪个地方？

 无法在任何地方获得预防性护理 / 诊所或保健中心 / 医生办公室或 HMO / 医院急诊室 / 医院门诊部 / 其他地方 / 不经常去一个地方 / 拒绝回答 / 不知道

163. 在过去 12 个月里，您是否改变了通常去的医疗保健机构？

 是 / 否 / 拒绝回答 / 不知道

164. 这种改变是否与健康保险有关？

 是 / 否 / 拒绝回答 / 不知道

165. 在过去 12 个月里，您有没有在看全科医生或其他医疗服务提供者方面存在困难？

 是 / 否 / 拒绝回答 / 不知道

166. 您是否能够找到一个能给您看病的全科医生或其他医疗服务提供者？

 是 / 否 / 拒绝回答 / 不知道

167. 在过去 12 个月里，是否有医生办公室或诊所告诉您他们不会接受您为新患者？

 是 / 否 / 拒绝回答 / 不知道

168. 在过去 12 个月里，是否有医生办公室或诊所告诉您他们不接受您的健康保险？

 是 / 否 / 拒绝回答 / 不知道

169．在过去 12 个月里，您是否因以下原因而延迟接受医疗服务？

（1）您无法打通医疗服务提供者的电话：____________

（2）您不能很快预约到医疗服务：____________

（3）一旦到达医疗服务机构，您需要等很长时间才能去看医生：____________

是 / 否 / 拒绝回答 / 不知道

170．在过去 12 个月里，您是否因下列原因而延迟接受医疗服务？

（1）当您到达时医生办公室或诊所还没有开门：____________

（2）您没有交通工具：____________

是 / 否 / 拒绝回答 / 不知道

171．在过去 12 个月里，您是否曾因经济负担而没能获得下列所需物品或服务？

（1）处方药物：____________

（2）心理健康护理或咨询服务：____________

（3）牙科护理（包括检查）：____________

（4）眼镜：____________

（5）专家诊疗服务：____________

（6）随访护理服务：____________

是 / 否 / 拒绝回答 / 不知道

172．如果您生病或出了事故，您对自己可能需要支付的医药费用的担心程度如何？

非常担心 / 有时担心 / 一点也担心 / 拒绝回答 / 不知道

173．您认为您的健康保险或医疗保险的保障水平与一年前相比怎么样？

更好 / 更糟 / 一样 / 拒绝回答 / 不知道

174．在过去 12 个月里，是否有医生或其他健康专家为您开过药？

是 / 否 / 拒绝回答 / 不知道

175．在过去 12 个月里，以下哪一条描述了您的真实状况？

（1）为了省钱而不吃药：____________

（2）为了省钱而少吃药物：____________

（3）为了省钱而延迟按照处方配药：____________

（4）为了省钱而要求医生开更便宜的药：____________

（5）为了省钱而从别的国家购买处方药：____________

（6）为了省钱而采用替代疗法：____________

是 / 否 / 拒绝回答 / 不知道

176．您最近一次看牙医（包括所有类型的牙医，如正畸医师、口腔外科医生、所有其他牙科专家以及牙科保健师）大约是多久以前？

从不 /6 个月及以内 / 超过 6 个月，但不超过 1 年 / 超过 1 年，但不超过 2 年 / 超过 2 年，但不超过 5 年 / 超过 5 年 / 拒绝回答 / 不知道

177. 过去 12 个月里，您有没有看过或跟以下任何一个医疗服务提供者谈过您自己的健康？

（1）心理健康专家，如精神病学家、心理学家、精神病护士或临床社会工作者：

（2）验光师、眼科医生：____________

（3）足医：____________

（4）脊骨神经科医生：____________

（5）物理治疗师、言语治疗师、呼吸治疗师、听力学家或职业治疗师：____________

（6）从业护士、医师助理或助产士：____________

（7）专攻女性健康的医生（妇科医生或产科医生）：____________

（8）专科医生（除妇科医生 / 产科医生、神经科医生、眼科医生以外）：____________

（9）全科医生（全科医学、家庭医学、内科学的医生）：____________

是 / 否 / 拒绝回答 / 不知道

178. 医生（全科医生或家庭医生）是否能够既治疗儿童又治疗成人？

是 / 否 / 拒绝回答 / 不知道

179. 在过去 12 个月里，您有多少次因自身健康问题而去医院急诊室就诊（包括最终导致住院的急诊室就诊情况）？

从来没有 /1 次 /2 ~ 3 次 /4 ~ 5 次 /6 ~ 7 次 /8 ~ 9 次 /10 ~ 12 次 /13 ~ 15 次 /16 次或更多 / 拒绝回答 / 不知道

180. 回想一下您最近一次去急诊室就诊，是在晚上或周末吗？

是 / 否 / 拒绝回答 / 不知道

181. 这次急诊是否导致住院？

是 / 否 / 拒绝回答 / 不知道

182. 告诉我下列哪些描述适用于您最近一次急诊？

（1）您没有其他地方可以去：____________

（2）您的医生办公室或者诊所并没有开门：____________

（3）您的健康医生建议您去的：____________

（4）您的健康问题对医生办公室或诊所来说太严重了：____________

（5）只有医院可以帮助您：____________

（6）急诊室是离您最近的医疗服务提供方：____________

（7）您的大部分护理都在急诊室中进行：____________

（8）您是被救护车或其他急救车送入急诊室的：____________

是 / 否 / 拒绝回答 / 不知道

183. 在过去 12 个月里，您是否在家接受过护士或其他健康护理专业人员的护理？

是 / 否 / 拒绝回答 / 不知道

184. 如果接受过，那么在过去 12 个月里共接受了几个月的专业人士护理？

（1 ~ 12）____ 个月 / 拒绝回答 / 不知道

185. 在此期间，您接受家访总数大约是多少次？

1 个月的总次数:___________

所有月份的总次数:___________

1/2 ～ 3/4 ～ 5/6 ～ 7/8 ～ 9/10 ～ 12/13 ～ 15/16 或以上 / 拒绝回答 / 不知道

186. 在过去 12 个月里，您总共有多少次因自身健康问题而去医生办公室、诊所或其他地方看医生或其他健康保健专业人员？（不包括留院，急诊室就诊，家访，牙科检查，或者电话咨询的次数）

1/2 ～ 3/4 ～ 5/6 ～ 7/8 ～ 9/10 ～ 12/13 ～ 15/16 或以上 / 拒绝回答 / 不知道

187. 在过去 12 个月里，您是否在门诊或住院时做过外科手术或其他常规外科处理？

是 / 否 / 拒绝回答 / 不知道

188. 包括您可能已经跟我说过的任何一次手术在内，过去 12 个月里您一共做了多少次手术？

（1 ～ 94）____ 次 / 95 次及以上 / 拒绝回答 / 不知道

189. 距离您最近一次与医生或与其他健康服务专业人员谈论自己的健康（包括去医院看医生）已经有多长时间了？

从来没有 /6 个月或以下 / 超过 6 个月，但不超过 1 年 / 超过 1 年，但不超过 2 年 / 超过 2 年，但不超过 5 年 /5 年及以上 / 拒绝回答 / 不知道

190. 在过去 12 个月里，您有没有通过电脑做以下任何一件事？

（1）在互联网上查阅健康资料：___________

（2）配药：___________

（3）预约健康服务提供者：___________

（4）通过电子邮件与健康服务提供者沟通：___________

（5）使用在线聊天室来了解健康话题：___________

是 / 否 / 拒绝回答 / 不知道

191. 在过去 12 个月，您接种过流行性感冒（简称流感）疫苗吗？流感疫苗通常在秋天接种以预防流感。

是 / 否 / 拒绝回答 / 不知道

192. 如果接种过，那么是通过注射还是通过喷雾？

注射流感疫苗 / 流感喷雾剂（喷雾、雾气或鼻滴）/ 拒绝回答 / 不知道

193. 您最近一次接种流感疫苗是在哪个月？

1 月 /2 月 /3 月 /4 月 /5 月 /6 月 /7 月 /8 月 /9 月 /10 月 /11 月 /12 月 / 拒绝回答 / 不知道

194. 您最近一次接种流感疫苗是在哪一年？

填写具体年份 ____ / 拒绝回答 / 不知道

195. 您是否在此次怀孕前或怀孕期间打过流感疫苗？

是 / 否 / 拒绝回答 / 不知道

196. 之前您说从去年 8 月 1 日起就怀孕了，您有没有在怀孕前、怀孕期间或怀孕后接种

流感疫苗？ / 之前您说您在去年 8 月到今年 3 月之间怀孕了，您在怀孕之前、期间或之后都打过流感疫苗吗？ / 之前您说您在去年 8 月到今年 3 月之间怀孕了，您在怀孕之前、期间或之后都打过流感疫苗吗？

在此次怀孕前 / 在此次怀孕期间 / 在此次怀孕之后 / 拒绝回答 / 不知道

197. 您有没有打过肺炎疫苗（肺炎球菌结合疫苗）？（与流感疫苗不同，这种疫苗通常在一个人的一生中只注射 1 或 2 次。）

是 / 否 / 拒绝回答 / 不知道

198. 您起过水痘吗？ / 过去 12 个月里您有没有起过水痘？

是 / 否 / 拒绝回答 / 不知道

199. 您患过肝炎吗？ / 您有没有曾经和肝炎患者一起生活过？ / 您有没有做过乙型肝炎血检？ / 您曾经接种过乙型肝炎疫苗吗？

是 / 否 / 拒绝回答 / 不知道

200. 您接种了 3 剂或以上乙型肝炎疫苗，还是少于 3 剂？

至少 3 剂 / 不到 3 剂 / 拒绝回答 / 不知道

201. 甲型肝炎疫苗作为常规疫苗提供给一些 1 岁以上的儿童，以及一些成人和在美国以外旅行的人。虽然它可以作为乙型肝炎联合疫苗使用，但与乙型肝炎疫苗不同，它自 1995 年起才开始使用。您曾经接种过甲型肝炎疫苗吗？

是 / 否 / 拒绝回答 / 不知道

202. 您一共注射了多少次甲型肝炎疫苗？

（1 ~ 95）____ 次 /96 次（表示接受了全部接种）/ 拒绝回答 / 不知道

203. 您有没有做过丙型肝炎的血液测试？

是 / 否 / 拒绝回答 / 不知道

204. 您进行丙型肝炎检测的主要原因是什么？

您或您的医生认为您有患丙型肝炎的危险，因为血液测试结果或症状（如疲劳、恶心、胃痛、眼睛发黄或皮肤变黄）都表明您可能患有肝部疾病 / 您在 1945—1965 年出生 / 您因工作会接触血液、注射毒品或在 1992 年前接受过输血而有感染丙型肝炎的危险 / 其他一些原因 / 拒绝回答 / 不知道

205. 带状疱疹（shingles）表现为皮肤上起皮疹或水疱，可能伴随有剧烈疼痛。这种疼痛通常发生在身体或面部的一侧。带状疱疹是由水痘病毒引起的。自 2006 年 5 月以来，已经有了一种针对带状疱疹的疫苗，您是否曾经使用过？

是 / 否 / 拒绝回答 / 不知道

206. 在过去 10 年里，您有没有打过破伤风疫苗？

是 / 否 / 拒绝回答 / 不知道

207. 目前有两种类型破伤风疫苗可供使用。一种是破伤风 – 白喉疫苗（tetanus and diphtheria vaccine，Td 疫苗），另一种是百白破混合疫苗（tetanus，diphtheria and pertussis;

Tdap，即除了破伤风、白喉疫苗外，还包括了百日咳疫苗。回想一下您最近注射的破伤风疫苗，您的健康服务提供者或者疫苗信息单上是否说清楚了是哪类疫苗？
是（包括百日咳疫苗）/ 不（不包括百日咳疫苗）/ 医生没有说 / 拒绝回答 / 不知道

208. 您有没有接种过人乳头瘤病毒（human papilloma virus，HPV）疫苗？
是 / 否 / 医生没有说 / 拒绝回答 / 不知道

209. 您一共注射了多少次 HPV 疫苗？
（1 ~ 49）____ 次 /50 次（表示 50 次及以上）/ 96（表示接受了全部注射）/ 拒绝回答 / 不知道

210. 您第一次注射 HPV 时多少岁？
（8 ~ 64）____ 岁 / 拒绝回答 / 不知道

211. 是否有医生或其他健康专家曾经告诉过您，您患有任何一种慢性或长期的肝脏疾病？
是 / 否 / 拒绝回答 / 不知道

212. 自 1995 年以来，您是否到过美国以外的国家和地区（不包括欧洲、日本、澳大利亚、新西兰和加拿大）？
是 / 否 / 拒绝回答 / 不知道

213. 您目前是否志愿在医院、诊所、医生办公室、牙医办公室、疗养院或其他保健机构工作（包括应急人员和公共安全人员、在医疗服务提供机构兼职和无偿工作的人，以及在家中提供专业护理服务的护士）？
是 / 否 / 拒绝回答 / 不知道

214. 直接护理患者是否是您日常工作的一部分？直接护理患者是与患者有身体或手的接触。
是 / 否 / 拒绝回答 / 不知道

215. 在过去 12 个月里，您是否曾接受过医生、护士或其他健康专业人士的血压检查？
是 / 否 / 拒绝回答 / 不知道

216. 在过去 12 个月里，您是否曾接受过医生、护士或其他健康专业人士的血胆固醇检查？
是 / 否 / 拒绝回答 / 不知道

217. 在过去 12 个月里，您有没有空腹检查过高血糖或糖尿病？
是 / 否 / 拒绝回答 / 不知道

218. 在过去 12 个月里，您有没有做过巴氏涂片或巴氏试验？
是 / 否 / 拒绝回答 / 不知道

219. 在过去 12 个月里，您有没有做过乳房 X 线检查？乳房 X 线检查为了寻找乳腺癌而对每个乳房拍摄 X 线片。
是 / 否 / 拒绝回答 / 不知道

220. 在过去 12 个月里，您有没有做过结肠癌检查？结肠癌检查包括血便检查、结肠镜检查和乙状结肠检查。血便测试是一种可以在家里使用特殊的试剂盒来确定粪便中是否含有血液的测试。乙状结肠镜和结肠镜检查是指在直肠插入一根管子，观察结肠是否有癌症或其他健康问题。

是 / 否 / 拒绝回答 / 不知道

221. 在过去 12 个月里，有医生或其他健康专家跟您谈过您的饮食吗？

是 / 否 / 拒绝回答 / 不知道

222. 在过去 12 个月里，有医生或其他健康专家跟您谈过您吸烟的事吗？

是 / 否 / 拒绝回答 / 不知道

223. 过去 3 年，您是否曾尝试直接购买健康保险，而不是通过任何雇主、工会或政府计划购买？

是 / 否 / 拒绝回答 / 不知道

224. 您是否购买过任何健康保险？

是 / 否 / 拒绝回答 / 不知道

225. 如果有购买，那么这份保险是为您自己，还是为您家里其他人，还是两者兼而有之？

自己 / 家庭中的其他人 / 两者兼有 / 拒绝回答 / 不知道

226. 您找到需要的健康保险计划有多难？

非常困难 / 有点困难 / 一点也不困难 / 拒绝回答 / 不知道

227. 您找到一个能负担得起的健康保险计划有多难？

非常困难 / 有点困难 / 一点也不困难 / 拒绝回答 / 不知道

228. 您是否通过“Health care.gov”（健康保险网站）或 ____ [填写健康保险公司的名称，如州名称] 查看过购买健康保险的承保范围？

是 / 否 / 拒绝回答 / 不知道

以下是关于您在过去 1 年中与医疗服务提供者打交道经历的问题。

229. 有些人认为他们的健康服务提供者了解或与自己有着相同的种族、族裔、性别、宗教、信仰、母语是重要的。对于您而言，您的健康服务提供者了解或在以上方面和您有着相似背景有多重要？

非常重要 / 有些重要 / 略显重要 / 一点也不重要 / 拒绝回答 / 不知道

230. 您经常能够遇到在上述方面与您相似的健康服务提供者吗？

经常 / 大部分时间 / 有些时候 / 没有一次 / 拒绝回答 / 不知道

231. 您经常能够受到您的健康服务提供者尊重吗？

经常 / 大部分时间 / 有些时候 / 没有一次 / 拒绝回答 / 不知道

232. 您的健康服务提供者会经常询问您对医疗服务或治疗方案的意见或观点（如您更倾向于选择什么样的测试、程序或药物）吗？

经常 / 大部分时间 / 有些时候 / 没有一次 / 拒绝回答 / 不知道

233. 您的健康服务提供者是否经常告诉或向您提供易于理解的健康和保健信息？

经常 / 大部分时间 / 有些时候 / 没有一次 / 拒绝回答 / 不知道

234. 您经常使用电脑吗？

从来没有或几乎从来没有 / 偶尔 / 经常每天 / 拒绝回答 / 不知道

235. 总体上，您对过去 12 个月所接受的医疗服务满意吗？

非常满意 / 比较满意 / 比较不满意 / 非常不满意 / 在过去 12 个月里没有接受过健康保健服务 / 拒绝回答 / 不知道

236. 您在现在的社区住了多久？

少于 1 年 /1 ~ 3 年 /4 ~ 10 年 /11 ~ 20 年 /20 年以上 / 拒绝回答 / 不知道

237. 您在多大程度上同意或不同意以下关于所在社区的说法？

（1）这个社区中的人互相帮助：____________

（2）这个社区中有我可以信赖的人：____________

（3）这个社区的人是可以信任的：____________

（4）这是一个紧密相连的社区：____________

完全同意 / 有点同意 / 有些不同意 / 完全不同意 / 拒绝回答 / 不知道

238. 以下哪个选项最能代表您对自己的看法？

女同性恋或男同性恋 / 异性恋，同时不是女同性恋或男同性恋 / 双性恋 / 其他情况 / 我不知道答案 / 拒绝回答

239. 下面的问题关于您现在对财务问题的担心情况。您现在有多担心以下问题？

（1）没有足够的钱退休：____________

（2）无法支付重大疾病或事故的医疗费用：____________

（3）不能维持您所喜欢的生活水平：____________

（4）无法支付一般健康服务所产生的医疗费用：____________

（5）没有足够的钱来支付孩子们的大学学费：____________

（6）没有足够的钱支付一般的月账单：____________

（7）无法支付房租、抵押贷款或其他住房费用：____________

（8）不能用信用卡支付最低限度款项：____________

非常担心 / 比较担心 / 不太担心 / 一点也不担心 / 我没有信用卡 / 拒绝回答 / 不知道

240. 平均而言，24h 内您睡眠多少小时？

* 输入睡眠的整数小时数，30min 以上算作 1h。

29min 或更少 /（1 ~ 24）____ h/ 拒绝回答 / 不知道

241. 在过去 1 周里，您发生以下情况有多少次？

（1）难以入睡：____________

（2）无法熟睡：____________

（3）服用药物来帮助入睡或熟睡：____________

* 如果被访者在过去 1 周内没有服用过药物以帮助睡眠，请输入“0”；7 次或以上，请输入“7”。

在过去 1 周里没有服用过药物来帮助睡眠 /1 ～ 6 次 /7 次或以上 / 拒绝回答 / 不知道

242. 在过去 1 周里，有多少天您醒来时感觉得到了充分休息？

* 如被访者在过去 1 周内从未感到得到充分休息，请输入“0”。

在过去 1 周里从未感到得到充分休息 /1 ～ 7d/ 拒绝回答 / 不知道

243. 现在我要问一些与您在过去 30d 所经历的感觉相关的问题。在过去 30d 里，您经常感受到如下情况吗？

（1）似乎没有任何事情能够让您开心起来的悲伤：____________

（2）紧张：____________

（3）无精打采或烦躁不安：____________

（4）绝望：____________

（5）每件事都很费力：____________

（6）自己一无是处：____________

一直 / 大部分时间 / 有些时候 / 一小段时间 / 没有 / 拒绝回答 / 不知道

244. 我们刚刚谈到您在过去 30d 里的一些感受。总体上，这些感觉对您的生活或活动有多大的影响？

很大影响 / 一些影响 / 稍许影响 / 不影响 / 拒绝回答 / 不知道

245. 下面一个是关于艾滋病病毒（HIV）检测问题。除了在献血过程中可能做过的测试之外，您有没有接受过 HIV 的检测？

是 / 否 / 拒绝回答 / 不知道

246. 我将向您列出一些人为什么没有接受 HIV 检测的原因，其中哪些是您没有接受检测的主要原因？

您不太可能接触过 HIV/ 您害怕发现自己感染了 HIV（您感染了 HIV）/ 您不想了解 HIV 或自己是否 HIV 阳性 / 您担心如果被检测出阳性，自己的名字会被报告给政府 / 您不知道在哪里做测试 / 您不喜欢针头 / 您害怕如果被人们知道感染艾滋病病毒，会失去工作、保险、住房、朋友、家人 / 其他原因 / 没有特殊原因 / 拒绝回答 / 不知道

247. 现在我要问您一些与您可能使用过的健康服务相关的问题。在过去 12 个月里，您是否有过如下经历？

（1）看过自然疗法的医生：____________

（2）为接受螯合治疗而看医生：____________

（3）看过传统医学的医生：____________

是 / 否 / 拒绝回答 / 不知道

248. 过去 12 个月，您看过哪些传统医学的医生？输入所有适用的内容，用逗号分隔。

萨满 / 库拉索 / 耶贝罗（草药和植物专家）/ 索巴多（按摩治疗师）/ 美洲土著人或医学家 / 其他 / 拒绝回答 / 不知道

249. 顺势疗法的从业者推荐经常在舌头下含小药丸或滴剂以治疗健康问题。在过去 12 个

月里，您有没有看过顺势疗法的医生？

是 / 否 / 拒绝回答 / 不知道

250. 在过去 12 个月里，您是否进行过以下治疗或练习？

（1）曼陀罗冥想，包括超验冥想、放松反应、临床标准化冥想：____________

（2）内观、禅宗冥想、基于冥想的减压以及基于知觉的认知治疗：____________

（3）包括中心祈祷和沉思冥想在内的灵性冥想：____________

（4）意向引导：____________

（5）渐进放松的方法：____________

是 / 否 / 拒绝回答 / 不知道

251. 在过去 12 个月里，您自己练习瑜伽吗？

是 / 否 / 拒绝回答 / 不知道

252. 您做过呼吸练习（作为瑜伽的一部分）吗？呼吸练习可能包括积极控制吸入空气的方式、呼吸的速度或深度。

是 / 否 / 拒绝回答 / 不知道

253. 您是否将冥想作为瑜伽的一部分？

是 / 否 / 拒绝回答 / 不知道

254. 在过去 12 个月里，您自己练习过太极拳吗？

是 / 否 / 拒绝回答 / 不知道

255. 您做过呼吸练习（作为太极拳的一部分）吗？呼吸练习可能包括积极控制吸入空气的方式、呼吸的速度或深度。

是 / 否 / 拒绝回答 / 不知道

256. 您是否将冥想作为太极拳的一部分？

是 / 否 / 拒绝回答 / 不知道

257. 在过去 12 个月里，您自己练习过气功吗？

是 / 否 / 拒绝回答 / 不知道

258. 您做过呼吸练习（作为气功的一部分）吗？呼吸练习可能包括积极控制吸入空气的方式、呼吸的速度或深度。

是 / 否 / 拒绝回答 / 不知道

259. 您是否将冥想作为气功一部分？

是 / 否 / 拒绝回答 / 不知道

接下来的问题与你的互联网和电子邮件使用有关。

260. 您使用互联网吗？

是 / 否 / 拒绝回答 / 不知道

261. 您多长时间使用一次互联网？

* 输入使用互联网的频率。

(1 ~ 995)____(次/天、周、月或年)/拒绝回答/不知道

262. 您是否收发电子邮件？

是/否/拒绝回答/不知道

263. 我们可能需要与您联系，以获得更多与健康有关的信息。我可以知道您的电子邮件地址吗？

* 输入电子邮件地址；输入“N”表示“无/不允许/拒绝回答/不知道”。

264. 您多久检查一次这个电子邮件账户？

* 您每天、每周、每个月或每年检查这个电子邮件账户多少次？

* 输入数字。

(1 ~ 995)____ 次/拒绝回答/不知道。

265. 输入检查电子邮件的频率。

每天/每周/每个月/每年/拒绝回答/不知道

附录 4-4

2017 年 NHIS 问卷之儿童调查问卷

一、儿童基本信息（谈话对象的编号/儿童调查对象的代理人编号）

1. 调查对象和孩子的关系是什么？

父母（生物学上父母、养父母、或继父母）外祖父母/姨妈/舅舅/兄弟/姐妹/其他亲属/法定监护人/寄养父母/其他非亲属/拒绝回答/不知道

2. 孩子是男性还是女性？

男/女

3. 孩子的年龄是多少？

____ 岁

4. 孩子的出生日期是什么？

____ 年 ____ 月 ____ 日

5. 孩子的出生体重是多少？

测量值 ____ 磅（1 磅 ≈0.45kg）/拒绝回答/不知道

6. 孩子现在有多高（不穿鞋）？

度量值 ____ cm/拒绝回答/不知道

7. 孩子现在体重多少（不穿鞋）？

度量值 ____ kg/拒绝回答/不知道

8. 有医生或健康专家告诉过您孩子有智力残疾（智力迟钝）吗？

是 / 否 / 拒绝回答 / 不知道

9. 有医生或健康专家告诉过您孩子还有其他发育迟滞吗？
是 / 否 / 拒绝回答 / 不知道

10. 孩子目前是否有智力残疾（也称智力迟钝）吗？
是 / 否 / 拒绝回答 / 不知道

11. 孩子目前是否还有任何其他发育迟滞情况？
是 / 否 / 拒绝回答 / 不知道

12. 有医生或健康专家告诉过您孩子有注意缺陷多动障碍（ADHD）或注意缺陷障碍（attention deficit disorder，ADD）？
是 / 否 / 拒绝回答 / 不知道

13. 有医生或健康专家告诉过您孩子有自闭症、阿斯佩格综合征、一般发育障碍或自闭症谱系障碍？
是 / 否 / 拒绝回答 / 不知道

14. 对比一下发育延迟的清单列表，是否有医生或健康专家告诉过您孩子有过这些情况？
唐氏综合征 / 脑麻痹 / 肌肉萎缩症 / 囊性纤维化变性 / 镰状细胞贫血 / 糖尿病性关节炎 / 先天性心脏病 / 其他心脏问题

15. 孩子得过水痘吗？
是 / 否 / 拒绝回答 / 不知道

16. 医生或其他健康专家曾经告诉过您孩子有哮喘吗？现在还有哮喘吗？
是 / 否 / 拒绝回答 / 不知道

17. 在过去 12 个月里，孩子是否有哮喘发作？
是 / 否 / 拒绝回答 / 不知道

18. 在过去 12 个月里，孩子是否有因为哮喘而必须去急诊或急诊室情况？
是 / 否 / 拒绝回答 / 不知道

19. 在过去 12 个月里，孩子是否有下列任何一种情况？
（1）花粉症：____________
（2）呼吸过敏：____________
（3）食物或消化过敏：____________
（4）湿疹或皮肤过敏：____________
（5）经常或反复腹泻或结肠炎：____________
（6）贫血：____________
（7）3 次或更多耳部感染：____________
（8）癫痫发作：____________
（9）经常或严重的头痛（包括偏头痛）：____________
（10）口吃或结巴：____________

是 / 否 / 拒绝回答 / 不知道

20. 与 12 个月前相比，您认为现在孩子的健康更好、更糟，还是差不多？
    更好 / 更糟 / 差不多 / 拒绝回答 / 不知道
21. 在过去 12 个月里，孩子大约有多少天因为生病或受伤而缺课？
    无 /1 ～ 240d/ 没去上学 / 拒绝回答 / 不知道
    接下来是关于最近 2 周健康状况的问题。
22. 孩子是否在过去 2 周患过伤寒或支气管炎？
    是 / 否 / 拒绝回答 / 不知道
23. 孩子是否从过去 2 周开始患胃或肠道疾病，出现呕吐或腹泻？
    是 / 否 / 拒绝回答 / 不知道
24. 以下哪种说法最能描述在没有助听器的情况下孩子的听力？
    很好 / 有点问题 / 中等程度问题 / 很大问题 / 聋的 / 拒绝回答 / 不知道
25. 孩子听力如何？
    非常好 / 好 / 有点问题 / 有中度问题 / 很多问题 / 聋的 / 拒绝回答 / 不知道
26. 即使戴眼镜或隐形眼镜，孩子也有看不清的问题吗？
    是 / 否 / 拒绝回答 / 不知道
27. 孩子是否失明或根本看不见？
    是 / 否 / 拒绝回答 / 不知道
28. 孩子是否曾由医生或其他卫生专业人员检查视力？
    是 / 否 / 拒绝回答 / 不知道
29. 孩子上次测试视力是在什么时候？
    在过去 12 个月里 / 在过去 13 ～ 24 个月里 / 超过 24 个月 / 拒绝回答 / 不知道
30. 孩子是否戴眼镜或隐形眼镜？
    是 / 否 / 拒绝回答 / 不知道
31. 孩子是否需要戴眼镜或隐形眼镜看路标、看黑板、做运动、看电视或看远处的东西？
    是 / 否 / 拒绝回答 / 不知道
32. 孩子是否需要戴眼镜或隐形眼镜读书、写字、玩手持式游戏机，或做其他需要近距离视物时才需要？
    是 / 否 / 拒绝回答 / 不知道
33. 孩子是否参加了可能导致眼睛受伤的运动、兴趣活动或其他活动，如棒球、篮球、足球和割草等活动？
    是 / 否 / 拒绝回答 / 不知道
34. 在做这些活动时，通常情况下，孩子是否总是 / 大部分时间 / 一些时候或根本不戴眼镜保护装置？
    是 / 否 / 拒绝回答 / 不知道

35. 孩子是否有任何损害或健康问题需要使用特殊设备，如支架、轮椅或助听器（不包括普通眼镜或矫正鞋）？
是 / 否 / 拒绝回答 / 不知道
36. 孩子是否因损害或健康问题限制爬行、行走、跑步或其他？
是 / 否 / 拒绝回答 / 不知道
37. 孩子有持续了 12 个月或更长时间的损害或健康问题吗？
是 / 否 / 拒绝回答 / 不知道
38. 孩子现在是否已经定期服用处方药至少 3 个月了？
是 / 否 / 拒绝回答 / 不知道
39. 学校或卫生专业人员有没有告诉过您孩子有学习障碍？
是 / 否 / 拒绝回答 / 不知道
40. 阅读下列描述孩子行为的清单。在过去 2 个月里，孩子的情况其中每一项问题是不符合的、部分符合的或者完全符合的？
（1）一直不合作：____________
（2）睡不着觉：____________
（3）语言有问题：____________
（4）不快乐、悲伤或沮丧：____________
（5）突然发怒或暴脾气：____________
（6）语言表达有问题：____________
（7）有过紧张或高度紧张：____________
不符合 / 部分符合 / 完全符合 / 拒绝回答 / 不知道

二、儿童获得保健和服务利用的情况

1. 当孩子生病或您需要关于孩子的健康建议时，您是否有一个常去的地方获得帮助？
有地方 / 没有地方 / 有不止一个地方 / 拒绝回答 / 不知道
2. 最常去的地方是诊所、医生办公室、急诊室还是其他地方？
诊所或保健中心 / 医生办公室或卫生保健单位 / 医院急诊室 / 医院门诊 / 一些其他地方 / 不经常去一个地方 / 拒绝回答 / 不知道
3. 通常在孩子需要常规或预防性服务，如健康体检时，会去同一个地方吗？
是 / 否 / 拒绝回答 / 不知道
4. 当孩子需要常规或预防性服务，如健康体检时，通常去哪个地方？
在任何地方都没有预防措施 / 诊所或保健中心 / 医生办公室或卫生保健机构 / 医院急诊室 / 医院门诊 / 一些其他地方 / 不经常去一个地方 / 拒绝回答 / 不知道
5. 在过去 12 个月中的任何时候，您是否改变了经常就诊的地方？
是 / 否 / 拒绝回答 / 不知道

6．这一变化是否与健康保险有关？
是 / 否 / 拒绝回答 / 不知道
7．在过去 12 个月中，您是否很难找到一位能看病的普通医生或卫生服务提供者？
是 / 否 / 拒绝回答 / 不知道
8．您能找到一位能看病的普通医生或卫生服务提供者吗？
是 / 否 / 拒绝回答 / 不知道
9．在过去 12 个月里，医生办公室或诊所是否告诉过您不会接受孩子作为新患者？
是 / 否 / 拒绝回答 / 不知道
10．在过去 12 个月里，医生的办公室或诊所告诉您不接受孩子的医疗保险吗？
是 / 否 / 拒绝回答 / 不知道
11．人们延迟就医有很多原因。在过去 12 个月里，您是否因下列任何原因而推迟了对孩子的医疗保健。
（1）您打不通电话：___________
（2）您不能很快得到预约：___________
（3）您到了那里，得等很久才能看医生：___________
（4）您达时，医生办公室 / 诊所没有营业：___________
（5）您没有交通工具：___________
是 / 否 / 拒绝回答 / 不知道
12．在过去 12 个月里，您是否有时候需要以下服务但因为负担不起而没有得到？
（1）处方药：___________
（2）心理健康服务或心理咨询：___________
（3）牙科护理（包括检查）：___________
（4）看专家：___________
（5）随访：___________
（6）配镜：___________
是 / 否 / 拒绝回答 / 不知道
13．距孩子最近一次看牙医（包括所有类型牙医，如正畸医师、口腔外科医生、所有其他牙科专家以及牙科卫生人员）已经有多长时间了？
从未看过 /6 个月以内 /6 个月以上，但不超过 1 年 /1 年以上，但不超过 2 年 /2 年以上，但不超过 5 年 / 拒绝回答 / 不知道
14．在过去 12 个月里，家庭中是否有人见过以下任何一位保健提供者或与其谈论过健康问题？
验光师、眼科医生或配镜医生 / 足疗医生 / 物理治疗师、言语治疗师、呼吸治疗师、听力专家或职业治疗师 / 护士、医生助理或助产士 / 心理健康专业人士，如精神科医生、心理学家、精神科护士或临床社会工作者 / 验光师、眼科医生或配镜医生 / 脊椎推拿治疗者
是 / 否 / 拒绝回答 / 不知道

15. 在过去 12 个月里，您有没有见过专长于妇女健康的医生或与其谈过健康问题？
是 / 否 / 拒绝回答 / 不知道
16. 在过去 12 个月里，您有没有见过专长于某一特定疾病或问题的医生（产科医生 / 妇科医生除外；精神病医生或眼科医生除外）或与其谈过健康问题？
是 / 否 / 拒绝回答 / 不知道
17. 在过去 12 个月里，您有没有见过治疗各种疾病的普通医生（全科医生、儿科医生、家庭医生或内科医生）或与其谈论健康问题？
是 / 否 / 拒绝回答 / 不知道
18. 该医生治疗儿童和成人疾病吗（全科医生或家庭医生）？
是 / 否 / 拒绝回答 / 不知道
19. 您有没有因为情绪或行为上可能有什么问题而见这个医生？
是 / 否 / 拒绝回答 / 不知道
20. 在过去 12 个月里，在没有生病或受伤的情况下，孩子是否接受过一次健康检查（也就是一般的检查）？
是 / 否 / 拒绝回答 / 不知道
21. 在过去 12 个月里，孩子有多少次为了健康原因而去医院急诊室（包括导致住院的急诊室就诊）？
无 /1/2 ～ 3/4 ～ 5/6 ～ 7/8 ～ 9/10 ～ 12/13 ～ 15/16 或以上 / 拒绝回答 / 不知道
22. 孩子最近的一次急诊室就诊是否发生在晚上或周末？
是 / 否 / 拒绝回答 / 不知道
23. 这次急诊室就诊是否住院？
是 / 否 / 拒绝回答 / 不知道
24. 以下哪些是导致孩子最近一次急诊室就诊的原因？
没有别的地方可去 / 医生办公室或诊所没有开门 / 健康提供者建议 / 这个问题对医生办公室或诊所来说太严重了 / 只有医院才能帮上忙 / 急诊室是最近的卫生服务提供者 / 在急诊室得到大部分的照顾 / 救护车或其他紧急车辆送来的
25. 在过去 12 个月中，是否有护士或其他专业人员在您家中提供了医疗保健服务？
是 / 否 / 拒绝回答 / 不知道
26. 在过去 12 个月里，有多少个月孩子在家中接受了专业的医疗保健服务？
1 ～ 12 个月 / 拒绝回答 / 不知道
27. 在这些月份期间，孩子接受的家访总次数是多少？
1/2 ～ 3/4 ～ 5/6 ～ 7/8 ～ 9/10 ～ 12/13 ～ 15/16 或以上 / 拒绝回答 / 不知道
28. 在过去 12 个月中，孩子有多少次在医生办公室、诊所或其他地方见过医生或其他卫生专业人员（不包括夜间住院时间、医院急诊室检查、家访、牙科检查或电话随访）？
无 /1/2 ～ 3/4 ～ 5/6 ～ 7/8 ～ 9/10 ～ 12/13 ～ 15/16 或以上 / 拒绝回答

29. 在过去 12 个月里，孩子是否做过手术或其他外科性处置，包括在住院处或门诊接受的大手术和小手术，如固定骨骼或切除骨刺等？

    是 / 否 / 拒绝回答 / 不知道

30. 在过去 12 个月里，孩子共做过多少次手术？

    （1 ~ 94）____ 次 / 大于 95 次 / 拒绝回答 / 不知道

31. 家庭成员最近一次见到医生或其他卫生专业人员谈论他 / 她的健康情况已经有多长时间了？（包括在他 / 她住院时与医生见面的情况）。

    从未有过 /6 个月或 6 个月以内 / 超过 6 个月，但不超过 1 年前 / 超过 1 年，但不超过 2 年 / 超过 2 年，但不超过 5 年 / 超过 5 年 / 拒绝回答 / 不知道

三、儿童心理健康状况

1. 阅读以下描述孩子行为的清单，针对每一项问题，在过去 6 个月里，孩子的符合情况是不符合、部分符合还是完全符合？

   （1）行为一般都很好，通常按大人的要求去做：____________

   （2）有很多担忧，或者经常看起来很担忧：____________

   （3）经常不快乐、沮丧或流泪：____________

   （4）与其他人（儿童 / 青年）相处得更好：____________

   （5）注意力很好，做完家务活或家庭作业：____________

   不符合 / 部分符合 / 完全符合 / 拒绝回答 / 不知道

2. 总体来说，您认为孩子在以下哪个方面有困难？

   （1）情绪：____________

   （2）注意力：____________

   （3）行为：____________

   （4）与其他人相处：____________

   不困难 / 是的，有小困难 / 是的，相当有困难 / 是的，有严重的困难 / 拒绝回答

四、儿童流感疫苗注射

1. 在过去 12 个月里，孩子有没有接种过流感疫苗（流感疫苗通常在秋天进行接种，以预防流感）？

   是 / 否 / 拒绝回答 / 不知道

2. 如果接种过，孩子已经接种了多少次流感疫苗？

   1 次 /2 次或更多 / 拒绝回答 / 不知道

3. 在哪个月和哪一年接种了最近的流感疫苗？

   ____ 年 ____ 月

4. 是注射还是喷在鼻子里的喷剂疫苗？

注射流感疫苗 / 流感鼻喷雾剂（喷雾、雾气或鼻滴）/ 拒绝回答 / 不知道

5. 在哪个月和哪一年要接受下一次最新流感疫苗？
____ 年 ____ 月

五、儿童补充医疗服务情况

1. 在过去 12 个月里，孩子有没有去看过理疗师？
是 / 否 / 拒绝回答 / 不知道
2. 在过去 12 个月里，孩子有没有见过螯合（Key-lay-shun）疗法的从业者？螯合疗法是让患者服用一种会与铅毒结合的药物，使铅随尿液排出体外。
是 / 否 / 拒绝回答 / 不知道
3. 在过去 12 个月内里，孩子接受过传统医学医生，如萨满巫师、库拉索、耶贝罗（草药和植物专家）、索巴多（按摩治疗师）或美洲土著治疗师的治疗吗？
是 / 否 / 拒绝回答 / 不知道
4. 在过去 12 个月里，孩子见过哪些传统医学从业者？
萨满 / 库拉索 / 耶贝罗（草药和植物专家）/ 索巴多（按摩治疗师）/ 美洲土著治疗师 / 其他 / 拒绝回答 / 不知道
5. 顺势疗法的实践者推荐小药丸或滴剂，往往将其放在舌下以治疗健康问题。在过去 12 个月里，孩子见过做顺势疗法的医生吗？
是 / 否 / 拒绝回答 / 不知道
6. 在过去 12 个月中，孩子进行了咒语冥想，包括超验冥想、放松反应和临床标准化冥想吗？
是 / 否 / 拒绝回答 / 不知道
7. 在过去 12 个月中，孩子进行了正念冥想，包括内观、禅宗冥想、基于冥想的减压以及基于知觉的认知治疗吗？
是 / 否 / 拒绝回答 / 不知道
8. 在过去 12 个月中，孩子进行了包括中心祈祷和沉思冥想在内的灵性冥想吗？
是 / 否 / 拒绝回答 / 不知道
9. 在过去 12 个月中，孩子进行了意象导引吗？
是 / 否 / 拒绝回答 / 不知道
10. 在过去 12 个月中，孩子进行了渐进放松吗？
是 / 否 / 拒绝回答 / 不知道
11. 在过去 12 个月里，孩子是否练习了瑜伽？
是 / 否 / 拒绝回答 / 不知道
12. 孩子将呼吸练习作为瑜伽的一部分吗？呼吸练习可能包括积极控制吸入空气的方式，或呼吸的速度或深度。
是 / 否 / 拒绝回答 / 不知道

13. 孩子将冥想作为瑜伽的一部分吗？
    是 / 否 / 拒绝回答 / 不知道
14. 在过去 12 个月里，孩子是否练习了太极拳？
    是 / 否 / 拒绝回答 / 不知道
15. 孩子将呼吸练习作为太极拳的一部分吗？呼吸练习可能包括控制吸入空气的方式，或呼吸的速度或深度。
    是 / 否 / 拒绝回答 / 不知道
16. 孩子将冥想作为太极拳的一部分吗？
    是 / 否 / 拒绝回答 / 不知道
17. 在过去 12 个月里，孩子是否练习气功？
    是 / 否 / 拒绝回答 / 不知道
18. 孩子将呼吸练习作为气功的一部分吗？呼吸练习可能包括控制吸入空气的方式，或呼吸的速度或深度。
    是 / 否 / 拒绝回答 / 不知道
19. 孩子将冥想作为气功的一部分吗？
    是 / 否 / 拒绝回答 / 不知道

附录 4-5

2017 年 NHIS 调查问卷——家庭残疾问卷

通过下列问题，希望了解存在身体、精神或情绪问题（这些问题严重影响日常生活）的人群。

1. 您有耳聋或有严重听力障碍吗？
   是 / 否 / 拒绝回答 / 不知道
2. 您失明或存在严重视觉障碍（即使戴眼镜）吗？
   是 / 否 / 拒绝回答 / 不知道
3. 由于身体、精神或情绪问题，您在集中注意力、记忆或做决定时存在严重障碍吗？
   是 / 否 / 拒绝回答 / 不知道
4. 您在步行或爬楼梯时有困难吗？
   是 / 否 / 拒绝回答 / 不知道
5. 您在穿衣服或洗澡方面存在困难吗？
   是 / 否 / 拒绝回答 / 不知道
6. 由于身体、精神或情绪问题，您在单独出行方面，如看医生、购物等存在困难吗？
   是 / 否 / 拒绝回答 / 不知道

7. 您在集中注意力、记忆或做决定时存在严重障碍的主要原因是什么？（单选）
   智力残疾（以前称为精神发育迟滞）/ 发育障碍（如脑瘫或自闭症）/ 老年痴呆症或阿尔茨海默病 / 学习困难或多动症 / 教育水平 / 精神疾病（如抑郁、焦虑、创伤后应激障碍、压力或情绪问题）/ 创伤性脑损伤或脑卒中 / 年龄相关变化 / 长期健康问题（如糖尿病、高血压、心脏病、癌症、多发性硬化症、帕金森病、癫痫）/ 毒品或药物服用 / 其他（请注明）____ / 拒绝回答 / 不知道 / 难以集中精力、记忆事物或做出决定的其他原因 _____（类似填空题，紧接上题的 11 选项）/ 拒绝回答 / 不知道

附录 4-6

2017 NHIS 问卷调查之成人功能和残疾问卷

我希望了解您做不同活动的能力以及感受。虽然某些问题可能与您已回答的问题类似，但全面收集信息对调查而言非常重要。

1. 您戴眼镜吗？
   是 / 否 / 拒绝回答 / 不知道
2. 您戴眼镜看东西还会存在困难吗？
   没有困难 / 有些困难 / 非常困难 / 根本不做 / 无法做到 / 拒绝回答 / 不知道
3. 您使用助听器吗？
   是 / 否 / 拒绝回答 / 不知道
4. 您多久使用一次助听器？
   任何时候 / 有些时候 / 很少 / 从不 / 拒绝回答 / 不知道
5. 您使用助听器听力还有困难吗？
   （1）使用助听器在安静的房间与人交谈时听力还有困难：____________
   （2）使用助听器在一个噪声较大的房间与人交谈时听力还有困难：____________
6. 您步行或爬楼梯有困难吗？
   没有困难 / 有些困难 / 非常困难 / 根本不做 / 无法做到 / 拒绝回答 / 不知道
7. 您是否借助工具或他人帮助行走？
   （1）使用拐杖或手杖：____________
   （2）使用助步器或齐默式助行架：____________
   （3）使用轮椅或平衡车：____________
   （4）使用假肢（腿 / 脚）：____________
   （5）接受别人的帮助：____________
   （6）使用其他装备或帮助：____________

是 / 否 / 拒绝回答 / 不知道

8. 在没有帮助的情况下，您在平地上行走 100 码（约 91.4m，大概相当于 1 个足球场或 1 个城市街区的长度）是否有困难？

   没有困难 / 有些困难 / 非常困难 / 根本不做 / 无法做到 / 拒绝回答 / 不知道

9. 在没有帮助的情况下，您在平地上行走 1/3 英里（约 0.54km，大概相当于 5 个足球场或 5 个城区的长度）是否有困难？

   没有困难 / 有些困难 / 非常困难 / 根本不做 / 无法做到 / 拒绝回答 / 不知道

10. 您上下 12 个台阶有困难吗？

    没有困难 / 有些困难 / 非常困难 / 根本不做 / 无法做到 / 拒绝回答 / 不知道

11. 您使用常用语言沟通是否有困难（如理解或被理解）？

    没有困难 / 有些困难 / 非常困难 / 根本不做 / 无法做到 / 拒绝回答 / 不知道

12. 您使用手语吗？

    是 / 否 / 拒绝回答 / 不知道

13. 您记忆或集中注意力困难吗？

    没有困难 / 有些困难 / 非常困难 / 根本不做 / 无法做到 / 拒绝回答 / 不知道

14. 您记忆或集中注意力困难，还是感觉这两方面都很困难？

    仅难以记住事情 / 仅难集中注意力 / 记住事情和集中注意力都很困难 / 拒绝回答 / 不知道

15. 您经常感到记忆困难吗？

    偶尔 / 经常 / 无时无刻 / 拒绝回答 / 不知道

16. 您在什么时候感到记忆困难？

    记忆几件事情时 / 记忆很多事情时 / 记忆几乎所有事情时 / 拒绝回答 / 不知道

17. 您在自理方面（如洗澡或穿衣）有困难吗？

    没有困难 / 有些困难 / 非常困难 / 根本不做 / 无法做到 / 拒绝回答 / 不知道

18. 将 2L 瓶装水或苏打水从腰部提至眼睛水平线处，您是否觉得困难？

    没有困难 / 有些困难 / 非常困难 / 根本不做 / 无法做到 / 拒绝回答 / 不知道

19. 您用手和手指提拿东西（如拾捡纽扣 / 铅笔这样的小物件，打开 / 关闭容器或瓶子）是否有困难？

    没有困难 / 有些困难 / 非常困难 / 根本不做 / 无法做到 / 拒绝回答 / 不知道

20. 您会因为上述情绪而服用药物吗？

    是 / 否 / 拒绝回答 / 不知道

21. 您上一次感到紧张或焦虑时的程度如何？

    有一点 / 非常 / 介于两者之间 / 拒绝回答 / 不知道

22. 您感到沮丧的频率如何？

    每天 1 次 / 每周 1 次 / 每个月 1 次 /1 年中有几次 / 从不 / 拒绝回答 / 不知道

23．您服用抑郁症药物吗？

是 / 否 / 拒绝回答 / 不知道

24．您上次感到沮丧时的程度如何？

有一点 / 非常 / 介于两者之间 / 拒绝回答 / 不知道

25．在过去 3 个月里，您感觉疼痛的频率是什么？

从不 / 有几天 / 很多天 / 每一天 / 拒绝回答 / 不知道

26．您上次感到疼痛时的程度如何？

有一点 / 非常 / 介于两者之间 / 拒绝回答 / 不知道

27．在过去 3 个月里，您感到非常疲倦或疲惫的频率是什么？

从不 / 有几天 / 很多天 / 每一天 / 拒绝回答 / 不知道

28．您上次感觉非常疲倦或疲惫持续了多长时间？

一天中的一段时间 / 一天中的大部分时间 / 整天 / 拒绝回答 / 不知道

29．您上次感到非常疲倦或疲惫时的程度如何？

有一点 / 非常 / 介于两者之间 / 拒绝回答 / 不知道

参考文献

[1]李三强，刘建波，王心．发达国家卫生服务调查历史沿革及启示[J]．武警后勤学院学报：医学版，2014（10）：884-888.

[2]龚幼龙．对发达国家健康询问调查方法的研究[J]．中国医院管理，1987（8）：17-20.

[3]游毅，何静，孔军辉．美国卫生统计调查制度综述[J]．医学与社会，2014，27（10）：16-19.

[4]National Center for Health Statistics. About the national health interview survey[EB/OL]. [2017-1-19]. https: //www.cdc.gov/nchs/nhis/about_nhis.htm.

[5]National Center for Health Statistics. NHIS data, questionnaires and related documentation[EB/OL]. [2017-1-14]. https: //www.cdc.gov/nchs/nhis/data-ques tionnaires-documentation.htm.

[6]National Center for Health Statistics. For a list of agencies providing general support to the NHIS annually[R/OL]. [2017-1-18]. https: //www.cdc.gov/nchs /data/nhis/nhis_supplements_and_sponsors.pdf.

[7]National Center for Health Statistics. Series 10. Summary health statistics reports, 1997-2012[EB/OL]. [2017-1-14]. https: //www.cdc.gov/nchs/nhis/shs_ 1997 _2012.htm.

[8]National Center for Health Statistics. How NCHS protects your privacy [EB/OL]. [2017-1-22]. https: //www.cdc.gov/nchs/about/policy/confidentiality.htm.

第五章
加拿大国家健康服务相关调查

为了全面了解国民健康状况、完善居民健康档案，为公共卫生政策的制定提供数据来源，加拿大于1974年就开始了一系列以健康为主题的全国性调查。此类调查主要由加拿大统计局组织实施，国家财政拨款，卫生部辅助，并由其他利益相关者进行协助。健康调查多为每2年进行一次，有专门的调查小组进行全年调查。根据加拿大的具体国情，调查主要包括两大部分内容：问卷调查和身体检查（包括生物样本采集）。但因每轮调查时社会需求的变化，调查内容也会随之进行调整，以保证调查内容和数据与时俱进。调查样本基本上以分层整群抽样的方法获取，分层方法是以原有行政地区分层或设立新的分层标准。入户调查或电话调查是加拿大健康调查的主要调查方式，但这两种方式基本都会使用计算机辅助方法进行信息收集，以提高信息收集和处理效率。总之，加拿大作为公共卫生工作走在世界前沿的发达国家，其进行的国家健康调查随着每轮的调整，已经逐渐趋于成熟，具有良好的借鉴意义。

一、概述

加拿大的健康调查工作起始于1974年的加拿大健康调查（Canada Health Survey，CHS），但该调查只进行了一次便停止了，此后的十多年间没有开展类似的全国性、规律性调查。直到1994年，随着全国人口健康调查（National Population Health Survey，NPHS）的开展，加拿大才开始了针对人口健康状况的一系列连续、规律、综合的健康调查。几轮调查后，全国人口健康调查相关内容被归入在2000年开始的加拿大社区健康调查（Canadian Community Health Survey，CCHS）中。截至2018年10月，加拿大社区健康调查与加拿大健康测量调查（Canadian Health Measures Survey，CHMS）同步开展。其中，加拿大社区健康调查的目的是完善加拿大健康信息系统，解决数据不完善、信息碎片化以及信息共享困难等问题。加拿大健康测量调查的目的在于为各方提供精确的健康测量数据以供研究和解决加拿大国民健康问题的需求（问卷内容详见附录5-1）。所以这两个调查是在同时期针对不同目的进行的单独调查。

截至 2018 年 10 月，加拿大开展的国家层面的健康询问调查共 4 类，调查内容全部使用英语和法语，调查的实施时间如图 5-1 所示。

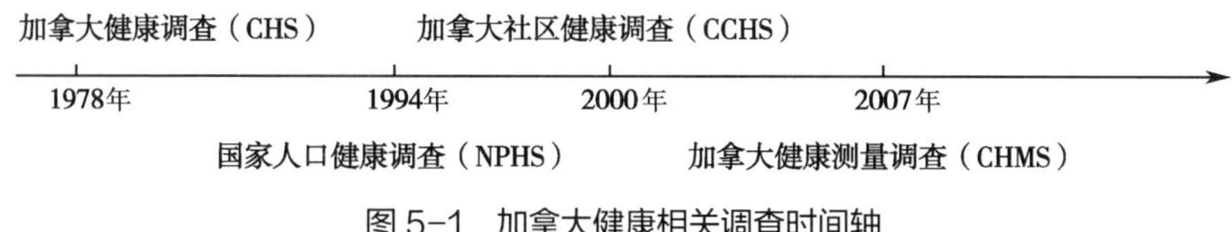

图 5-1　加拿大健康相关调查时间轴

二、加拿大健康调查

（一）加拿大健康调查（Canada Health Survey，CHS）

1. **调查背景**　加拿大最早对国民发病率的分析基本来源于健康档案的直接记录，但由于健康档案只报告了单一的数据而不是整个发病历程，所以无法评估个人的疾病负担和一些没有被社保系统囊括的问题。加拿大健康调查就是为了弥补这些不足，通过识别样本中每个人的健康状况和结果，评估疾病的影响，为计划和评价卫生政策提供必需的资料。

1974 年，加拿大健康调查被提上日程，正式调查于 1978 年 5 月从东部省份开始，同年 6 月中部省份开始调查，在 7 月覆盖全国各省，并于 1979 年 3 月停止调查。由于政府预算的缩减，该调查只进行了 1 次。

2. **调查目的**　①计划和评估健康政策和健康项目；②了解影响发病率、死亡率的主要因素；③了解社保服务的利用和花费；④了解健康风险因素的类型和主要内容。

3. **调查的组织管理**　加拿大健康调查由政府预算筹资，由加拿大统计局进行具体调查工作。数据收集工作由两组人员共同进行，访谈方面的内容由加拿大统计局收集，身体测量方面的内容由维多利亚护理慈善组织（Victoria Order of Nurse，VON）雇佣与加拿大政府组织——加拿大健康与福利部（Health and Welfare Canada）有合同关系的护士进行收集。

4. **调查内容**　加拿大健康调查的内容分为询问调查和身体测量两部分。其中，询问调查内容包括 3 个问卷：①家庭档案卡；②调查员执行问卷；③生活方式和健康问卷。身体测量内容包括身体测量问卷和血液样品检查两方面。其中，身体测量内容只在被选中的家庭中进行。调查问卷具体内容见表 5-1。

表 5-1 加拿大健康调查问卷构成

类别	问卷	基本情况	问卷内容
询问调查内容	家庭档案卡	主要用于数据收集开始之前对住宅和居住者情况的辨识	地区名称、家庭成员、住宅特征
	调查员执行问卷	需要有一个调查员进行询问收集	健康报告（活动受限、近期状况、意外或受伤、慢性病症状、听力、视力、牙齿状态）；卫生服务利用（专业医生提供，当地卫生服务、药物使用，医疗器械使用）；状态影响（失能时间）
	生活方式和健康问卷	是为敏感信息设计的，调查对象年龄要在15岁及以上	饮酒、吸烟、身体锻炼、女性预防习惯、家族疾病史、酒精依赖情况
身体测量内容	身体测量问卷	主要为体质测量，调查对象年龄要求在2岁及以上	血压、心肺适能、身高、体重、皮肤情况等
	血液样本	采集血液样本，调查对象年龄要求在3岁及以上	免疫状态、生化和微量元素水平

5. **调查方法** 加拿大健康调查涵盖的范围排除了自有领地、皇家领地、偏远地区的居民，以及加拿大劳动力调查涉及的样本人群（总体来说，这些人的数量不足加拿大总人口的 3%），实际每年调查的样本量在 40 000 人，来自 100 个地区。身体测量内容的目标人群为每年的子样本 4 200 户。

调查使用的区域抽样框架首先由各省自行划分。魁北克省和安大略省根据省级健康区域分组，并进一步将其划分为 3 个区域。这些区域又被分成 3 个层次，第一层包括在该地区的大城市，第二层包括其他主要城市，第三层主要是农村地区。

抽样时，询问调查部分的调查对象会从 100 个地区中抽取 12 000 户家庭，一个地区平均每个月的样本量为 10 户。身体测量调查对象是从 50 ~ 100 个整群中抽取 4 200 户，比例为在每个月每个整群中，10 个访问家庭里抽 7 个。

抽样结束之后，由调查员和护士进行数据收集。一个调查员或一个护士只负责一个样本人群。调查员收集整个家庭的调查员执行问卷的数据，并留下生活方式和健康问卷让调查对象自行回答，几天之后，由调查员亲自回收。当这个家庭被选中进行身体测量时，调查员会与一名护士组成一个小组进行工作，留下生活方式和健康问卷之后，小组将与调查对象约定一个时间，再次拜访并收集生活方式和健康问卷以及生物样本。

6. **调查质量控制** 收集生物样本用的所有器械都是手提、折叠便携式的，但精度都非常高。在进行调查之前，调查员都会进行仪器检查、维修或更换有问题和已经损坏的仪器。并且，在调查相关工作开始之前，为提高数据收集的准确性和客观性，调查员和护士都会进行为期 2 周的关于问卷和血液处理方面的培训。

7. **调查的具体实施要求** 由于生物样本的特殊性，对其采集和运送都有较高要求。在收集血液样本之后的 16h 内，护士会保持血液温度适宜，并迅速送至与加拿大健康调查组织机构有合作协议的当地专业实验室进行保存和检验。

（二）国家人口健康调查（National Population Health Survey，NPHS）

1. **背景**　1991 年秋季，为了减轻社保系统的经济、财政压力，满足以促进加拿大人口健康为目的的信息需求，国家健康信息委员会（National Health Information Council）提议加拿大开展关于人口健康的连续性全国调查。国家人口健康调查由家庭部分、医疗机构部分以及北部地区部分调查组成（图 5-2），收集与加拿大人口健康和社会人口相关的信息。其中，家庭部分包括横断面调查和纵向调查，纵向调查的样本包括在横断面调查中。

该调查由加拿大统计局于 1992 年 4 月开始实施，在进行 9 轮后，于 2012 年全部停止。各部分调查的具体时间与调查频率见表 5-2。

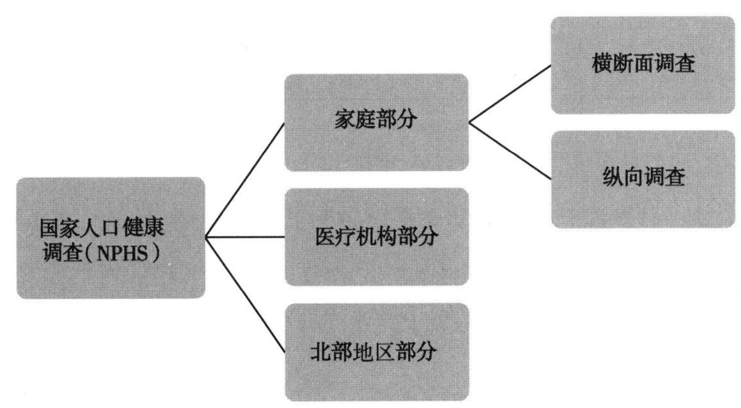

图 5-2　国家人口健康调查组成部分

表 5-2　国家人口健康调查的调查时间和频率

调查构成	开始时间	频率	截止时间
家庭部分	1994—1995年	每2年进行1次	从2000年起成为加拿大社区健康调查的一部分
医疗机构部分			在进行5轮调查后结束
北部地区部分			在进行3轮调查后中止；2000年重新开始收集数据

2. **调查目的**　①通过人口健康水平的等级、趋势和分布的评估促进公共政策的制定；②为分析研究健康决定因素提供数据；③收集对健康产生影响的经济学、社会学、人口学、职业和环境因素的数据；④增强对健康状况和卫生服务利用（包括替代医学和传统服务的利用）之间关系的理解；⑤向各省、地区和其他委托方提供进行健康调查、增补内容及样本的资格和能力；⑥整合调查数据与常规收集信息，如人口统计、环境测量、社区变

量和卫生服务利用；⑦提供特殊人群的信息，通过跟踪随访反映健康和疾病的动态过程。其中，机构部分的调查结果主要用于患病率和发病率研究，对发病率进行预测并进行人口趋势分析。调查数据供研究界和其他卫生专业人员使用。

3. **调查的组织管理** 国家人口健康调查各部分调查的问卷及数据处理均由指定部门执行，由不同机构负责收集相应的调查内容，具体见表 5-3。

表 5-3 国家人口健康调查组织实施者

调查构成	问卷编制者	数据收集者	数据处理者
家庭部分	加拿大统计局、加拿大卫生部、省级卫生厅、加拿大公共卫生部和相关学术领域的专家共同制定并批准	加拿大统计局4个地区（埃德蒙顿、斯特金福尔斯、舍布鲁克和哈利法克斯）办事处	加拿大统计局
医疗机构部分		加拿大统计局和医疗机构	
北部地区部分		育空地区（Yukon Territory）和西北地区（Northwest Territories）的统计局	

4. **调查内容** 该调查最近一次（2012 年）调查内容如下：

（1）家庭部分：调查内容主要包括基本信息和健康信息两部分。

基本信息包括：① 2 周内失能情况；②卫生服务利用；③活动限制；④慢性病状态；⑤社会人口特征，如出生地 / 移民时间、种族、语言、民族、住所改变；⑥教育；⑦劳动力，如是否参加工作、过去 4 周是否找过工作、过去参加的工作、工作描述；⑧收入；⑨食品安全；⑩社会支持。

健康部分包括：①一般健康，如睡眠、身高体重、身体影像；②营养，如水果和蔬菜的摄入量、牛奶摄入量；③疾病预防、医疗保健（家庭护理）；④限制活动；⑤慢性病症状，如食物或消化性过敏、其他过敏症状、哮喘、纤维肌痛症、关节炎或风湿病、高血压、偏头痛、慢性支气管炎或肺气肿、糖尿病、癫痫、心脏疾病、癌症、肠或胃溃疡、脑卒中后遗症、尿失禁、肠紊乱、阿尔茨海默病或其他痴呆症、青光眼、甲状腺情况；⑥健康状况，如视力、听力、语言能力、出行能力、手（手指）、感受、记忆、思考、疼痛和不适；⑦体力活动；⑧紫外线暴露；⑨受伤；⑩紧张（工作压力、自尊心）；⑪ 药物使用；⑫ 吸烟；⑬ 酒精；⑭ 精神健康。

（2）医疗机构部分：①信息确认，如是否参与过家庭部分的调查、住址是否正确等；②家属同意书；③基本信息；④健康状况（与家庭部分相同）；⑤慢性病状况；⑥活动受限；⑦吸烟；⑧酒精；⑨社会支持；⑩社会人口特征，如收入；⑪ 联系信息，包括第一联系人、第二联系人；⑫ 药物使用；⑬ 卫生服务利用。

（3）北部地区部分：调查内容包括基本情况和健康相关问题两大部分。

1）基本情况：①家庭档案变量，如常住人口中是否有人因为上学或旅行等原因不在家，是否有暂住人口，家庭成员的基本信息；②住宅相关信息，如是否是自己的住房，有几个房间，什么住房类型；③收入；④是否同意将调查数据用于分享。

2）健康相关问题：①一般健康，如自我评价、是否怀孕；②身高 / 体重；③预防行为，如高血压检查和乳腺 X 线片检查的时间、原因；④ 2 周内失能情况，包括是否住院、因病卧床天数、是否接受正规诊治等；⑤卫生服务利用，如是否在医院或护理机构和康复医院住过院、过去一年住院天数等；⑥活动受限；⑦慢性病状况；⑧吸烟；⑨饮酒；⑩酒精依赖；⑪ 体力活动；⑫ 重复伤害；⑬ 健康状况，如视力、听力、语言能力、出行能力、感受、记忆、思考、疼痛和不适；⑭ 药物使用；⑮ 精神健康；⑯ 社会人口特征，如出生地 / 移民时间、种族、使用的语言；⑰ 教育；⑱ 劳动力。

随着社会政治经济发展水平的提高，以及主要健康问题的不断变化，国家人口健康调查的内容及方法也随之改变，不断丰富更新的内容使其与时俱进，产出数据更加精确有效。具体内容见表 5-4。

表 5-4　国家人口健康调查的内容变化

调查结构	变更期	变更内容	内容提供部门
家庭部分（纵向）	2006—2007年	2次现场测试变为1次	加拿大统计局
	2010—2011年	取消现场测试	加拿大统计局
家庭部分（横断面）	1994—1995年	补充健康促进调查内容	加拿大卫生部
	1996—1997年	补充“哮喘”方面的内容	加拿大卫生部
	1998—1999年	补充“食品安全”内容	加拿大人力资源发展司
医疗机构部分	1998—1999年	由横断面研究和纵向研究结合调查变为严格的纵向研究	—
北部地区部分	1998—1999年	由横断面研究和纵向研究相结合变为横断面研究	—

5. **调查方法**

（1）目标人群：在进行调查工作之前，国家人口健康调查规定了调查的目标人群，表明此调查只在以下人群中进行抽样。

1）家庭部分：目标人群包括 1994—1995 年加拿大 10 个省份的居民，不包括居住在印第安保护区和皇家土地区域的人、在医疗机构中的人、在军队基地的全职成员以及安大略和魁北克一些偏远地区的人。

2）医疗机构部分：调查的目标人群是在选定范围内的医疗机构中居住的人，不包括家庭部分和北部地区部分已调查的人群。

3）北部地区部分：包括在育空和西北地区这两个地区私人住宅里居住的居民，排除军队基地和机构以及居住在育空地区的非政府组织（占人口的 13%）和生活在西北非常小的地区或极北部社区的人口（占人口的 4.9%）。

（2）抽样方法：确定目标人群后，使用以下方法进行样本抽取。

1）家庭部分：在魁北克省以外的其他省份中，国家人口健康调查的抽样方法参考劳动力调查（Labor Force Survey，LFS）的抽样方法，采用分层抽样进行（分整群抽样和住宅抽样两层）。而魁北克省使用的是1992—1993年欧洲社会调查（European Social Survey，ESS）的抽样方法。两种抽样方法的大致路径相同（图5-3）。

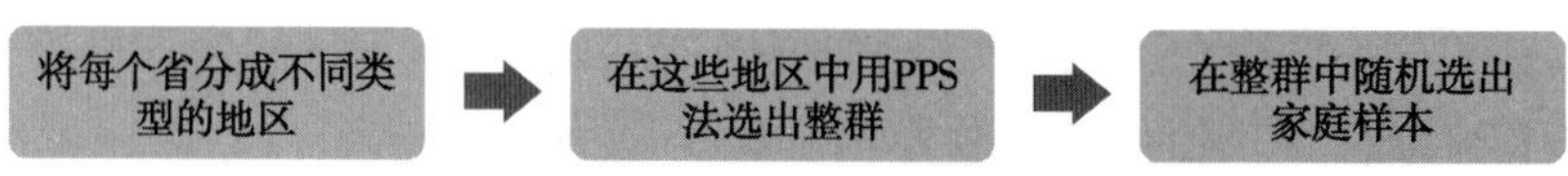

图5-3　家庭样本抽取路径

劳动力调查的抽样方法是多级分层抽样，家庭样本采用整群抽样的方法。每个省被分成3种类型的地区（主要中心城区、城区、农村地区），从而单独形成地理或社会经济分层。大多数的分层都是人口普查地区，在这些层中使用标准组群抽样法[或称按容量比例概率抽样（proportionate to population size，PPS）法]抽出6个整群。一旦样本整群的列表完成，家庭样本就能随之完成。

魁北克的国家人口健康调查样本选自参加过该省组织的卫生调查的家庭，从1992—1993年住房统计系统中得到。该抽样方法与劳动力调查的两阶段分层抽样类似，对16 010套住宅进行抽样。该省通过交叉15个卫生区和4个城市密度等级（蒙特利尔人口普查大都市区、区域首都、小城市群和农村）进行地理上的划分。在每个地区都按照社会经济特征定义整群，并使用标准组群抽样方法进行抽样。在抽取的整群样本中，按照大城市每组10个、其他地区每组20～30个的方式抽取其家庭的随机样本。确定家庭样本后，从该家庭中随机选择调查对象接受调查。

除了随机抽出的纵向样本，国家人口健康调查家庭部分的纵向研究样本中还包括国家儿童和青年纵向调查第一周期（1994—1995年）的2 022名儿童。该样本一共由17 276人组成，并且不随时间变化而进行样本更新。家庭部分的横断面研究样本除了包括国家人口健康调查家庭部分的纵向样本，还包括以下两个补充样本：①第一个补充样本包括1994—1995年人口普查范围以外，在1995—1998年出生的儿童和移民到加拿大的居民；②第二个补充样本是为了补偿自第一个周期以来的样本损耗，包含从第一周期以来的未应答家庭。

样本抽取结束以后，将进行数据收集工作，国家人口健康调查的数据收集工作遵循以下步骤：①在每个周期的调查工作开始之前，国家人口健康调查样本中的每个人都会收到一封告知开始数据收集的邮件和一本小册子，包括调查的相关信息和调查数据将呈现的结果。②数据收集一般采用电话询问的方式，用计算机辅助个人访谈（CAPI）程序辅助收集。当调查对象没有电话时，将对其进行面对面询问。平均询问时间为每个家庭1h，一般健康问题允许由家庭成员代为回答。对12岁以下调查对象的询问只能由代理者回答。对12岁及以上调查对象的询问只有在其生病或失能的情况下才能由代理人代答。

2）医疗机构部分：样本通过两个层次选择。首先选择医疗机构，然后从医疗机构中选出个体。基本流程见图 5-4。医疗机构（长期且至少有 4 张床）列表是综合加拿大卫生信息研究所收集的家庭护理机构清单以及加拿大统计局的卫生部门存档的医院清单信息获得的。该列表最初按地理区域（地理层）分层，随后按机构类型（特征层）和床数（规模层）分层。其中，地理层分为 5 个层次：大西洋省、魁北克省、安大略省、草原省份和不列颠哥伦比亚省。再从每个地理层中定义特征层：①养老机构，包括家庭护理、老年人长期护理医院；②精神卫生机构，包括情绪失常儿童专业治疗机构、精神缺陷和发育迟缓人群专业治疗机构；③其他康复机构，包括康复、儿科等专科医院，长期保健及综合性医院和为残障人士设置的机构。

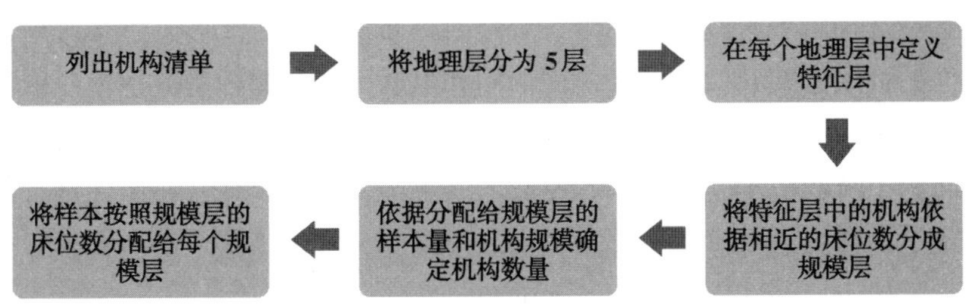

图 5-4　机构内容调查样本抽取方法

在每个特征层里，各机构根据相近的床位数分组成规模层，而规模层的数量是依据该特征层总床位数决定的。一旦规模层的数量确定，就可以根据床位数和累计平方根法则，确定不同规模层的边界。

在该调查中，机构的数量是从规模层中选择出来的，这取决于分配给这一规模层的样本量以及在层级里的机构规模（机构规模取决于长期床位数）。在由较大机构组成的层级中，每个机构选择出的居民样本量会更大一些，这样可以减少应访问的机构数量。一旦每一个规模层中被选择的机构数量确定，系统性机构样本即从层级列表中按照 PPS 法选择。机构确定后，即可选择机构中的居民。共有 2 600 个居民的样本，按每层的床位数分配给规模层。若某个规模层的初始样本少于 30 个居民，其样本量将被增加到 30 个居民。

调查对象样本是指第一轮横断面调查样本以及国家人口健康调查医疗机构部分的纵向调查样本。在每轮横断面调查后，会开展纵向调查，纵向调查不会添加额外的采样单元。

在医疗机构中的样本选出之后，按照以下步骤进行数据收集：①在收集数据之前，所有机构都会收到一封介绍信，然后上级调查员通过电话联系安排调查员和机构管理员之间的会议。②在这次联络访问期间，调查员会对该机构的政策进行一次简短的问卷调查。机构的管理员或机构内的联系人将确定哪些被选定的居民由于疾病或失能而需要代理访谈。代理应答者可以是该机构工作人员、志愿者或需代理居民的亲属。③在获得亲属的姓名和电话号码后，调查员会通过电话与其联系，给他 / 她完成这次调查的选项——由他们自己

（优先）或专业工作人员帮助完成。④国家人口健康调查中，机构部分问题是通过个人询问（面对面），使用纸和铅笔进行调查。当无法亲自访谈代理人时，可以进行电话访谈。

3）北部地区部分：是一个纵向设计（longitudinal design）的抽样调查。育空地区和西北地区家庭部分的抽样设计，在每层中都有独立样本选择过程的分层设计。

育空地区前2层家庭样本的选择使用随机拨号（random digit dialing，RDD）选择法，即在每层中的住宅电话中产生一个简单随机样本（抽中的不放回）。育空地区其余3层和西北地区每层的家庭样本是从每个社区的地址列表中使用简单随机抽样法抽取出来的。选择家庭样本是抽样设计的第一阶段。

抽样设计的第二个阶段是在每一个国家人口健康调查的家庭被选择后，再有一个人被纵向小组随机选出。家庭里的每一个人都有相同概率被选中。将印有随机数字的标签贴在问卷上，调查员选择这个家庭里的一个人，然后开始访谈。

北部地区的询问方式有两种：面对面询问和电话询问。具体方式的使用取决于受访家庭的位置，在城市中的家庭将通过电话进行询问，而偏远地区的家庭则需要调查员亲自拜访进行调查。为了节约成本，在对所有家庭的调查中，家庭全体成员的信息都由调查时在家的人员提供。这种方法也被称为代理人询问。在北方偏远地区，会雇佣翻译人员协助调查，尽量减少由于语言问题而导致的无法询问。

各个调查具体样本量详见表5-5。其中，国家人口健康调查家庭部分的纵向调查样本包括1994—1995年所有年龄的17 276人，这些人将每两年接受一次采访，并且样本内人群不随时间的变化而改变。

表5-5　国家人口健康调查样本量

调查类别	家庭部分调查样本量		医疗机构部分调查样本量	北部地区部分调查样本量
	横断面调查样本量	纵向调查样本量		
第一轮	58 439	17 276	2 287	17 626
第二轮	210 337	17 276	2 192	73 402
第三轮	49 046	17 276	2 178	15 249

6. **调查质量控制**

（1）调查员培训：该调查的调查员是受加拿大统计局雇用和培训的雇员，使用计算机辅助访谈（CAI）进行调查。其中，大多数调查员参与过劳动力调查（labor force survey），有丰富的调查经验。在每个调查周期开始之前，调查员会参加一次培训课程，并收到指导手册作为参考工具。

（2）信息采集系统控制：国家人口健康调查数据使用计算机辅助调查系统收集。该系统确保所有的问题输入都是恰当的。计算机辅助调查应用程序在内部进行了广泛测试，以便识别程序流程和文本中的任何错误。此外，在每个循环中，都会进行现场测试。这些测试的主要目的是观察调查对象对调查的反应、获得各部分的时间估计、研究反应率和测试反馈问题，还对现场操作和程序、调查员培训和计算机辅助调查（如计算机上的问卷）进行测试。应用测试是一项持续性操作，会直到开始收集调查。

（3）降低拒访率：为了降低拒访率，调查员要进行一切合理尝试以获得对纵向调查对象的采访。首先，调查员会多次致电，尝试接触调查对象，并利用之前调查周期收集的信息（最终地址和电话号码，调查对象所提供的一个或两个联系人的姓名和地址、本地电话目录和目录帮助等）以减少拒访者的数量。其次，区域办事处会致函拒绝参加的调查对象，强调调查及其参与的重要性。在必要时，调查员会登门拜访调查对象。最后，拒绝调查的样本会被高级调查员继续跟进，若依然不成功，这个样本会被移交给在追踪答复者方面受过专门训练的调查员。但如果该样本搬离加拿大或美国，跟踪将不会继续进行。

（三）加拿大社区健康调查（Canadian Community Health Survey，CCHS）

1. **调查背景**　1991 年，国家卫生信息工作组提出了卫生信息系统存在的主要问题，包括数据碎片化、数据不完整、数据共享困难、数据不能最大限度挖掘分析、研究的结果不能被公众获得且利用。为了解决这些问题，加拿大卫生信息研究所（Canada Institute for Health Information，CIHI）、加拿大统计局和加拿大卫生部联合设计了国家健康信息发展规划。这次合作的一个主要成就是加拿大社区健康调查的启动。

加拿大社区健康调查是一项横断面调查，主要收集加拿大人群的健康状况、卫生服务利用和健康决定因素方面信息。调查使用加拿大官方语言（英语和法语）进行。为使每两年即能提供区域健康水平的可靠估计，加拿大社区健康调查的样本量非常大，其中包括之前的国家人口健康调查中的北部地区部分健康调查。该调查于 2001 开始全年收集数据，在 2005 年之前每两年调查一次。从 2007 年开始，该调查的周期改为一年一次。

2. **调查目的**　加拿大社区健康调查收集到的数据主要为健康监控和人口健康研究。加拿大的联邦政府和各省健康和人力资源部门、社会服务机构和其他类型政府机构利用这些信息为公共政策的制定提供数据支持。各个领域的专家利用这些信息做专业研究，以促进加拿大人的健康。非营利性的卫生组织和媒体用这些结果提升加拿大国民的健康意识以及对健康问题的重视。

具体目的可以总结为以下几点：①通过提供全国、省级和省内范围的健康数据支持卫生监测方案的制订；②为健康研究提供小众人群和稀有特征人群的单一数据来源；③及时发布信息，社区用户获取便利；④研究开发敏感的测量调查工具及方式。

3. **调查的组织管理**　加拿大社区健康调查由加拿大卫生信息研究所与加拿大卫生部联合设计，问卷中的每个内容都由加拿大统计局、其他联邦和各省级部门以及学术领域的专家合作而成。数据的收集和统计工作都由加拿大统计局完成。

4. **调查内容**　加拿大社区健康调查的内容包括 4 个部分：①核心内容要求所有应答者回答，内容随着时间推移保持稳定不变；②主题内容要求所有应答者回答 1 年或 2 年，并每年替换；③选择性内容是由地方和区域利益相关者根据当地健康状况灵活选择，仅在选择了这个模块的地区和省份使用，是为每个省自己的数据需求而设计的；④快速应答内容是在一个回收周期（3个月）内，在等待进行正式调查时间里，调查员会调查生活在这10个省的所有回应者快速应答问题的内容。调查结果可以提供给那些对新的国家级评价感兴趣或与人口健康相关的具体措施感兴趣的组织。

由于加拿大社区健康调查问卷中的问题都是为计算机辅助调查而设计的，所以问题的逻辑流程被编程成为问卷中的一部分。其中包括具体说明答案需要的类型，最大、最小值，在线编辑问题和如果问题未被回答的解决办法。

问卷中的问题内容除了前面所提到的国家人口健康调查内容中的慢性病状况、基本信息、吸烟饮酒等通用问题外，还包括卫生服务满意度，卫生服务资源，卫生服务利用，卫生服务的获取，家庭照顾服务，乳腺和直肠的影像，牙齿检查，预防疾病行为调查，行车安全，母亲的经历（吸烟、饮酒、哺乳）等问题。

随着调查的逐渐深入，加拿大社区健康调查逐步收入了多个调查，并更新了调查方法，扩大了样本量，具体见表5-6。

表5-6　加拿大社区健康调查变化内容

参考变化期	变化内容
2000年	调查将国家人口健康调查北部地区部分和家庭部分包括在内
2003年	调查将卫生服务准入调查包括在内
2009年	问卷中删除主题内容
2011年	问卷中加入家庭收入部分
2012年	抽样方法中加入随机数字拨号和电话列表框进行辅助
2013年	在努纳武特地区，样本人群覆盖面从71%扩大到92%
2015年	考虑审查抽样方法，采用新的样本框架，增加新内容和目标人群

5. **调查方法**　加拿大社区健康调查的目标人群主要为居住在10个省和3个地区的12岁及以上人群。排除了其他省内土著居民、皇家领地居民、加拿大军队的全职军人和生活在魁北克建康地区的人。被排除的人口数所占比例不到全国12岁及以上人口数的3%。

在加拿大北方，社区健康调查的框架覆盖了育空地区92%的人口，西北地区96%的人口，努纳武特地区92%的人口。在努纳武特地区，从2013年开始，覆盖范围扩大到92%的目标人群。在2013年之前，全国的覆盖范围为71%的目标人群，因为这个调查仅覆盖了加拿大最大的10个地区。

2001年、2003年和2005年，样本量大概为130 000人（18岁及以上120 000名，12～17岁10 000名）；从2007年开始，样本量变为6 500人（调查频率改为一年一次）。

加拿大社区健康调查使用多层样本分配方法，向卫生区域和各省提供相对公平的样本分布。对于每个年龄组（18 岁及以上为一组，12 ~ 17 岁为一组）的样本，首先根据其各自人口的规模，在各省之间使用 0.75 的权重系数分配；然后在每个省的样本中，根据每个卫生区域中人口的规模，使用 0.35 的权重系数分配每个卫生区域的样本。

该调查样本使用两种不同的抽样框架进行选择：区域框架和加拿大儿童税收福利计划（Canada child tax benefit，CCTB）框架。使用区域框架选择家庭样本中 18 岁及以上的人口。在使用此框架收集数据时，调查员基于年龄和家庭构成列出住所所有成员，使用各种选择概率来自动选择家庭中年龄为 18 岁及以上的人。加拿大儿童税收福利计划框架用于 12 ~ 17 岁人群抽样。在家庭中选择一个儿童完成调查。加拿大社区健康调查都是用计算机辅助询问进行的。对于至少有一个电话的样本，用电脑辅助电话调查（CATI）进行数据收集；对于没有电话的样本，则由调查员亲自调查，采用电脑辅助个人调查。

6. **调查的质量控制** 采用不同方法测试新模块和修订内容。定性测试采用个人认知询问法或焦点小组（focus groups）讨论措辞和概念是否恰当。用来收集数据的计算机应用程序也会在每次变动之前进行大范围的内部检测。

7. **调查的伦理学问题** 加拿大社区健康调查在对调查对象进行调查之前，会让他们了解调查的大致内容和目的，以及调查结果的公开和使用途径，并在充分了解上述内容后选择是否同意接受调查并签署知情同意，然后才开始相关调查。

（四）加拿大健康测量调查（Canadian Health Measures Survey，CHMS）

1. **调查背景** 政策制定者、省级卫生部以及来自诸多领域的卫生学者和专家认为需要一个全国性、综合、精确的健康测量数据资源，协助他们应对加拿大人的健康需求。因此，他们启动了一个直接测量健康的调查来解决加拿大健康信息系统长期存在的局限性，这就是每两年进行一次的加拿大健康测量调查。该调查于 2007 年开始，目前已开展 6 次（第六次调查时间为 2018 年 3 月—2019 年 11 月）。

2. **调查目的** 该调查所有有价值的信息将用于国家制定主要处理健康问题（肥胖、高血压、心血管疾病、传染病暴露、环境污染物暴露）相关基线数据。此外，这个调查提供了加拿大确诊和未确诊的患者信息，以确认疾病风险因素和健康状况之间的关系，发现新的公共卫生问题。

3. **调查的组织管理** 2003 年，加拿大卫生部和加拿大公共卫生署资助加拿大统计局开展调查，作为延伸健康信息规划首创性工作的一部分，并获得联邦政府预算资助。具体的数据收集和整理及发布主要由加拿大统计局负责。

4. **调查内容** 加拿大健康测量调查的内容主要包括以下问卷内容：

（1）家庭问卷（household questionnaire）：内容由利益相关部门（加拿大卫生部、加拿大公共卫生局）以及各种咨询委员会的专家共同商定。在定稿之前会进行面对面的定性调查，特别是对于新增加的内容。

1）具体内容：①调查介绍；②基本信息，包括年龄、性别、住址、电话号码等；

③住宅状况，包括产权、租赁或购买、是否需要维修、房间总数；④花名册（包括常规名册、临时名册）介绍；⑤教育程度；⑥入伍相关信息。

2）个人提供信息：①健康状况自我评价；②怀孕信息；③慢性病状况；④家族药物史；⑤痰；⑥肝炎；⑦药物使用；⑧身高 / 体重；⑨食品消费；⑩体力活动；⑪ 兴趣爱好。

3）请家长离开后单独询问孩子：①吸烟；②饮酒；③性行为；④非法使用毒品。

4）请孩子离开后单独询问家长：①怀孕信息；②出生信息；③母乳喂养信息。

5）调查员询问信息：①劳动力；②社会人口学特征；③教育；④收入；⑤自来水；⑥二手烟吸入。

（2）临床问卷（clinic questionnaire）：内容的确定经过多次包括应答者和工作人员在内的大范围、综合性讨论。每一次修订都会在移动检测中心（mobile examination center，MEC）进行评估。数据的数量与质量也会被评估。

临床问卷包括一系列调查对象自己回答的问题，如家庭问卷中的问题。在移动检测中心涉及的问题包括药品的使用、自来水、听力、采光、室内空气、海产品消费。此外，临床问卷也会包括引导语、说明等内容，使调查对象能够知晓在移动检测中心中要做的一些检查。具体测量内容见表 5-7。

表 5-7　临床问卷测量内容

测量项目	测量内容
体格测量	人体测量学：立高、坐高、体重、腰围、臀围 心血管和骨骼健康：休息时的心率和血压、双手握力 体力活动：加速度测量（跑步） 听力：听力测定、鼓室测量、耳镜检查、声导抗测试
血液检查	营养状况：如叶酸、维生素D 糖尿病：如糖化血红蛋白A1c 心血管健康：血脂检查、红细胞、脂肪酸 环境暴露：丙烯酰胺 污染物标记：肝炎
尿样检测	肾脏健康：肌酸酐 环境暴露：可替宁、农药 营养状况：碘、维生素C
室内空气监测	环境暴露：挥发性有机化合物
自来水	环境暴露：氯、挥发性有机化合物

随着社会关注的健康问题不断变化，加拿大健康测量调查的内容有所增减。2009 年 8 月—2011 年 11 月，调查的目标人群年龄由 6 ~ 79 岁扩展为 3 ~ 79 岁。2014 年 1 月—2015 年 12 月，家庭问卷中删除 HPV 和巴氏涂片问题，临床问卷加入呼出气体一氧化碳的测量。

5. **调查方法**　将调查对象定为在 10 个省份居住的 3 ～ 79 岁人群，但排除调查省份中的土著居民、军队的全职军人、偏远地区居民，3 个北部地区（育空地区、西北地区、努纳武特地区）被排除的人群大概占目标人群的 4%。

（1）抽样方法：调查采用横断面分层抽样方法，即在一个样本收集站点，收集 3 个层次的样本，包含每个被选中家庭的 1 ～ 2 个人，详见图 5–6。

第一层为在城市半径 50km 范围内、在农村半径 75km 范围内的地区。收集站点被分到加拿大的 5 个地区：大西洋省（2 个站点）、魁北克省（4 个站点）、安大略省（6 个站点）、大草原地区（2 个站点）和不列颠哥伦比亚省（2 个站点）。在每个调查地区，站点的数量是根据地区的大小和人口数量，以及是否属于一个人口普查的大区域决定的。采用系统抽样法随机抽样，样本大小与区域大小和站点的人口成比例。

第二层为家庭。临床调查的样本量目标是 5 700 个应答者，每个收集站点大概收集 356 人的信息。为了达到每个站点的样本量目标，会用加拿大健康测量调查和加拿大社区健康调查之前的应答率进行样本量的计算。加拿大健康测量调查和加拿大社区健康调查的样本被用于计算：①一个家庭是否有资格入选加拿大健康测量调查的期望概率（资格率）；②家庭花名册中的人完成的期望概率（花名册概率）；③被选中的人回答家庭问卷的期望概率（问卷回应率）。最后，利用之前从加拿大健康测量调查站点得到的概率，计算问卷的回应期望概率，其中包括临床问卷。由于不同收集站点的应答率不同，为方便后期的问卷审核及处理，将每个收集站点按应答率进行分类。

第三层为个人。家庭中的人被分为 3 ～ 11 岁和 12 ～ 79 岁 2 个年龄组。家庭访问者联系被抽中的样本家庭，完成家庭花名册的确定工作。花名册内容包括在这个家庭居住的人的相关信息，如年龄、性别以及是否为加拿大军队的全职军人。计算机应用程序将利用这些信息随机选择一个或两个人参加接下来的内容调查，包括问卷和临床检查。家庭构成决定被选择的人数：①如果家里有一名 3 ～ 11 岁儿童，则除了该儿童外，还需要选择两名 12 ～ 79 岁的人辅助完成问卷填答；②如果家里有两名 3 ～ 11 岁儿童，那么只选择一名 12 ～ 79 岁的人辅助完成问卷填答即可；③如果家里没有人被选上，那么将不从这个家庭中进行抽样。计算机应用程序会给家庭花名册里每一个有资格的成员分配一个抽样系数（sampling factor），用于决定选择概率。每个个体被分配的抽样系数取决于他们的年龄段、性别以及在组间的变化因素（类似于在问卷录入之前的编码），这样能更好地实现临床分析不同性别、各年龄段的目的。

用上面所描述的抽样方法，每个站点被选中的平均人数为 513 人（最多 559 人，最少 432 人）（图 5–5）。

（2）数据收集：在样本抽取结束之后，依次通过询问和身体检查来收集数据。其中，个人询问使用计算机辅助调查法，身体检查则要调查对象自己去专门为加拿大健康测量调查设计的移动检测中心进行。

1）时间：调查小组会在 2 年之内去 7 个省内的 16 个站点收集数据。按照行程安排，

将收集站点按地区大小分配给加拿大的五个地区
根据CHMS和CCHS之前的应答率计算每个地区的样本家庭和数量
做样本家庭的花名册
为家庭成员按照性别和年龄编码
电脑随机抽取

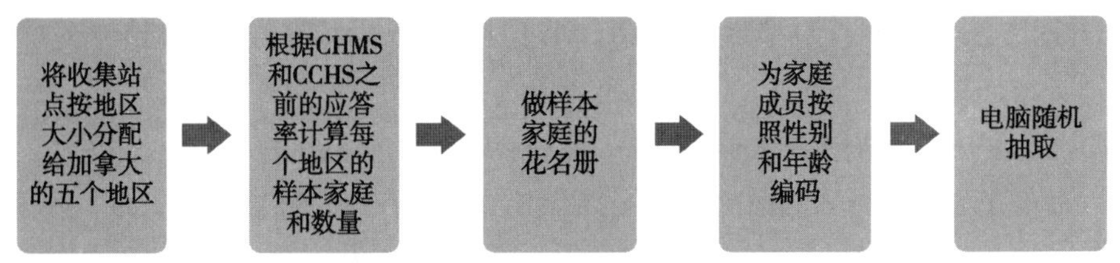

图 5-5　加拿大健康测量调查抽样方法

每个地区的调查时间都在为期 2 年的数据收集周期内，分布在各季节，这样在某种程度上会减少工作人员和调查器具在站点之间的移动。MEC 要在每个站点停留 5 ~ 7 周，直接收集大概 350 个回应者的检查信息。

2）步骤：加拿大健康测量调查数据收集的具体流程详见图 5-6。

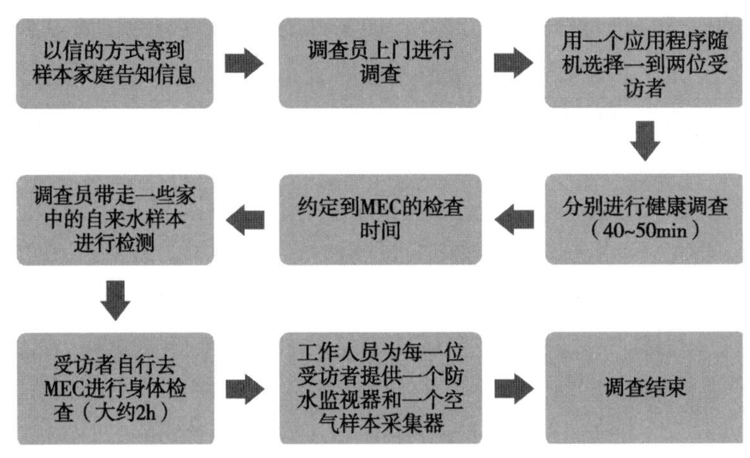

图 5-6　加拿大健康测量调查的数据收集流程

3）移动检测中心（MEC）：在加拿大，移动检测中心在健康和营养调查中成功运用了很多年。它由 3 个拖车组成，拖车之间由徒步通道连接。其中第一个拖车负责管理和接待，第二个拖车是实验室和身体检查的地方，第三个拖车是身体检查的房间。

14 岁以下的儿童必须由父母一方或一个法定监护人带着去移动检测中心，并要签署书面同意书。在离开移动检测中心之前，每个调查对象会被提供一个防水的检测装置，需佩戴 1 周，甚至在游泳和洗澡的时候都要戴着，除了睡觉的时候，该装置不需要佩戴者做任何事情就能自动检测其身体健康状况。每个调查对象在离开移动检测中心之后的 1 周，还会被要求在家里放置一个空气样本采集器（一个小的圆柱体装置），进行二次抽样，这是为了帮助制定室内 80 种可挥发性化合物的国家标准。

6. **调查质量控制**　加拿大健康测量调查的一个特点就是从家庭采访、身体测量及实验室结果这 3 个不同的方面收集数据。这 3 个方面的结果相互印证。

7. **调查的伦理学问题**　参与调查前，调查对象会被要求签署知情同意书，内容包括：是否同意储存调查对象（包括本人及家人）的血液、尿液、DNA 样本，并允许未来的健康研究提取这些生物样本；发送电子邮件至加拿大统计局官方邮件地址，提供个人信息及就诊详细信息；同时可在生物银行官网找到已获批使用加拿大健康测量调查生物样本库研究的详细资料。

作为加拿大健康测量调查的一部分，血液、尿液和 DNA 样本（生物样本）由调查对象自愿提供。经调查对象同意，这些样本会被储存在位于温尼伯的国家微生物实验室的加拿大健康测量调查生物库中，用于未来的健康研究。加拿大健康测量调查工作小组与加拿大卫生部、加拿大公共卫生局的研究伦理理事会以及加拿大隐私委员办公室（Office of the Privacy Commissioner of Canada）紧密合作，对调查对象的生物样本进行隐私事宜的处理并采取恰当的实验室程序。

三、小结

（一）调查的组织管理实施方式

1. **关注调查实施过程中的沟通与保护隐私**　加拿大国家健康调查在组织管理方式上关注调查前的沟通，在进行数据收集之前，会提前发一封信或电子邮件提醒调查对象，便于其提前知道调查情况，提高受访率；并且在进行问卷调查过程中非常注重隐私保护，在询问隐私问题时注意无关人员回避，以保护调查对象的隐私。例如，调查儿童时会要求父母回避，调查父母时会要求子女回避。

2. **调查员的专业素质与严格培训**　加拿大统计局作为专门的统计部门，安排专门的调查员进行每一次健康调查（这些调查员是加拿大统计局的正式职员，具有较高的专业素质）；通过招募、培训专业素质较高的统计局正式职员作为调查员，以保证调查数据的质量；在每一次健康调查开始之前，对调查员进行培训，并给每一位调查员提供一本使用手册进行学习。这些措施能够从调查员这方面提高数据的准确性。

另外，加拿大统计局还通过追踪、致函拒访人群，向其解释参与调查的重要性，促使拒访人员重新加入调查，提高调查的参与率，使获取的调查数据更具代表性。

（二）调查内容

1. **增加生物样本的采集**　在调查内容上，注重生物样本的采集，以评估健康状况、潜在危险因素以及疾病。从最初的加拿大健康调查收集血液样本开始，发展到加拿大健康测量调查中的自来水、空气样本收集，以及直接对调查对象进行各方面健康检查。生物样本的采集一直是加拿大健康询问调查中必不可少的一部分，因为它能够直接、精确地对人们的身体状况进行评价，也有助于发现居民未发现的潜在危险因素和疾病。

2. **问卷的多样化** 通过观察加拿大的历次健康调查可以发现：在问卷的设计方面，会有多个独立部分或使用多个问卷进行调查，如家庭部分和临床部分中的核心内容、主题内容、选择性内容等，调查内容极为丰富并且灵活；在问题的设置方面也非常细致，如在询问一般健康信息时会涉及精神状态、压力，在询问慢性病时几乎包含了所有发病率较高的病种等。对问卷内容细致分类，可适应对不同人群调查的需要。

（三）调查方法

1. **样本的设计与方法** 加拿大健康询问调查注重横、纵调查相结合，以获取纵向连续数据监测结果。各项调查中基本都包含有纵向调查，或横断面研究样本中包含纵向调查样本。这种样本设计能够得到纵向连续数据监测结果，在对健康状况的监测和相关卫生政策的制定方面，纵向连续数据比独立的横断面数据更有学术价值。

2. **拒访率的降低** 不论在哪个国家进行调查工作，都会面临同一个问题，就是一部分样本人群拒绝接受调查。虽然不能使所有拒访人群接受调查，但可以采取一定的方法和技巧，减少拒访人数，保证完成调查需要的样本量。加拿大统计局在应对这个问题时，派出了有丰富经验的高级调查员进行追踪，并致函拒访人群，使其了解调查和参与调查的重要性，通过多种方法使一部分拒访人员重新加入调查样本人群。

（四）调查结果的分享与应用

加拿大统计局的官网上公布加拿大国家级健康调查的所有有效数据，包括详细的调查方法、内容、质控、问题编码、数据分析方法等。最重要的是，加拿大统计局将所有调查结果都详细地公布在其官网上，甚至包括每一道题的应答率、样本具体分布情况、得分情况等，调查数据可及性非常好。并且在调查目的中，加拿大统计局也明确标注了此调查是为各界学者进行学术研究提供详细数据。在调查结束后，加拿大统计局主动公布国家级健康调查的所有有效数据，以便于各界学者进行学术研究。

附录 5-1

加拿大健康测量调查问卷

一级目录	二级目录	问题内容
基本信息登记	调查前联系	您在之前是否被联系过要做这个调查？ （若选择否，结束调查）
	偏好语言	您倾向于讲英语、法语还是其他语言？ ①英语；②法语；③中文；④意大利语；⑤旁遮普语；⑥西班牙语；⑦葡萄牙语；⑧波兰语；⑨德语；⑩越南语；⑪阿拉伯语；⑫塔加路语；⑬希腊语；⑭泰语；⑮克里语；⑯阿富汗语；⑰广东话；⑱北印度语；⑲普通话；⑳波斯语……（30种语言）
	调查介绍	本调查的主要目标之一是收集信息以帮助改善加拿大的卫生计划和服务，但您的资料也会被加拿大统计局用于其他统计和研究。 本调查将收集加拿大国民的健康习惯和健康信息。调查的第一部分包括健康相关问题询问；第二部分涉及流动诊所直接进行身体检查，如血压、身高和体重、听力测试等。 您的答案是在《统计法》的授权下收集的，我们将严格保密。虽然参与是自愿的，但为确保在此收集的调查信息尽可能准确和全面，您的合作非常重要。
	确认所列地址	1．输入省份编码。 2．输入街道编码。 3．输入公寓编码。 4．输入城市、城镇、乡村或自治区。 5．输入邮政编码。
	检查邮箱地址	1．下列依然是您的邮箱地址吗？ 2．如果不是，请输入您的邮箱地址。
	确认电话号码	1．我需要确认您的电话号码，以下是您的电话号码吗？ 2．如果不是，请输入您的电话号码。

续表

一级目录	二级目录	问题内容
基本信息登记	住宅	1. 调查员：请选择您的住宅类型。 ①单间；②双人间；③露台；④双层公寓套房；⑤低层公寓（少于5层楼）或平层；⑥高层公寓（5层或更高层楼）；⑦公共机构；⑧酒店、出租房间/露营；⑨移动房间；⑩其他（指定） 2. 您的房子里目前一共住了多少人？
	最小居住单元	1. 请问这个房子的所有权情况是怎样的？ ①房子所有权是您或家庭其他某个成员（即使仍在还贷中）；②房子是租的（租金是付现金或刷卡） 2. 这个房子是否需要修葺？ ①不，只需要一些普通的维护（涂装、清洗炉灶等）；②需要轻微修复（缺少地板、砖块或瓦片、栏杆或侧墙板等）；③需要重点修复（管道或电路有缺陷、修整墙、地板或天花板的结构等）
	房间的数量	在这个房子里一共有多少卧室？
	花名册的介绍	接下来我们会问一些关于您家里居住的人的具体情况。 1. 是否有人在这里暂住？ 2. 是否有人住在这里但是现在去了学校、住院或其他地方？
	常住名册	请说出常住这里的人的姓名。
	暂住名册	请说出暂住在这里的人的姓名。
	人口简介	接下来我们会询问您所有家庭成员的人口学信息。
	确认年龄	请问 ____（家庭成员）的出生日期是什么？ （____ 年 ____ 月 ____ 日）
	性别	请问 ____（家庭成员）的性别是什么？
	确认婚姻状况	[以下问题询问大于16岁的家庭成员。] 请问 ____（家庭成员）的婚姻状况如何？
	教育程度	1. ____（家庭成员）在中学时的最高年级是几年级？ ① 8年级或更低；② 9 ~ 10年级；③ 11 ~ 13年级 2. ____（家庭成员）是否完成了高中或同等学历学业？ 3. ____（家庭成员）是否从某教育机构收到过其他正规的证书、学位或文凭？

续表

一级目录	二级目录	问题内容
基本信息登记	教育程度	4. ____（家庭成员）所获得的最高级别的证书、学位或文凭是什么？ ①比高中还要低级别的毕业证；②高中毕业证或与高中同等级别的学历证书；③社区学院或职业技术学院学位；④专科院校普通职业技术学院或其他非综合大学的学位证书；⑤低于学士学位的综合大学毕业证；⑥学士学位毕业证；⑦综合大学里高于学士学位的毕业证书
	参军和服役调查	[下面两个问题询问大于 15 岁但小于 65 岁的家庭成员。] 1. ____（家庭成员）是否在加拿大部队当全职军人？ 2. 请问您与这名军人的关系是什么？ ①夫妻；②同居伴侣；③父母（亲生、继父母、收养关系）；④子女（亲生、继子女、收养关系）；⑤兄弟 / 姐妹（亲生、同父异母 / 同母异父、继父母与前妻 / 夫生的孩子）；⑥养父 / 母；⑦养子 / 女；⑧祖父 / 母；⑨孙子 / 女；⑩姻亲；⑪ 其他关系；⑫ 没有关系
一般健康信息	—	1. 一般来说，您认为自己的健康状况怎么样？ 2. 和一年前相比，您认为您现在的健康状况怎么样？ 3. 请您在刻度尺上标记对现在生活的评价（0 表示非常不好，10 表示非常好）。您觉得您的生活状态怎么样？ 4. 一般情况下，您觉得您的精神状态怎么样？ 5. 想一下您生活中的压力，您会认为大多数的时间您是怎样的？ 6. 在过去 12 个月里，您是否在工作或做生意？ 7. 您认为您工作 / 做生意时有压力吗？ ①一点压力都没有；②不是很有压力；③有一些压力；④有相当大的压力；⑤有极大的压力 8. 您认为您所在的这个社区怎么样？ 9. 您认为您的生活质量怎么样？ 10. 您是否有家庭医生？
怀孕	—	[在了解一个人的健康状况时，知道她是否怀孕很重要。] 您怀孕了吗？
慢性病情况	—	1. 您是否患有哮喘？ 2. 您被确诊哮喘时的年龄是多少？ 3. 您在过去 12 个月里是否有出现过哮喘症状？

续表

一级目录	二级目录	问题内容
慢性病情况	—	4. 您是否患有纤维肌痛症? 5. 您是否患有关节炎? 6. 您患的是哪种类型的关节炎? 7. 您有脊背方面的问题吗（排除纤维肌痛症 / 关节炎）? 8. 您是否患有骨质疏松症? 9. 您是否患有高血压? 10. 在过去 1 个月里您是否服用过治疗高血压的药物? 11. 您是否测量过血液中的胆固醇含量? 12. 您是否被专业的医务人员告知过胆固醇偏高? 请注意，我们只想知道您被专业医生确诊的疾病。 13. 您是否患有支气管炎? 14. 您第一次被确诊支气管炎时的年龄是多少? 15. 您是否患有慢性阻塞性肺疾病? 16. 您第一次被确诊慢性阻塞性肺疾病时的年龄是多少? 17. 您是否患有糖尿病? 18. 您患的是什么类型的糖尿病? 19. 您第一次被确诊糖尿病时的年龄是多少? 20. 您是否患有心脏方面的疾病? 21. 第一次被确诊为心脏病时的年龄是多少? 22. 是否有专业的医务人员告诉您您患有心脏病? 23. 您是否患有癌症? 24. 您是否被诊断了癌症? 25. 您第一次被确诊癌症是什么时候? 26. 您患的是什么类型的癌症? 27. 您是否经历过脑卒中? 28. 您是否患有甲状腺疾病? 29. 您是否有过情绪失调，如情绪低落、躁郁症、狂躁症、抑郁症? 30. 您是否患有饮食失调症，如厌食症或暴食症? 31. 您是否发生过肾功能损害或疾病? 32. 您是否患过肝脏或胆囊疾病? 33. 您患的是什么类型的肝脏或胆囊疾病?

续表

一级目录	二级目录	问题内容
慢性病情况	—	34. 您是否患有肝炎？ 35. 您患的是什么类型的肝炎？ 36. 专业医务人员是否告知您患有发育性疾病（可能包括唐氏综合征、孤独症、阿斯佩格综合征、出生时缺氧造成的神经损伤）？ 37. 您是否有注意力缺陷？ 38. 您是否有听力障碍？ 39. 您是否患有长期精神疾病并且被专业医务人员确诊过？
家族药物史	—	1. 您是否有直系亲属曾被确诊心脏疾病？ 2. 您的直系亲属第一次被确诊心脏疾病时的年龄是什么？ 3. 您是否有直系亲属发生过脑卒中？ 4. 您的直系亲属第一次被确诊脑卒中时的年龄是多少？ 5. 您是否有直系亲属被确诊高血压（排除怀孕）？ 6. 您是否有直系亲属患关节炎？ 7. 您的直系亲属第一次被确诊关节炎时的年龄是多少？ 8. 您是否有直系亲属患有糖尿病（排除怀孕）？
咳痰	—	在去年您是否有过咳痰持续 3 个月的情况？
肝炎	—	1. 乙型肝炎疫苗一般是需要接种 2 ~ 3 次的，您是否接受过完整的乙型肝炎疫苗接种？ 2. 在 1990 年之前您是否在加拿大接受过输血？
药物	药物使用	1. 在过去几个月中您是否使用过处方药（包括处方的乳霜、注射液）？ 2. 在过去几个月中您是否使用过非处方药（包括溶液、粉末、乳霜或糊状物）？
	新产品信息	1. 以下是正确的产品识别码吗？ 2. 请使用药物查找工具去找出这个产品。 3. 您找出的产品是正确的吗？ 4. 请确认一下显示的信息是否正确？ 5. 您是否想再次查找这个产品？ 6. 这个产品的性状是怎样的（片状、粉末状、液体或乳霜）？ ①片剂 / 丸 / 胶囊；②锭剂；③咀嚼片；④药丸；⑤滴剂；

续表

一级目录	二级目录	问题内容
药物	新产品信息	⑥酊剂；⑦液体 / 药水；⑧悬浮液；⑨乳霜 / 软膏 / 凝胶 / 乳液；⑩包 / 香囊；⑪ 粉末；⑫ 颗粒；⑬ 喷雾 / 气雾剂；⑭ 贴片；⑮ 成套工具；⑯ 栓剂；⑰ 其他 7. 您最近一次使用这个产品是什么时候？ 8. 若您使用了这个产品，一天会使用几次？ 9. 您一次会用多少？
身高体重	身高体重	1. 您脱鞋身高是多少？ 2. 您认为您自己体重如何？ ①超重；②体重不足；③刚刚好
	体重详情	您的体重是多少？
食物频率	肉的摄入	您家的肉类摄入情况是怎样的（可以按每天、每周、每个月或每年回答）？
	牛奶和奶制品摄入	1. 您多久食用一次奶制品或替代品（如大豆、大米或扁桃仁牛奶，或者将它们与谷类一起食用）？ 2. 您平时食用什么样的富含牛奶的替代品？ 3. 您平时选择什么样的牛奶饮用或与谷物一起食用？ ① 3.25%；② 2%；③ 1%；④ 0.5%；⑤脱脂牛奶；⑥调味牛奶；⑦其他
	粮食、水果和蔬菜摄入	1. 您多久食用一次全谷物面包（包括小麦、黑麦、燕麦、荞麦面包）？ 2. 您多久食用一次柑橘类水果（如橘子、葡萄柚，包括新鲜、冷冻或罐头）？ 3. 您多久食用一次草莓（包括新鲜、冷冻或罐头）？ 4. 您多久食用一次番茄或番茄酱（包括沙拉、番茄汤或意大利面中的，但是不包括糊、调味酱或披萨酱）？ 5. 您多久食用一次绿叶蔬菜（不包括菠菜）？ 6. 您多久食用一次菠菜、绿芥末、圆白菜或紫甘蓝（不包括蔬菜汤）？
	膳食脂肪的摄入	1. 您多久食用一次含脂肪沙拉酱或蛋黄酱（包括沙拉和三明治里的）？ 2. 您多久食用一次含有脂肪的薯片、玉米粉圆饼或玉米片（不包括低脂薯片和椒盐脆饼干）？

续表

一级目录	二级目录	问题内容
食物频率	水和软饮料的摄入	1. 您多久饮用一次软饮料？ 2. 您多久饮用一次橘子汁或葡萄柚果汁？ 3. 您多久饮用一次其他 100% 纯果汁（如苹果汁、葡萄汁或混合果汁）？ 4. 您在家一般一天喝多少杯水（一杯是 250mL 约等于 8 盎司）？ 5. 您在家喝的水的主要来源是什么？ 6. 您家里自来水的来源是什么？ 7. 您在家里是怎样处理饮用水的？ ①使用过滤器，如水龙头附件、冰箱过滤器或水壶过滤器；②使用软水器；③使用紫外线系统；④反渗透；⑤煮沸；⑥蒸馏；⑦其他 8. 饮用水和烹饪用水在使用之前需要进行软化吗？
	盐的摄入	1. 您经常向食物中加盐吗（包括在烹饪的时候）？ 2. 您一般使用什么类型的盐？
18 岁及以上者体力活动	—	以下问题包括在过去 7d 内您进行体育锻炼的类型，希望您只考虑那些最少持续了 10min 的运动。 1. 在过去 7d 内，您是否以走路或骑车等积极的方式去一个地方，如去工作、学校、公交车站或购物和看朋友？ 2. 在过去 7d 内，您是在哪一天进行这些运动的？ 3. 在过去 7d 内，您在这些运动中一共花了多长时间（仅包括最少持续 10min 的运动）？ 4. 在过去 7d 内，您是否进行过至少持续 10min 的运动（包括走路、在家或体育场运动、游泳、骑车、跑步、滑冰、跳舞或者其他团队活动）？ 5. 这些运动会使您出汗或最起码有一些呼吸急促吗？ 6. 在过去 7d 内，您是在哪一天做的上述会使您出汗或呼吸急促的运动？ 7. 在过去 7d 内，您在工作或在家或做志愿者期间是否做一些体力活动？ 8. 这些运动会使您出汗或最起码有一些呼吸急促吗？ 9. 在过去 7d 内，您是在哪一天做的上述会使您出汗或呼吸急促的运动？ 10. 在过去 7d 内，您在这些会导致出汗或呼吸急促的运动上一共花了多长时间？

续表

一级目录	二级目录	问题内容
青年体力活动	—	1. 在过去 7d 内，您是否做过以下活动？ ①去学校；②参加 1d 野营；③参加有报酬或无报酬的工作；④其他 2. 过去 7d 内，您是否以走路或骑车等积极的方式去一个地方，如去拜访朋友？ 3. 这些运动会使您出汗或最起码有一些呼吸急促吗？ 4. 在过去 7d 内，您是否在闲暇时间进行体力活动（包括锻炼）？ 5. 这些运动会使您出汗或最起码有一些呼吸急促吗？ 6. 在您进行的这些运动中，有比较剧烈的、会让您喘不上气的运动吗？ 7. 在过去 7d 内，您是在哪一天做的上述会使呼吸急促的剧烈运动？ 8. 在过去 7d 内，您在做这些让您呼吸急促的剧烈运动上一共花了多长时间？
儿童体力活动	—	接下来是几个关于儿童身体活动的问题。身体活动是指任何增加心率并导致呼吸急促的活动，可以发生在运动、参加学校活动、和朋友一起玩耍或走路上学时。 1. 在过去 7d 内，他 / 她（儿童）有几天运动至少 60min？ 2. 他 / 她通常每周参加多少小时的身体活动（可使呼吸急促或身体发热） 3. 一天中，平均有多少小时他 / 她会在家看电视或视频，或者玩电脑游戏？
在户外花的时间	—	现在我会问您一些关于在户外的问题。 1. 在过去 1 个月里，他 / 她（儿童）是否做过以下活动？ ①参加日托中心；②在家里有基础照顾；③参加托儿所或学前班；④去上学；⑤在家里和父母在一起；⑥接受其他照顾 2. 他 / 她在学校上几年级？ 3. 他 / 她在家时一般花多长时间在户外活动？ 4. 他 / 她在幼儿园时，会有多长时间在户外活动？ 5. 在放学后、晚饭前，他 / 她会花多长时间在户外（包括从学校走到家的时间，但不包括在交通工具上的时间）？ 6. 他 / 她在晚饭后会花多久在户外活动？

续表

一级目录	二级目录	问题内容
在户外花的时间	—	7. 在过去1个月里，不上学的日子里，他/她平均每天花多久在户外活动？ 8. 在过去1个月里，他/她平均每天花多长时间在户外活动？ 9. 在过去1个月里，您去学校了吗？ 10. 在过去1个月里，在上学的日子里，平均每天起床后、上学前您会花多长时间在户外活动（包括走路或骑车去学校的时间，不包括乘坐交通工具的时间）？ 11. 当您在学校的时候，您会花多长时间在户外活动（包括上课之前、午饭时间、上课时）？ 12. 在放学后，晚饭前，您一般花多长时间在户外活动（包括走路或骑车回家的时间，不包括乘坐交通工具的时间）？ 13. 晚饭后您一般花多长时间在户外活动？
久坐的活动	—	在过去3个月里，您花在电脑、桌前或平板电脑上（包括看视频、玩游戏、发邮件等，不包括在学校或工作中使用电脑）的时间有多少？
兴趣爱好	兴趣爱好	在过去3个月里，您是否在空闲时间做过以下活动？①使用油漆、陶瓷、手绘颜料、水溶颜料、蜡笔的艺术；②使用窑烧制瓷器；③使用胶水、焊接剂、颜料或五金制作模型；④电子设备配置、修复或组装；⑤修补家具；⑥木工；⑦没有
	业余爱好细节	您花在上述活动上的时间分别有多少？
睡眠	—	1. 在24h中，您花在睡眠上的时间有多少？ 2. 您发生睡眠障碍的频率是怎样的？ 3. 您有这个问题多长时间了？ 4. 当您工作的时候发现自己睡不醒的频率是怎样的？ 5. 您很难在希望自己清醒时变清醒这种状态有多长时间了？
吸烟	—	1. 到现在为止您吸烟的总量超过100支了吗？ 2. 现在您每天都吸烟还是偶尔吸烟，还是根本不吸烟？ 3. 您第一次吸完一整支烟时多大年纪？ 4. 您每个月都至少吸一支烟吗？ 5. 您现在每个月吸烟的数量是多少？ 6. 在吸烟的日子里，您一天能吸烟多少支？ 7. 您每天都吸烟吗？ 8. 您从什么时候开始每天吸烟？

续表

一级目录	二级目录	问题内容
酒精消耗	—	1. 在过去12个月里，您喝过啤酒、红酒、烈酒或其他酒精饮料吗？ 2. 您喝这些的频率是怎样的？ 3. 过去1周里，您喝过以上酒精饮品吗？ 4. 您喝过酒吗？ 5. 您开始喝酒（不包括小抿几口的程度）的年龄是多少？
违法药物使用	—	[询问大麻等毒品的使用情况，包括频率以及使用方法。]
性行为	—	1. 您进行性行为的频率是怎样的？ 2. 您的性伴侣个数有多少？ 3. 您是否患有性传染病？ 4. 您使用避孕套的情况如何？
二手烟暴露情况	—	1. 您家中是否允许吸烟？ 2. 您家中怎么限制吸烟？ 3. 您家里人吸烟的频率是怎样的？ 4. 每天有多少人在您家中吸烟？ 5. 他们吸的是哪种类型的烟？
怀孕信息	—	1. 您或伴侣有孕时是否吸烟？ 2. 您或伴侣有孕时每天吸烟多少支？ 3. 有孕时您或伴侣怀孕到哪个时间段时吸过烟？ ①前3个月；②3 ~ 6个月；③6 ~ 9个月；④一直
出生的信息	—	1. 您的孩子出生时的体重是多少？ 2. 他/她是在预期时间之前、之后，还是刚好在预产期出生的？ 3. 他的实际出生时间和预期时间差了几天？ 4. 您的孩子是单胎、双胞胎还是三胞胎或更多？ 5. 您生产后受照顾了几天？ 6. 产妇生孩子时候的年龄是多少？
母乳喂养信息	—	1. 您的孩子是否为母乳喂养？ 2. 您的孩子进行母乳喂养的频率是怎样的？ 3. 您的孩子仅以母乳喂养的时间有多久？

续表

一级目录	二级目录	问题内容
劳动力	—	1. 您是否有工作？ 2. 您是否缺席工作了？ 3. 您缺席工作的原因是什么？ 4. 您在过去 4 周是否找过工作？ 5. 您是否想找工作？ 6. 您没有去工作的原因是什么？ 7. 您是否被录用？ 8. 您的工作或领域是什么？ 9. 您这个工作中主要是做什么的？ 10. 您每天工作多长时间？
社会人口学	社会人口学特征	请您填写家庭中每一位成员的如下信息。 1. 姓名：________ 2. 性别：________ 3. 年龄：________
	移民	1. 出生的国家和省份：________ 2. 现在或曾经是否移民到加拿大：________ 3. 第一次移民到加拿大的时间：________ 4. 第一次到加拿大居住的时间：________
	土著居民	是否为加拿大土著居民：________
	族裔	白种人、南亚人、中国人、黑种人、菲律宾人、拉丁美洲人、韩国人、日本人、西亚人等
	语言	只会英语；只会法语；同时会英语及法语；两者都不会
教育	最低教育程度	1. 您参加的是什么种类的教育机构（中学、学院、大学）？ 2. 您是作为全日制、非全日制还是两者兼有的学生入学的？
	上学情况	您现在上学了吗？
收入	个人所有收入	您预计在今年结束的时候，自己的税前、税后收入（各渠道收入总和）分别是多少？
	家庭所有收入	您预计在今年结束的时候，家庭的税前、税后收入（各渠道收入总和）分别是多少？
自来水	自来水收集	1. 您是否同意收集自来水？ 2. 你会带调查人员在家里什么地方（浴室、厨房等）收集自来水？

参考文献

[1] Statistics Canada. Canada Health Survey (CHS) [EB/OL].(2006-08-23) [2017-1-15]. http: //www23.statcan.gc.ca/imdb/p2SV.pl? Function=getSurvey&Id=3353.

[2] Statistics Canada. Canada Health Survey: data user's guide[EB/OL]. (2014-01-06) [2017-1-15]. http: //www23.statcan.gc.ca/imdb/p2SV.pl? Function=getSurvey&Id=3353.

[3] Statistics Canada. National Population Health Survey: north component (NPHS) [EB/OL].(2014-03-22) [2017-1-22]. http: //www23.statcan.gc.ca/imdb/p2SV.pl? Function=getSurvey&Id=7537.

[4] Statistics Canada. National Population Health Survey: north component-cycle 2 (1996-1997) [EB/OL]. (2002-05-08) [2017-1-25]. http: //www23.statcan.gc.ca/imdb/p3Instr.pl? Function=getInstrumentList&Item_Id=33592&UL=1V&.

[5] Statistics Canada. National Population Health Survey: household component, cross-sectional (NPHS) [EB/OL].(2000-03-29) [2017-1-24]. http: //www23.statcan.gc.ca/imdb/p2SV.pl? Function=getSurvey&Id=4530.

[6] Statistics Canada. National Population Health Survey: household component-cross-sectional-cycle 3 (1998-1999)[EB/OL].(2001-01-01) [2017-1-28]. http: //www23.statcan.gc.ca/imdb/p3Instr.pl? Function=getInstrumentList&Item_Id=34555&UL=1V&.

[7] Statistics Canada. National Population Health Survey: household component, cross-sectional (NPHS) : Summary of changes[EB/OL]. (2000-03-29) [2017-2-1]. http: //www23.statcan.gc.ca/imdb/p2SV.pl? Function=getMainChange&Id=4530.

[8] Statistics Canada. National Population Health Survey: household component, cross-sectional (NPHS) [EB/OL].(1995-09-22) [2017-2-10]. http: //www23.statcan.gc.ca/imdb/p2SV.pl? Function=getSurvey&Id=3732.

[9] Statistics Canada. National Population Health Survey: household component- cross-sectional- cycle 1 (1994-1995)[EB/OL].(1995-09-22) [2017-2-15]. http: //www23.statcan.gc.ca/imdb/p3Instr.pl? Function=getInstrumentList&Item_Id=34553&UL=1V&.

[10] Statistics Canada. National Population Health Survey: household component, longitudinal (NPHS) [EB/OL]. [2017-2-17]. http: //www23.statcan.gc.ca/imdb/p2SV.pl? Function=getSurvey&SDDS=3225&lang=en&db=imdb&adm=8&dis=2, 2012-09-12.

[11] Statistics Canada. National Population Health Survey: household component-longitudinal-cycle 9 (2010-2011) -questionnaire[EB/OL]. (2010-04-01) [2017-2-11]. http: //www23.statcan.gc.ca/imdb/p3Instr.pl? Function=getInstrumentList&Item_Id=75087&UL=1V&.

[12] Statistics Canada. National Population Health Survey: household component, longitudinal (NPHS) summary of changes[EB/OL]. (2010-04-01) [2017-2-17]. http: //www23.statcan.gc.ca/imdb/p2SV.pl? Function=getMainChange&Id=75088.

[13] Statistics Canada. National Population Health Survey: household component,cycle 7 (2006/2007) , topical index[EB/OL].(2008-07-16) [2017-3-11]. http: //www23.statcan.gc.ca/imdb/p2SV.pl? Function=getSurvey&Id=22262.

[14] Statistics Canada. National Population Health Survey: household component, cycle 7 (2006/2007) , longitudinal documentation[EB/OL].(2008-07-16) [2017-3-10]. http: //www23.statcan.gc.ca/imdb/p2SV.pl? Function=getSurvey&Id=22262.

[15] Statistics Canada. National Population Health Survey: household component, cycle 7 (2006/2007) , documentation for the derived variables and the constant longitudinal variables [EB/OL].(2008-07-16) [2017-3-12]. http: //www23.statcan.gc.ca/imdb/p2SV.pl? Function=getSurvey&Id=22262.

[16] Statistics Canada. National Population Health Survey: household component, cycle 7 (2006/2007) , data dictionary (rounded frequencies) [EB/OL].(2008-07-16) [2017-3-19]. http: //www23.statcan.gc.ca/imdb/p2SV.pl? Function=getSurvey&Id=22262.

[17] Statistics Canada. National Population Health Survey: household component, cycle 1 (1994/1995) to 7

(2006/2007)， list of derived variables[EB/OL].(2008-07-16) [2017-3-11]. http: //www23.statcan.gc.ca/imdb/p2SV.pl? Function=getSurvey&Id=22262.
[18] Statistics Canada. National Population Health Survey: health institutions component, longitudinal (NPHS) [EB/OL].(2007-01-26) [2017-3-27]. http: //www23.statcan.gc.ca/imdb/p2SV.pl? Function=getSurvey&SDDS=5003&lang=en&db=imdb&adm=8&dis=2.
[19] Statistics Canada. National Population Health Survey: health institutions component-cycle 5 (2002-2003) -questionnaire[EB/OL].(2007-01-26) [2017-3-2]. http: //www23.statcan.gc.ca/imdb/p3Instr.pl? Function=getInstrumentList&Item_Id=33597&UL=1V&.
[20] Statistics Canada. NPHS (Cycle 5) 2002-2003: topical index [EB/OL].(2007-01-26) [2017-3-17]. http: //www23.statcan.gc.ca/imdb/p2SV.pl? Function=getSurvey&SDDS=5003&lang=en&db=imdb&adm=8&dis=2.
[21] Statistics Canada. NPHS (Cycles 1 to 5) 1994-1995 to 2002-2003: derived variable documentation [EB/OL].(2007-01-26) [2017-3-19]. http: //www23.statcan.gc.ca/imdb/p2SV.pl? Function=getSurvey&SDDS=5003&lang=en&db=imdb&adm=8&dis=2.
[22] Statistics Canada. NPHS (Cycle 5) 2002-2003: longitudinal documentation[EB/OL].(2007-01-26) [2017-3-11]. http: //www23.statcan.gc.ca/imdb/p2SV.pl? Function=getSurvey&SDDS=5003&lang=en&db=imdb&adm=8&dis=2.
[23] Statistics Canada. Canadian Community Health Survey-Annual Component (CCHS) [EB/OL].(2016-12-12) [2017-2-17]. http: //www23.statcan.gc.ca/imdb/p2SV.pl? Function=getSurvey&Id=238854.
[24] Statistics Canada. Canadian Community Health Survey-Annual Component questionnaire and reporting guide[EB/OL].(2016-12-12) [2017-3-10]. http: //www23.statcan.gc.ca/imdb/p2SV.pl? Function=getSurvInstrumentList&Id=238854.
[25] Statistics Canada. Canadian Community Health Survey-Annual Component(CCHS) Summary of changes[EB/OL].(2016-12-12) [2017-2-19]. http: //www23.statcan.gc.ca/imdb/p2SV.pl? Function=getMainChange&Id=238854.
[26] Statistics Canada. Canadian Community Health Survey (CCHS)-2013 Questionnaire(s)[EB/OL]. (2013-12-31) [2017-3-2]. http: //www23.statcan.gc.ca/imdb/p3Instr.pl? Function=getInstrumentList&Item_Id=152567&UL=1V&.
[27] Statistics Canada. Canadian Community Health Survey (CCHS) Rapid Response January-February 2013-Food skills (part 2) -mechanical skills and food conceptualization[EB/OL].(2013-02-28) [2017-3-22]. http: //www23.statcan.gc.ca/imdb/p3Instr.pl? Function=getInstrumentList&Item_Id=144175&UL=1V&.
[28] Statistics Canada. Canadian Community Health Survey (CCHS) Rapid Response March-June 2013-Access to Health Care Services and Waiting Times[EB/OL].(2013-06-30) [2017-3-22]. http: //www23.statcan.gc.ca/imdb/p3Instr.pl? Function=getInstrumentList&Item_Id=145113&UL=1V&.
[29] Statistics Canada. Canadian Community Health Survey (CCHS) -2011Questionnaire(s)[EB/OL].(2011-12-31) [2017-3-22]. http: //www23.statcan.gc.ca/imdb/p3Instr.pl? Function=getInstrumentList&Item_Id=114169&UL=1V&.
[30] Statistics Canada. Canadian Community Health Survey (CCHS)-2009Questionnaire(s)[EB/OL].(2009-01-01) [2017-3-22]. http: //www23.statcan.gc.ca/imdb/p3Instr.pl? Function=getInstrumentList&Item_Id=76867&UL=1V&.
[31] Statistics Canada. Canadian Community Health Survey (CCHS)-Questionnaire for Cycle 3.1-June 2005[EB/OL].(2005-06-01) [2017-3-22]. http: //www23.statcan.gc.ca/imdb/p3Instr.pl? Function=getInstrumentList&Item_Id=33185&UL=1V&.
[32] Statistics Canada. Canadian Community Health Survey (CCHS) Detailed information for 2003 (Cycle 2.1)[EB/OL].(2004-06-15) [2017-3-22]. http: //www23.statcan.gc.ca/imdb/p2SV.pl? Function=getSurvey&Id=4995.

[33] Statistics Canada. Canadian Community Health Survey (CCHS) Detailed information for 2000-2001 (Cycle 1.1) [EB/OL].(2002-05-08) [2017-3-22]. http: //www23.statcan.gc.ca/imdb/p2SV.pl? Function=getSurvey&Id=3359.

[34] Statistics Canada. Canadian Community Health Survey (CCHS)-Questionnaire for Cycle 1.1-September, 2000-November, 2001[EB/OL]. (2000-09-01) [2017-3-22]. http: //www23.statcan.gc.ca/imdb/p3Instr.pl? Function=getInstrumentList&Item_Id=33183&UL=1V&.

[35] Statistics Canada. Canadian Health Measures Survey (CHMS) Detailed information for Spring 2007 to Spring 2009 (Cycle 1) [EB/OL].(2008-11-19)[2017-3-22]. http: //www23.statcan.gc.ca/imdb/p2SV.pl? Function=getSurvey&Id=10263.

[36] Statistics Canada. Canadian Health Measures Survey (Cycle 1) -Clinic Questionnaire[EB/OL].(2008-11-19) [2017-3-22]. http: //www23.statcan.gc.ca/imdb/p2SV.pl? Function=getSurvInstrumentList&Id=10263.

[37] Statistics Canada. Canadian Health Measures Survey (Cycle 1) -Household Questionnaire[EB/OL].(2008-11-19) [2017-3-22]. http: //www23.statcan.gc.ca/imdb/p2SV.pl? Function=getSurvInstrumentList&Id=10263.

[38] Statistics Canada. Canadian Health Measures Survey (CHMS) -Overview [EB/OL].(2008-11-19) [2017-3-22]. http: //www23.statcan.gc.ca/imdb/p2SV.pl? Function=getSurvey&Id=10263.

[39] Statistics Canada. Canadian Health Measures Survey (CHMS) Data User Guide: Cycle 1[EB/OL].(2008-11-19) [2017-3-22]. http: //www23.statcan.gc.ca/imdb/p2SV.pl? Function=getSurvey&Id=10263.

[40] Statistics Canada. Canadian Health Measures Survey: Derived Variables- Wave 1[EB/OL].(2008-11-19) [2017-3-22]. http: //www23.statcan.gc.ca/imdb/p2SV.pl? Function=getSurvey&Id=10263.

[41] Statistics Canada. Canadian Health Measures Survey: Derived Variables-Supplementary Data Release[EB/OL].(2008-11-19) [2017-3-22]. http: //www23.statcan.gc.ca/imdb/p2SV.pl? Function=getSurvey&Id=10263.

[42] Statistics Canada. Canadian Health Measures Survey (CHMS) Summary of changes[EB/OL].(2016-10-29) [2017-3-22]. http: //www23.statcan.gc.ca/imdb/p2SV.pl? Function=getMainChange&Id=10263.

[43] Statistics Canada. Canadian Health Measures Survey (CHMS) [EB/OL]. (2016-10-13) [2017-3-22]. http: //www23.statcan.gc.ca/imdb/p2SV.pl? Function=getSurvey&Id=148760.

[44] Statistics Canada. Canadian Health Measures Survey (CHMS) Detailed information for January 2012 to December 2013 (Cycle 3) [EB/OL]. (2014-03-22) [2017-3-19]. http: //www23.statcan.gc.ca/imdb/p2SV.pl? Function=getSurvey&Id=136652.

第六章
巴西国家健康相关调查

为了开展更大范围的人口卫生健康调查，进一步掌握巴西国民的健康状况和生活方式，了解卫生服务利用情况，巴西开展了国家健康调查（A National Health Survey/Pesquisa Nacional de Saúde，PNS）。巴西国家健康调查是由巴西卫生部与巴西国家地理及统计局（Instituto Brasileiro de Geografia e Estatística，IBGE）合作开展的一项全国范围内的国民健康调查，是对全国家庭抽样调查（National Household Sample Survey，PNAD）的沿袭及补充。调查于2009—2012年筹划、准备，于2013年展开第一次现场调查，之后每5年进行一次；主要抽样方法为整群抽样；采取入户的方式进行问卷访谈、身体测量和生物样品采集。主要调查内容有基本家庭特征，居民的社会与经济状况，家庭成员的健康状况，个人发病率，个人生活方式，健康的自我认知，身高、体重、血压测量，血液及尿液的采样收集等。国家健康调查有利于了解国民健康状况，为进一步改善国民健康、制定国民健康规划以及卫生政策提供依据。

一、概述

近年来，巴西居民的营养不良型肥胖问题非常严重，肥胖以及糖尿病患病率逐年增高。巴西从1967年开始进行全国家庭抽样调查（PNAD），并逐步建立了住户调查制度，调查各种社会经济、人口特征等指标；1998年、2003年和2008年由卫生部提供资金支持，在州首府以及联邦地区进行了全国人口慢性病和行为因素抽样调查，作为全国家庭抽样调查的补充；2003年，在人口基础信息专题委员会的领导下，在全国范围开启了具有周期性的国家健康调查的进程；2007年调查研讨会重新启动，并建议建立规划执行工作组；2009年，卫生部通过并成立了管理委员会，正式准备并指导全国健康调查；2013年，巴西国家健康调查正式开始，每5年一次。巴西历次具有代表性的国家健康调查见表6–1。

表 6-1　巴西历次具有代表性的国家健康调查

调查名称	调查时间	调查内容	组织者	调查地区	调查人数
全国家庭抽样调查（PNAD）	1998年	慢性病、行为因素抽样调查	卫生部、巴西国家地理及统计局	州首府、联邦区	344 975
全国家庭抽样调查（PNAD）	2003年	慢性病、行为因素抽样调查	卫生部、巴西国家地理及统计局	全国范围	384 834
全国家庭抽样调查（PNAD）	2008年	慢性病、行为因素抽样调查	卫生部、巴西国家地理及统计局	全国范围	391 868
国家健康调查（PNS）	2013年	慢性病、生活方式、健康自我认知、生理测量以及生物试样采集等	卫生部、巴西国家地理及统计局	全国范围	1 327 233

二、巴西国家健康调查

（一）调查背景

巴西国家健康调查（PNS）是由卫生部与巴西国家地理及统计局（IBGE）的合作，以家庭为单位开展的健康调查，是对全国家庭抽样调查的沿袭及补充，也是巴西国家地理及统计局住户调查一体化体系（Sistema Integrado de Pesquisas Domiciliares，SIPD）的一部分。第一次调查开始于 2013 年，此后每 5 年进行一次，旨在进行更大范围的人口卫生服务调查，关注国民的健康状况和生活方式，了解卫生服务利用情况。

巴西国家健康调查在 2009—2012 年进行准备、筹划，期间讨论的内容包括：项目实施路径、抽样计划、设计调查问卷、个体测量项目以及测量工具、生物样品的收集等；2010 年 4 月建立了巴西国家健康调查项目网站；2012 年 9 月第一次对调查测试进行指导，10 月针对问卷开发了 3 份指导手册；2012 年调查计划通过国家伦理委员会批准；2013 年 6 月进行预调查，对问卷进一步修订调整；现场工作于 2013 年 8 月 12 日开始，2014 年 2 月结束；第一次调查结果于 2014 年 12 月 10 日发布，内容涉及居民生活方式、健康的自我认知、慢性病等。

（二）调查目标

1. 调查巴西居民营养摄入、吸烟习惯、饮酒和体力活动等行为与生活方式。

2. 评估巴西人口的卫生服务需求和利用情况、卫生系统的应对能力。

3. 了解医疗保险计划的覆盖范围，扩展每个州的参保人数，为完善医保制度提供依据。

4. 调查主要的慢性病，获得一些慢性病，如高血压、糖尿病、肥胖、高胆固醇血症等发病状况；建立巴西人口肥胖测量标准，探究影响肥胖的相关因素。

5. 估算宫颈癌和乳腺癌预防性筛选的覆盖面。
6. 评估妇幼保健与产前护理、分娩护理和预防保健服务的情况。
7. 估算身体和智力残疾的发生率。

（三）调查对象与抽样方法

1. **目标人群**　主要为全国范围内的住户居民，排除一些特殊普查地区（兵营、军事基地、旅馆、船舶、监狱、流放区、收容所、孤儿院、修道院和医院等）。

2013 年国家健康调查共抽取了 1 600 个城市的 81 167 户家庭样本，其中有效住户 69 994 户，最终实际对 64 348 户进行了家庭调查，并对 60 202 人进行了个人询问，不同年龄段累计 1 327 233 人参与了此次调查。

2. **抽样方法与样本量**　巴西国家健康调查采用整群抽样的方法，抽样有 3 个阶段。第一阶段选择人口普查单位或设置人口普查初级样本单元（primary sampling units，PSU）；第二阶段选择家庭；第三阶段在每个家庭中等概率选择成年居民（18 岁及以上）回答个人问卷。详情见图 6–1。

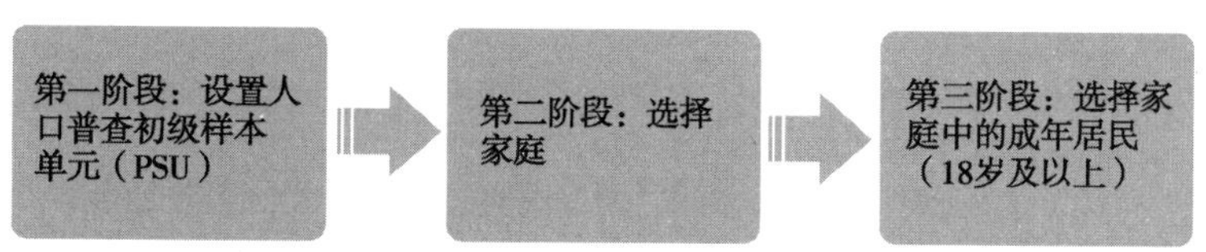

图 6–1　PNS 抽样方法

为了计算巴西国家健康调查样本在不同层次地区分布估计中所需参数的大小，样本量设计中考虑了：①理想的 95% 置信度估计的精度水平；②抽样计划的效果；③每个 PSU 选择的住户数量；④年龄组或特征人群的家庭比例。估计主要州和州首府的指标，在发布指标的每个地理分类中，样本量必须至少达到 900 户。根据预测约有 20% 的无应答率，估计样本量大小约为 8 万户家庭，并根据数值参数确定收集水平，在所有州中选择有 8 万户以上居民的城市。在每个州，按城市中心的地理坐标计算每个人口较少城市（居民人口不到 8 万）到人口密集城市（8 万及以上的居民）之间的距离并根据这个距离取样（样本选择的概率与距离的远近成反比）。

（四）调查内容

1. **问卷内容**　问卷分为 3 个部分：①家庭问卷；②家庭所有成员问卷；③个人问卷。家庭问卷和与家庭所有成员问卷由住户中的一个人回答，内容包括家庭特征、所有成员的社会和经济水平以及健康状况。个人问卷由成年（18 岁及以上）居民（在家庭中等概率选择）回答，内容专注于发病率和生活方式。问卷相关内容见表 6–2。

表 6-2　调查问卷相关内容

问卷构成	主要内容
家庭问卷	1. 家庭信息（包括宠物） 住所类型以及内外部建造材质，饮用水、火、电能来源，家用电器、车辆拥有情况，垃圾处理方式，家庭是否可以上网，有无雇佣劳工，家中是否喂养宠物，宠物类型、数量以及是否接种狂犬疫苗等 2. 卫生人员家庭访问和地方性流行病调查 家庭是否在保健部门登记，何时登记；过去12个月是否接受过家庭卫生人员访问以及地方性流行病（登革热）的健康调查等
家庭所有成员问卷	1. 居民一般特征 家庭人数以及成员的性别、年龄、肤色、种族和婚姻状况等 2. 5岁或以上居民的教育相关情况 具体受教育水平，参加课程学习的水平以及成绩等情况 3. 14岁以上居民的工作情况 工作经历、工作时间、类别、薪酬、离职、求职、事故、额外工作收入等 4. 家庭收入 有无社会保障机构或政府养老退休金、有无租金、有无社会补助，有无储蓄、金融投资或股息收入，有无其他收入等 5. 残疾人士 有无智力、肢体、听觉、视觉残疾，残疾的原因及程度，是否需要康复服务等 6. 健康保健计划覆盖 有无健康保健，保健的类型、持续时间、保险费用、保险支付者 7. 卫生服务利用 个人过去2周健康状况、有无影响日常活动，是否诊断患有慢性病，就诊医疗机构倾向，就医次数，接受医疗保健的原因，是否购买药物，未购买到药物的原因，健康保险涵盖药物数量，过去12个月里住院的机构、时间、次数、疾病类型，健康保险是否覆盖住院治疗，住院和保健的护理情况，过去12个月有无进行针灸、植物药疗法等综合性治疗以及是否包含在健康计划中，保健和住院治疗的费用支付情况，是否被医生诊断患有登革热等 8. 60岁以上个体的健康状况以及50岁以上女性的乳腺X射线检查情况 （1）60岁以上居民：一般活动，如吃饭、服药、淋浴、穿衣、如厕、单独购物、财务管理、单独就医等有无困难，以及有无帮助者，有无参加社交活动，有无白内障并手术治疗，过去12个月有无接种流行性感冒疫苗，有无骨折并手术，去医院手术等待时间，住院时间等 （2）50岁女性：最近一次进行乳腺X射线检查的时间，健康保险是否覆盖，费用支付情况等 9. 2岁以下儿童 自出生出院后第一次预约治疗的时间、医疗机构类型，是否进行足部、耳部、眼部检查以及具体检查时间、检查结果等待时间，是否注射疫苗、记录疫苗的注射时间和剂量，是否母乳喂养等

续表

问卷构成	主要内容
个人问卷	1. 工作特征和社会支持 从事工作时间，具体上下班路上时间花费、上下班时间，上夜班频率、有无班次计划、有无加班24h的情况以及每周频率，工作环境中有无吸烟者以及工作环境中可能影响健康的因素，可以谈心的亲戚和朋友的数量，过去12个月参与团体活动、社区活动以及协会、志愿者、宗教活动的频率 2. 对健康状况的自我感知 自我健康评估情况，是否借助辅助工具行走，胸部疼痛情况，过去2周是否有失眠、疲倦、厌烦、食欲缺乏、焦虑等情况及其发生频率，视力与听力状况 3. 事故和暴力 是否开车或骑摩托车以及驾驶频率，乘车时佩戴安全带、头盔情况，过去12个月里是否遭受交通和工伤事故、接受医疗服务以及住院天数、有无后遗症，过去12个月是否遭遇暴力侵犯以及暴力类型、地点、频率、是否影响日常活动、是否住院治疗、就医机构的类型、有无后遗症等 4. 生活方式 身高、体重、饮食习惯、吸烟、饮酒情况，运动锻炼情况，就业者的运动锻炼情况，参与公共体育运动的情况等 5. 慢性病 高血压，糖尿病，胆固醇过高，心脏病，脑卒中，哮喘，关节炎或风湿病，慢性脊柱问题，抑郁症等心理和精神疾病，肺气肿、慢性支气管炎或慢性阻塞性肺疾病等肺部疾病，癌症，慢性肾衰竭等疾病的卫生保健、健康保险计划覆盖、药物使用、诊疗机构、住院时间、费用支付、检查和就诊预约等具体情况 6. 妇女健康（18岁及以上女性） 宫颈癌的预防性筛查、乳腺X线检查、计划生育和避孕情况等 7. 产前护理 产前保健（产前各项怀孕检查情况、医生与护士指导建议），生产医疗机构选择、分娩方式与原因，产后婴儿健康状况、产后（42d）是否有咨询医生等 8. 牙齿保健 刷牙频率、牙齿健康自我评价、牙齿护理机构选择、牙齿保健预约以及就诊时间、有无使用义齿等 9. 医疗援助 最近就诊的时间、原因、医疗机构类型，医疗预约，医疗服务评估等

2. **身体测量**　测量项目为：①体重；②身高；③腰围；④血压。

3. **生物样品采集**　采集7mL血液用于进行以下检测：①糖化血红蛋白；②总胆固醇；③低密度脂蛋白胆固醇；④高密度脂蛋白胆固醇；⑤全血细胞计数；⑥血红蛋白和其他血红蛋白病；⑦肌酸酐和登革热血清。偶尔采集尿液（7mL），用于测量钠、钾和肌酐含量。

（五）具体调查实施

1. **问卷访谈**　巴西国家健康调查的现场工作主要由巴西国家地理及统计局组织、协调和执行。访谈是在掌上电脑/个人数字助理（PDA）的协助下进行的。通过提前编程，访谈系统可根据调查对象回答问卷情况自动执行“跳过”，并在调查对象输入不可能的值时发出错误警告。在访谈中，调查员向调查对象解释调查的原因、目的和流程，与家庭成员共同列出家庭所有成员的名单，并确定负责回答“家庭问卷”和“家庭所有成员问卷”的成员，而“个人问卷”则从家庭成年成员中随机选择答卷者，通过 PDA 进行问答。个人访谈安排在受访人最适合的日期和时间，如有必要，可对每个家庭安排多次询问。

2. 身体测量以及生物样品采集

（1）身体测量：在住户访问中，除了 PDA 外，调查员还携带所有必要的设备进行身体检查。调查员对进行个体访谈的成年居民分别使用便携式电子天平、便携式高度计、测量带和数字压力装置进行身体测量，测量项目有体重、身高、腰围以及血压。

（2）生物样品采集（7mL 血液或尿液）：在个人访谈结束时，巴西国家地理及统计局将选择的居民联系信息（姓名、地址、电话号码等）传输给实验室。生物样品的收集和分析在与卫生部合作的私人实验室中进行，实验室符合卫生部质量控制标准和生物样品收集、运输和加工标准。实验室主要职责是聘用区域主管、培训采集员以及监督生物样品采集分析的全过程。对于质量控制，实验室会对检测结果进行一系列校准，以保证检测的准确性。实验室还负责将样品收集器交给家庭以收集血液和尿液，并运输收集的生物样品，之后会在互联网上发布检测结果（加密）或通过个人信件的方式邮寄给调查对象（如果调查对象无法上网），同时将试验结果报告给巴西国家地理及统计局。在进行生物样品的检测以及分析后，血液样品将存储在卫生部的下设机构帕拉州的埃文德罗·查加斯研究所（Instituto Evandro Chagas，IEC）。身体测量以及生物样品采集流程图详见图 6-2。

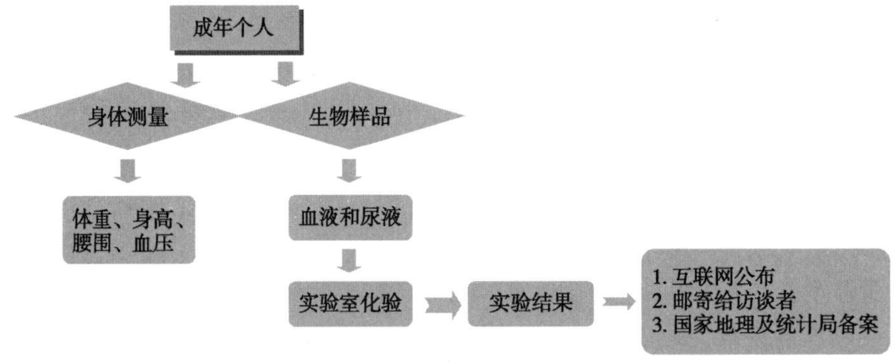

图 6-2　身体测量以及生物样品采集流程

（六）质量控制

1. 问卷编制过程中的意见征询　为保证问卷质量，在编制调查问卷期间，巴西国家健康调查相关工作人员查阅了卫生健康调查的国际经验，还在 2009—2011 年征求了卫生部的技术代表和具有人口调查经验的研究人员的指导意见。同时，为更好地了解卫生部的要求，卫生部的技术代表举行相关会议，讨论相关意见和建议。最后，巴西国家健康调查网站进行了6个月的意见征求（2010年8月—2011年2月），收到相关研究人员和管理人员的建议和要求，使问卷最终能够与国家家庭样本调查问卷相互比较、相互补充。

2. **问卷通过预调查进一步调整修订** 首先，问卷及相关软件程序的每个模块被送交卫生部进行技术评估。其次，进行预调查，以确保调查问卷适用于不同社会经济层面和不同健康状况的个人。调查员接受培训，对部分州进行了预调查，并根据调查结果对程序和问卷本身进行了修订和调整，进一步完善方案。最后，针对问卷的3个部分，各制作一份帮助理解问卷的手册，另外还有访谈手册以及勘误手册。手册中有理解健康调查所需的基本概念、具体健康术语以及对问卷中每个问题的解释。问卷和访谈手册可在巴西国家健康调查的官方网站阅读。

3. **调查员的选择与培训** 是数据来源准确的重要保障。巴西国家健康调查的现场工作主要由巴西国家地理及统计局进行组织、协调和执行。调查员多来自巴西地理和统计局，由研究所的数据收集人员、主管和协调员组成，具有较高水平的专业知识和经验，以确保调查专业性以及准确性。另外，所有调查员、主管和协调员都要经过卫生部研究人员的培训，以便了解整个调查过程。培训内容包括身体测量以及实验室检测等。

（七）伦理学要求

调查研究注意尊重个人自主选择权并确保个人隐私不被泄露。巴西国家健康调查计划在2013年经国家伦理委员会批准，并由巴西国家法律保障实施，其严格遵循国家卫生委员会的决议，从法律的角度确保了调查对象在调查研究中个人自由和隐私问题，使调查对象在调查研究中可以随时保持自愿、匿名和撤回的可能性。

调查对象同意参与调查研究分为两个阶段。首先，在调查开始之前，须就面对面访谈征得调查对象同意。如果调查对象同意参加调查，调查员让其阅读知情同意的相关条款。其次，对家庭中选定的进行个人访谈的成年居民（18岁及以上）进行面对面访谈，并要求调查对象对每个流程加以确认，包括访谈过程、身体测量、血液和尿液收集。在进行个人访谈之前，即使调查对象以前同意过参加访谈，调查员也要以明确和客观的方式解释调查自愿的原则，说明拒绝回答任何问题或随时中断面对面访谈，或不参加身体测量和实验室检查的各类情况。所有知情同意的条款均可在巴西国家健康调查网站上查询获取。

对于生物样品检测，调查员应向调查对象说明，血液收集由卫生部认证的实验室技术人员进行，测试中不存在重大风险；如果调查对象同意，将其身份数据和地址通知实验室、实验室负责安排调查对象进行血液或尿液采集。在采集后，调查对象将被告知其样本存储在国家样本库中，身份数据也将被删除并由代码替代，以确保私密性。在整个调查期间，协调小组可以通过电话、电子邮件或巴西国家健康调查网站澄清和回答任何疑问。

（八）调查数据的应用与分享

现场调查完成后，巴西国家地理及统计局对数据进行统计分析，并完成调查报告。国家健康调查的部分整合数据、结果及报告分析可以在巴西地理及统计局官方网站进行查询下载。

三、小结

（一）采用多种方式保证调查质量，提高调查效率

巴西国家健康调查的现场调查员主要由富有开展国家调查方面经验的巴西地理及统计局的专业人员组成，团队调查员具有专业经验并经过卫生部及相关机构的进一步专业化培训，以保证整个调查过程的顺利进行。另外，调查过程中应用现代科技（如使用掌上电脑/PDA进行问卷调查）以及便携式测量工具，相比于传统人工填写问卷的方式，大大提高了调查效率，缩短了调查时间，并有效减少了人工误差。

（二）调查内容丰富多样

巴西国家健康调查的最主要特点是纳入了身体测量和生物样品采集的内容。通过科学的测量以及检测可以：①诊断高血压和糖尿病的患病情况；②成人中肥胖者所占比例；③成人脂质分布；④尿中钠含量等。随着慢性非传染病发病患者的日益增多，这些测量无疑可以为国家提供有效的国民健康数据，有利于科学地估计国民健康状况，为改善国民健康水平以及制定国家健康发展规划提供重要数据支撑。

巴西国家健康调查问卷内容共有三部分，分别是家庭问卷、家庭所有成员问卷和个人问卷。通过问卷，可以充分了解居民家庭的社会经济、人口以及卫生服务利用、个人生活方式以及慢性病发病等情况。尤其是在慢性病、生活方式和自我感知方面，调查结果有利于充分探究国民健康相关行为、生活方式与慢性病发病因素之间的关联性。

（三）伦理学方面充分尊重隐私

巴西国家健康调查通过法律保障调查对象隐私，始终本着调查对象任何时刻均自愿参与的原则。调查员在现场调查前都会与调查对象进行细致的沟通、说明，并读相关知情条款；生物样品收集的过程中，会向调查对象解释说明全过程，经同意后进行采集；生物样品存储过程中，调查对象的身份信息会被替换为数据条码，以保证不被泄露，充分做到信息保密性。在整个调查期间，调查对象如果有任何相关疑问，都可以通过电话、邮件以及巴西国家健康调查的官方网站进行询问并获得解决。

（四）数据公开分享

经巴西国家地理和统计局初步处理和分析后，现场调查的部分整合数据会公布在官方网站上，任何人都可以登录该网站进行查询和下载。数据的公开和透明可以使数据得到充分利用，相关研究机构和学者可以通过数据分享进行科学研究，大大提高了数据的使用价值，拓宽了数据和信息的使用渠道。健康调查相关部门可以与研究机构建立信息共享平台，进行有效的信息沟通，进一步提高数据的使用效率。

参考文献

[1] DAMACENA G N, SZWARCWALD C L, MALTA D C, et al. The development of the national health survey in Brazil, 2013[J]. Journal of Hydrology, 2006, s 424-425(6) : 37-47.

[2] SZWARCWALD C L, VIACAVA F. Planning the national health survey in Brazil[J]. Cadernos De Saúde Pública, 2010, 26(2) : 843c–846c.

[3] SZWARCWALD C L, MALTA D C, Pereira C A, et al. National health survey in Brazil: design and methodology of application[J]. Ciencia & Saude Coletiva, 2014, 19(2) : 333.

[4] Nunes BP, Flores TR, Garcia LP, et al. Time trend of lack of access to health services in Brazil, 1998-2013[J]. Epidemiol Serv Saude, 2016, 25(4) : 777-787.

[5] MATOS C D , NASCIMENTO, MELO J V D, et al. Diabetes, hypertension and mobility among Brazilian older adults: findings from the Brazilian National Household Sample Survey (1998, 2003 and 2008) [J]. BMC Public Health, 15.1(2015) : 1-7.

[6] Brazilian Institute of Geography and Statistics. National health survey of Brazil[EB/OL]. [2019-3-29]. http: //www.ibge.gov.br/home/ 2018, 8, 1.

[7] Brazil Ministry of health. Brazilian institute of geography and statistics[EB/OL]. [2019-3-28]. http: //www.pns.icict.fiocruz.br 2018, 8, 1.

第七章
澳大利亚国家健康相关调查

澳大利亚国家健康调查（National Health Survey，NHS）始于 1989 年，由国家统计局组织，之后逐渐制度化、法制化，由《人口普查和统计法》（Census and Statistics Act）（1905 年）授权，《隐私法》（1988 年）提供制度支持，并成立健康统计咨询组（Health Statistic Advisory Group，HSAG）评估调查主题。澳大利亚国家健康调查通过多阶段分层随机抽样抽取调查样本，并通过面对面访问的方式获取调查对象健康相关信息。该调查重点关注澳大利亚人的健康状况以及健康相关生活方式，旨在获取一系列与健康有关的国家基准信息，并监测随时间变化的健康趋势。从 2001 年第三次国家健康调查开始，调查周期由 5 年变成了 3 年，并由健康和老龄部（Department of Health and Ageing）提供资金支持。截至 2018 年，澳大利亚国家健康调查已经进行到第七次。

一、概述

澳大利亚健康调查（Australian Health Survey，AHS）是澳大利亚规模最大、最全面的健康调查，包括国家健康调查（NHS）、国家营养和体力活动调查（National Nutrition and Physical Activity Survey，NNPAS）以及国家健康措施调查（National Health Measures Survey，NHMS）。

国家健康调查始于 1989 年，由澳大利亚统计局（Australian Bureau of Statistics，ABS）组织调查工作。从第二次国家健康调查开始，调查需经过《人口普查和统计法》（1905 年）的授权才可开展。澳大利亚健康和福利研究所（Australian Institute of Health and Welfare）、国家和地区健康管理机构（State and Territory health authorities）和学术研究中心等机构组成专门的健康统计咨询组（HSAG）评估调查主题，对要优先收集的数据提供咨询和意见。国家健康调查旨在获取健康相关的国家基础信息，并监测健康发展趋势。澳大利亚统计局编制调查实施方案用户手册，在遵循《隐私法》（1988 年）的前提下，发布并共享调查信息，满足各方用户对调查数据的需求。2001 年之前，国家健康调查的调查周期为 5 年，2001 年之后，澳大利亚统计局与健康和老龄部（Department of Health and Ageing，DoHA）[后改为澳大利亚健康与福利研究所（Australian Institute of Health and

Welfare，AIHW）] 达成协议，国家健康调查周期由 5 年缩短为 3 年，并由健康和老龄部提供资金支持。截至 2018 年，澳大利亚已经进行了 7 次国家健康调查（图 7–1）。

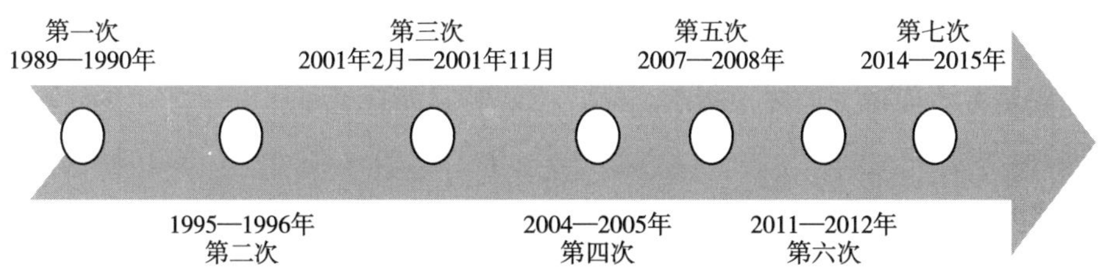

图 7–1　历次国家健康调查的时间分布

二、澳大利亚国家健康调查

（一）调查目标

澳大利亚国家健康调查的目标是通过调查澳大利亚居民的健康状况和与生活方式有关的健康相关问题，收集调查对象的长期健康状况、对卫生专业人员咨询服务的利用情况、近期健康相关行为和健康相关生活方式等信息，获取一系列与健康有关的国家基准信息，并监测健康变化趋势。

（二）组织管理

国家健康调查由《人口普查和统计法》（1905 年）授权给澳大利亚统计局组织，由《隐私法》（1988 年）提供法律支持以保证居民的隐私权。澳大利亚健康和福利研究所、国家和地区健康局和学术研究中心等机构成立了健康统计咨询组，以协助澳大利亚统计局确定调查主题，并由健康和老龄部为调查的实施提供资金支持，其组织结构如图 7–2 所示。

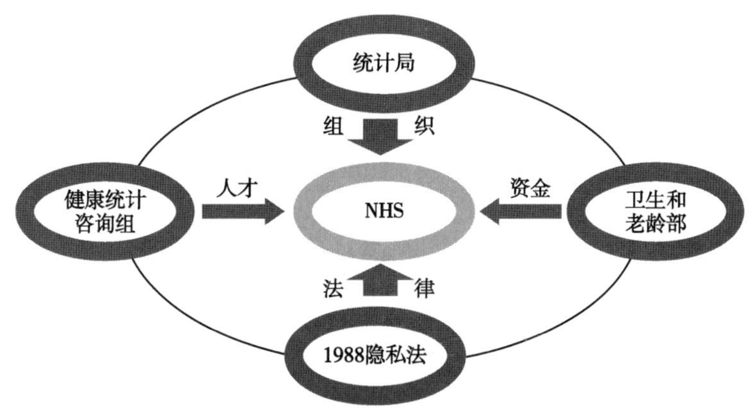

图 7–2　国家健康调查组织结构图

（三）调查内容

国家健康调查的调查内容主要包括健康状况、健康危险因素、健康相关行为、人口特征等。

1. **健康状况主要调查内容** 哮喘、癌症、心脏和循环系统、糖尿病、长期身体状况、自我评价健康状态等。

2. **健康危险因素主要调查内容** 吸烟、饮酒、锻炼、事故伤害、身高和体重、防晒、饮食习惯等。

3. **健康相关行为主要调查内容** 住院、伤亡或急诊、门诊、日间诊所、医生咨询、牙医咨询、其他健康专家咨询、药物使用、休工休学、运动量变化等。

4. **人口特征主要调查内容** 人口特征、社会经济特征、教育、职业特征、收入来源、经济压力、健康卡、房屋使用权、家庭特征、地理分布等。

以上是每次健康调查都会涉及的各个调查项目的基本内容。随着健康调查配套设施的逐步完善和调查主题的深入，部分调查内容也相应做了调整，增加了因时代变迁所导致的相关健康问题，使调查内容更能反映调查对象的真实健康状况（表 7-1）。

表 7-1　澳大利亚历次国家健康调查（NHS）调查内容的变化情况

调查轮次	调查项目	增加内容	删除内容
第一次	健康状况	—	—
	健康危险因素	—	—
	健康相关行为	—	—
第二次	健康状况	疾病统一称为“最近患病”	—
	健康危险因素	—	—
	健康相关行为	—	—
第三次	健康状况	生活质量、哮喘症状	—
	健康危险因素	成人免疫、儿童免疫	—
	健康相关行为	—	—
第四次	健康状况	关节炎、骨质疏松、心理健康状况	—
	健康危险因素	避孕	—
	健康相关行为	—	—
第五次	健康状况	失能、身体疼痛	—
	健康危险因素	个人压力	成人免疫、儿童免疫、防晒
	健康相关行为	私人保险	工作和学习缺勤、运动缺勤牙医咨询、伤亡、门诊和日间诊所

续表

调查轮次	调查项目	增加内容	删除内容
第六次	健康状况	肾病、糖尿病/高血糖水平	—
	健康危险因素	行为习惯、家庭压力、心理行为	—
	健康相关行为	社会和情感归属	—
第七次	健康状况	心理、行为和认知状况	女性生命阶段、健康生活方式
	健康危险因素	—	伤害和家庭压力
	健康相关行为	卫生服务利用	—

下面列出了第七次（2014—2015 年）澳大利亚国家健康调查问卷的调查内容。调查问卷共包含 33 个模块，分别为：调查对象代理回答、语言、教育、工作、自我健康状况评估、卫生服务利用、精神健康、残疾、护理者、自我感知的体重、运动、母乳喂养、吸烟、饮食行为、酒精消耗、哮喘、行动、癌症、心血管、关节炎、骨质疏松症、糖尿病 / 高血糖水平、肾脏疾病、视力和听力、心理 - 行为 - 认知状况、其他长期健康问题、药物、血压、身体测量、私人医疗保险、经济压力、收入、居住情况，具体调查内容见表 7–2。

表 7–2　澳大利亚第七次国家健康调查问卷内容总结

模块	具体条目
调查对象代理回答	谁最了解孩子的健康状况；调查对象是否使用代理回答；使用代理回答的原因等（5个条目）
语言	家庭内部经常使用的语言；英语掌握情况；祖先、父母出生地等（5个条目）
教育	完成小学或中学学业的年份；最高学历等级；专业领域；在读学历、教育机构类型、学历性质等（8个条目）
工作	上周的工作性质、工作经历、离职经历；长期工作的劳务报酬支付形式、工作安排、工作时长等；辞职原因、重返原工作可能性、工人补偿；目前的工作、工作任务、服务对象；过去4周的求职状态、求职时间、求职途径、求职工作性质等；是否在澳大利亚国防军服役过等（34个条目）
自我健康状况评估	自我评价健康状态（非常好/很好/好/一般或较差）（1个条目）
卫生服务利用	过去12个月是否因健康状况向专业人员咨询以及咨询次数；住院次数、门诊访问次数、急诊访问次数、日间诊所访问次数；是否咨询全科医生以及咨询时间；咨询牙医次数、最近一次咨询牙医的时间；过去2周由于自己或别人的健康问题而休假、休学、辞职的情况等（24个条目）
精神健康	过去4周疲倦、紧张、绝望、焦躁不安、抑郁、悲伤、自我价值否定等情绪维持的时间及频率；过去4周身体上的疼痛及后果；过去4周主动就诊的频率等（16个条目）
残疾	残疾状况、残疾程度及持续时间；遇到难题和寻求帮助情况等；因残疾导致的教育和就业问题等（13个条目）

续表

模块	具体条目
护理者	过去4周是否花时间为残疾人或老年人所面临的相关困难提供无偿护理和帮助（1个条目）
自我感知的体重	是否可以接受体重的变化；过去一年体重变化的情况（2个条目）
运动	上周是否有过散步以及散步的频率、时长等；散步10min以上的频率；上周是否做适度运动（游泳、高尔夫等）以及运动的频率、时长；上周是否做剧烈运动（骑自行车、竞技网球等）以及运动频率、时长；全天至少运动30min的天数；工作日运动情况；坐着工作的时间、工作之外坐着看电视、用电脑和进行其他休闲活动的时间等（18个条目）
母乳喂养	是否第一次喂母乳、现在是否喂养母乳、最近一次喂母乳以及婴儿年龄；第一次喂婴儿配方产品、喝水、喝奶、喝豆浆、喝软饮料、喝果汁、喝其他液体的情况等（31个条目）
吸烟	过去一年的吸烟状况、数量、频率、变化情况；戒烟状况；家庭其他成员吸烟状况及吸烟地点等（13个条目）
饮食行为	过去一年牛奶、蔬菜、水果的摄入量和种类；蔬菜和水果摄入量的变化情况；碘盐的摄入等（11个条目）
酒精消耗	过去7d摄入含酒精饮料的类型、酒精含量、含酒精饮料的量；过去12个月每天摄入含酒精饮料的数量、次数和种类；从去年到目前喝酒数量的变化情况等（9个条目）
哮喘	过去12个月是否被医生确诊哮喘、治疗哮喘方法、哮喘加重情况、由于哮喘加重就医情况；哮喘加重应对计划；过去4周哮喘惊吓到其他人、影响自己的日常生活情况等（8个条目）
行动	过去2周是否进行了健康咨询以及咨询对象类型；过去2周是否住院或在门诊、急诊和日间诊所就诊；过去12个月健康咨询对象的类型和次数；过去12个月由于自己或别人的健康问题休假、休学、辞职情况等（14个条目）
癌症	是否曾经被医务人员确认患癌症以及癌症类型、治疗情况；雀斑和痣的变化、皮肤癌类型；目前患癌情况、患癌类型；第一次被确诊乳腺癌的年龄；是否曾做过癌症筛查以及筛查癌症类型；过去两年是否做过癌症筛查以及筛查癌症类型等（14个条目）
心血管	是否被确诊心血管疾病及其具体名称、持续时间；过去5年及过去12个月胆固醇检查情况；过去2年及过去12个月高血压检查情况；血压自测情况；阿司匹林服用情况等（13个条目）
关节炎	痛风、风湿病、关节炎患病状况以及关节炎类型、持续时间等；第一次被告知得关节炎的年龄；过去2周为治疗或缓解关节炎采取的行动等（17个条目）
骨质疏松症	是否被医务人员确诊骨质疏松症或骨质减少以及首次确诊年龄；过去2周为治疗或缓解骨质疏松采取的行动；是否曾做过骨密度测试，过去2年是否做过骨密度测试等（7个条目）
糖尿病/高血糖水平	糖尿病史、家庭病史、首次确诊患糖尿病的年龄、是否在过去3年中被筛查出糖尿病；首次确诊高糖水平的时间、目前血糖是否过高、高血糖是否持续6个月以上、血糖监测频率；糖尿病类型、持续时间；过去12个月是否检查过脚部；开始每天服用胰岛素的年龄、胰岛素品牌；血糖控制措施；糖化血红蛋白测试情况（过去12个月）等（22个条目）

续表

模块	具体条目
肾脏疾病	是否被医务人员告知有肾脏疾病；目前是否有肾脏疾病；透析情况等（3个条目）
视力和听力	是否有色盲或其他视力问题；眼镜和隐形眼镜佩戴情况、佩戴原因；由糖尿病导致的视力问题；咨询眼科专家频率，距离上次咨询眼科专家的时间；听力问题是否持续6个月以上以及听力问题类型等（11个条目）
心理–行为–认知状况	是否有抑郁症、情感焦虑和其他心理–行为–认知问题（如不当使用或依赖药物、自闭症、注意力缺陷、多动障碍、痴呆、精神分裂等）以及持续时间；过去2周是否服用药物等（10个条目）
其他长期健康问题	长期健康问题的类型、持续时间、首次确诊年龄等；除了卡片列出的健康问题，是否有其他维持6个月以上的健康问题（如果有，列出来）；背部疼痛或背部问题；食物过敏、药物过敏等状况；过去2周服用药物名称、频率、持续时间等（15个条目）
药物	过去2周服用药物的类型、名称和品牌；过去2周哮喘药物服用状况（2个条目）
血压	在自愿情况下现场测量血压并记录血压值（如果两次测量结果相差10mmHg，进行第三次测量）（1个条目）
身体测量	随机对10%的调查对象进行身高和腰部测量（如果两次测量结果相差超过1cm，进行第三次测量）（1个条目）
私人医疗保险	私人医疗保险参加状态、类型、时间、原因、报销范围等；未使用私人保险原因；是否有退伍军人治疗卡、退伍军人治疗卡的颜色；是否被任何其他优惠卡覆盖等（9个条目）
经济压力	1周内能否花费2 000澳元；家庭房产购买方式、租用状况；是否计划购买住宅，产权是否终生；住宅租金支付人等（6个条目）
收入	收入是否来源于自己的公司；收入是否来源于儿童支持项目、退休金、养老金、工人补偿；收入发放周期、税后收入；是否由福利署、家庭协助办公室或美国退伍军人事务部支付退休福利、津贴；所在单位、收入、工资支付周期；有无养老金、津贴、福利；退休养老金支付单位、支付时间、支付周期；家庭税收福利的金额、发放周期；是否有租赁、合作公司、股票等投资；租赁、合作公司、股票、利息收入；股票分红、利息能否到10澳元；收入来源是否全面、是否有其他资源的收入、资源类型、金额、支付周期等（23个条目）
居住情况	住宅是全部拥有或部分拥有、是否用住宅抵押贷款或担保贷款、住宅是否是租赁、住宅是否是计划购买、住宅是否终身使用、住宅是否免费租用、房屋数量、住宅有无固定电话或手机号码、固定电话或手机号码是否在白页（专门用于查找用户个人信息的工具）中等（11个条目）

（四）调查对象和范围

澳大利亚国家健康调查为全国性的抽样调查。调查对象主要为住户中的全部人口，住户的家庭构成通常包括成人和儿童。健康调查问卷主要由家庭问卷、成人问卷、妇女问卷、儿童问卷等调查表组成。

调查样本采取多阶段分层随机抽样的方法，抽样单位为私人住宅。调查样本的主要覆盖范围为全国领土、城乡中的私人住宅，每次调查根据需要在个别地区可以增加额外样本。第七次国家健康调查共抽取了 15 000 套私人住宅，调查约 19 000 人，少于第六次国家健康调查的抽样样本量。澳大利亚国家健康调查的抽样样本量在整体上是不断减少的，所抽取的样本也不断调整（图 7–3）。

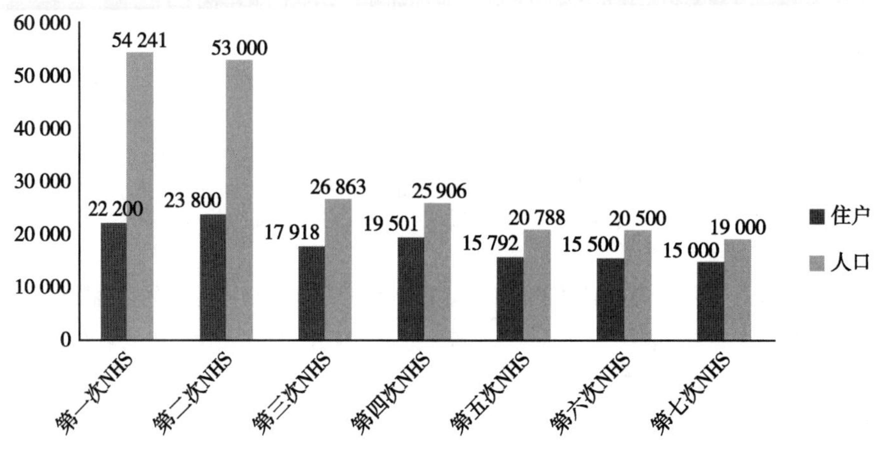

图 7–3　各次国家健康调查抽样样本含量变化

（五）调查方法

澳大利亚国家健康调查采用分层多阶段随机抽样方法抽取私人住宅，并采用入户面对面询问的方式，在调查对象签署同意书和隐私协议后，由经过培训合格的调查员按照调查表的项目对调查对象进行询问，并通过计算机辅助个人访谈（CAPI）的方法进行信息采集（第三次国家健康调查之前是用纸质问卷记录）。各次国家健康调查方法变化情况见表 7–3。具体的调查方法如下。

表 7–3　各次国家健康调查（NHS）方法变化情况

调查特征	第二次	第三次	第四次	第五次	第六次	第七次
采集方式	成年调查对象个人询问；18岁以下儿童代理询问；成年女性调查对象自填问卷；成年调查对象自我完成一般健康和福利问卷	成年调查对象个人询问；18岁以下儿童代理询问；成年女性调查对象自填问卷	成年调查对象个人询问；15岁以下儿童代理询问；监护人同意的情况下，15～17岁儿童可进行个人询问	成年调查对象个人询问；15岁以下儿童代理询问；监护人同意的情况下，15～17岁儿童可进行个人询问	成年调查对象个人询问；15岁以下儿童代理询问；监护人同意的情况下，15～17岁儿童可进行个人询问	成年调查对象个人询问；15岁以下儿童代理询问；监护人同意的情况下，15～17岁儿童可进行个人询问

续表

调查特征	第二次	第三次	第四次	第五次	第六次	第七次
问卷构成	家庭问卷；主要问卷；妇女补充问卷；一般健康和福利问卷	家庭问卷；主要成人问卷；主要儿童问卷；妇女补充问卷	单一CAPI仪器，包括家庭问卷、成人问卷、儿童问卷	单一CAPI仪器，包括家庭问卷、成人问卷、儿童问卷	单一CAPI仪器，包括家庭问卷、成人问卷、儿童问卷	单一CAPI仪器，包括家庭问卷、成人问卷、儿童问卷
测量方法	无	无	身体测量	身体测量	身体测量	身体测量
采集方法/技术	纸质问卷；OMR和关键数据输入；纯手动编码	纸质问卷；OMR和关键数据输入；由CAC系统支持的手动编码	CAPI问卷；由手动编码和CAC系统共同支持	CAPI问卷；由手动编码和CAC系统共同支持	CAPI问卷；使用内置三帧编码器自动编码；由一些模块的手动和CAC系统支持	CAPI问卷；使用内置三帧编码器自动编码；由一些模块的手动和CAC系统支持

注：OMR为光学标记阅读机（optical mark reader）。

1. **调查样本**　澳大利亚国家健康调查采用多阶段分层随机抽样的方法抽取样本，对应澳大利亚统计部门标准地理分类（Australian standard geographical classification，ASGC），将州和领地分为地理上连续的地区层次，每一层包含约有 250 套住房的人口普查集合区（census collection districts，CDs），在此基础上分 3 个阶段对住宅样本进行选择：①在每个人口普查集合区（CDs）按其住宅数量成比例抽取样本 CDs；②将每个选定的 CD 划分为相似大小的块，选择其中一块，按与块中数量成比例的概率抽样；③从每个选定的块内准备所有私人住宅的列表并且选择住宅的系统随机样本。

在霍巴特（Hobart）、达尔文港（Darwin）等部分地区和一些高人口增长率的地区，不进行 CDs 抽样，只选择其余两个阶段。在低人口密度的层中，通常先根据城镇或统计局部区域（statistical local areas，SLA）或两者的组合情况将每层划分成单元，并且从每层选择一个或两个单元，以与高人口密度层相同的方式获得住户样本。

2. **信息采集**　由受过培训的澳大利亚统计局调查员采用计算机辅助个人询问的方法从调查范围内抽取住户中的成人取得信息。信息采集涉及以下方面。

（1）面对面询问调查：以邮件的方式告知调查住户，电话预约住户中合适的调查对象进行面对面询问。如果调查对象有具体的要求，访问只在周日进行。由一个了解家庭情况的成年家庭成员提供家庭的特征信息，成年调查对象接受个人信息面询，15 岁以下儿童由成人代答。经父母同意，15 ~ 17 岁儿童可本人回答，否则由成人代答。因为身体原因无法自己回答的调查对象，由了解家庭情况的成年家庭成员代答。在家庭成员有语言交流困难的情况下，其他家庭成员可以担任翻译，若没有家庭成员翻译，可由统计局调查员担任翻译或使用翻译器。

（2）调查员：从统计局中招募受过培训并具有住户调查经验的调查员，进行进一步的培训，确保所有调查员在调查过程中采用标准方法进行调查。调查初期对每个调查员进行现场监督，然后定期监督；同时，现场工作人员要定期通过调查数据库发现问题并及时与调查负责人沟通。

（3）问卷：一般包括家庭问卷、主要成人问卷和主要儿童问卷。在不同时期，问卷的结构会有所变动。问卷中，问题的答案分为预定的一个或多个回答类别，调查员以动态提示的形式提出问题，向调查对象依次读出预定的答案，直到被访者表示同意一个或多个。同时，提示卡里会列出问题所有可能的答案以澄清问题或呈现各种替代方案。在调查的某些领域，若调查对象给出的回答偏离问题或缺乏能够对这一回答进行分类和编码，调查员可以酌情使用间接和中性提示。

3. **身体测量** 在2007—2008年第五次国家健康调查之后开始进行身体测量，除了怀孕的妇女，所有调查对象在调查结束后自愿进行身体测量（使用数字秤测量体重，使用测距仪测量身高，使用卷尺测量腰围和臀围）。

（六）质量控制

为了保证调查质量，澳大利亚健康调查主要从精度和准确性两方面进行质量控制：以减小抽样误差来控制调查精度，以减小非抽样误差来控制调查的准确性（图7-4）。

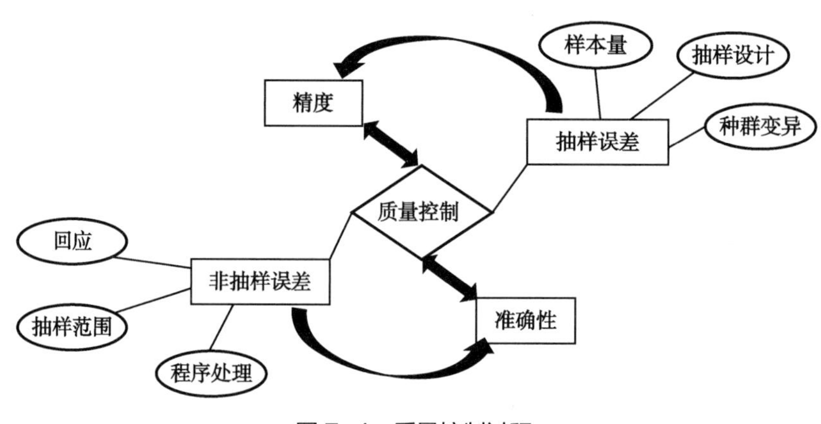

图7-4 质量控制过程

1. **抽样误差** 对数据的估计是根据抽样人口信息得来，因此会受到抽样总体变异性的影响，使得调查资料与实际情况存在偏差。对抽样误差的控制主要包括以下方面：

（1）抽样设计：通过多种抽样方法获得样本，样本的最终设计要在成本和操作限制内使调查结果尽可能准确。

（2）样本量：样本量越大，样本相关抽样误差就越小。

（3）种群变异：用于度量居民不同特定特征的程度。种群变异越小（即人口特定特征的变异性越小），样本的代表性越好，抽样误差就越小。使用测试统计学显著差异的方法对种群差异进行测量，比较调查之间和调查人口之间的估计值差异，确定显著差异是否是相应人口特征的真实差异，即估计值之间的差异是否具有统计学意义。如果检验统计量的值大于1.96，那么两个群体在该特征方面存在具有统计学意义差异的可能性有95%，否则不能肯定地说二者间存在真正的差异。2004—2005年第四次国家健康调查在统计学检验结果显著的基础上增加了年龄标准化，由于许多健康特征与年龄有强烈关系，估计值之间的明显差异可能是所比较的群体年龄分布不同导致的。年龄标准化数据仅用于比较，不代表任何真实的人口参数。

2. **非抽样误差**　是除了抽样误差以外所有误差的总和，可存在于调查的每一个环节。应在每个调查环节中控制非抽样误差的发生，以保证调查的准确性。

（1）与范围有关的误差：有些住宅可能被无意地包括在调查之中或被排除在调查之外，如私人住宅和非私人住宅区别不清。在调查之前和调查期间不断更新私人住宅名单有助于克服这种误差。

（2）与回答有关的误差：主要来自问卷设计和方法方面的缺陷，调查员询问技巧不足和调查对象因疲劳、故意等原因导致报告不准确3个方面。这些错误的调节方法主要有：①个别问题和整个问卷经过彻底测试之后，才能最终确定是否被用于调查。测试方法主要有认知询问和现场测试或现场彩排。②制定统一的询问标准，对调查员进行反复培训，并定期监督询问工作。③努力减少因疲劳引起的错误；调查之前以信函的方式通知被选中的住户，向其解释调查的目的、官方性质和收集信息的保密性，并提供调查手册；调查员在调查地区通过电话回访跟进以加强与居民的联系（一般回访5次，非大都市的区域回访3次）。④检查调查工具内部的一致性，减少因程序导致的报告不准确，每一个调查主题要选择合适的调查时间和具体问题的参考期。

（3）编码和处理误差：在从最初数据收集到最终统计编译之间的任何阶段，都有可能发生处理误差，后期在文书的检查和编码、数据传输、编辑和数据处理中也可能出现误差。为了减少这些误差的发生，需要采用一些质量保证措施。

1）保证应用条件编码的质量，自动编码和手动编码相结合。由统计局区域办事处编译人口特征一般编码，专门招聘和培训编码人员进行健康项目编码。

2）计算机编辑：确保在问卷中遵循逻辑顺序、包含必填项目、限定具体值在特定范围内。运用计算机编辑旨在检测报告和记录错误数据项之间不正确的关系以及缺少的数据项。

3）数据文件检查：在处理期间各阶段从数据文件中获得频率计数或表格，显示不同特征的人口分布情况，用于检查数据文件的内容，以识别可能显著影响估计的异常值，以及先前未通过编辑识别的不合理的逻辑关系。进行进一步检查以确保相关数据项之间以及相关人群之间的一致性。

4）数据比较：在可能的情况下对数据进行检查，以确保调查结果与以前的国家健康调查结果和其他来源的数据保持一致。

（七）国家健康调查的伦理问题

澳大利亚国家健康调查中，关于调查对象隐私有明确的说明，调查的设计和实施的所有方面都要符合《隐私法》（1988 年）和公民隐私权中的信息隐私原则。在后期进行信息共享时，要以不能够识别特定个人或组织的方式发布信息，保证数据需求与隐私间的平衡；为了尽可能发挥数据对用户的有用性，可以采取远程访问数据实验室（remote access data laboratory，RADL）的方式，远程授权被批准的用户访问保密的数据文件。

三、小结

（一）尊重居民隐私

澳大利亚国家健康调查由《隐私法》（1988 年）提供法律支持，以保证居民的隐私权。卫生服务调查员要对保护调查对象的隐私权有正确的认识。隐私权是一种重要的天赋权力，在当今社会已经被认可。保护隐私是对人性自由和个人自主权的尊重，也是医学伦理学尊重原则、有利原则和不伤害原则的具体体现和要求。在卫生服务调查中尊重和保护居民隐私也是社会文明之举，能够促进调查对象协助调查，有利于社会的精神文明进步。

（二）通过法律保障卫生服务调查的实施

澳大利亚国家健康调查须通过的《人口普查和统计法》（1905 年）的授权批准方可开展。健康调查是一项全国范围的调查，涉及组织、设计、经费和职能分工等，只有建立和形成相对完善的法律体系，相关部门才能运用法律手段规范调查、监测并及时调整相应政策，调查的各阶段和步骤才能得到法律保护，调查才能顺利进行。

（三）采用电子调查工具，加强质量控制

澳大利亚国家健康调查的调查方式主要为计算机辅助访问，后台编码经过严格审查，这降低了纸质问卷的运输、存储以及后期数据录入、分析等人、财、物的成本，提高了调查效率和数据质量，也降低了纸质问卷填写和调查员录入数据的负责程度对数据质量的影响；同时，保证电子调查工具条件编码的质量，将自动编码和手动编码相结合，在数据处理期间定期检查数据文件的内容，确保相关数据项之间以及相关人群之间的一致性，减少抽样误差。

（四）调查数据共享

澳大利亚统计局将调查实施方案和结果的相关信息写成用户手册发布，在坚持隐私原则的前提下，满足各方用户对调查数据的需求，并采用远程访问数据实验室的方式远程授

权被批准的用户访问保密的数据文件，尽可能增大数据的有用性和可利用性，拓宽调查数据的多元化用途。

参考文献

[1] Australian Bureau of Statistics. Australian Health Survey: Users' Guide, 2011-13[EB/OL]. [2017-3-28]. http: //www.abs.gov.au/ausstats/abs@.nsf/Lookup/4363.0.55.001Chapter2002011-13.

[2] Australian Bureau of Statistics. National Health Survey: Users' Guide-Electronic Publication, 2004-05[EB/OL]. [2017-3-28]. http: //www.abs.gov.au/AUSSTATS/abs@.nsf/DetailsPage/4363.0.55.0012004-05?OpenDocument.

[3] Australian Bureau of Statistics. National Health Survey: Users' Guide-Electronic Publication, 2007-08[EB/OL]. [2017-3-28]. https: //www.abs.gov.au/AUSSTATS/abs@.nsf/allprimarymainfeatures/2851D0FD9C52AB56CA257ACC000E3DE1?opendocument.

[4] Australian Bureau of Statistics. National Health Survey: Users' Guide, 2001[EB/OL]. [2017-3-28]. http: //www.abs.gov.au/AUSSTATS/abs@.nsf/Previousproducts/4363.0.55.001Contents1200.1? opendocument&tabname=Summary&prodno=4363.0.55.001&issue=2001&num=&view=.

[5] Australian Bureau of Statistics. National Health Survey: Users' Guide, 1995[EB/OL]. [2017-3-28]. https: //www.abs.gov.au/ausstats/abs@.nsf/PrimaryMainFeatures/4801.0?OpenDocument.

第八章
英国国家健康相关调查

英国健康调查（Health Survey for England，HSE）是国家级全民健康调查，首次调查开展于1991年，其后每年进行一次全年调查，截至2016年共开展了26次。该调查旨在保证英国以家庭为单位的全民健康的监测工作，实现了解全民健康现状、完善健康及其相关行为政策的目的。该调查在1991年由国家统计局下属的人口普查办公室组织进行；1994年起，由英国国家社会研究中心和伦敦大学流行病学和公共卫生系联合开展，国家健康和社会保健信息中心提供赞助。调查采取多阶段分层概率抽样设计方法抽取样本（分为核心样本和拓展样本两种）。相应地点的调查员按照月进行访谈与调查工作，通过计算机辅助个人访谈（CAPI）收集数据，调查时间覆盖全年12个月。调查对象包括0～2岁、2～15岁、15～64岁、65岁及以上4个年龄组。调查形式分为面对面访谈、护士访问、填写自填式问卷3种。每年都包含的调查内容有吸烟、饮酒、听力障碍、社会关怀等。此外，每年均有一项核心主题，隔一年或几年调查部分次要问题，如水果与蔬菜摄入情况等。

一、概述

英国实行公共保健、社会保险等福利制度并一直延续至今，为全民提供免费医疗服务。英国的初级健康保健实施良好，人均寿命与其他发达国家相当。2016年，男性平均寿命为78.4岁，女性平均寿命为82.5岁，婴儿死亡率为4.7‰。

为保证以家庭为单位的全民健康监测工作，获取全民健康现状、完善健康与健康相关行为评估的相关政策，英国在1971年首次开展了全英家庭调查（General Household Survey，GHS）（类似于我国的人口普查），其中包括少部分健康相关调查。英国自1991年起开展了专门测量家庭人口健康现状的调查，即英国健康调查（HSE），并从2001年起实行全民健康调查。

当前英国健康调查体系主要由6项调查组成，其中包括国家级调查1项，即英国健康调查。根据英国国民保健制度（National Health Service，NHS），患者健康调查体系包括 5 项，分别为儿童与青年人住院和住院天数调查（Children and Young People's Inpatient and Day Case Survey）、成人住院调查（Adult Inpatient Survey）、社区心理健康调查（Community Mental Health Survey）、急诊部门调查（Emergency Department Survey）和产妇健康调查（Maternity Survey）。

二、英国国家健康调查

（一）调查背景

英国健康调查（HSE）是一项国家级全民性健康调查，旨在提供发病率信息，以改善国家卫生政策。其主要内容包括估计英国有特定健康状况的人口比例，研究影响疾病的风险因素，还监测实现健康目标的进展情况。该调查于 1991 年开始，每年开展一次全年调查，到 2017 年已进行了 27 次健康调查。

（二）调查目的

1. 提供国家代表性样本的年度数据，以监测国家公民的健康趋势。
2. 估计英国特定健康人群的比例。
3. 估计与部分疾病相关的危险因素，统计主要疾病的患病率。
4. 根据人群组之间的差异（如按年龄、性别或收入），测量相关健康问题或疾病风险因素。
5. 评估风险因素组合的出现频率，并且分析这些组合通常在哪些情况下发生。
6. 监测特定卫生目标的进展情况。
7. 衡量不同年龄段儿童的身高（自 1995 年起），作为国家健康和成长研究的指标。
8. 监测儿童超重和肥胖的流行率（自 1995 年起）。

（三）调查的组织管理

HSE 在 1991 年由国家统计局下属的人口普查办公室（Office of Population Censuses and Surveys）组织开展；1994 年起，由国家社会研究中心（英国）和伦敦大学的流行病学和公共卫生系开展联合调查，国家健康和社会保健信息中心（Information Centre for Health and Social Care）赞助。

（四）调查内容

1. **历年样本量**　英国健康调查每年抽取不同样本，2011—2016 年基本情况见表 8-1。

表 8-1 2011—2016 年英国健康调查样本量统计

年份	成人（16 岁 +）样本量	儿童（0 ~ 15 岁）样本量	护士询问成人量	护士询问儿童量
2011	8 610	2 007	5 715	1 257
2012	8 291	2 043	5 470	1 203
2013	8 795	2 185	6 183	1 455
2014	8 077	2 003	5 491	1 249
2015	8 034	5 714	5 378	1 297
2016	8 011	2 056	5 049	1 117

2. **历年调查内容调整情况** 除了听力、社会关怀（包含需要与服务提供和保障两方面）、未来社会保障筹资、饮酒、成人超重或肥胖、儿童超重或肥胖和心理健康等核心问题保持不变，英国健康调查每年的主题都在发生变化。1991—2016 年英国健康调查内容调整见表 8-2。

表 8-2 1991—2016 年英国健康调查内容调整情况

年份	调查核心问题	调查重点倾向	调查内容调整情况
1991	（心血管疾病）	—	为首次健康调查，列入吸烟、饮酒（调查对象局限于16岁及以上的成人）
1992	（心血管疾病）	—	—
1993	心血管疾病	—	首次以心血管疾病为主题
1994	心血管疾病	—	第二次以心血管疾病为主题
1995	哮喘、事故和残疾	—	调查对象中增加了2 ~ 15岁儿童
1996	哮喘、事故和一般健康的特殊措施	—	—
1997	儿童和青年人健康	—	首次调查儿童、青年人、婴儿及其母亲健康状况
1998	心血管疾病	—	第三次以心血管疾病为主题
1999	种族健康	—	
2000	老年人和社会排斥	—	首次着重关注老年人健康问题
2001	呼吸道疾病和特应性条件、残疾和非致命事故	—	HSE正式成为全民健康调查。自此，调查对象增加2岁以下儿童；年龄限制只针对某些特定人群，而调查主题不受年龄限制
2002	儿童（0~4岁）和年轻人健康	—	第二次调查儿童、青年人、婴儿及其母亲健康状况，以达到监测目的
2003	心血管疾病	—	第四次以心血管疾病为主题

续表

年份	调查核心问题	调查重点倾向	调查内容调整情况
2004	少数人群种族的健康	—	—
2005	老人健康	—	第二次以老年人健康为主题
2006	心血管疾病	—	第五次以心血管疾病为主题
2007	成人心血管疾病和危险因素，肥胖和儿童的危险因素	健康态度与信念问题	—
2008	体力活动与健康	—	—
2009	健康和生活方式	—	重视肾脏疾病相关健康问题
2010	呼吸健康和肺功能问题	—	呼吸系统疾病、肺功能疾病、慢性肾病，首次关注性健康
2011	哮喘、事故和一般健康的特殊措施	人群福利问题	首次增加社会关怀模块
2012	社会关怀	身体活动	增加关注人群的平均每周摄入酒精含量、赌博、福利和性健康
2013	社会关怀	—	增加关注人群视力、终身护理、轮班工作、平均每周饮酒、身体活动
2014	一般健康状况、慢性病、影响健康的生活行为方式、社会关怀	—	增加了精神疾病和听力
2015	一般健康状况、慢性病、影响健康的生活行为方式、社会关怀	儿童健康	首次列入儿童体力活动，成为一个主题模块
2016	一般健康状况、慢性病、影响健康的生活行为方式、社会关怀	—	在体力活动、体重管理、肾脏和肝脏疾病、赌博方面增加了其他问题

每年的健康调查都特别关注特殊人群（如残疾人群和患病人群），并在适当的时间内对残疾、意外事故、疾病等主题内容进行重复调查，以监控特殊人群健康状况随时间变化的情况。

3. **不同分组调查内容**　家庭和个人层面调查主要内容见表 8–3。不同年龄组的询问和自填问卷内容见表 8–4、表 8–5。

表 8–3　家庭和个人面对面询问内容

问题层面	问题内容
家庭询问涉及问题	家庭人数、构成和成员关系；住房使用权和卧室数量、汽车使用权、室内吸烟情况；家庭相关人员的经济地位和职业；家庭总收入情况；是否有学习障碍的家庭成员

续表

问题层面	问题内容
成人被问及的核心问题	一般健康情况、社会关怀、饮酒和吸烟情况；在询问之前测量个人身高和体重，并在询问之后进行身高和体重的比较分析；提出其他问题以了解调查对象的个人情况，并询问是否同意将调查数据连接到国家卫生服务中心
儿童询问内容	包括一般健康问题、水果和蔬菜摄入情况、接触二手烟情况，身体活动和种族（0～12岁儿童需在父母陪同下进行询问，13～15岁青少年直接进行询问）

表 8-4　不同年龄组面对面询问内容

询问内容	0～1岁	2～4岁	5～15岁	16～65岁	＞65岁
一般健康、长期疾病、限制性长期疾病	●	●	●	●	●
自报的体重和身高				●	●
个人健康计划				●	●
医生诊断高血压和糖尿病				●	●
卫生服务的利用				●	●
带状疱疹和脑卒中				●	●
接受社会关怀					●
提供社会照顾				●	●
吸烟[a]				●	●
吸入二手烟	●	●	●		
饮酒[a]				●	●
水果和蔬菜的摄入			●	●	●
体力活动		●	●		
测量身高和体重		●	●	●	●
被告知的出生体重	●	●	●		
经济现状和职业				●	●
已获得的教育				●	●
种族血统和种族认同	●	●	●	●	●
是否同意将数据录入健康记录				●	●

注：a. 吸烟和饮酒的问题已经包括在16～17岁青少年的自填式问卷中。如果18～24岁的年轻人认为自己与家庭成员一起参加面对面访谈，不能做出诚实的回答，他们可以将答案填入本问卷。
“●”代表该年龄组人群调查内容中有某项调查主题。

8 岁及以上调查对象需要填写自填式问卷。共有 4 种不同年龄组的问卷。16 ～ 17 岁的人被询问吸烟、饮酒行为及其他问题（如果调查员认为这个年龄组的人无法在其他家庭成员面前诚实地回答问题，也可以选择使用 18 ～ 24 岁问卷）。调查员测量所有调查对象体重信息，测量 2 岁以上调查对象身高信息。

表 8-5　不同年龄组自填式问卷内容

问卷内容	8～12 岁	13～15 岁	16～17 岁	＞18 岁
吸烟[a]	●	●	●	
饮酒[a]	●	●	●	
幸福感测试（沃里克-爱丁堡积极心理健康量表）[b]		●	●	●
幸福感测试		●		
赌博			●	●
学习困难[c]			●	●
体力活动		●	●	●
自身体重认知	●	●	●	●
孩子体重认知			●	●
性取向			●	●
宗教信仰			●	●

注：[a]. 如果18～24岁的年轻人认为自己与家庭成员一起做面对面访谈，不能做出诚实的回答，可以将答案填入16～17岁年龄组自填式问卷。

[b]. 在2015年1月和2月，因为没有儿童调查样本，所以8～15岁儿童的问卷中忽略了关于儿童健康和身体活动的问题。

[c]. 成人会被问及自己的学习困难经历；父母可以代表11～15岁的儿童回答。此外，一名成人监护人可以代表已被确定有学习障碍的家庭成员完成类似的问卷调查。

4. 护士问卷主要内容

（1）向所有调查对象进行询问。

（2）向成人询问有关于尼古丁替代产品的使用情况。

（3）对 11 岁及以上的人进行腰围和臀围测量，对 5 岁及以上的人进行血压测量。

（4）成人需提供 5 份非空腹血液样品，用于高密度脂蛋白、胆固醇和糖化血红蛋白分析。

（5）取成人和 4 岁及以上儿童唾液样品，用于可替宁分析（可替宁是尼古丁的衍生物，反映最近暴露于烟草或烟草烟雾情况）。

5. 调查问卷内容

（1）介绍：英国健康调查问卷每年都有所更新。表 8-6 以 2015 年调查为例，列举了问卷的内容组成。面对面询问调查内容总结见表 8-7。

表 8-6　2015 年英国健康调查问卷内容

序号	问卷类型	内容
1	家庭成员问卷	总体健康、自我报告的身高和体重、个人护理计划、医生诊断的高血压、医生诊断的糖尿病、未来护理规划、服务利用、社会关怀、听力困难、吸烟、水果和蔬菜摄入、饮酒、分类（社会人口问题）、自建住所、测量、护士询问、数据档案存储同意书

续表

序号	问卷类型	内容
2	护士问卷	介绍、处方药、药物编码、尼古丁替代产品、血压、腰围和臀围、听力测试、心理健康诊断、治疗和自我伤害诊断、尿样、唾液样本、血液样本
3	成人自填式问卷	所处困难/障碍状况、今日健康状况、过去2周健康状况、一般健康状况、日常活动、个人信息、体重
4	青年人自填式问卷	吸烟、饮酒、所处困难状况、今日健康状况、过去2周健康状况、一般健康状况、日常活动、个人信息、体重
5	13～15岁青少年自填式问卷	吸烟（烟卷）、饮酒、过去几周健康状况、体重、关于您自己的信息
6	8～12岁儿童自填式问卷	吸烟（烟卷）、饮酒、体重、个人基本信息
7	困难/障碍问卷	学习、生活困难或障碍等6项相关问题
8	卡片展示	文字卡片、玻璃杯、汤匙等量具图片等

表 8-7 面对面询问调查问题内容总结

问题	具体内容
基本信息	地址编号、调查员姓名、年龄组选择（2岁及以下、2～15岁、16～64岁、65岁及以上）、婚姻情况
个人问卷	基本健康情况、自报身高和体重、个人社会关怀规划、高血压（医生诊断）、糖尿病（医生诊断）、未来照顾计划、卫生服务利用、社会关怀、听力障碍、吸烟、水果与蔬菜摄入情况、饮酒、所处社会等级（社会人口问题）、自我提升环境、测量工具、护士询问等

（2）自填式问卷具体内容：自填式问卷开头有对如何填写问卷的详细说明（图 8-1）。不同年龄段人群有各自的自填式问卷问题，主要内容见表 8-8。

如何填写这份问卷

A. 回答下面大多数问题方式仅限于在问题旁边的方框中打勾
例如：

	非常健康状态	相对健康状态	相对亚健康状态	亚健康状态
你感觉自己处于…	□	√	□	□

B. 当你回答选项题或希望用语句回答问题时，请将选项对应的数字（而不是文字）填入方框中
例如： 填写数字 [6]

图 8-1 问卷填写方法介绍

表 8-8　按照年龄分组的自填式问卷主要内容

成人问卷	青年人问卷	13 ~ 15 岁青少年问卷	8 ~ 12 岁儿童问卷
• 生活困难情况 • 今日身体健康情况，包括精神心理状况 • 近几周内健康状况 • 身体活动情况 • 个人基本信息，包括自评情况、宗教信仰 • 体重情况	• 吸烟情况 • 饮酒情况 • 生活困难情况 • 今日身体健康情况，包括精神心理状况 • 近几周内健康状况 • 身体活动情况	• 吸烟情况 • 饮酒情况 • 近几周内健康状况 • 体重情况 • 其他情况，包括语言、宗教信仰等问题	• 吸烟情况 • 饮酒情况 • 体重情况 • 其他问题，包括语言、宗教信仰等问题

（五）调查方法

调查问卷、数据和结果以文件和表格的形式每年在英国健康调查网站上发布一次。概括起来，调查主要包括 5 个环节，调查步骤总结如图 8-2 所示。

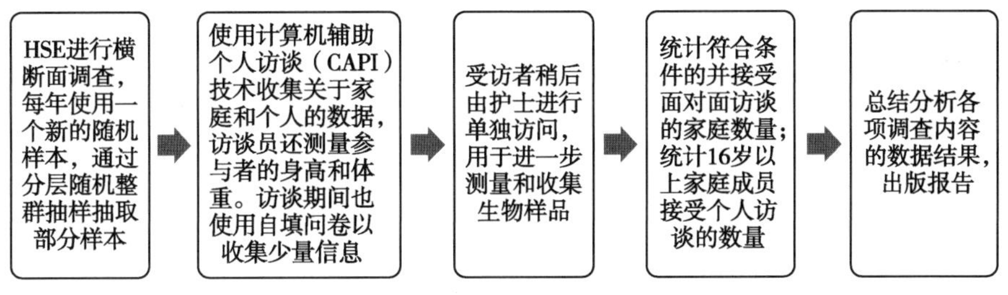

图 8-2　英国健康调查调查步骤总结

1. **抽样方法**　2015 年英国健康调查与前 24 次调查采用的抽样方法相同，均为多阶段分层概率抽样。

选择基于邮政编码扇区的初级抽样单位（primary sampling unit，PSU）进行随机抽样。每个初级抽样单位作为一个起始发送点以实现随机抽样。以初级抽样单位为抽样点，再以每个用户为基础，建立由邮政编码地址文件（postcode address file，PAF）组成的抽样框。很小比例（估计不到 1%）生活在非 PAF 地址的住户可能被涵盖其中，此点可以忽略不计。将少于 500 个 PAF 地址的邮政编码扇区与相邻扇区组合成一个初级抽样单位，以防抽取的地址样本过于集中。

对于核心样本，最初选择 552 个初级抽样单位，其所占比例与所在地区的初级抽样单位总数成比例。在每个初级抽样单位中抽取固定数量的地址以确保获得有效（等概率）的样本。经选择，每组中的初级抽样单位随机分配到一年中的 12 个月，初级抽样单位在每个月均匀分布在每个现场工作区，以便每个季度都能够提供一个具有全国代表性的样本。初始样本设计中，一年中最后一个季度作为“储备样本”（8 个 PSU），其目的在于，如果一年中早期月份调查的答复率较高，超过预计访谈的目标数量（8 000 名成人），则最后一个季度可能会缩减一些样本量，以免样本过多，影响覆盖率。基于这种假设，英国健康调查在 2015 年不仅使用了“储备样本”，而且全年应答率低于预期，所以在 2016 年 1 月额外调查了 27 个初级抽样单位样本，核心样本共计调查量为 579 个初级抽样单位。

2. **调查预告** 依照上述抽样方法，在英国境内的 564 个邮政编码中分层随机概率抽取 9 024 个地址，向每个抽样地址发送一封预告信，介绍调查内容，表示调查员将打电话请求允许面对面访谈调查，并附上一份传单，提供有关调查的一般资料和以前调查的一些调查结果。

3. **奖励** 以一张 10 英镑的代金券作为小额奖励，附上邀约函，鼓励调查对象积极参与调查。

4. **选定受访家庭和受访人群** 2015 年英国健康调查样本主要包括两个部分：核心（普通人群）样本和 2 ～ 15 岁儿童的加强样本。核心样本主要是英国家庭中居住的人，机构内部人员不在调查范围之内。在调查结束时应该考虑到，机构人口数较大，而他们的平均健康状况不如家庭人口的健康状况。

初次联系前，调查员通过地址确定住户单元或住户的数量，再进行必要性选择。调查员与每个选定的家庭取得联系，并尽量询问所有成人（最多 10 名）和 4 名 0 ～ 15 岁的儿童。调查员选择 15 岁以下孩子进行调查，须在征求家长和孩子的同意。

5. **询问时长** 每次调查可询问 1 ～ 4 人。最常见的方式是每次询问 1 或 2 人。

（1）每个成人的平均询问时间为 38min，对 2 人（包括至少 1 名成人）的平均询问时间为 59min。

（2）每次由护士对参与调查的个体进行询问，并且护士对每一个被调查者的询问时长平均为 33min。

（3）对儿童的调查时间比成人短，由于一些模块只是针对年龄较大的儿童，所以询问时间随年龄而变化。在没有成年人陪同的情况下，8 ～ 15 岁儿童接受单独询问（没有成人陪同）的平均时长为 26min，两个同龄儿童接受调查的时长为 40min。

（4）护士询问每名儿童的平均时长为 11min。

6. **调查对象的记录反馈工作** 给每个调查对象一个测量记录卡，其中调查员记录调查对象的身高和体重，护士记录腰围、臀围和血压测量值。接受护士询问的调查对象会被问及是否希望他们的血压和血液样本结果发送给他们的全科医生。如果同意，那么被调查对象想要查询检验结果，需要向全科医生获取书面同意。有一系列针对调查对象的血压测量数值评估指南发布。如果成人的血压快速上升，提示护士在离开调查对象后应尽快联系调查医生。对于儿童，要求护士不能肆意评价所测量的异常结果，需要与调查医生联系，进而判定是否需要采取任何行动。如果调查对象同意将结果发送给全科医生，调查医生会联系全科医生。如果血压结果明显异常，在未获得许可的情况下，调查医生也可以告知调查对象。

7. 数据收集

（1）所有调查员和护士都使用计算机辅助个人调查系统：在每个配合调查的家庭中，调查员首先协助调查对象完成家庭问卷，尽可能从家庭调查对象或其伴侣处获得信息，并尽可能地从每个家庭中的所有年龄成员中获取所需信息。如果被调查家庭中有 1 或 2 名 16 岁以下儿童，他们都会被纳入样本进行面对面访谈。如果有 3 名或更多 16 岁以下儿童，则选择 2 名纳入样本，并在稍后进行面对面访谈。调查员对所有选定的成人和儿童进行个人询问。为缩短每个家庭的询问时间，可以同时对所有成员进行询问，但是只允许最多 4 名成员一起参与面对面访谈。

（2）在面对面访谈结束时获得身高和体重测量值：在面对面访谈结束时，要求调查对象同意第二阶段调查，即护士的后续询问。对于 16 岁以下儿童，可以在征得父母许可后选择是否进行第二阶段调查。护士将尽可能地在面对面访谈后数天内进入家庭进行询问。在这次询问中，护士从符合条件并愿意提供样品的人那里获得血液和唾液样品。

除了告知函和传单之外，调查员还向调查对象提供两份说明调查目的和相关测量的传单。调查员最初发出一份说明调查目的的传单，在询问结束时再次发出一份传单，向同意接受下一阶段调查的人员解释护士询问的相关问题。

（3）儿童附加调查：对 2 ～ 15 岁儿童进行附加调查。对于有此年龄段儿童家庭的面对面访谈，遵循与核心样本相同的程序。没有接受调查的成人不能接受护士询问。

（六）调查质量控制

1. 调查员和护士培训　向调查员全面介绍调查的管理情况。调查员要接受身高和体重等测量方法的训练，并且必须在调查前通过这些测量的认证测试。所有护士都具有专业资格，且能够熟练采集血液样本，并加入健康中心团队，进行为期两天的培训课程。护士在此过程中接受设备使用培训，并简要了解调查的具体要求，包括测量血压、腰围和臀围以及采集血液和唾液样本。同时调查员和护士可获得涵盖调查程序和测量方案的全套书面指导。

曾参与过 1 年以上健康调查的调查员和护士参加全天复习培训课程，重点是更新课程的覆盖面，提高测量技能并从调查对象处获得评价反馈。

所有参加健康调查的调查员和护士在工作的早期阶段都有一名主管陪同，以确保遵循访谈的流程，正确地进行调查活动。主管将对调查员和护士 10% 的日常工作进行监督。

2. 质量控制　在数据收集和后续阶段的调查中采取大量质量控制措施，检查调查员和护士的调查质量。调查员和护士的重要工作是对 10% 已参与调查的家庭进行复查，调查员使用的计算机程序具有内部软检查（可以控制）和硬检查（不能控制），包括查询不常见或不太可能以及超出可接受范围的答案。例如，如果 16 岁或以上的人身高超过 1.93m，调查员要确认这个条目是否正确（软检查）；如果有人说自己的吸烟情况在前 4 周内超过 28d，调查员将不能输入信息（硬检查）。

在每个月调查结束时，检查每个调查员和护士测量结果，与相关护士或调查员及其主管讨论所有问题（如未获得测量结果的样本数量过大等）。

（七）调查的伦理学问题

1. **成人知情同意** 确保16岁及以上的调查对象在面对面访谈和护士询问过程的所有阶段给予知情同意。

要求调查对象口头同意的内容：参加调查，确认需要回答问题的内容（和任何单独问题），完成自填式问卷以及身高、体重、血压、腰围和臀围的测量。

需要书面同意的内容：①生物学测量（血液、尿液和唾液样品）；②将信息传递给他人，如将生物样品结果发送给调查对象的全科医生；③储存血样供将来使用；④使用个人详细信息与管理数据匹配。

书面同意书由调查对象签署并由调查员或护士加签。这些同意书记录在CAPI询问调查中。同意书中增加了单张资料以及调查员或护士提供的资料。

父母只能代表15岁及以下孩子的选择意愿（这将在下文中详细描述）。

2. **儿童知情同意** 对于13～15岁儿童，在获得其父母或监护人许可后可直接询问。告知调查者须在整个询问过程中确保孩子的父母或监护人在场。因为需要从父母或监护人口中获得关于年幼儿童的信息。即使年幼儿童在场，他们的父母在有些情况下也可以回答关于他们健康的问题。对于8岁或以上的儿童，要求他们在询问过程中完成一份简短的自填式问卷，儿童可以酌情提供信息。护士对16岁以下儿童进行任何测量，必须获得其父母或监护人的许可，并且在护士询问期间必须有其父母或监护人在场。

必须保证：获得父母或监护人的书面同意，收集儿童的唾液样本和血压测量结果并将其发送给全科医生。

（八）调查的具体实施要求

每年的英国健康调查对于每项调查主题都有具体且详细的方法说明（主要包括具体实施方式、质量控制和控制方法3个方面）。下面是对2015年英国健康调查中成人饮酒、社会关怀、吸烟、儿童幸福感等7项主题的详细介绍。

1. **成人饮酒**

（1）内容：自1991年首次调查以来，英国健康调查就将饮酒问题列入调查中。直到1997年，调查中采用了一系列问题测量调查对象的饮酒情况，记录调查对象在过去12个月内的饮酒频率（包括各种酒精饮料）、任何一天的平均饮酒量。这些信息被合并计算平均每周酒精摄入量（通过“数量-频率”测量酒精摄入量）。1998年的调查引入了关于上周（调查前一周）任何一天的最大酒精饮品摄入量的问题。这反映了政府调查准则的变化，特别是从建议的每周摄入限制转变为基于每天摄入量的限制，并用于之后的每次健康调查。酒精的摄入量、频率问题在2003年的问卷中被删除，又在2011年恢复（图8–3）。2015年的

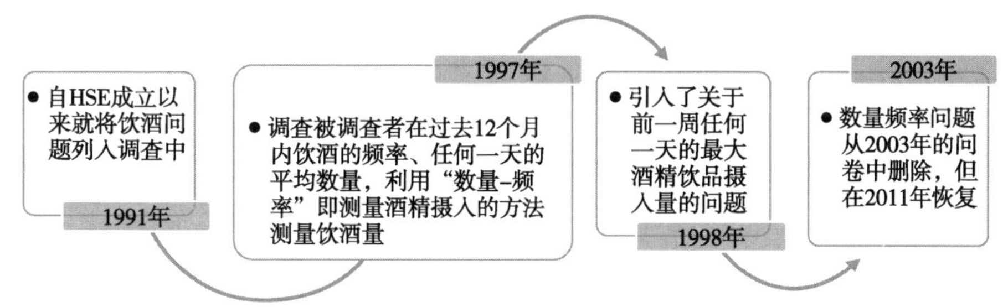

图 8-3　1991—2003 年英国健康调查自成人饮酒方法变迁

调查中关于饮酒的问卷涵盖以下内容：①最近 12 个月的饮酒频率（包括从未喝酒的人）；②对于在过去 12 个月中饮酒的人，饮用不同类型含酒精饮料的频率和每天的饮酒量（提供平均每周酒精摄入量）；③上周的饮酒天数；④对于在上周饮酒的人，在饮得最多的那一天，不同类型的酒各饮了多少（上周任何一天醉酒的最大量酒精摄入量）。

作为主要调查询问内容的一部分，有关饮酒的信息通常从成人问卷中收集。在 2015 年，与往年一样，为了更多地保护年轻调查对象的隐私，对于低于法定年龄的饮酒者（16 ~ 17 岁的青少年），要求填写完整的自填式问卷（包含吸烟和饮酒）。如果在父母面前进行询问，调查员可以选择为 18 ~ 24 岁的年轻人提供此调查问卷。在 2015 年，18 ~ 24 岁的人中有 14% 通过完成自填式问卷回答了关于饮酒的问题。

（2）酒精摄入量测量法：酒精摄入量以酒精单位表示。1 酒精单位相当于 10mL 纯酒精。在 1991—2005 年，英国健康调查基本上保持按酒精单位计算酒精饮料摄入量的方法。测量酒精摄入量时的假设类似于 1990 年通过全英住户调查引入的其他主要调查中使用的假设。但是，像饮酒环境改变、关于酒精饮料的最初健康促进建议已经过时一样，关于饮料中酒精含量和标准杯之间关系的假设显然不再有效。因此，从 2006 年起，英国健康调查和其他调查在估计酒精摄入量的方式上发生了变化。在 2007 年的调查中，关于酒精摄入量测量问题（测量导致醉酒的酒精饮料摄入量）不同于以前的形式，由于没有确定的玻璃杯尺寸，采用了大型（250mL）、中型（175mL）和小型（125mL）玻璃杯，以及特定瓶子或其他瓶子（每个瓶子相当于 6 个小型杯子）作为测量工具（图 8-4）。

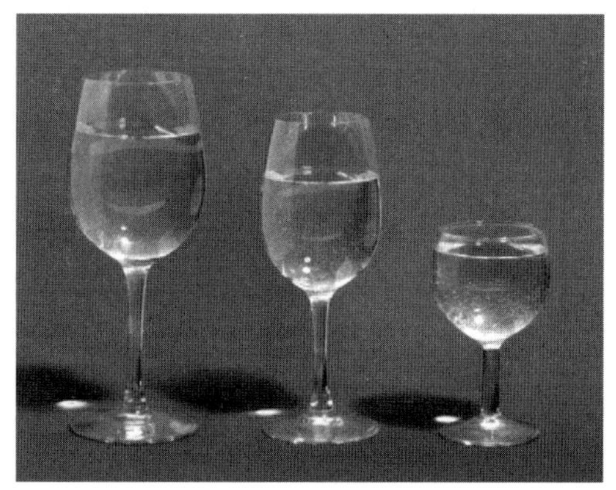

图 8-4　酒精量测量玻璃杯图例

表 8-9 显示了调查中使用的酒精含量换算方法。葡萄酒以外的酒精饮料采用的单位与 2006 年以后修改调查标准相同。2006 年，1 杯葡萄酒（未指定玻璃杯尺寸）的酒精摄入量换算为 2 个酒精单位（依照前一年的 1 个酒精单位标准）；2007 年调查提出不同酒精饮料的酒精量用不同尺寸的玻璃杯测量。

调查员会详细询问饮用瓶装或罐装啤酒、德国淡味啤酒、烈性黑啤酒或苹果酒的人饮了多少杯，并用这些信息来估计其消耗的酒精量。

表 8-9 饮料中酒精含量估算表

饮料种类	规格	测量方法	酒精含量 / 酒精单位
淡味啤酒、烈性黑啤酒、苹果酒或香蒂啤酒等酒精含量<6%的正常强度啤酒	品脱	品脱值 ×	2
	罐装/瓶装		2.5
	小罐装（尺寸未知）		1.5
	大罐装（尺寸未知）		2
淡味啤酒、烈性黑啤酒、苹果酒等酒精含量>6%的高强度啤酒	品脱	品脱值 ×	4
	罐装/瓶装		4
	小罐装（尺寸未知）		2
	大罐装（尺寸未知）		3
白酒	小杯（125mL）		1.5
	中杯（175mL）		2.0
	大杯（250mL）		3.0
	瓶装		9.0
烈酒/利口酒	玻璃杯（单个测量）		1
雪利酒、马提尼酒以及其他含酒精的葡萄酒	玻璃杯		1
含酒精的果汁	小罐装或小瓶装		1.5

注：1（英制）品脱≈568mL。

（3）质量控制：目前根据通常平均每周酒醉次数和上周（调查前一周）任何一天的最大酒精摄入量这两项指标测量饮酒情况。

1）平均每周酒精摄入量评定：男性和女性平均每周酒精摄入量≤ 14 个酒精单位为“较低风险”；男性平均每周酒精摄入量在 14 ~ 50 个酒精单位，女性平均每周酒精摄入量为 14 ~ 35 个酒精单位为“中度风险”；男性平均每周酒精摄入量> 50 个酒精单位，女性平均每周酒精摄入量> 35 个酒精单位为“较高风险”。这个定义中涵盖了“特殊”日子（如节假日和有庆祝活动、聚会、婚礼的日子等）。

2）上周任何一天的最大酒精摄入量：根据以前的每天摄入量指标评定。

英国健康调查研究了调查前一周酒精摄入量超过上述两项指标的成人的比例，以及摄入量比上述两个指标高出一倍的成人的比例，而没有具体考察多次饮酒的总酒精摄入量。

2. 社会关怀

（1）社会关怀内容：英国健康调查中的社会关怀问题模块是在 2009 年和 2010 年制

订，并于 2011 年首次使用的。制订该模块的目的是获取关于社会关怀服务需求、接受和提供方面的可靠数据，统计接受无偿护理以及正式护理和支持的人数。该模块重点是了解在家庭中 65 岁及以上人口的需求、接受和提供社会保健服务的情况，而不包括生活在护理机构中的人。调查侧重于老年人，因为他们是迄今为止最大的接受护理群体。这项调查需要有强大的资金支持，因为需要制定有效的政策以保障未来老年社会护理服务。虽然任何年龄的人都需要社会关怀，关于儿童或 65 岁以下成人的社会关怀调查也是有价值的，但英国健康调查（和大多数人口调查一样）的样本规模不能提供足够的数据进行可靠的关于不同年龄社会关怀接受者的分析。因此，在英国健康调查的社会关怀模块（关于需要帮助、接受护理和支付护理的问题）只调查老年人的相关情况。

（2）社会关怀调查问卷的开发：成人社会关怀问题模块要获取关于提供和接受非正式护理服务的人群特征以及接受正式护理和支持服务的人群特征的较全面的数据。特别是关于提供和支付护理机制的信息，反映了目前个人预算和直接付款的个性化护理的发展状况。该问题模块主要适合用于基于社区护理的和用于经济评估人口调查研究，可用于收集截面数据和纵向调查数据。社会关怀研究可包括多个阶段（图 8-5）。

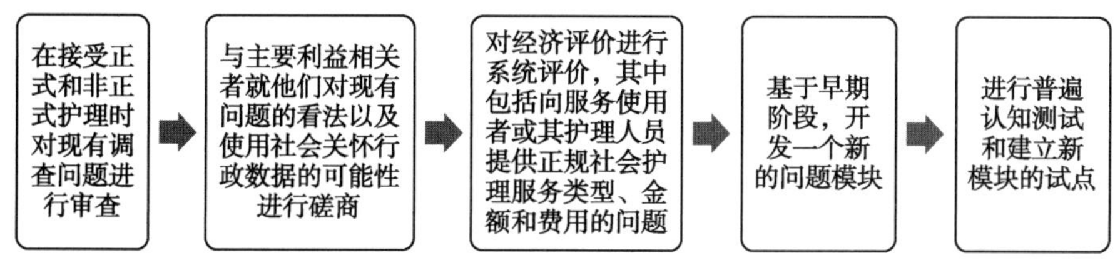

图 8-5 社会关怀分阶段研究

该模块设计原则主要是关于为家庭中 65 岁及以上的人口提供社会照顾服务的需求和利用问题（除了生活在研究机构中的人）。虽然关于接受护理问题是为 65 岁及以上的人设计的，但实际调查中会对所有 16 岁及以上的成人提出关于非正式护理的问题。调查的利益相关者经协商表明，他们需要获取关于支付正式和非正式护理费用的详细信息（具有一定复杂性）。

该问题模块要获取接受和提供非正式护理服务的人群之间的关系、他们是否住在同一个家庭以及提供护理的时间和模式等全面和详细的信息。现已开发的较全面的社会护理模块涵盖了多个主题，并且要求调查对象的负担（特别是老年人）必须保持在合理的水平，需要较多的时间来完成调查。因此，英国健康调查调查开发了一个较简短的模块（表 8-10）。而长模块则能提供更多的细节（短模块中不包括），如：①护理模式（频率、周几、时间）；②为护理支付的金额；③辅助设备。

表 8-10　社会关怀问题调查内容

接受社会关怀（≥ 65 岁人群）	提供社会关怀（≥ 16 岁人群）
需要接受的社会关怀服务 谁提供社会关怀服务（正式或非正式形式） 社会关怀提供时间（以小时为单位） 社会关怀支付制度 服务的利用	是否提供非正式社会关怀服务 接受社会关怀人群的性格、特征等 社会关怀提供时间（以小时为单位） 社会关怀反馈效果

在开始正式调查前，调查者开展了一项小规模试点测试，观察 65 岁以上人群的调查效果，其中包括一些特殊人群（针对有复杂护理需求的重度残疾人，护理人员需要做更复杂的安排）。该试点测试对大约 120 名成人（包括约 40 名 65 岁及以上的成人）进行了调查。针对该调查结果，问卷开发者对问卷中的问题措辞等进行了轻微修改。

（3）个人预算与直接付款的相关问题：在开发调查问卷期间，人们并不熟悉社会保健支付系统的过程或术语。实际上在开发问卷时，并非所有地方政府都一直使用“个人预算”和“直接付款”。如果某人能够直接付款，即使在其不知情的情况下，地方政府也能够为其分配个人预算；然而，如果某人不能够直接付款，他 / 她就可能没有个人预算。因此问卷中根据上述情况设计了部分相关问题与答案。

地方政府 / 委员会 / 社会服务部门提供不同方式来安排人们的护理付款

此卡描述了这些方法中的部分内容。

1. 请阅读这张卡片，并告诉我以下是否符合您接受的护理情况？

（1）直接付款：即委员会为您提供经费以满足您的部分或全部社会关怀需求，您可以选择支付方式（不应与直接支付到银行账户的收益相混淆，也就是直接付款）。

（2）地方政府、市议会或社会服务部门管理资金以满足您的所有或部分社会关怀需求，并且您可以选择使用哪些服务。

（3）这些都不是。

2. 您是否有个人预算，即地方政府 / 市议会 / 社会服务部门决定满足您的社会关怀需要所需的金额或金钱？您可以选择如何花这笔钱，也可以将其用于一系列不限于社会关怀的服务。

（1）是的。

（2）没有。

3. 吸烟

（1）内容：关于 16 岁及以上人群吸烟的问题，自 1991 年调查开始以来就被列为英国健康调查中的一部分。2015 年，面对面访谈收集了关于使用各种烟草制品（包括香烟、雪茄和男性专用烟管）的信息。调查要求吸烟者记录每天吸烟量，具体内容如表 8-11 所示。

表 8-11　吸烟调查对象及内容情况

调查对象	吸烟问题调查内容	附加情况
全人群	1991—2016年共26次调查中收集了各种烟草制品（包括香烟、雪茄和男性专用烟管）的信息 访谈还涉及调查对象目前和以前使用的尼古丁代替产品，包括尼古丁口香糖、锭剂、迷你锭剂、贴剂、尼古丁吸入器/吸入器、口腔喷雾剂、鼻腔喷雾剂和其他非烟草尼古丁产品	自2013年以来，还收集了关于目前和以前使用电子香烟的信息
16岁及以上人群	调查对象被要求估计自己吸入二手烟的总小时数，并说明发生这种情况的地点	可以通过自填问卷收集吸烟信息。承诺调查对象不向其他家庭成员透露吸烟行为，保护其隐私
25岁及以上人群	要求在面对面访谈中谈及调查对象的吸烟行为	—
18 ~ 24岁人群	调查员可以根据对调查对象的判断，选择通过询问或调查对象自填问卷方式调查吸烟问题	2015年调查中，14%的该年龄组调查对象通过自填问卷回答吸烟问题

（2）可替宁：是尼古丁的代谢物，血清或唾液中的可替宁水平可以纳入吸烟的客观度量。它通常被认为是测定个人烟草使用程度的各种生物标志物中最有效的。在英国健康调查中，当在专业实验室进行分析时，低水平可替宁含量也可以作为检测二手烟吸入情况的敏感标志。

该调查是利用唾液测量可替宁水平的。护士首先询问成年调查对象当时的吸烟状态（因为调查对象在得知受访后可能会改变吸烟行为）以及过去 7d 使用尼古丁替代产品的情况，然后要求其提供少量的唾液样品以分析可替宁水平。对可替宁数据的分析可以采取加权算法，也可以采取计算平均值的方法以解释唾液样品的差异性。非吸烟者唾液中可能根本没有可检测到的可替宁，其可替宁水平分布数据具有明显偏倚。加权算法可以适当避免这部分极端值的影响。

（3）质量控制

1）吸烟者中只有 2% 的成人在调查时处于吸烟状态，包括 1% 的仅吸雪茄或使用烟斗吸烟的人，但该部分调查重点是成人的吸烟情况，吸烟者的定义中不考虑雪茄和烟斗。

2）通过可替宁阈值表示吸烟水平：可替宁在人体内的半衰期为 16 ~ 20h，这意味着检测可替宁可得到一般人群的烟草使用情况，对于只是偶尔吸烟或上一次吸烟在数天前者，可替宁的检测是无效的。与 2013 年的调查一样，在 2015 年的调查中，吸烟率低的人群中，12ng/mL 的可替宁阈值被视为个人是否吸烟的临界值。若可替宁水平显示为 12ng/mL 或更高，可以对男性或女性调查对象进行人群吸烟客观测量，并且结合自填式问卷中的吸烟状态对其进行分析。在以前的调查中，利用可替宁水平判定吸烟程度时，排除了使用尼古丁替代品的吸烟者。

3）吸入二手烟：能够检测到可替宁的主要来源有个人使用烟草、使用尼古丁替代产品和吸入其他人的烟草烟雾（即吸入二手烟）这 3 种可能。如果调查对象报告自己只是偶尔吸烟，且检测到的可替宁水平低于 12ng/mL，可以判定为偶尔吸烟；如果调查对象报告自己并不吸烟，而检测到的可替宁水平低于 12ng/mL，则可确定为吸入了二手烟。因此，需观察可替宁低水平人群的比例，提供监测人群吸入二手烟的有效措施。

4. 儿童幸福感

（1）沃里克－爱丁堡积极心理健康量表：用于评估积极的心理健康的广泛概念，并融合了对幸福和享乐的观点。关于幸福的观点涉及人们的社会功能、社会关系和对其在生活中做的事情是否有意义或有价值的看法。关于对幸福的积极态度观点主要受快乐、幸福和避免疼痛的经验影响。

沃里克－爱丁堡积极心理健康量表有 14 项内容，涵盖心理功能、对外部环境的反应和情绪方面的幸福感。调查对象被要求根据最近 2 周内的经历，回答一些以陈述性语句表述的问题，答案包括 5 个程度，即“从没有过”“很少”“有时候”“经常”或“总是”。这些问题都是积极的语句，如“我一直对未来感到乐观”。答案中的 5 个程度分别设为 1 ~ 5 分，并转换成健康评分指数，总分范围在 14 分（所有问题都回答“从没有过”）到 70 分（所有问题都回答“总是”）之间。只对回答了全部 14 道问题的调查对象进行健康指数评分。

经过验证，沃里克－爱丁堡积极心理健康量表可用于 13 岁及以上的青少年。在英国健康调查中，将该量表内容被列入自填式问卷中进行调查。

（2）国家统计局的福利措施问卷：作为衡量国家福利计划的一部分，国家统计局制订了 4 个问题。①总体来说，您对现在的生活满意吗？②总体来说，您觉得您在生活中做的事情是否值得？③总体来说，您昨天的感觉如何？④您昨天感到有多焦虑？每题答案均以 0 ~ 10（0 表示“根本不”，10 表示“完全符合”）的等级评分。在对结果进行分析时，前 3 个问题得分较高，表示调查对象态度较积极；在焦虑部分问题获得较高分数，则表焦虑心理较严重。这些问题可以通过面对面询问和自填式问卷两种方式进行调查。经测验，对于年轻人，可使用问卷。出于伦理原因，在儿童协会开展的调查中出现这些问题时，最后部分会被省略。

儿童协会的调查结果促进了关于儿童幸福感的福利措施。在 2012 年对英国儿童吸烟、饮酒和吸毒的调查中进行的认知程度调查表明，没有人对研究 11 ~ 15 岁儿童心理健康这个问题提出异议。

5. 儿童体力活动

（1）内容

1）调查内容：13 ~ 15 岁儿童直接回答有关身体活动的问题，而 2 ~ 12 岁儿童由父母代替回答相关问题。儿童（或代表他们的父母）被要求回忆上周除了在上课（体育课）

时间之外的所有体育活动。2015 年英国健康调查第一次详细调查儿童的体力活动问题，儿童还被要求回忆一些体力活动，如步行、运动或其他活动。

2）调查条件：问卷所调查内容覆盖面对面访谈前 7d 的时间。这意味着所有儿童（或年幼儿童的父母）需要回答 7d 内（包括 5d 工作日和 2d 周末）的所有体力活动，因为工作日和周末的体力活动在水平和类型上通常有差异。因为是年度周期性调查，所以对其结果的分析要考虑到体力活动的季节差异。

3）调查可能出现的问题及要求：相对于非正式的体力活动，人们更容易记住正式或常规的、有计划的体力活动。当问及体力活动类型的细节时，调查员可以向调查对象提供两个活动列表（一份列表中有非正式活动的例子，另一份列表中有正式活动的例子），并给予解释。①对于记起的活动，要求调查对象（父母或孩子）回忆在哪一天做了什么活动，在当天用了多长时间进行体力活动（以小时和分钟计算），要求其能够报告每天进行的多种活动类型。②询问调查对象在过去 7d 是否上学（包括游戏小组或托儿所），若去过学校，要求回答去学校的具体天数。③关于学校课程的体育活动等问题仅询问在过去 7d 中至少有 1d 上学的儿童，包括：在去学校或放学回家的过程中选择的是步行还是骑自行车；如果肯定回答，还会问及步行或骑自行车的天数和每次活动所持续的时间。④关于久坐调查，需要估计儿童平均每天看电视和其他久坐（如阅读、做家庭作业、玩电脑或其他视频游戏）的时间，不包括在学校的时间。调查时间主要挑选具有代表性的工作日或周末。

调查所收集的信息主要包括活动类型、频率和持续时间。对于没有出现在正式和非正式活动列表上的活动，会增加一个附加问题——“当您做某项运动时，它的强度是否能让您喘不过气或不停地流汗”，以提供体力活动强度指标。然而，这并不能用于分析本调查的结果，因为没有证据来确定这种信息与儿童身体活动强度的相关性。与之前的英国健康调查一样，2015 年的调查假定所有儿童报告的活动至少是中度强度的。这可能导致高估在中等及以上强度活动中花费的总时间，并且因此高估达到英国儿童体力活动标准的儿童比例。

（2）质量控制

1）体力活动水平分级：在分析年龄较小（2 ~ 4 岁）儿童的数据时，假设他们都可以独立行走，因此，“上周每天都有至少 180min（3h）体力活动”的指标适用于所有这个年龄段的调查对象。

表 8–12 中所示的前两个级别覆盖了每天进行至少 1h 正常活动量的低龄（2 ~ 4 岁）儿童。“低量活动”指规律活动但每天活动时间少于 60min，以及在上周的某些天有活动而不是全部 7d 都充分活动的情况。例如，在上周中有 6d 每天进行身体活动至少 3h，但在另一天身体活动少于 1h 的学龄前儿童被划分在低量活动等级组中。

表 8–13 所示的“符合建议标准”和“正常量活动”类别覆盖每天有正常活动量（分别为每天至少 60min 和 30min）的 5 ~ 15 岁儿童。此外，“正常量活动”等级组还包括在

上周有 3 ~ 6d 每天进行至少 60min 中度至高强度身体活动的 5 ~ 15 岁儿童。

表 8-12　学龄前（5 岁以下）儿童活动水平分级

活动等级	划分说明
符合建议标准	上周每天都有至少180min（3h）体力活动
正常量活动	上周每天都有60 ~ 179min体力活动
低量活动	每天体力活动时间低于60min，或者达到180min活动时间的天数少于7d

表 8-13　5 ~ 15 岁儿童活动水平分级

活动等级	划分说明
符合建议标准	上周每天都有至少60min（1h）中度至高强度的身体活动
正常量活动	上周每天都有30 ~ 59min中度至高强度的身体活动或其中3 ~ 6d有至少60min的中度至高强度的身体活动
低量活动	低水平身体活动

应当指出，儿童每天活动量的标准与成人的标准不同：成人标准依据每周活动量的总和而定，而对儿童的测量主要依据其 1 周内每天运动的情况。

2）具体控制说明：从活动水平分级中排除常规活动。表 8-13 的分级假定所有调查的活动至少是中等强度，但不包括进出学校的活动。由于学校活动不具有工作日活动的代表性，所以上学活动的问题结构不同于所有其他类型体育活动的问题结构。因此，在评估总结活动水平中每天进行的活动总量时，不能将步行和骑自行车与在学校和其他场合的步行和骑自行车相结合。因此，本调查的结果将低估符合身体活动标准的儿童比例。

活动水平评估标准排除了学校课程活动中所花费的时间。对于 5 ~ 15 岁的儿童，活动水平以包括学校课程活动和排除学校课程活动两种方式计算活动水平。表中排除了在学校期间的活动，无论是正式课程还是其他活动，因此低估了身体活动花费的总时间，但也可能高估了被归类至少中等强度的所有活动花费的时间量。

6. 儿童的体重指数、超重和肥胖

（1）内容：2015 年的英国健康调查扩展了儿童样本，将 2 ~ 15 岁的儿童样本列入总分析，提高了组与组之间的估计精确度。"核心"样本包括 2 123 名 0 ~ 15 岁儿童。附加样本包括增加的 3 591 名儿童。

2 ~ 15 岁儿童的身高和体重由训练有素的调查员测量（利用有效测量计算 BMI）。自 2006 年以来，关于儿童是否愿意改变体重的问题一直被提出。对于 8 ~ 15 岁儿童，无论他们认为自己的体重是正常、太轻或太重，以及是否在尝试改变自己的体重，都要求填写自填式问卷。自填式问卷中包括家长对孩子体重的评估。附加样本中的儿童父母没有接受访谈，因此父母的回答只针对核心样本中的儿童。

（2）质量控制：BMI [计算公式为体重除以身高的平方（kg/m^2）] 与成人和儿童的肥胖（体脂肪过量）密切相关，是本部分中判断调查对象是否超重和肥胖的关键指标。使用 BMI 的决定得到国际肥胖任务组的支持，其研究得出 BMI 是儿童身体肥胖合理量度指标的结论。与以前的英国健康调查报告一样，关于儿童超重和肥胖的信息基于英国国家 BMI 百分比分类。

与成人不同，男童和女童在每个年龄段的生长状况不同，常规分组不能用于儿童超重和肥胖的调查。可以 6 个月为组距将儿童按照年龄分组，或者按照英国国家 BMI 标准比例的性别分组来估计 2 ~ 15 岁儿童的超重和肥胖患病率。这种分类为每个年龄段的男童和女童分别给出了 BMI 阈值，以此判断儿童是超重或肥胖。

儿童体重状态的评估是将实际 BMI 与 BMI 百分比在公布的成长图表上进行比较，使用 6 个月频段中的性别和年龄（从调查日期减去出生日期提取），结果的呈现基于最近一个生日的年龄（这是英国健康调查标准）。此外，根据儿童的英国健康调查标准，本部分的调查结果均未进行年龄标准化。

1995—2015 年英国健康调查结果显示了 2 ~ 15 岁儿童的 BMI 以及超重和肥胖患病率的情况，对于儿童健康的研究趋势见图 8-6。

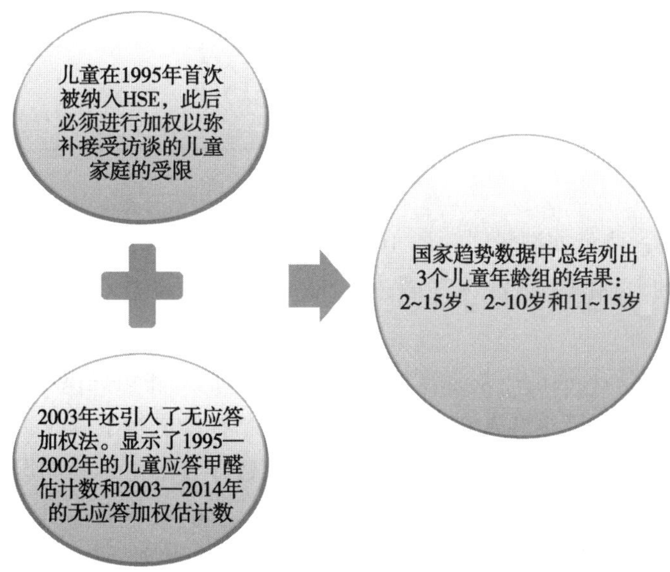

图 8-6　英国健康调查 - 儿童健康调查变化趋势

7. 儿童饮酒

（1）内容：儿童饮酒问题在往年的英国健康调查中都具有关键意义，随着酒精饮料种类增多，青少年及儿童对酒精饮料的饮用量增加，儿童饮酒问题已经成为英国健康调查问卷中必不可少的一个主题。调查内容分配与变迁情况见表 8–14。

表 8–14　儿童饮酒问题调查内容分配与变迁情况

<table>
<tr><th>调查人群</th><th>调查内容</th><th>主要问题</th></tr>
<tr><td>所有8岁以上儿童需要回答饮酒问题（儿童与父母一起参加面对面访谈；父母只能代表12岁以下的儿童回答，13～15岁儿童直接回答调查员的问题）</td><td>8～12岁儿童被问及他们是否喝过适量的酒精饮料（一整杯饮料，而不是一小口），第一次喝酒精饮料的时间，通常饮用酒精饮料的频率，最近一次饮用酒精饮料的时间
13～15岁儿童被问及他们在过去7d内饮用的酒精饮料的类型与数量</td><td rowspan="4">儿童可能不愿意在父母面前透漏他们的饮酒行为细节，因此在8～15岁儿童的自填式问卷中增加该部分问题；然而儿童可能还会担心父母会看到自己的答案，所以依然存在低估儿童饮酒量的因素；与在学校进行的调查相比，儿童在家庭访谈调查中回答的吸烟和饮酒量较低</td></tr>
<tr><td rowspan="3">1995年首次调查儿童饮酒问题，1998年和1999年对问卷进行再次修订</td><td>1998年以前，儿童需要从3个选项中选择一个符合自己饮酒经历的描述：①从不饮酒；②仅尝过一两次酒精饮料，但从未喝过一整杯饮料；③有真正的饮酒经历</td></tr>
<tr><td>1998年，儿童被问及“是否喝过适量的酒精饮料（一整杯饮料，而不是一小口）”并要求选择“是”或“否”；在问卷的完善过程中，关于最近一次喝含酒精饮料的问题以及平时饮酒频率等一些细微变化均得以体现</td></tr>
<tr><td>1999年起，若儿童对“是否喝过酒精饮料”等问题回答“没有”，将会询问后续问题，如“是否喝过含酒精的果汁”。对任何问题回答“是”的儿童都会被认为有饮酒经历</td></tr>
</table>

（2）质量控制：测量饮酒量时，以 10mL 的纯酒精为 1 个酒精单位，相当于 1.5 个品脱（约 850mL）的普通啤酒或淡味啤酒，或 50mL 强度葡萄酒（如雪莉酒或波特酒）或 25mL 的烈酒。

近年来，啤酒和葡萄酒的平均强度增加了，酒吧和酒吧餐馆提供了更多种类的酒精饮料。从 2006 年起，英国健康调查对成人饮酒量的评估标准进行了修改，2007 年起对儿童饮酒相关标准做出了相同的调整。这些改变中大多数涉及单位转换问题，而不影响调查对象。根据 2006 年推出的针对成人饮酒的修订内容，2007 年增加了儿童饮用酒精饮料到葡萄酒、小罐装和瓶装啤酒以及小罐装和瓶装酒精果汁的转换。变迁情况如图 8–7 所示。表 8–15 中列出了 2006—2007 年测量饮酒量的单位的变化。

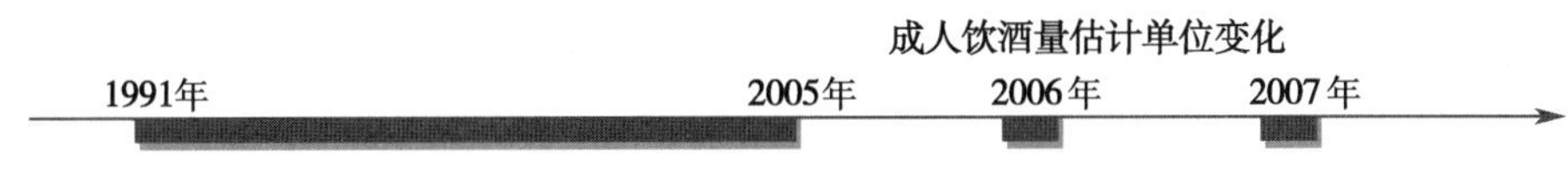

图 8-7　儿童饮酒测量指标变化情况

表 8-15　估计饮料中酒精含量的测量表

饮料种类	规格	原酒精等量转换单位	修改后酒精等量转换单位
淡味啤酒、烈性黑啤酒、苹果酒或香蒂啤酒等	1（英制）品脱	2个酒精单位	2个酒精单位
	1大罐装/瓶装	2个酒精单位	2个酒精单位
	1小罐装/瓶装	1个酒精单位	1.5个酒精单位
烈酒/利口酒	1玻璃杯	1个酒精单位	1个酒精单位
加酒精的葡萄酒	1玻璃杯	1个酒精单位	1个酒精单位
白酒	1玻璃杯（未详细说明）	1个酒精单位	2个酒精单位
含酒精的果汁	1大罐装/瓶装	2个酒精单位	2个酒精单位
	1小罐装/瓶装	1个酒精单位	1.5个酒精单位

注：1（英制）品脱≈568mL。

自 2007 年以来，成人会被问及葡萄酒摄入量，分别以小（125mL）、中等（175mL）和大（250mL）玻璃杯或瓶计量。这些不同杯子或瓶的计量方式不适合儿童，他们饮酒很有可能是在非正式的情况下，所以将他们饮酒量以葡萄酒杯的数量计算。同样只适合成人而不适合儿童的调查方法还有以 2 杯为单位测量烈酒和加酒精葡萄酒的饮用量。

虽然上述调整有助于提高酒精摄入数据的准确性，但在此类性质的调查中，仍不能够收集酒精饮料的真实酒精强度和确切的饮用量信息。不同强度的啤酒之间没有明确的区别标准，儿童也不会用标准的计量杯子或瓶子饮用酒精饮料。因此，所有对于酒精含量的测量都是保守估计。

（九）其他

1. 调查效果及应答率

（1）应答效果分析介绍：统计一般人口（核心）样本中家庭的应答，以及这些家庭中符合条件的（合格）个人的应答（包括成人和儿童）。对成人和儿童的个体应答以两种方式进行检查：对“集合”样本中所有合格个体的总体应答以及调查家庭中的个体应答进行统计。该部分结合原始样本和加强样本，考察总样本儿童的应答情况。

符合条件的调查对象需要完成每个调查阶段的配合工作：①调查对象参加面对面询问

调查并测量身高和体重；②总样本中的成人和儿童都要求进行护士询问，包括各种测量（成人和儿童的唾液样品采集、成人血液样品采集）；③样本个体若不应答，在后续调查分析中，调查员和护士可以否定其调查结果的有效性。

（2）全民样本家庭应答率：2015 年英国健康调查报告原文中列出了家庭应答率情况（表 8-16）。

表 8-16　2015 年英国健康调查中合格家庭应答率统计

条件	应答数与符合条件数比例 /%
抽样中符合条件的家庭	90
合格家庭（家庭中至少有一人符合调查要求格）(共5 111个）	60
合格家庭中所有成员都受访	47
合格家庭中所有符合条件的人都接受护士询问、测量身高和体重	42

由于有功能障碍或怀孕的调查对象不能参加身高或体重的测量，该类家庭不被列入应答率汇总分析。该调查的无应答者分为两组，即没有与该项调查合作的家庭以及至少有一人已接受访谈的家庭。其中 10% 的所选地址不合格。

（3）全民样本中成人个体应答率

1）全部应答：2015 年英国健康调查中，共对 8 034 名成人进行了个人询问，对 5 378 名成人进行了护士询问。为了计算个体应答率，询问次数应表示为抽样住户中成人总数的一个比例。然而，抽样住户中的成人总数是未知的，必须估计总数。

有 3 种家庭要考虑：①合作家庭（5 111 户家庭中有 9 475 名成人，每户平均 1.854 人）；②已知成人信息的不合作家庭（2 394 户中有 3 681 名成人，每户平均 1.538 人）；③没有任何信息的不合作家庭（476 户）。第三种家庭需要做合理的假设，即其家庭成人平均数（1.753 人）与成人数量已知的所有家庭（包括前两种家庭）相同，因此估计没有任何信息的不合作家庭中共有 834 名成人。将这 834 名成人与前两组样本合并，总共估计有 13 990 名符合条件的成人，称为“集合”样本，需要进一步假设男性和女性各自单独的“集合”样本。在已知成人数的不合作家庭中，通常不能获得男性和女性分别的人数。然而，可以假定总样本中的性别构成比例与 5 111 个合作家庭中的性别构成比例相同，即男性占 48%，女性占 52%。将这个比例应用于成人总数的估计，得到 6 681 名男性和 7 309 名女性样本。

使用抽样家庭中估计的成人总数、成人样本数作为分母，估算样本中成人的最低应答率如表 8-17 所示。

表 8-17　2015 年英国健康调查所有成人应答情况

调查内容	男性应答率 /%	女性应答率 /%	所有成人应答率 /%
面对面访谈	54	61	57
身高测量	47	54	51
体重测量	47	52	50
接受护士访谈	36	41	38
腰围和臀围测量	35	39	37
血压的测量	35	40	38
提供血液样本	27	30	28
提供唾液样本	34	39	37

2）合作家庭的成人反馈：由于不合作家庭成人的年龄和其他个人特征均未知，这些特征相关问题的应答差异标准仅限于合作家庭。2015 年英国健康调查中合作家庭成人应答率统计结果见表 8-18。

表 8-18　2015 年英国健康调查合作家庭成人应答情况

调查内容	男性应答率 /%	女性应答率 /%	所有成人应答率 /%
面对面访谈	79	90	85
身高测量	70	80	75
体重测量	69	77	73
接受护士访谈	53	61	57
腰围和臀围测量	51	58	55
血压的测量	52	59	56
提供血液样本	40	44	42
提供唾液样本	51	57	54

此外，报告原文中列出了合作家庭中参与关键调查阶段的男性、女性和所有成人分年龄组统计的应答率。在参与调查的家庭中，高年龄组（75 岁及以上）的应答率最高（男性为 93%，女性为 96%），16 ~ 24 岁男性应答率为 56%（其中接受询问的男性占 56%，女性占 72%）。

应当指出的是，尽管男性调查对象接受身高或体重测量的比例低于女性调查对象，这种差异源于男性比女性接受面对面询问的比例低，可由此看出调查中是否有护士询问或检查的情况。男性和女性调查对象对于每项测量的合作率非常接近。

（4）全民样本中 0 ~ 15 岁儿童的单独应答率：在核心样本中，2 123 名年龄在 0 ~ 15 岁的儿童（1 064 名男童和 1 059 名女童）接受了访谈，1 297 名儿童接受了护士询问。

以与计算成人应答率相似的方式计算儿童应答率，将抽样住户中符合条件的儿童人数（假定样本）作为分母。符合条件的儿童人数是假设所有家庭的成员比例和儿童人数等比例来估计的，因此统计出 3 438 名儿童“样本”。这可能造成儿童人数被高估了，因为相比于一般儿童而言，“无家可归”的儿童占比少。因此，计算出的儿童应答率是相对保守的。

仅对于 2 岁及以上儿童的面对面询问的应答率进行了精确测量：男孩为 61%，女孩为 63%。假设“集合”样本中儿童的年龄分布与生活在受访家庭中儿童的年龄分布相同，应答率情况见表 8–19。

表 8–19　2015 年英国健康调查儿童应答情况

调查内容	男孩应答率 /%	女孩应答率 /%	所有儿童应答率 /%
面对面询问	61	63	62
身高测量	42	45	43
体重测量	47	51	49
接受护士访谈	37	38	38

2. **数据的公开性**　1991—2016 年共 26 次英国健康调查的报告和问卷均可以在英国相应网站上免费下载，信息透明性很高，每个公民都可以查看调查结果。

三、小结

（一）调查时间覆盖全年

英国健康调查的调查时间覆盖全年，分 4 个季度，每个季度都进行一部分样本调查，最后 1 个季度根据前 3 个季度的调查状况进行选择性调查。这种调查方式的优势在于：①可以根据不同季度的调查结果分析人群健康状况随时间变化情况；②分担每个月的调查量，减轻调查员和护士的调查工作量和调查压力；③若前期的调查应答率较低，可以及时增加后期调查样本量，这样可以保证每年的样本量基本一致，有利于整体分析。

（二）调查内容

1. **调查内容与形式多样**　自 1991 年来，英国健康调查每年都有一个主题。例如，2015 年主题为“健康、社会关怀和生活健康方式（Health，Social Care and Lifestyles）”。每年的调查主题根据前一年的健康调查统计分析结果确定。除了吸烟、饮酒、社会关怀等一些必选的核心主题外，每年英国健康调查的内容中都会涵盖一些可选主题，如水果和蔬菜摄入、全民健康等，这些主题会被选择性地隔年列入调查内容中。

2. **调查问卷设计全面**　调查问卷涵盖面对面访谈问卷、护士测量表、各年龄段人群专门调查问卷和展示卡，并按年龄段分类设计。

英国健康调查针对不同年龄的儿童、青少年、成人分别设计不同的问题。例如，在8～12岁儿童调查问卷中只有少量易懂的关于饮酒、体重、个人信仰等方面的问题，共16题；而青年人的问卷中包括大量且详细的关于吸烟、饮酒、心理、生活方式等方面的87项问题。这种设计有助于保证不同年龄段人群自填答题的质量。

英国健康调查问卷中还设置了展示卡，包括测量标准表、酒杯/勺子标准图、大字问题卡等。调查员在调查过程中可以利用展示卡向对问题不清楚、不明白或有特殊情况的人群进行解释说明，协助他们答题，保证访谈效率与质量。

（三）调查数据可分享

英国健康调查自其前身，即全英住户调查起就使用CAPI收集家庭及个人调查数据。自1993年以来，每项调查的匿名数据集都可以通过英国数据服务网站（UK Data Service）获得。其中涵盖了所有问题，不局限于报告中提到的问题。每份匿名的数据集将于2年后年初存入英国数据服务网站系统。档案中提供完整的文件，包括所有变量和派生变量定义。官方网站中可查询详细的相关信息。

附录 8-1

英国健康调查问卷样本整理（2014年版）

家庭成员基础问卷

询问近期工作/主要工作/等待接受的工作相关细节信息。

您工作的名字是 ___________

1. 您的工作是全职还是兼职？

   ①全职（1周工作30h以上）②兼职（1周工作30h及以下）

2. 您大多数时间都在做什么工作？
3. 您在工作中使用什么材料或工具？
4. 您的工作需要什么技能或任职资格？
5. 您是 ___________

   ①雇员 ②个体经营者

6. 是否可以先确认一下，您在这项工作中是否是一位有限责任公司董事长？

   ①是 ②否

7. 您是 ___________

①管理者 ②领班或主管 ③其他雇员

8．包括您在内，您的工作单位有多少位员工？

①1或2位 ②3～9位 ③10～24位 ④25～499位 ⑤≥500位

9．您是否有雇员，有多少？

①没有 ②1或2位 ③3～9位 ④10～24位 ⑤25～499位 ⑥≥500位

10．在您的工作单位，您的雇员的角色或工作内容是什么？

11．您的组织是一个私营组织，还是公司/地方或国家政府的公共部门或机构（如学校）或卫生服务机构/非营利组织（如慈善机构）？

①私营组织 ②公共部门或机构 ③非营利组织 ④不知道 ⑤拒绝回答

12．您完成学校/学院的全日制继续教育的年龄是多少？

①还没有完成 ②从不去学校 ③≤14岁 ④15岁 ⑤16岁 ⑥17岁 ⑦18岁 ⑧≥19岁

13．您在这张展示卡上是否能找出您的受教育程度？请在回答之前阅读全部列表。

①是 ②否

14．以下卡片中的学历中哪项是您拥有的？

①博士学位 ②硕士学位 ③本科或第一学位 ④基础学位 ⑤专业机构的会员毕业资格证 ⑥其他研究生学位或专业资格

15．您如何描述您的身份？

①英格兰人 ②威尔士人 ③苏格兰人 ④爱尔兰人 ⑤大不列颠人 ⑥其他（请描述）____

16．您的种族是什么？（请从此卡片中选择您的答案。）

①白种人（英国/威尔士/苏格兰/北爱尔兰/大不列颠）②白种人（爱尔兰人）③白种人（吉卜赛人或爱尔兰游牧民）④任何其他白色种族的人（请描述）____

混血/多种族：⑤白种人和黑色加勒比人 ⑥白种人和黑色非洲人 ⑦白种人和亚洲人 ⑧任何其他混血/多种族背景的人（请描述）____

亚洲族裔/亚洲族裔的英国人：⑨印度人 ⑩巴基斯坦人 ⑪孟加拉人 ⑫中国人 ⑬任何其他亚洲背景的人（请说明）____

黑种人/非洲种族/加勒比人/非裔英国人：⑭非洲人 ⑮加勒比人 ⑯任何其他黑种人/非洲人/加勒比背景的人（请说明）____

其他民族：⑰阿拉伯人 ⑱任何其他族裔的人（请说明）____

8～12岁自填问卷

吸烟问题

1．您是否曾尝试过吸烟（即使只吸一两下）？

①是 ②否

2．现在请认真阅读以下所有选项，然后选出最符合您的选项。

①我从不吸烟 ②我只吸烟一两次 ③我曾经经常吸烟，现在已经戒烟 ④我经常吸烟，但不会每周都吸烟 ⑤我在 1 周内吸烟 1 ～ 6 次 ⑥我在 1 周内吸烟超过 6 次

[注：选择①跳转到第 6 题，选择其他选项继续回答第 3 题。]

3. 您第一次尝试吸烟（即使只吸一两下）时的年龄是多少?

4. 您上周是否有过吸烟?

①是 ②否

5. 您上周吸可多少支烟?

6. 在以下场所中，您是否发现自己经常处于吸烟者的身边? 请勾选出所有符合条件的地点。

①在自己家中 ②在其他人家中 ③在车里 ④在街上 ⑤在酒吧 / 咖啡厅 / 饭店的室外区域 ⑥在公园或其他游玩场所 ⑦在其他公共场所 ⑧在学校 ⑨在其他场所 ⑩以上都不是

7. 这是否会使您感到烦恼?

①是 ②否

饮酒问题

8. 您是否有过适量饮酒或充分饮酒，而不仅是一小口（不包括低酒精含量饮料）?

①是 ②否

9. 您是否饮用过混合果汁酒?

①是 ②否

10. 您第一次适量饮酒 / 混合果味酒时的年龄是多少?

11. 您通常饮酒 / 混合果汁酒的频率是怎样的?

①几乎每天 ② 1 周 2 次 ③ 1 周 1 次 ④大约 2 周 1 次 ⑤ 1 个月 1 次 ⑥ 1 年数次 ⑦从来没有喝酒精饮料

12. 您上次饮酒 / 混合果汁酒是什么时候?

①今天 ②昨天 ③上周的某一天 ④距今 1 ～ 2 周 ⑤距今 2 ～ 4 周 ⑥距今 1 ～ 6 个月 ⑦ 6 个月之前或更久

您的体重

13. 参考您的年龄和身高，您认为您的体重如何?

①大致合适的体重 ②体重过重 ③体重过轻 ④不确定

14. 现在您尝试减重、增重，还是不尝试改变自己的体重?

①尝试减重 ②尝试增重 ③不尝试改变自己的体重

关于您自己的信息

15. 您认为自己是哪儿人?

①英格兰人 ②威尔士人 ③苏格兰人 ④爱尔兰人 ⑤大不列颠人 ⑥其他（请描述）____

16．您的宗教信仰是什么？

①没有宗教信仰 ②基督教（天主教）③基督教（所有其他教派，包括英国的教会、新教徒）④佛教 ⑤印度教 ⑥犹太教 ⑦伊斯兰教 ⑧锡克教 ⑨任何其他宗教（请写在后面）________

13 ~ 15 岁自填问卷

吸烟问题

1．您是否曾尝试吸烟（即使只吸一两下）？

①是 ②否

2．现在请认真阅读以下所有选项，然后选出最符合您的选项。

①我从不吸烟 ②我只吸烟一两次 ③我曾经经常吸烟，现在已经戒烟 ④我经常吸烟，但不会每周都吸烟 ⑤我在 1 周内吸烟 1 ~ 6 次 ⑥我在 1 周内吸烟超过 6 次

（注：若选择①跳转到第 6 题，选择其他选项继续则回答第 3 题。）

3．您第一次尝试吸烟（即使只吸一两下）时的年龄是多少？

4．您上周是否有过吸烟？

①是 ②否

5．您上周吸了多少支烟？

6．您现在正在使用以下哪些产品？

①尼古丁口香糖 ②尼古丁含片 / 迷你锭剂 ③尼古丁贴片 ④尼古丁吸入器 / 吸入器 ⑤尼古丁口腔喷雾剂 ⑥尼古丁鼻腔喷雾剂 ⑦其他尼古丁产品 ⑧电子烟 ⑨以上都不是

7．以下哪些产品您曾使用过但现在不使用了？

①尼古丁口香糖 ②尼古丁含片 / 迷你锭剂 ③尼古丁贴片 ④尼古丁吸入器 / 吸入器 ⑤尼古丁口腔喷雾剂 ⑥尼古丁鼻腔喷雾剂 ⑦其他尼古丁产品 ⑧电子烟 ⑨以上都不是

8．在以下场所中，您是否发现自己经常处于吸烟者的身边？请勾选出所有符合条件的地点。

①在自己家中 ②在其他人家中 ③在车里 ④在街上 ⑤在酒吧 / 咖啡厅 / 饭店的室外区域 ⑥在公园或其他游玩场所 ⑦在其他公共场所 ⑧在学校 ⑨在其他场所 ⑩以上都不是（跳转到第 10 题）

9．这是否会使您感到烦恼？

①是 ②否

饮酒问题

10．您是否有过适量饮酒或充分饮酒（不包括低酒精含量饮料），而不仅是一小口？

①是 ②否

11．您是否饮用过混合果汁酒？

①是 ②否

12．您第一次适量饮酒 / 混合果味酒时的年龄是多少？

13．您通常饮酒 / 混合果汁酒的频率是怎样的？

①几乎每天 ②1 周 2 次 ③1 周 1 次 ④大约 2 周 1 次 ⑤1 个月 1 次 ⑥1 年数次 ⑦从来没有喝酒精饮料

14．您上次饮酒 / 混合果汁酒是什么时候？

①今天 ②昨天 ③上周的某一天 ④距今 1 ～ 2 周（继续下题）

⑤距今 2 ～ 4 周 ⑥距今 1 ～ 6 个月之前 ⑦6 个月之前或更久（跳转到第 21 题）

15．您在过去 7d 内是否饮用过淡味啤酒、烈性黑啤酒、苹果酒或香蒂啤酒（瓶装 / 灌装香蒂啤酒除外）？

①是→您在过去 7d 内饮用多少此酒精饮料？

□品脱（如果 1/2 品脱请写 1/2）□大罐装 / 大瓶装 □小罐装 / 小瓶装

②否（继续第 16 题）

16．您在过去 7d 内是否饮用过烈性酒或烈酒，如杜松子酒、伏特加、威士忌、朗姆酒、白兰地或鸡尾酒？

①是→您在过去 7d 内饮用多少此酒精饮料？

□玻璃杯

②否（继续第 17 题）

17．您在过去 7d 内是否饮用过雪利酒或马提尼（包括波尔图葡萄酒、苦艾酒、沁扎诺酒、杜本内酒）？

①是→您在过去 7d 内饮用多少此酒精饮料？

□玻璃杯

②否（继续第 18 题）

18．您在过去 7d 内是否饮用过葡萄酒（包括香槟）？

①是→您在过去 7d 内饮用多少此酒精饮料？

□玻璃杯

②否（继续第 19 题）

19．您在过去 7d 内是否饮用过混合果汁酒？

①是→您在过去 7d 内饮用多少此酒精饮料？

□大罐装 / 大瓶装 □小罐装 / 小瓶装

②否（继续第 20 题）

20．您在过去 7d 内是否饮用过其他酒精饮料。

①是→饮料名称 ____________

□您在过去 7d 内饮用多少此酒精饮料？ ____________

②否（继续第 21 题）

日常健康状况

21. 下面是关于一些感受和想法的描述，请选出过去 2 周内所经历的最符合您的选项。

A. 我对未来感到积极	□从不 □很少 □有时候 □经常 □总是
B. 我感觉自己是有价值的	□从不 □很少 □有时候 □经常 □总是
C. 我感到很放松	□从不 □很少 □有时候 □经常 □总是
D. 我对其他人很有兴趣	□从不 □很少 □有时候 □经常 □总是
E. 我拥有充足的能量	□从不 □很少 □有时候 □经常 □总是
F. 我能够很好地处理问题	□从不 □很少 □有时候 □经常 □总是
G. 我能够清晰地思考	□从不 □很少 □有时候 □经常 □总是
H. 我自我感觉很良好	□从不 □很少 □有时候 □经常 □总是
I. 我与其他人很亲近	□从不 □很少 □有时候 □经常 □总是
J. 我感觉很自信	□从不 □很少 □有时候 □经常 □总是
K. 对于一些事我能够表达自己的想法	□从不 □很少 □有时候 □经常 □总是
L. 我感觉被爱着	□从不 □很少 □有时候 □经常 □总是
M. 我对新事物很感兴趣	□从不 □很少 □有时候 □经常 □总是
N. 我感到很快乐	□从不 □很少 □有时候 □经常 □总是

这里关于您的生活方面感受的 4 个问题，没有正确或错误的答案。对于每个问题，请您给出一个 0 ～ 10 的答案，其中 0 代表“没有”，10 代表“完全符合”。

22. 总体来说，您对现在的生活的满意度如何？

 0————————10

23. 总体来说，您觉得您在生活中做的事情是值得的吗？

 0————————10

24. 总体来说，您昨天感到高兴吗？

 0————————10

25. 总体来说，您昨天感到焦虑吗？

 0————————10

身体活动

身体活动是指能够增加您的心率，使您在某些时候呼吸困难的活动。身体活动包括体育运动、学校活动、与朋友一起玩耍或步行上学。体育运动包括奔跑、轻快步行、滑旱冰、骑自行车、跳舞、滑板、游泳、足球、篮球和冲浪。在回答以下问题时，请您计算每天在身体活动上花费的所有时间的总和。

26. 在过去 7d 中，您有多少天每天至少活动 60min？

27. 上学时间以外，在空闲时间里，您 1 周能有多少小时做呼吸困难或出汗的运动？

 ①从不 ②大约 30min ③大约 1h ④ 2 ～ 3h ⑤ 4 ～ 6h ⑥ 7h 及以上

您的体重

28．参考您的年龄和身高，您认为您的体重如何？

①大致合适的体重 ②体重过重 ③体重过轻 ④不确定

29．现在您尝试减重、增重，还是不尝试改变自己的体重？

①尝试减重；②尝试增重 ③不尝试改变自己的体重

关于您的信息

30．您认为自己是哪儿人？

①英格兰人 ②威尔士人 ③苏格兰人 ④爱尔兰人 ⑤大不列颠人 ⑥其他（请描述）______

31．您的宗教信仰是什么？

①没有宗教 ②基督教（天主教）③基督教（所有其他教派，包括英国的教会、新教徒）④佛教 ⑤印度教 ⑥犹太教 ⑦伊斯兰教 ⑧锡克教 ⑨任何其他宗教（请写在后面）_____

青少年问卷模块

吸烟问题

1．您曾经使用过烟卷、雪茄或烟斗吸烟吗？

①是 ②否

2．您是否用过烟卷吸烟？

①是 ②否

3．您第一次尝试吸烟（包括只吸一两下）时的年龄是多少？

4．您现在是否每天都吸烟？

①是 ②否

5．为什么您决定开始戒烟？

□听取全科医生或医学专家的建议 □受到尼古丁替代品广告的影响 □受到政府或NHS在电视、广播或新闻上发布的广告影响 □听说了新的戒烟治疗方法 □经济原因/买不起烟 □应对公共场所和工作场所的禁烟警告 □我知道有人戒烟成功了 □看到香烟包上的健康警告 □家人或朋友要我停下来 □得到当地NHS戒烟服务站的联系 □我当时存在的健康问题 □担心未来的健康问题 □怀孕 □担心影响我的孩子 □担心影响其他家庭成员 □我自己的动机 □其他理由 □不记得了

6．您是否有规律性地、偶尔地吸烟？

□有规律性地，每天至少吸一支烟 □偶尔吸烟 □我从来没有真正吸烟，只是尝试过一两次

7．工作日时，您一天经常会吸烟多少支？

8．周末时，您一天经常会吸烟多少支？

9. 您主要吸哪种香烟？

□滤嘴香烟 □普通或无香烟 □手卷香烟

10. 您最近还吸过其他种类的烟吗？

□滤嘴香烟 □普通或无香烟 □手卷香烟 □都没有

11. 您在工作日吸过多少只手卷香烟？

12. 您在周末吸过多少只手卷香烟？

如果您吸手卷烟请继续答下一题，如果不吸手卷烟请跳转到 14 题。

13. 您在吸手卷香烟的时候是否使用滤嘴？

□每次都用滤嘴 □从来不用滤嘴 □有时用，有时不用

如果您现在还在吸烟请继续答下一题，如果不是请跳转到 19 题。

14. 您是否想一起戒掉所有烟种？

①是 ②否

15. 下列哪种最能够描述您现在的状态？

□我真的想要在下个月戒烟 □我真的想要在未来 3 个月内戒烟 □我想戒烟，希望很快戒掉 □我真的想要戒烟，但不知道什么时候会戒掉 □我想戒烟，但没有想过什么时候 □我想我应该戒烟，但不是真的想 □我不想停止吸烟

16. 您想要戒烟的真实原因是什么？

□因为我目前的健康问题 □对我的日常健康有益 □减少吸烟相关疾病的风险 □因为在公共场所和工作场所禁止吸烟 □家人 / 朋友要我停下来 □经济原因 / 买不起 □担心影响我的孩子 □担心影响其他家庭成员 □其他原因

17. 您认为今年吸烟的数量与去年相比是相等、比去年多，还是比去年少？

18. 您现在正在使用哪些产品？

□尼古丁口香糖 □尼古丁含片 / 迷你锭剂 □尼古丁贴片 □尼古丁吸入器 □尼古丁口腔喷雾剂 □尼古丁鼻腔喷雾剂 □其他尼古丁产品 □电子烟 □以上都不是

如果您曾经使用过尼古丁替代品请继续答题，如果没有请跳转到第 21 题。

19. 哪些产品您曾使用过但现在不使用了？

□尼古丁口香糖 □尼古丁含片 / 迷你锭剂 □尼古丁贴片 □尼古丁吸入器 □尼古丁口腔喷雾剂 □尼古丁鼻腔喷雾剂 □其他尼古丁产品 □电子烟 □以上都不是

20. 您是否使用以下产品协助戒烟？

□尼古丁口香糖 □尼古丁含片 / 迷你锭剂 □尼古丁贴片 □尼古丁吸入器 □尼古丁口腔喷雾剂 □尼古丁鼻腔喷雾剂 □其他尼古丁产品 □电子烟 □以上都不是

21. 您目前是否试图减少您吸烟的数量，但还没有完全戒烟？

①是 ②否

22. 您目前尝试用以下哪种产品减少吸烟的数量（如果有的话）？

□尼古丁口香糖 □尼古丁含片 / 迷你锭剂 □尼古丁贴片 □尼古丁吸入器 □尼古丁

口腔喷雾剂 □尼古丁鼻腔喷雾剂 □其他尼古丁产品 □电子烟 □以上都不是

23. 您是否经常在不允许吸烟的情况下使用这些产品？

□尼古丁口香糖 □尼古丁含片 / 迷你锭剂 □尼古丁贴片 □尼古丁吸入器 □尼古丁口腔喷雾剂 □尼古丁鼻腔喷雾剂 □其他尼古丁产品 □电子烟 □以上都不是

24. 您是否曾经使用过这些产品来帮助您在强制戒烟？

□尼古丁口香糖 □尼古丁含片 / 迷你锭剂 □尼古丁贴片 □尼古丁吸入器 □尼古丁口腔喷雾剂 □尼古丁鼻腔喷雾剂 □其他尼古丁产品 □电子烟 □以上都不是

25.（1）在您的儿童时期，您父亲是否曾经经常吸烟？

①是 ②否 ③不知道

（2）在您的儿童时期，您母亲是否曾经经常吸烟？

①是 ②否 ③不知道

26. 您认为自己每周暴露于二手烟中多少小时（大多数周中）？

27. 您经常在哪些场合吸入二手烟？（请勾选出所有符合条件的地点。）

□在自己家中 □工作时 □在其他人家中 □开汽车 / 面包车旅行时 □在酒吧 / 咖啡厅 / 饭店的室外区域 □在其他场合 □以上都不是（若回答此项，跳转到第 29 题）

28. 这是否会让您感到烦恼？

①是 ②否

饮酒问题

29. 您最近是否饮过酒（包括饮用自家酿造的酒）？

①是 ②否

30. 请确认，如果只是为了某项医疗检查或只在特殊节日（如圣诞节或新年）时才饮酒，这是否意味着您最近一直没有饮酒，或者您平时极少饮酒？

①非常偶尔地饮酒 ②从不饮酒

31. 您是否从不饮酒？或者您是否因为某种原因戒酒？

①从不饮 ②曾饮酒但后来戒酒了

32. 您第一次适量饮酒时的年龄是多少？

33. 请思考所有种类的酒精饮料，无论是其中哪一种，请您回想您在过去 12 个月内饮用它的频率（单选）？

□几乎每天 □1 周 5d 或 6d □1 周 3d 或 4d □1 周 1 或 2 次 □1 个月 1 或 2 次 □每 2 个月 1 次 □每年 1 或 2 次 □过去 12 个月内从来没有饮酒精饮料（若回答此项，跳转到第 49 题）

34. 您在过去 7d 内（截至昨天）是否有过饮酒行为？

①是 ②否

35. 您在过去 7d 内（截至昨天）有几天发生过饮酒行为？

□ 1d □ 2d □ 3d □ 4d □ 5d □ 6d □ 7d

36. 请您回想上周饮酒最严重的一天在哪天（如果您有两天或两天以上天数的饮酒程度相同，请选择最近一天回答问题）？

37. 正常强度的啤酒指的是淡味啤酒、烈性黑啤酒、苹果酒或香蒂啤酒等酒精含量不到6%的啤酒。在过去12个月里，您饮了多少次正常酒精含量的啤酒（不包括含香蒂酒精的罐头和饮料）？

□几乎每天 □1周5d或6d □1周3d或4d □1周1或2次 □1个月1或2次 □每2个月1次 □每年1或2次 □从来没有饮过酒精饮料（若回答此项，请跳转到第47题）

38. 在过去的12个月里，您在任何一天中饮正常酒精含量的啤酒、淡味啤酒、烈性黑啤酒、苹果酒或香槟（不包括含香蒂酒精的罐头和饮料）的频率是多少？

39. 在过去12个月里，您多久饮一杯烈酒或利口酒，如杜松子酒、威士忌、白兰地、朗姆酒、伏特加酒、荷兰产蛋酒或鸡尾酒？

□几乎每天 □1周5d或6d □1周3d或4d □1周1或2次 □1个月1或2次 □每2个月1次 □每年1或2次 □从来没有饮过酒精饮料（若回答此项，请跳转到第47题）

40. 在过去12个月里，您在任何一天中饮烈酒或利口酒，如杜松子酒、威士忌、白兰地、朗姆酒、伏特加酒、荷兰产蛋酒或鸡尾酒的频率是多少？

41. 在过去12个月里，您多久饮一次雪利酒或马提尼酒，包括波特酒、苦艾酒、沁扎诺酒、杜本内酒？

□几乎每天 □1周5d或6d □1周3d或4d □1周1或2次 □1个月1或2次 □每2个月1次 □每年1或2次 □从来没有饮过酒精饮料（若回答此项，请跳转到第47题）

42. 在过去12个月里，您在任何一天中饮雪利酒或马提尼酒，包括波特酒、苦艾酒、沁扎诺酒、杜本内酒的频率是多少？

43. 在过去12个月里，您多久饮一杯葡萄酒，包括香槟？

□几乎每天 □1周5d或6d □1周3d或4d □1周1或2次 □1个月1或2次 □每2个月1次 □每年1或2次 □从来没有饮过酒精饮料（若回答此项，请跳转到第47题）

44. 在过去12个月里，您在任何一天中饮葡萄酒，包括杯杯香酒和香槟的频率是多少？

45. 在过去12个月内，您多久饮一杯混合果味酒（如含酒精柠檬水、含酒精可乐或其他含酒精的水果或草药风味饮料，如果味伏特加）？

□几乎每天 □1周5d或6d □1周3d或4d □1周1或2次 □1个月2或2次 □每2个月1次 □每年1或2次 □从来没有饮过酒精饮料（若回答此项，请跳转到第47题）

46. 在过去12个月里，您在任何一天中饮混合果味酒（即含酒精柠檬水、含酒精可乐或其他含酒精的水果或草药风味饮料，如伏特加、果味伏特加）的频率是多少？

生活困难

47. 您是否在学校、工作中或在其他地方有学习障碍？这可能是由于诵读困难、呼吸困难或注意缺陷多动障碍或某个不知名的条件导致的。

①是 ②否

48. 您如何描述这种障碍的程度？

①轻微 ②中等 ③强烈

49. 您认为这种障碍多大程度上限制了您的活动？

□总是 □经常 □有时 □很少 □从不

50. 您是否有智力障碍或发育迟缓？

这类情况可能没有命名，但请包括类似唐氏综合征、自闭症和其他情况。

①是 ②否

51. 您如何描述这种障碍的程度？

①轻微 ②中等 ③强烈

52. 您认为这种障碍多大程度上限制了您的活动？

□总是 □经常 □有时 □很少 □从不

日常健康情况

53. 下面是一些感受和想法的状态描述，请选出过去 2 周内所经历的最符合您的选项。

A. 我对未来感到积极　□从不 □很少 □有时候 □经常 □总是

B. 我感觉自己是有价值的　□从不 □很少 □有时候 □经常 □总是

C. 我感到很放松　□从不 □很少 □有时候 □经常 □总是

D. 我对其他人很有兴趣　□从不 □很少 □有时候 □经常 □总是

E. 我拥有充足的能量　□从不 □很少 □有时候 □经常 □总是

F. 我能够很好地处理问题　□从不 □很少 □有时候 □经常 □总是

G. 我能够清晰地思考　□从不 □很少 □有时候 □经常 □总是

H. 我自我感觉良好　□从不 □很少 □有时候 □经常 □总是

I. 我与其他人很亲近　□从不 □很少 □有时候 □经常 □总是

J. 我感觉很自信　□从不 □很少 □有时候 □经常 □总是

K. 对于一些事我能够表达自己的想法　□从不 □很少 □有时候 □经常 □总是

L. 我感觉被爱着　□从不 □很少 □有时候 □经常 □总是

M. 我对新事物很感兴趣　□从不 □很少 □有时候 □经常 □总是

N. 我感到很快乐　□从不 □很少 □有时候 □经常 □总是

54. 您现在是否有带薪工作？

①是 ②否

55. 您多大程度上同意或不同意“我的工作要求我非常努力”的说法？

①强烈同意 ②同意 ③既不同意也不反对 ④不同意 ⑤强烈不同意

56. 您是否能够在工作需要您做出选择时能够做出决定？

①从不 ②偶尔 ③有时候 ④很多时候 ⑤大多数时候 ⑥总是

57. 您是否从工作管理者那里获取帮助或支持?

①经常 ②有时候 ③很少 ④从不 / 几乎没有 ⑤没有提供帮助 / 没有管理者

58. 您将失去工作并在未来 12 个月内无业的可能性有多大? 请在 0 ~ 100 的范围内估计这种变化的概率。“0” 意味着这种变化绝对不会发生,“100” 意味着这种变化肯定会发生。

□ 0 □ 10 □ 20 □ 30 □ 40 □ 50 □ 60 □ 70 □ 80 □ 90 □ 100

59. 您在过去 12 个月内是否在以下活动中支出了任何款项? 请在方框中勾选。

□国家彩票抽奖券和在线购买的票 □刮刮卡(不是网络、报纸或杂志上的刮刮卡)□任何其他彩票,包括慈善彩票 □足球博彩 □宾果卡或票,包括在宾果游戏厅(非网络上)□水果机或老虎机 □在博彩公司的虚拟游戏机、扑克、“二十一点”或其他游戏 □在赌场桌面游戏(轮盘赌、扑克或骰子)□在酒吧比赛 / 联赛或俱乐部打扑克 □网络赌博,如玩扑克、宾果、即时赢 / 刮卡游戏、老虎机风格的游戏或需花费的赌场游戏 □网络博彩,关于任何事件或体育的博彩公司 □投注交换(使用投注交易,没有博彩公司来确定赔率,有时被称为“对等”投注)□博彩公司的赛马,通过电话或在赛场上投注 □博彩公司的赛狗,通过电话或在赛道上投注 □博彩公司的体育赛事,通过电话或在会场投注 □博彩公司的其他活动,通过电话或在会场打赌 □点差投注(您打赌一个事件的结果将高于或低于博彩公司的预测,您赢得或输掉的金额取决于您是对或错)□与朋友、家人或同事玩的私人博彩、扑克牌或金钱游戏 □过去 12 个月内其他形式的赌博

60. 考虑上一个问题中涵盖的所有活动,您认为您花钱在这些活动上的频率如何?

① 1 周 2 次或更多 ② 1 周 1 次 ③少于 1 周 1 次,多于 1 个月 1 次 ④ 1 个月 1 次 ⑤每 2 ~ 3 个月 1 次 ⑥一年 1 或 2 次

在过去 12 个月内您发生如下情况的程度

61. 当赌博时,您再次回去赢回输掉的钱的频率如何?

□每次输钱时 □大多数时候 □有时候(少于输钱的一半次数)□从不

62. 您多久会有一次赌博的想法(如重复赌博 / 计划下一次赌博 / 想通过赌博赚钱)?

□非常经常 □相当经常 □偶尔 □从不

63. 您需要用越来越多的钱赌博,以获得兴奋欲望吗?

□非常经常 □相当经常 □偶尔 □从不

64. 您试图减少赌博时感到的不安或烦躁吗?

□非常经常 □相当经常 □偶尔 □从不

65. 当您感到沮丧、焦虑、有坏情绪或想逃避问题时就会赌博吗?

□非常经常 □相当经常 □偶尔 □从不

66. 您是否为了隐瞒赌博而向家人或他人说谎?

□非常经常 □相当经常 □偶尔 □从不

67. 您是否尝试过控制、缩减或停止赌博？

□非常经常 □相当经常 □偶尔 □从不

68. 您是否有过犯罪以资助赌博或支付赌博债务？

□非常经常 □相当经常 □偶尔 □从不

69. 您是否因为赌博有过失去重要的关系、工作、教育或工作机会的风险或经历？

□非常经常 □相当经常 □偶尔 □从不

70. 您有没有要求他人提供资金帮助解决赌博造成的财务危机？

□非常经常 □相当经常 □偶尔 □从不

在过去 12 个月内发生如下情况的程度

71. 您赌博超过了自己所能承受的支付程度吗？

□总是 □大多数时候 □有时 □从不

72. 您需要赌更大量的钱来获得相同的兴奋吗？

□总是 □大多数时候 □有时 □从不

73. 您会回去试图赢回失去的钱吗？

□总是 □大多数时候 □有时 □从不

74. 您借钱或卖东西去赌博吗？

□总是 □大多数时候 □有时 □从不

75. 您觉得您可能有赌博的问题吗？

□总是 □大多数时候 □有时 □从不

76. 您觉得赌博给您带来了任何健康问题，包括压力或焦虑吗？

□总是 □大多数时候 □有时 □从不

77. 有人指责您的赌博或告诉您有一个赌博的问题，无论您是否认为这是真的吗？

□总是 □大多数时候 □有时 □从不

78. 您觉得您的赌博给您或您的家庭造成财务问题吗？

□总是 □大多数时候 □有时 □从不

79. 您对您赌博的方式或当您赌博时会感到内疚吗？

□总是 □大多数时候 □有时 □从不

您的活动

80. 想想您在过去 7d 里走路的时间，包括在工作和家中、步行从一个地方到另一个地方，以及为了娱乐、运动、锻炼或休闲的任何其他步行。在过去 7d 内，您在哪些天一次走了至少 10min？

□周一 □周二 □周三 □周四 □周五 □周六 □周日 （继续第 83 题）

□过去 7d 内没有走路（跳转到第 86 题）

81. 您通常在那些日子里散步多少时间？请以小时和分钟回答，如 90min 即 1h30min。

82. 以下哪个选项的描述最符合您经常走路的步伐？

□慢速 □平均速度 □相当快的频率 □快速 [至少 4 英里 /h（约 6.44km/h）]

83. 在过去 7d 内，是否走路 10min 或更久会让您感到呼吸加速、热和流汗？

□是 □否

84. 想想您在过去 7d 所做的所有中度（指采取适度的强度，使呼吸比正常更难）身体活动（只考虑做了至少 10min 的身体活动）。在过去 7d，您在哪几天做了中度身体活动，如在花园里做春季清洁或其他沉重的家务、缓慢游泳或骑自行车（不包括步行）？

□周一 □周二 □周三 □周四 □周五 □周六 □周日 （继续第 87 题）

□过去 7d 内没有进行中度身体活动（跳转到第 88 题）

85. 您通常在那些日子里进行中度运动多少时间？请以小时和分钟回答，如 90min 即 1h30min。

86. 想想您在过去 7d 里所做的所有强烈（指需要付出努力，且使呼吸比正常更难）的身体活动（只考虑做了至少 10min 的身体活动）。在过去 7d，您在哪几天做了大量的体力活动，如跑步、快速骑行、在健身房锻炼（使您喘不过气来或流汗）？

□周一 □周二 □周三 □周四 □周五 □周六 □周日 （继续第 89 题）

□过去 7d 内没有进行强烈的身体活动（跳转到第 90 题）

87. 您通常在那些日子里进行强烈运动多少时间？请以小时和分钟回答，如 90min 即 1h30min。

88. 这个问题是关于您在过去 7d 里坐着（包括在工作中、在家里、在做作业和休闲时间坐着）的时间的。这可能包括坐在办公桌前、阅读、坐或躺着看电视的时间。在过去 7d，您平均每天花了多少时间静坐？请以小时和分钟回答，如 90min 即 1h30min。

关于您自己的信息

89. 以下哪个选项最能描述您所认为的自己？

①异性恋 ②男同性恋或女同性恋 ③双性恋 ④其他 ⑤不想说

90. 您的宗教信仰是什么？

①没有宗教 ②基督教（天主教）③基督教（所有其他教派，包括英国的教会、新教徒）④佛教 ⑤印度教 ⑥犹太教 ⑦伊斯兰教 ⑧锡克教 ⑨任何其他宗教（请写在后面）________

您的体重

91. 参考您的年龄和身高，您认为您的体重如何？

①大致合适的体重 ②体重过重 ③体重过轻 ④不确定

92. 现在您尝试减重、增重，还是不尝试改变自己的体重？

①尝试减重 ②尝试增重 ③不尝试改变自己的体重

93. 参考您孩子的年龄和身高，您认为您孩子的体重如何？

①大致合适的体重 ②体重过重 ③体重过轻 ④不确定

成人问卷

困难 / 障碍问题

1. 您是否在学校、工作中或在其他地方有学习障碍？

①是 ②否

[这可能是由于诵读困难、呼吸困难、注意缺陷多动障碍或某个不知名条件导致的。]

2. 您如何描述这种障碍的程度？

①轻微 ②中等 ③强烈

3. 您认为这种障碍多大程度上限制了您可以做到的活动？

□总是 □经常 □有时 □很少 □从不

4. 您是否有智力障碍或发育迟缓？

①是 ②否

[这类情况可能没有命名，但请包括类似唐氏综合征、自闭症等症状]

5. 您如何描述这种障碍的程度？

①轻微 ②中等 ③强烈

6. 您认为这种障碍多大程度上限制了您可以做到的活动？

□总是 □经常 □有时 □很少 □从不

□我在走路上没有任何问题 □我在走路上存在一些问题 □我只能躺在床上

7. 下面是一些感受和想法的状态描述，请选出过去 2 周内所经历的最符合您的选项

A. 我对未来感觉是积极的 □从不 □很少 □有时候 □经常 □总是

B. 我感觉自己是有价值的 □从不 □很少 □有时候 □经常 □总是

C. 我感到很放松 □从不 □很少 □有时候 □经常 □总是

D. 我对其他人很有兴趣 □从不 □很少 □有时候 □经常 □总是

E. 我拥有充足的能量 □从不 □很少 □有时候 □经常 □总是

F. 我能够很好地处理问题 □从不 □很少 □有时候 □经常 □总是

G. 我能够清晰地思考 □从不 □很少 □有时候 □经常 □总是

H. 我自我感觉良好 □从不 □很少 □有时候 □经常 □总是

I. 我与其他人很亲近 □从不 □很少 □有时候 □经常 □总是

J. 我感觉很自信 □从不 □很少 □有时候 □经常 □总是

K. 对于一些事我能够表达自己的想法 □从不 □很少 □有时候 □经常 □总是

L. 我感觉被爱着 □从不 □很少 □有时候 □经常 □总是

M. 我对新事物很感兴趣 □从不 □很少 □有时候 □经常 □总是

N. 我感到很快乐 □从不 □很少 □有时候 □经常 □总是

8. 您现在是否有带薪工作？

①是 ②否

9. 您多大程度上同意或不同意“我的工作要求我非常努力”的说法？

①强烈同意 ②同意 ③既不同意也不反对 ④不同意 ⑤强烈不同意

10. 您是否在决定如何进行工作时做出选择？

①从不 ②偶尔 ③有时候 ④很多时候 ⑤大多数时候 ⑥总是

11. 您是否从工作管理者那里获取帮助或支持？

①经常 ②有时候 ③很少 ④从不 / 几乎没有 ⑤没有提供帮助 / 没有管理者

12. 您将失去工作并在未来 12 个月内无业的可能性有多大？请在 0 ~ 100 的范围内估计这种变化的概率："0" 意味着这种变化绝对不会发生，"100" 意味着这种变化肯定会发生。

□ 0 □ 10 □ 20 □ 30 □ 40 □ 50 □ 60 □ 70 □ 80 □ 90 □ 100

13. 您过去 12 个月内是否在以下活动中支出了款项？请在方框中勾选。

□国家彩票抽奖券和在线购买的票 □刮刮卡 □任何其他彩票，包括慈善彩票 □足球博彩 □宾果卡或票，包括在宾果游戏厅（非网络上）□水果机或老虎机 □博彩公司的虚拟游戏机、扑克、“二十一点”或其他游戏 □在赌场玩桌面游戏（轮盘赌、扑克或骰子）□在酒吧比赛 / 联赛或俱乐部打扑克 □网络赌博，如玩扑克、宾果、即时赢 / 刮卡游戏、老虎机风格的游戏或需花费的赌场游戏 □网络博彩，有关体育赛事的博彩公司 □投注交换（通过投注交易所对其他人进行投注的地方；没有博彩公司来确定赔率；有时被称为“对等”投注）□博彩公司的赛马，通过电话或在赛场上投注 □博彩公司的赛狗，通过电话或在赛场上投注 □博彩公司的体育赛事，通过电话或在会场投注 □博彩公司的其他活动，通过电话或在会场打赌 □点差投注（打赌一个事件的结果将高于或低于博彩公司的预测，赢得或输掉的金额取决于打赌的对错）□与朋友、家人或同事玩的私人博彩、扑克牌或其他金钱游戏 □过去 12 个月内其他形式的赌博

14. 对于上一个问题中涵盖的所有活动，您认为您会花钱在这些活动上的频率如何？

① 1 周 2 次或更多；② 1 周 1 次；③少于 1 周 1 次，多于 1 个月 1 次；④ 1 个月 1 次；⑤每 2 ~ 3 个月 1 次；⑥一年 1 或 2 次

在过去 12 个月内发生如下情况的程度

15. 当赌博时，您再次回去赢回输掉的钱的频率如何？

□每次输钱时 □大多数时候 □有时候（少于输钱的一半次数）□从不

16. 您多久会有一次赌博的想法（如重复赌博 / 计划下一次赌博 / 想通过赌博赚钱）？

□非常经常 □相当经常 □偶尔 □从不

17. 您需要用越来越多的钱赌博，以获得兴奋欲望吗？

□非常经常 □相当经常 □偶尔 □从不

18. 您试图减少赌博时感到的不安或烦躁吗?

□非常经常 □相当经常 □偶尔 □从不

19. 当您感到沮丧、焦虑或有坏情绪或想逃避问题时就会赌博吗?

□非常经常 □相当经常 □偶尔 □从不

20. 您是否为了隐瞒赌博而向家人或他人说谎?

□非常经常 □相当经常 □偶尔 □从不

21. 您是否尝试过控制、缩减或停止赌博?

□非常经常 □相当经常 □偶尔 □从不

22. 您是否有过犯罪以资助赌博或支付赌博债务?

□非常经常 □相当经常 □偶尔 □从不

23. 您是否因为赌博有过失去重要的关系、工作、教育或工作机会的风险或经历?

□非常经常 □相当经常 □偶尔 □从不

24. 您有没有要求他人提供资金帮助解决赌博造成的危急的财务状况?

□非常经常 □相当经常 □偶尔 □从不

在过去 12 个月内发生如下情况的程度

25. 您赌博超过自己所能承受的支付程度了吗?

□总是 □大多数时候 □有时 □从不

26. 您需要赌更大量的钱来获得相同的兴奋吗?

□总是 □大多数时候 □有时 □从不

27. 您会回去试图赢回失去的钱吗?

□总是 □大多数时候 □有时 □从不

28. 您借钱或卖东西去赌博吗?

□总是 □大多数时候 □有时 □从不

29. 您觉得自己可能有赌博的问题吗?

□总是 □大多数时候 □有时 □从不

30. 您觉得赌博给您带来了健康问题，包括压力或焦虑吗?

□总是 □大多数时候 □有时 □从不

31. 有人指责您的赌博或告诉您您有赌博的问题，无论您是否认为这是真的吗?

□总是 □大多数时候 □有时 □从不

32. 您觉得赌博给您或您的家庭造成了财务问题吗?

□总是 □大多数时候 □有时 □从不

33. 您对您赌博的方式或当您赌博时会感到内疚吗?

□总是 □大多数时候 □有时 □从不

您的活动

34. 想想您在过去 7d 里走路的时间，包括在工作和家中、步行从一个地方到另一个地方，以及为了娱乐、运动、锻炼或休闲的任何其他步行。
    在过去 7d 内，您在哪些天一次走了至少 10min？
    □周一 □周二 □周三 □周四 □周五 □周六 □周日 （继续第 35 题）
    □过去 7d 内没有走路（跳转到第 38 题）
35. 您通常在那些日子里散步多少时间？请以小时和分钟回答，如 90min 即 1h30min。
36. 以下哪个选项最符合您经常走路的步伐？
    □慢速 □平均速度 □相当快的频率 □快速（至少 6.4km/h）
37. 在过去 7d 内，是否走路 10min 或更久会让您感到呼吸加速、热和流汗？
    ①是 ②否
38. 想想您在过去 7d 所做的所有中度（指采取适当的强度，较难进行正常呼吸）的身体活动（只考虑做了至少 10min 的身体活动）。在过去 7d，您在哪些天做了中度体育活动，如在花园里做春季清洁或其他沉重的家务、缓慢游泳或骑自行车（不包括步行）？
    □周一 □周二 □周三 □周四 □周五 □周六 □周日（继续第 39 题）
    □过去 7d 内没有进行中度身体活动（跳转到第 40 题）
39. 您通常在那些日子里进行中度运动有多少时间？请以小时和分钟回答，如 90min 即 1h30min。
40. 想想您在过去 7d 里所做的所有强烈（需要付出努力并使呼吸困难）的身体活动（只考虑做了至少 10min 的身体活动）。在过去 7d，您在哪几天做了大量的体力活动，如跑步、快速骑行、在健身房锻炼（使您喘不过气来或流汗）？
    □周一 □周二 □周三 □周四 □周五 □周六 □周日（继续第 41 题）
    □过去 7d 内没有进行强烈的身体活动（跳转到第 42 题）
41. 您通常在那些日子里进行强烈运动有多少时间？请以小时和分钟回答，如 90min 即 1h30min。
42. 这个问题是关于您在过去 7d 里坐着的时间（包括在工作、在家里、在做作业和在休闲时间坐着的时间）的。这可能包括坐在办公桌前、阅读、坐或躺着看电视。在过去 7d，您平均每天花多少时间静坐？请以小时和分钟回答，如 90min 即 1h30min。

关于您自己的信息

43. 以下哪个选项最能描述您所认为的自己？
    ①异性恋 ②男同性恋或女同性恋 ③双性恋 ④其他 ⑤不想说
44. 您的宗教信仰是什么？
    ①没有宗教 ②基督教（天主教）③基督教（所有其他教派，包括英国的教会、新教徒）④佛教 ⑤印度教 ⑥犹太教 ⑦伊斯兰教 ⑧锡克教 ⑨任何其他宗教（请写在后面）_______

您的体重

45. 参考您的年龄和身高，您认为您的体重情况如何？
    ①大致合适的体重 ②体重过重 ③体重过轻 ④不确定
46. 现在您尝试减重或增重，还是不尝试改变自己的体重？
    ①尝试减重 ②尝试增重 ③不尝试改变自己的体重
47. 参考您孩子的年龄和身高，您认他 / 她的体重情况如何？
    ①大致合适的体重 ②体重过重 ③体重过轻 ④不确定

困难 / 障碍调查问卷

1. 您是否在学校，工作中或在其他地方有学习障碍？
   ①是 ②否
   [这可能是由于诸如诵读困难、呼吸困难、注意缺陷多动障碍或某个不知名条件导致的。]
2. 您如何描述这种障碍的程度？
   ①轻微 ②中等 ③强烈
3. 您认为这种障碍多大程度上限制了您可以做到的活动？
   □总是 □经常 □有时 □很少 □从不
4. 您是否有智力障碍或发育迟缓？
   ①是 ②否
   [这类情况可能没有命名，但请包括类似唐氏综合征、自闭症和其他条件。]
5. 您如何描述这种障碍的程度？
   ①轻微 ②中等 ③强烈
6. 您认为这种障碍多大程度上限制了您可以做到的活动？
   □总是 □经常 □有时 □很少 □从不

护士询问调查内容

护士日程表

人员编号：　　　姓名：　　　年龄：　　　性别：

1. 你能询问这个人吗？
   ①是的，我现在就做面对面询问；②不，我不能做这个面对面询问
2. 仅确认一下，您是否现在处于怀孕状态？
   ①是的；②不是的
3. 仅确认一下，您曾经接种过任何类型的流感疫苗吗？
   ①是；②否；③不确定

4. 您最近一次接种流感疫苗是在什么时候？［读出以下选项。］
①在过去 12 个月内；② 1 ~ 2 年前；③ 2 ~ 3 年前；④ 3 ~ 5 年前；⑤ 5 ~ 10 年前；⑥ 10 年之前
5. 您最近接种流感疫苗是在哪个月（如果调查对象不确定是在哪个月接种疫苗的，但知道大概的月份期间，选择其中最早的月份，如若记得 1 月和 2 月，则选择 1 月）？
6. 您最近接种疫苗是在哪年？
7. 您是否正在服用或使用医生或护士为您开出的任何药物（包括丸剂、糖浆、软膏或注射剂）？
①是 ②否 ③是，但是代码中没有符合的药物名称
8. 我可以记录下医生或护士为您开具的药品名称（包括药片、糖浆、软膏、罐器或注射剂）吗？［护士补充：包括避孕药。］
①可以 ②不可以
9. 您是否知道目前正在服用的所有处方药？如果是阿司匹林，记录剂量以及名称。
①是 ②否
10. 您在过去 7d 内是否使用 / 服用了某药品？
①是 ②否
11. 您是否在没有医生处方的情况下从药剂师那购买了他汀类药物（降低胆固醇的药物）服用？
①是 ②否
［护士补充：以下是一些常见的他汀类药物，可以通过柜台购买：阿托伐他汀、氟伐他汀、普伐他汀、罗苏伐他汀和辛伐他汀。］
12. 您在过去 7d 内是否使用 / 服用过他汀类药物？
①是 ②否
13.（除了您已经告诉我的药物）您有任何由医生或护士开具的有长期作用的药物（长效药物），如注射或植入药吗？
①是 ②否
14. 我是否可以记录由医生或护士为您开具的长效药物的名称？
［护士补充：长效药物的名称为 _______（这里只记录一种药物）。］
15. 您服用长效药物的频率如何？
①每周 1 次 ②每 4 周 / 每个月 ③每 3 个月 ④每 6 个月 ⑤每年 ⑥每 5 年 ⑦其他
16. 检查调查对象是否服用更多的长效药物。
①是 ②否
17. 您是否因为心脏问题、高血压或其他原因而服用（药物名称）？
①心脏问题 ②高血压 ③其他原因
18. 目前，您是否服用任何叶酸补充剂或执行健康启动计划来补充饮食或改善健康？
①是 ②否

19．您在怀孕前就开始服用叶酸补充剂吗？

①是 ②否

20．您是否在怀孕的前 12 周服用叶酸补充剂？

①是 ②否

21．人们可以出于各种健康原因服用叶酸。您服用叶酸补充剂，因为您希望怀孕吗？

①是 ②否

参考文献

[1] 龚幼龙．对发达国家健康询问调查方法的研究[J]．中国医院管理，1987（8）：17-20.

[2] 郭芳，刘晶．欧洲医疗服务[J]．基层医学论坛，2006，10（6）：558-560.

[3] OYINLOLA O, JENNIFER S M. A review of the use of health examination data from the health survey for england in government policy development and implementation [J]. Archives of Public Health, 2014, 72(1) : 1-9.

[4] National Health Service. Health Survey for England 2016: Summary of key findings[R]. National Statistics status, 2016.

[5] National Health Service. Health Survey for England 2015: Health, social care and lifestyles[R]. National Statistics status, 2015.

[6] National Health Service. Health Survey for England 2015: Adult alcohol consumption[R]. National Statistics status, 2015.

[7] National Health Service. Health Survey for England 2015: Adult social care[R]. National Statistics status, 2015.

[8] National Health Service. National Health Service. Health Survey for England 2015: Adult cigarette smoking[R]. National Statistics status, 2015.

[9] National Health Service. Health Survey for England 2015: Children's well-being[R]. National Statistics status, 2015.

[10] National Health Service. Health Survey for England 2015: Physical activity in children[R]. National Statistics status, 2015.

[11] National Health Service. Health Survey for England 2015: Children's drinking[R]. National Statistics status, 2015.

[12] National Health Service. Health Survey for England 2015: Children's body mass index, overweight and obesity[R]. National Statistics status, 2015.

[13] National Health Service. Health Survey for England 2015: Methods[R]. National Statistics status, 2015.

[14] National Health Service. Health Survey for England 2014: Health, social care and lifestyles[R]. National Statistics status, 2014.

[15] National Health Service. Health Survey for England 2014: Methods and documentation[R]. National Statistics status, 2014.

[16] National Health Service. Health Survey for England 2011: social care[R]. National Statistics status, 2011.

[17] National Health Service. Health Survey for England 2013: Methods and documentation[R]. National Statistics status, 2013.

[18] National Health Service. Health Survey for England 2012: Methods and documentation[R]. National Statistics status, 2012.

[19] National Health Service. The Health Survey for England 2014 - Household Questionnaire[R]. UK Data Service, 2014.

[20] National Health Service. The Health Survey for England 2013 - Household Questionnaire[R]. UK Data Service, 2014.

［21］National Health Service. The Health Survey for England 2012 - Household Questionnaire[R]. UK Data Service, 2014.

［22］National Health Service. The Health Survey for England 2011 - Household Questionnaire[R]. UK Data Service, 2014.

［23］National Health Service. About NHS patient surveys[EB/OL]. [2017-3-9]. http: //www.nhssurveys.org/.2016.

［24］European Health Examination Survey. National HESs conducted between 2000-2019 and known plans for 2020-2025. [EB/OL]. [2017-2-19]. http: //www.ehes.info/national/national_hes_status.htm.

［25］UCL HEALTH AND SOCIAL SURVEYS RESEARCH GROUP. Health Survey for England (HSE) [EB/OL]. [2017-2-19]. https: //www.ucl.ac.uk/epidemiology-health-care/research/epidemiology-and-public-health/research/health-and-social-surveys-research-group/studies-0.

第九章
德国国家健康相关调查

德国统一后的全国性健康调查始于 1997 年，每 2 ~ 8 年开展一次。调查的目的是收集有关人口健康状况和健康风险的可靠核心指标，为改善预防、制订与医疗保健相关的措施提供依据。2014 年开展的调查主要包括 3 部分内容。①成人健康状况调查：针对 18 岁及以上成年人口，每 8 年开展一次健康询问和体检；②儿童青少年健康状况调查：连续随访德国儿童和青少年研究人群，每 3 年开展一次健康询问和体检；③健康更新：是前两项调查的补充，针对 18 岁及以上独立抽样的人口样本，每 2 年进行一次电话调查。

一、概述

1991—1992 年，德国开始对东部 18 ~ 79 岁的成年家庭住户进行健康调查。1997—1999 年，罗伯特 · 科赫研究所主持进行了德国统一后的第 1 次全国成人健康调查，即“1998 年德国国民健康询问和体检调查”，并针对 18 ~ 79 岁德国人口建立了一个具有全国代表性的健康数据库。之后，罗伯特 · 科赫研究所延续 1998 年对 18 ~ 79 岁成人进行的健康调查，在 2008—2011 年进行了第 1 次随访调查，在 2018 年进行了第 2 次随访调查。

2003 年开始，罗伯特 · 科赫研究所开展了“德国儿童青少年健康调查”，针对 0 ~ 17 岁德国人口建立了一个具有全国代表性的健康数据库。德国儿童青少年健康状况调查主要包括：2003—2006 年进行的基线调查、2009—2012 年进行的第 1 次随访调查以及 2014—2017 年进行的第 2 次随访调查。

2008 年，为补充成人健康调查和儿童青少年健康调查，更好地跟踪德国成年人口的健康和疾病数据，拓展健康和疾病决定因素以及时间趋势等方面的数据，德国开展了“健康更新”。

这三类调查通过收集横、纵断面和体检数据为德国提供有关国家卫生状况、居民健康、卫生保健、预防风险行为以及不同人群的环境和生活条件等全面可靠的数据。这些调查研究为德国人口健康状况的发展以及健康变化的原因和条件分析提供了证据支持，进而为卫生政策评估提供了依据（表 9-1）。

表 9-1 德国国家健康调查概述

调查特征	调查名称		
	德国成人健康调查	德国儿童青少年健康调查	德国健康更新
组织机构	3次调查—均为联邦卫生部委托罗伯特·科赫研究所负责		
调查对象	成人	儿童、青少年	成人
调查类型	横向研究和纵向研究	横向研究和纵向研究	重复横向研究
数据收集方法	询问和体检	询问和体检	询问

二、德国国家健康调查

（一）成人健康调查

1. **调查背景** 德国成人健康调查是联邦卫生部委托罗伯特·科赫研究所主持的德国国家健康调查的一部分。

2. **调查目的** 建立一个关于德国成人健康的全国代表性数据库，用于可持续的健康报告和保健研究。

3. **调查的组织管理**

（1）组织者：德国联邦卫生部委托罗伯特·科赫研究所主持进行。

（2）资金支持：主要由德国联邦卫生部资助。

（3）调查时间及样本：德国成人健康调查始于 1997 年，截至 2018 年共进行了 3 次调查，包括第 1 次全国成人健康调查（基线调查）、第 1 次随访调查以及第 2 次随访调查。其中，第 1 次全国成人健康调查于 1997 年 10 月开始并于 1999 年 3 月结束，调查对象为 18 ~ 79 岁成年人，共计 7 124 人。第 1 次随访调查始于 2008 年，终于 2011 年 11 月，包含曾参与过第 1 次全国成人健康调查的调查对象 3 959 人，并抽取 18 ~ 79 岁首次参与调查的调查对象 4 193 人，共计 8 152 人。第 2 次随访调查从 2018 年底开始，抽取的调查对象包含 3 类，即参与第 1 次全国成人健康调查者、参与第 1 次随访调查者和新抽取的调查对象。详情见表 9-2。

表 9-2 德国成人健康调查时间及样本情况

调查次数	调查时间	样本量	年龄范围
第1次全国成人健康调查	1997年10月—1999年3月	7 124人	18 ~ 79岁
第1次随访调查	2008年11月—2011年11月	8 152人（其中包括参与第1次全国成人健康调查的3 959人参与）	18 ~ 89岁（包括18 ~ 79岁新抽样本和30 ~ 89岁参与第1次全国成人健康调查的随访样本）
第2次随访调查	2018年底开始	—	24 ~ 93岁（包括24 ~ 80岁参与第1次随访调查的样本和36 ~ 93岁参与第1次全国成人健康调查的样本）

4. **调查内容**　包括评估营养健康风险和营养缺乏状态，心理健康、身体健康和健康相关行为之间的关系；检查健康状态、危险因素和时间趋势以及对医疗保健服务的利用情况。调查数据的收集方式主要包括以下 6 种：收集尿液和血液样本、自填问卷、半定量食物频率自填问卷、自动化评估目前使用的药物、标准化测量和体能测试、标准化医生管理的计算机辅助个人询问。完成以上全部调查平均需要 3h。对于参加过既往调查但当前调查时迁出初级抽样单位且无法来到调查点的调查对象，通过计算机辅助电话采访方式完成由医生实施的计算机辅助个人询问，同时要求其回答邮寄的自填问卷（表 9–3）。

表 9–3　德国成人健康调查内容

调查方式	内容
收集尿液和血液样本	—
标准化自填问卷	①残疾；②身体症状；③精神健康；④主观健康；⑤健康问题；⑥自填发病率；⑦健康相关行为；⑧社会人口学变量；⑨卫生保健服务利用
半定量食物频率自填问卷	53组食物的食用频率、数量、分量（参考美国国家癌症研究所的食物频率问卷）
自动化评估目前使用的药物	药物使用情况：药物来源、剂量、使用频率、使用持续时间以及过去24h内摄入的信息
标准化测量和体能测试	①身体检查；②体能测试
标准化医生管理的计算机辅助个人询问	①自报发病率；②卫生保健服务利用

（1）收集尿液和血液样本：现场收集符合禁食要求的调查对象的尿液样本，并用“浸渍条”测试。使用乙二胺四乙酸采血器和凝胶管收集静脉血样，离心并分离血液。在 1h 内将血清样本以及尿样本等分别在 –40℃条件下储存。摇动乙二胺四乙酸全血管，并保持在 4℃的原始收集管中。将用于叶酸分析的 100μL 全血等样本在避免光暴露的条件下溶血并于 –40℃条件下储存。在现场进行全血计数，在每个调查周结束后将全血、血清和尿样本置于 –40℃环境中运输到位于柏林的罗伯特 · 科赫研究所中央流行病学实验室进一步分析和储存。在 6 ~ 8 周内进行临床化学、致敏源以及传染病分析。

（2）自填问卷：为没有充足精力或时间回答全部问卷的人提供关于社会人口学核心问题的简短版自填问卷；向母语非德语的调查对象提供外语（如土耳其语、塞尔维亚克罗地亚语、俄语、英语等）版本问卷；对工作年龄（65 岁以下）人口和 65 岁及以上人口提供不同版本的问卷。

（3）半定量食物频率自填问卷：该调查问卷（主要包括调查问卷、填写说明及举例）与邀请函等一起被邮寄给调查对象，并要求其将调查问卷填写完整。

（4）自动化评估目前使用的药物：以世界卫生组织制定的最新版本解剖 – 治疗 – 化学品分类系统为依据，对调查对象提供的药品包装上附带的唯一产品标识符进行电子扫描并自动编码；记录关于药物来源（医生处方、非处方药、家庭药品柜）、用法说明、剂量、频率、使用持续时间以及过去 24h 内摄入的信息。对于不完全匹配、缺少药品包装或缺少关键信息的药物，可通过电话联系调查对象和手动搜索的方式完善信息。

（5）标准化测量和体能测试：根据标准化方案测量腰围、臀围以及身高和体重。调查对象静坐休息 5min 后，在其右臂使用自动血压计在 3min 内完成连续 3 次的血压测量。使用标准化问卷评估身体能力（视觉和听觉障碍等）；使用自行车测力法测试 18 ～ 64 岁人群的最大耐力；使用测力计测量双手等距握力；使用一系列简单的测试（龙贝格征测试、半串联站立、串联站立、单腿站立）评估平衡能力；使用平衡能力测试和五级台阶测试法评估小腿肌肉力量和协调能力；使用数字符号替换测试评估认知功能。

（6）标准化医生管理的计算机辅助个人询问：调查员使用德语询问调查对象详细的病史（包括家族史）。该询问覆盖 32 种疾病，包括肝炎、心血管疾病（脑卒中、心肌梗死）等。询问内容包括是否患有某种特定疾病（经医生确诊）、患病年龄、患病年份、治疗方式及药物使用情况。针对具有特定疾病终生病史的人，询问在该调查前 12 个月内该疾病是否一直存在，由此获得该疾病特异性信息。

5. **调查方法**

（1）抽样方法：该调查研究是一项基于调查对象定期随访的纵向研究，抽样范围包括以前参与调查的人和新调查对象，过程主要包括随访和人群抽样两个步骤。

1）随访：每次随访调查均包括以往调查的调查对象，初级抽样单位样本必须基于之前的调查进行采样。

2）人群抽样：基于人口登记册对新增的初级抽样单位采取分层多阶段概率方法进行抽样。初级抽样单位为社区，社区的划定根据地区分层的社区列表和分类系统（德国城市规模分类系统），并考虑城市化等级、人口密度、行政边界。采用 COX 回归模型（一种控制偏倚的方法）按社区大小成比例抽样，大城市由几个初级抽样单位代表，成年人口少于 1 000 人的社区与邻近小区共同组成初级抽样单位；在单个初级抽样单位内，根据当地人口登记册，以 10 岁为年龄组距进行随机抽样。

（2）调查对象招募：调查开始前 5 周，以邀请函的方式邀请符合条件的对象参加调查。邀请文件中的信息手册中详细说明了研究目标、程序和后勤保障，并附有回复卡以便填写电话号码和最优联系时间。为了提高参与率，调查活动情况通过当地媒体发布，并定期在《国家医疗和公共卫生杂志》发布小型调查报告，为调查对象提供一定的报酬。另外，针对寄发邀请函后出现的如下 3 种情况进行不同的处理（图 9–1）。

1）调查对象接受邀请：电话联系愿意参与调查的居民并进行下一步安排，包括预约时间、计划地点和准备指示。由于需要进行血液测试，要求在早晨接受体检的人过夜禁食，不吃或喝任何东西（糖尿病患者除外）。预约在下午的调查对象被要求禁食至少 4h（糖尿病患者除外）。要求调查对象携带免疫记录，以及在预约日前 7d 内使用的所有药物（处方药和非处方药）的包装。

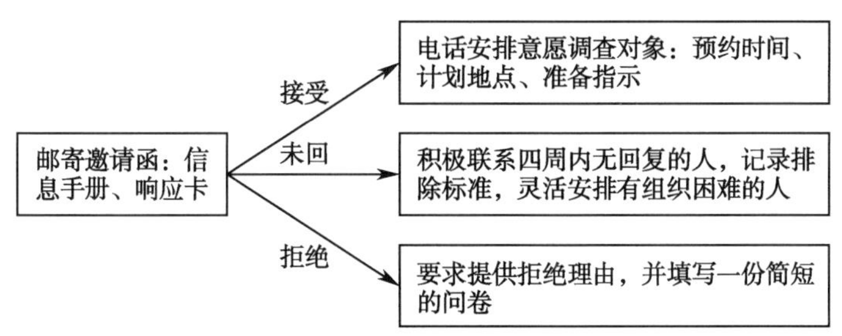

图 9-1　调查对象的招募示意图

2）调查对象未回复：积极与 4 周内没有回复邀请函的人取得联系，记录符合排除标准的对象（如语言障碍或不能提供知情同意书的人）。为愿意参与但面临组织问题（如交通或时间限制）的人们提供灵活安排，比如预约在早晨或晚上。

3）调查对象拒绝邀请：要求被抽中且有资格参加调查却拒绝参与的居民表明理由，并填写一份简短的问卷，其中包括基本的健康相关特征，如自我健康评价、长期慢性病病史、吸烟习惯、教育背景和就医频率等。这有利于将调查对象和非调查对象在年龄、性别、教育、健康状况、健康相关行为和保健服务利用等方面进行比较。

（3）调查方式：使用标准化计算机辅助个人询问、自填问卷调查、标准化测量和测试来收集健康数据和相关变量。

6. 调查质量控制

（1）现场质控：两个研究小组随机询问初级抽样单位，在特定初级抽样单位的逗留时间限制在 1 周内，以避免季节或时间趋势导致研究结果的系统偏差。为保证每个初级抽样单位内有充足数量的调查对象，安排调查对象的预约时间必须在周一至周五的上午 7：30 至下午 6：00 或周六的上午 7：30 至上午 10：30。

（2）质量控制手册：包含所有询问和标准操作程序以及内部和外部质量控制措施。

（3）调查员质量控制：调查小组由经过专门培训的卫生专业人员组成，包括研究医生和 3 名技术人员。调查小组的成员通过为期 2 周的培训会议，最终获得认证。他们接受持续监督并且每 6 个月需要进行重新认证。

（4）内外部质量控制：由罗伯特・科赫研究所的高级管理人员进行。内部质量控制措施包括：定期对调查小组进行现场询问，每个月审查调查记录，以满足日常校准程序和血液、尿液标本的运输要求，检查连续数据的完整性和合理性。外部质量控制由流行病学和预防研究所的科学家基于现场观察和数据审计进行。

7. 调查资料应用与分享　在调查结束 6 ~ 8 周内，调查对象将收到由研究医生总结的标准化反馈函，用以总结临床相关研究结果，包括临床化学、肝炎、衣原体和奈瑟菌感染的测试结果、特异性过敏测试、体重指数、血压、甲状腺体积和身体健康状况等。调查结果为调查对象提供关于脊髓灰质炎、麻疹、腮腺炎和风疹等的免疫状态信息。

公众可以通过提交申请的方式获取相应的数据集、描述研究的文档、调查样本情况以及用户手册等组成的公共文件。

（二）儿童青少年健康调查

1. **调查背景** 2003年开始，罗伯特·科赫研究所开展了针对0～17岁儿童青少年健康状况、健康行为以及卫生保健服务利用情况的调查。该调查已经进行了3次，包括2003—2006年进行的基线调查，2009—2012年进行的第1次随访调查和2014—2017年进行的第2次随访调查。

2. **调查目的** 主要收集德国0～17岁儿童和青少年的健康数据，描述该群体的健康状况、生活条件、危险因素以及疾病发展的重要信息；获得儿童及青少年纵向流行病学研究的相关信息，提供儿童和青少年健康状况的发展趋势，为改善儿童和青少年的长期健康提供依据；评估儿童和青少年医疗保健体系的有效性；为卫生政策制定者提供建议，以改进预防和干预策略。

3. **调查的组织管理**

（1）调查组织部门：德国联邦卫生部委托罗伯特·科赫研究所主持进行。

（2）调查时间及样本：见表9-4。

表9-4 德国儿童青少年健康调查历次调查时间及样本量

历次调查	调查时间	样本量/人
基线调查	2003年5月—2006年5月	17 641
第1次随访调查	2009年6月—2012年6月	12 368（包括基线调查7 913人）
第2次随访调查	2014年9月—2017年8月	15 023

（3）资金支持：该研究由联邦卫生部及联邦教育和研究部资助。

4. **调查方式及调查内容** 见表9-5。

表9-5 德国儿童青少年健康调查方式及内容

调查方式	内容
自填问卷（父母或11岁以上的青少年）	①身体健康（疾病、残疾、畸形）；②行为和情感问题；③健康的社会决定因素；④健康相关行为；⑤健康保健服务利用率；⑥社会人口学变量
体检	①人体测量；②心率、血压测量；③运动、身体协调；④甲状腺超声检查
计算机辅助个人询问	①疫苗接种计划；②疫苗接种史；③在过去7d内的用药情况
实验室检查（全血、血清、尿）	①一般健康指标（临床化学检查、红细胞计数、尿状态）；②血清流行病学研究（感染、免疫状况）；③特应性敏感；④营养状况标志

四种调查方式的具体操作如下：

（1）父母自填问卷（11 岁及以下的儿童）和 11 岁以上青少年自填问卷：父母自填问卷内容包括父母双方的教育水平、社会地位、家庭可用总收入。社会地位得分由计算可得，总分范围为 3 ～ 21 分。使用父和母亲中得分较高者的分数来定义该名儿童的社会地位。如果父母分离，以主要抚养人的分数为准。社会地位类别被定义为低级（3 ～ 8 分），中间级（9 ～ 14 分）和高级（15 ～ 21 分）。

（2）计算机辅助个人询问：安排经过专业培训的调查员，通过询问参与调查的儿童、青少年的父母或其照护者获得详细病史信息，借助笔记本电脑记录。采访覆盖医师诊断的数种慢性病（花粉症、湿疹、哮喘、肺炎、中耳炎、心脏疾病、贫血、癫痫、甲状腺疾病、糖尿病、脊柱侧弯、偏头痛）。父母需要回答该病情，如“是否已经被确诊”“过去 12 个月中是否一直患病”。另外，该调查包括对过去 7d 药品（处方药和非处方药）使用情况的详细询问。在询问过程中，父母需要将过去使用药品的包装以及说明书拿出，交由调查员检查并进行网站验证，同时阐明该药品是否由医生处方开具、使用原因、使用频率、是否对孩子的病情有疗效以及是否有副作用。

（3）体格检查：使用经校准的测距仪、软测量带以及电子秤，测量身高、体重、肱骨长度、肱三头肌、下皮褶厚度以及头部、腰部和臀部围等，并计算调查对象的腰臀比例、体重指数（BMI）、身体肥胖程度、生长发育和营养状况。对不同年龄段儿童青少年，侧重不同能力的测量。例如，3 ～ 5 岁儿童的重点测量为语言发展能力、4 ～ 6 岁儿童的重点测量为运动技能，10 ～ 17 岁处于青春期青少年的重点测量为月经初潮状态（女性）或音调变化等。

（4）血液和尿液样本检查：血液和尿液收集、储存方式同成人健康询问和体检调查。

5. 调查方法

（1）抽样方法：该调查采用分层多阶段概率抽样，主要包括以下 2 个阶段。

第 1 阶段，初级抽样单位是社区。采用同成人健康调查相同的分层多阶段概率抽样法，根据 COX 回归模型按社区大小成比例抽样。另外，大城市由数个初级抽样单位代表，18 岁以下人口少于 320 人的社区与邻近小区共同组成初级抽样单位，并以 0 ～ 2 岁、3 ～ 6 岁、7 ～ 10 岁、11 ～ 13 岁、14 ～ 17 岁进行分组。

第 2 阶段，在体检开始前 8 周从当地人口登记册内随机抽取每个出生队列相同数量的家庭地址（简单随机样本）。最后由罗伯特·科赫研究所根据社区大小进行简单随机抽样，每个出生队列包括 8 ～ 10 名儿童和青少年。另外，对移民家庭的儿童和青少年进行了过采样（原因是与来自非移民家庭的儿童和青少年相比，这一分组中失去联系和拒绝答复者的比例较高）。

第 1 次随访调查包含参加基线调查的所有 167 个家庭地址。所有参与基线调查的对象再次应邀参与调查研究（基线调查对象参与本次调查的年龄为 6 ～ 24 岁）。此外，抽取 0 ～ 6 岁首次参与的调查对象。

第 2 次随访调查的对象是基于健康状况，参与过前两次调查且年龄适合的调查对象（参与前两次调查的对象参与本次调查时，年龄为 11 ~ 29 岁）被再次邀请参与调查，同前两次调查一起为健康状况的时间发展（趋势）提供最新的证据，获取关于生活条件、危险因素和疾病发展的重要信息。此外，在所有调查地区，均从人口登记册中抽取 0 ~ 17 岁首次参与调查的新样本。

（2）调查方法：以信件方式联系调查对象父母或其法定监护人（以下简称父母），并邀请符合资格的儿童和青少年的父母参与调查，借助当地媒体和社区网络公布调查信息，并提供一些鼓励父母参与的激励措施。另外，针对未能及时回复以及拒绝参与的父母提出以下处理方式：

1）未及时回复的调查对象：采用多种措施联系未能及时答复的父母。在首次邀请后大约 10d，向父母们发送第 1 次提醒；大约 2 周后，借助商用电话号码登记处查找其电话号码，通过电话联系家长以说服他们参加调查。由于许多家庭不再使用固定电话或更换的电话号码没有登记在公共电话簿中，若无法找到父母的电话号码（或电话联系失败），可在调查开始前一周进行家访，借助一对一的对话消除或缩小信息差距，提高调查对象对调查目标和调查机构的信任程度。

2）拒绝调查的对象：要求不愿参与调查的父母填写一份仅有 15 个问题的简短版问卷，以提供家庭和儿童的基本社会人口与健康相关信息。

（3）提高参与率：使用多种途径提高参与率，主要包括以下 5 个方面：

1）信息管理：调查实施过程中使用易理解且吸引视觉的方式组织信息材料，以适合不同的目标群体，传达特定信息；调查对象可以通过调查网站、不限时长的免费电话和邮箱咨询获取信息；注重每个样本地区的公关工作，确保调查覆盖当地媒体。

2）激励措施：参与询问调查的对象可获得购物券，参加体检的调查对象可获得礼品、现金以及个人体检报告。

3）减少参与障碍：调查机构提供标有“邮费到付”的自填信封，旨在方便拒绝参与调查者退回调查问卷和知情同意书。

4）体检预约管理：考虑到父母、子女和青少年的时间限制，可以安排在清晨、傍晚或周六进行预约。体检大约需要 2h，具体时间取决于调查内容（按年龄区分）。为减少调查对象在体检中心花费的时间，他们可以提前收到问卷，并在家中填写。

5）针对具有移民背景的调查对象所采取的措施：为提高有移民背景儿童的参与率，调查组织部门将邀请函、调查问卷和知情同意书翻译成 6 种语言，并且针对个别初级抽样单位的特定移民人口，采取移民特定的公共关系实施方针。此外，调查员需提前接受文化敏感相关的沟通培训。

6. **质量控制**　在调查中，审查小组对调查小组进行培训，并持续给予督导。质量管理包括内部和外部独立的质量控制，涉及监测培训课程、所有步骤的数据采集和数据处理过程。质量标准符合内部质量控制要求，操作手册遵循流行病学准则。外部质量控制要求国家研究中心环境与健康研究所开展流行病学内部质量保证审核，以及系统观察和现场检查。

（三）德国健康更新

1. **调查背景**　罗伯特·科赫研究所代表德国卫生部每 1 ～ 2 年开展一次德国成年人群横断面跟踪调查，即德国健康更新。截至 2018 年 7 月，德国开展了 3 次健康更新电话调查，累计调查人数超过 60 000 人。该调查与德国成人健康调查和德国儿童青少年健康状况调查共同组成以人口为基础的德国国家健康调查。

2. **调查目的**　作为德国成人健康调查和德国儿童青少年健康调查的补充，定期组织实施，以便能够快速、灵活地应对卫生状况，帮助评估公共卫生政策效果等；提供当前德国成年人口的健康和疾病、健康决定因素和健康行为的询问资料，并为制定公共健康政策提供最新数据。

3. **调查的组织管理**

（1）调查组织部门：德国联邦卫生部委托罗伯特·科赫研究所每 1 ～ 2 年开展一次成年人群横断面跟踪调查。

（2）调查时间及样本量：截至 2018 年 7 月，德国健康更新已进行了 3 次，具体时间及样本量见表 9-6。

表 9-6　德国 3 次健康更新的情况

历次调查	调查时间	样本量 / 人
第1次	2008年7月—2009年5月	21 262
第2次	2009年9月—2010年7月	22 050
第3次	2012年3月—2013年3月	19 294

4. **调查内容**　所有调查均使用一套核心指标（表 9-7），但每次调查都会加入当前社会关注的问题。例如，2009 年的调查中加入了胃肠道疾病、器官捐献和一级预防；2010 年的调查中加入了伤害和癌症筛查；2012 年的调查中加入了麻疹及其疫苗接种、照顾家人和噪声滋扰 3 项。

表 9-7　德国健康更新核心指标

分类	指标
健康状况	自我健康
	自我报告慢性病
	长期活动受限
	健康相关生活质量
	精神健康

续表

分类	指标
健康状况	感官受限
	意外与伤害
慢性病	是否经医师确诊
	高血压、血脂异常、糖尿病、脑卒中、心肌梗死、心绞痛、冠心病、慢性心力衰竭、哮喘、慢性支气管炎、慢性肝病、慢性肾脏疾病、骨关节炎、关节炎、骨质疏松症
	自我报告健康状况
	慢性背痛
健康决定因素	体重指数（BMI）
	酒精摄入
	水果和蔬菜摄入
	烟草消耗
	体育和体育活动
	社会支持
健康护理	医生随访和住院情况
	疫苗接种
	早期监测措施
社会人口学变量	年龄、性别、家庭结构、婚姻状况、就业状况、是否移民、健康保险类型
	教育
	职业
	收入
	社会地位

5. **调查方法**

（1）抽样方法及调查对象招募方法：3 次更新调查主要采用两种抽样方法以及两种调查对象招募方法（表 9-8）。

表 9-8　德国健康更新抽样方法及调查对象招募方法

历次调查	抽样方法	调查对象招募方法
2009年健康更新	2009年和2010年的德国健康更新电话样本由德国曼海姆莱布尼茨社会科学研究所提供。电话号码通过Mitofsky-Waksberg法产生	2009年和2010年的德国健康更新应用“最后一个生日法”，即采访一个家庭中生日距离调查日期最近的成年家庭成员
2010年健康更新		

续表

历次调查	抽样方法	调查对象招募方法
2012年健康更新	2012年健康更新委托舆论和社会研究所做数据收集和采样，采用德国市场和社会研究所工作组的研究所电话样本	采用网格电话询问法（一个预先分配的随机数表）选择询问的家庭成员：调查员记录家庭成员的人数、年龄和性别，然后基于这些信息选择调查对象

（2）调查方法：更新调查采用计算机辅助电话调查，在每周一到周六的上午 10 点和晚上 8 点半进行，平均每次采访需要大约 30min。

（3）调查对象：要求调查对象同时符合以下要求：①在人口登记册中；②居住在德国的私人住户；③有住宅电话；④能用德语正常交流。

6. **调查质量控制**　数据由训练有素的调查员负责收集，并进行密切监督，使用标准化的计算机辅助电话访问系统进行调查。

7. **调查的伦理学问题**　该研究由联邦数据保护专员和信息自由专员批准，并事先获得所有调查对象的口头知情同意。在数据收集方面，遵循《联邦数据保护法》，所有数据以匿名方式收集和分析。

三、小结

德国国家健康调查是定期重复进行的随访调查，通过媒体宣传以及出版调查报告等方式提高参与率，通过采集血液、尿液样本以及计算机辅助等方式提高调查的真实性和高效性，通过书面或口头同意的方式保护调查对象的知情权。另外，通过申请的方式分享调查资料。

1. 通过定期重复随访调查，了解公众健康状况的发展趋势，为改善公众长期健康状况提供依据。德国成人健康询问和体检调查与德国儿童和青少年健康询问和体检调查都由专门负责疾病控制和预防的机构定期重复进行，每次随访调查均覆盖前一次随访调查和基线调查研究人群，对比几次调查结果可为有关部门提供公众健康状况、疾病状况、危险因素等的发展趋势，为改善公众长期健康提供依据。

2. 通过媒体宣传、礼品或现金激励及强制填写等方式，激励公众参与调查。调查活动利用当地媒体进行宣传，并在《国家医疗和公共卫生杂志》上定期发布小型调查报告，而且给完成调查的对象提供一定的现金或礼品激励，以激励公众主动参与健康调查。向不愿参加调查的人提供关于人口学信息及基本健康信息的调查问卷，要求其填写后寄回。

3. 借助计算机辅助手段以及生物学手段获取调查数据，降低自我报告及问卷复核、编码、录入等误差产生的概率。

（1）计算机辅助个人询问和计算机辅助电话询问：借助计算机输入调查结果可减少问

卷复核、问卷编码、数据录入等程序，不仅可以减少误差的产生，而且可以节省问卷印刷费；可通过计算机设置跳答、调控问题顺序等方式，避免数据出错或丢失。

（2）采集血液和尿液生物学样本：通过分析生物学样本的检查、化验结果，评估营养健康风险和营养缺乏状态、估算人群的碘摄入量、检查健康状态和心脏代谢危险因素，及其随时间而产生的个体变化，以全面了解公众的健康状况，降低自我报告可能造成的误差。

（3）自动化评估目前使用的药物：利用扫码的方式对调查对象提供的药品包装上唯一产品标识符进行扫描并自动编码，记录关于药物来源（医生处方、非处方药、家庭药品柜）、使用说明、剂量、频率、使用持续时间以及过去24h内摄入情况等信息，以全面了解患者的药物使用情况，为引导患者正确用药提供依据。

4. 通过反馈临床检查结果以及有原则地同意公众申请调查数据的方式提高数据资料分享程度，实现科学数据的开放共享需求。在调查结束后6 ~ 8周，调查对象将收到由询问医生总结的关于临床相关调查结果的标准化反馈函，包括各类测试结果、身体健康状况以及免疫状态信息，为公众了解自身健康状况、发现和避免疾病传染源等提供依据。另外，公众或研究人员均可通过申请的方式获取健康调查相关数据集、描述研究文献、调查资料以及用户手册等公共文件，以满足公众或研究人员的科学数据开放共享需求。

参考文献

[1] CORNELIA L, FRANZISKA J, JENNIFER A, et al. Data Resource Profile: German Health Update (GEDA) - the health interview survey for adults in Germany[J]. International Journal of Epidemiology, 2015, 442-450.

[2] BÄRBEL-M K, PANAGIOTIS K, HEIKE H, et al. The challenge of comprehensively mapping children's health in a nation-wide health survey: Design of the German KiGGS-Study[J]. BMC Public Health, 2008, 8: 196.

[3] KAMTSIURIS M P, LANGE A, SCHAFFRATH R. Der Kinder-und Jugend-gesundheitssurvey (KiGGS) : Stichproben-design, Response und Nonresponse-Analyse[J]. Bundesgesundheitsbl-Gesundheitsforsch-Gesundheitsschutz, 2007, 50: 547-556.

[4] HÖLLING P, KAMTSIURIS M, LANGE W, et al. Der Kinder-und Jugend-gesundheitssurvey (KiGGS) : Studienmanagement und Durchführung der Feldarbeit[J]. Bundesgesundheitsbl-Gesundheitsforsch-Gesundheitsschutz, 2007, 50: 557-566.

[5] CHRISTA S N, PANAGIOTIS K, ANTJE G, et al. German health interview and examination survey for adults (DEGS) -design, objectives, and implementation of the first data collection wave[J]. BMC Public Health, 2012, 12: 730.

[6] GÖßWALD A, LANGE M, DÖLLE R, et al. The first wave of the German Health Interview and Examination Survey for Adults (DEGS1) [J] . Bundesgesundheitsbl, 2013, 56: 611-619.

[7] JENS H, ANNE S, SUSANNE J, et al. Determinants of health check attendance in adults: findings from the cross-sectional German Health Update (GEDA) study[J]. BMC Public Health, 2014, 14: 913.

[8] FRIEDERIKE H, HILDEGARD N, JENS H. Environmental Noise Annoyance and Mental Health in Adults: Findings from the Cross-Sectional German Health Update (GEDA) Study 2012[J]. International Journal of

Environmental Research and Public Health, 2016, 13(10) : 954.

[9] YONG D, CHRISTIN H, ANTJE G, et al. Prevalence and comorbidity of diabetes mellitus among non-institutionalized older adults in Germany-results of the national telephone health interview survey ‘German Health Update (GEDA) ’ 2009[J]. BMC Public Health, 2013, 13: 166.

[10] ROBERT H, MICHAEL L, HANS B, et al. KiGGS Wave 2 cross-sectional study-participant acquisition, response rates and representativeness[J]. Journal of Health Monitoring, 2018, 3(1) : DOI 10.17886 /RKI-GBE-2018-032.

[11] COX LH. A constructive procedure for unbiased controlled rounding[J]. J Am Stat Assoc, 1987, 82: 520-524.

第十章
瑞典国家健康相关调查

瑞典国家公众健康调查（Swedish National Public Health Survey，SNPHS）是由瑞典统计局（Statistiska centralbyrån，SCB）与瑞典各县议会 / 地区合作开展，瑞典国家公共卫生署（Swedish National Institute of Public Health）协调，自 2004 年起于每年春季（3—6 月）对国民身体和心理健康、药品使用情况、医疗服务利用情况、牙齿健康、生活习惯、经济状况、就业情况、工作环境、社会安全和社会关系等健康相关情况进行的调查。该调查按照抽样框架在瑞典总人口登记册中进行简单随机抽样选取调查对象，通过纸质问卷和网络在线填写相结合的方法开展，所得数据经整理分析得出瑞典国民健康水平随时间推移的变化情况，是瑞典公共卫生政策监测的重要组成部分。

一、概述

瑞典国民生活水平较高，文化生活较丰富，社会保障制度完善，医疗卫生体系发达，在联合国开发计划署公布的人类发展指数排名中通常名列前茅。截至 2018 年 10 月，瑞典全国总人口为 1 011 万，国民平均寿命为 81.4 岁，老龄化现象较为严重。为获得瑞典国民健康水平随着时间推移的变化情况，及时进行公共卫生政策监测，瑞典于 2004 年起每年进行一次国家公众健康调查。

瑞典国家公众健康调查（SNPHS）是瑞典国家卫生监测系统的基本组成部分。各地区上报至官方统计登记册中的信息仅包括发病率等的健康信息，而类似健康及健康行为的自我评价信息（如吸烟和体育运动情况）等公众在日常生活中面临的问题，只能通过卫生服务调查获得。

二、瑞典国家公众健康调查

（一）背景及发展

瑞典国家公众健康调查是由瑞典统计局与瑞典各县议会 / 地区合作开展，瑞典国家公共卫生署协调，自 2004 年起于每年春季（3—6 月）对国民身体和心理健康、药品使用情况、医疗服务利用情况、牙齿健康、生活习惯、经济状况、就业情况、工作环境、社会安全和社会关系等健康相关情况进行的调查，目的是获得国民健康水平随时间推移的变化情况，是进行公共卫生政策监测的重要组成部分（表 10–1）。

表 10–1　瑞典国家公众健康调查

项目	内容
名称	瑞典国家公众健康调查（SNPHS）
实施主体	由瑞典统计局与瑞典各县议会 / 地区合作开展，瑞典国家公共卫生署协调
调查周期	自 2004 年起每年一次
调查时间	当年春季（3—6 月）
调查内容	国民身体和心理健康、药品使用情况、医疗服务利用情况、牙齿健康、生活习惯、经济状况、就业情况、工作环境、社会安全和社会关系
调查目的	1. 了解瑞典国民健康水平随时间推移的变化情况 2. 用于编制瑞典国民健康统计数据，补充瑞典统计局已有信息，从而完善全部信息 3. 作为进行公共卫生政策监测的重要组成部分 4. 为瑞典健康相关政策、决策制定提供支持

（二）组织管理

瑞典国家公众健康调查由瑞典官方授权瑞典国家公共卫生署进行协调、组织，主要由瑞典统计局与瑞典各县议会 / 地区合作开展实施（图 10–1）。其中，瑞典国家公共卫生署联合瑞典统计局进行调查样本的选择，瑞典统计局负责调查问卷的设计、发放、回收及数据分析与质量控制等相关工作，各县议会 / 地区负责配合调查工作的开展，并撰写本地区报告上交给瑞典统计局。瑞典国家公众健康调查自 2004 年起每年春季（3—6 月）进行数据的收集。

（三）调查内容

瑞典国家公众健康调查问卷中的许多问题最初来自既往由各县议会进行的地区公共卫生调查。瑞典统计局对这些问题进行选择和修订后于 2003 年 11 月在一项试点研究中进行测试，问卷中所有问题具有可靠性，同时通过问卷采集的信息受瑞典官方保密和《个人

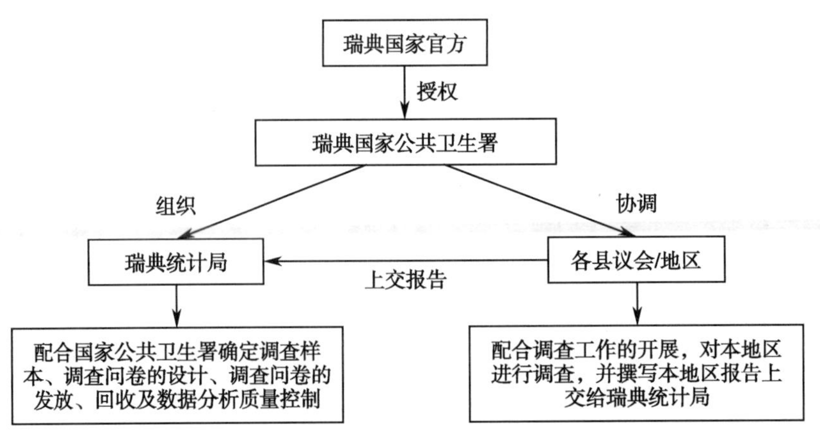

图 10-1　瑞典国家公众健康调查的组织流程

数据法》保护。该问卷每年会根据国情进行微小改动，以 2014 年调查问卷所包含维度为基准（因为 2014 年的调查问卷涵盖内容较为全面）。相较之下，2005—2007 年的问卷主要减少了心理健康、牙科保健和牙科护理、医疗服务利用情况、家庭等维度，2008 年问卷在 2007 年的基础上增加了药品使用情况这一维度，2008—2011 年问卷基本上无变动，2012 年问卷中增加了药品使用情况这一维度。2004—2014 年调查内容变化见图 10-2。

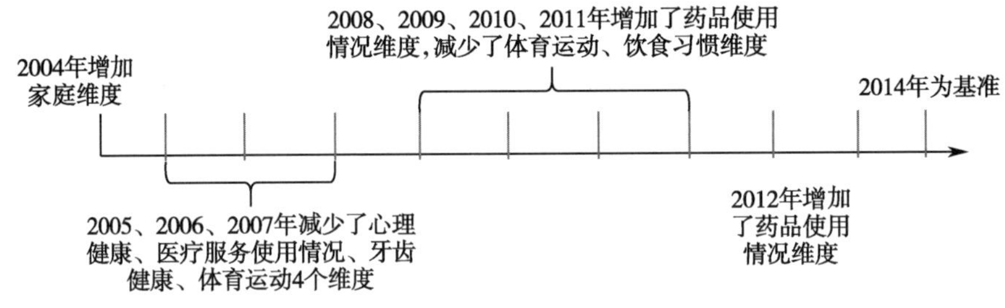

图 10-2　2004—2014 年调查内容变化情况

经过 10 年修改后形成的最近一次（2014 年）国家公众健康调查问卷内容主要包括身体健康、心理健康、医疗服务利用情况、牙齿健康、体育运动、饮食习惯、吸烟和吸鼻烟的习惯、博彩习惯、饮酒习惯、经济环境、就业情况、安全和社会关系、人口学背景 13 个维度，每个维度下具体题目选项衡量标准在问卷题目后详细给出，如“您每周进行多少小时使您出汗的剧烈活动，如快走、园艺、家务、骑自行车、游泳（请尽量选取一年中的平均值）”。值得注意的是，饮酒习惯方面的评估采用统一标准衡量，通过对不同种类的酒杯及不同种类酒相当的 1 个“玻璃杯”容量的大小进行了新的定义（图 10-3）。2014 年调查问卷共 18 页。2014 年具体调查维度及调查内容举例见表 10-2，详细内容见附录 10-1。

500mL
低度
啤酒

330mL
烈度
啤酒

100~150mL
葡萄酒或
红葡萄酒

50~80mL
烈度葡萄酒

40mL烈度
酒，例如
威士忌

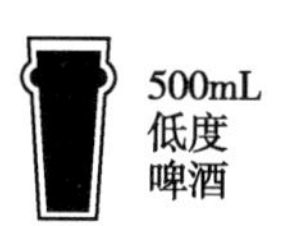

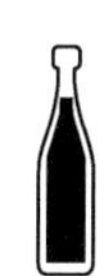

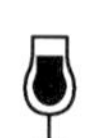

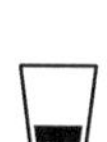

图 10-3　根据不同种类酒杯及不同种类酒对“杯”的新定义

表 10-2　2014 年调查问卷各维度及其调查内容

维度	信息	举例
身体健康	自评总体健康、健康相关生活质量、事故发生、疾病、功能状态（听力、残疾率等）、症状、睡眠、压力、超重和肥胖、心理健康、自杀意念和自杀倾向等相关问题	您有以下任何 / 一些疾病或症状吗：肩膀、颈部或肩部疼痛 □没有 □是的，有轻微不适 □是的，很不舒服
心理健康	对最近 3 个月生活满意度、压力的感知程度，使用及购买药物等相关问题	您现在感到有压力吗（压力意味着一种感觉紧张、不安、担心或分心的状态） □一点也没有 □有一点 □有很多 □非常多
医疗服务利用情况	最近 3 个月就医情况（包括生理疾病就医和心理疾病就医）相关问题	您在最近 3 个月内，是否发生过需要进行治疗但未寻求医生治疗的情况 □是 □否
牙齿健康	牙齿健康、牙齿护理服务使用情况等相关问题	您认为您的牙齿健康状况如何 □非常好 □很好 □一般 □差 □很差
体育运动	运动频率、运动方式相关问题	您每周进行多少小时使您出汗的剧烈活动 □≥ 5h □ 3 ~ 5h □ 1 ~ 3h □≤ 1h □ 0
饮食习惯	摄入水果蔬菜频率及数量相关信息	您多久吃一次青菜或根菜，包括各种叶菜、豆类及根茎类蔬菜（马铃薯除外），可以是新鲜的、冷冻的、罐装的以及炖菜、蔬菜汁、蔬菜汤等（在一年中频率可能会有所变化，尽量取平均值）（单选） □每天≥ 3 次 □每天 2 次 □每天 1 次 □每周 5 ~ 6 次 □每周 3 ~ 4 次 □每周 1 ~ 2 次 □每个月几次或从来没有
吸烟和吸鼻烟的习惯	吸烟及吸鼻烟的频率、地点等相关信息	您是否每天吸烟 □是 □否
博彩习惯	赌博频率及花费在赌博上的金额等相关信息	在最近 12 个月内，您是否买过彩票或进行过投注，包括使用游戏装置（如宾果、赌场、赛马等）投注或通过互联网进行游戏（如扑克或博彩等类型） □是 □否
饮酒习惯	饮酒量、饮酒频率及饮酒花费等相关信息	您在同一场合喝 6“玻璃杯”酒的频率是多少 □每天或几乎每天 □每周 □每个月 □少于每个月 1 次 □从不
经济环境	经济水平能否维持基本生活以及是否有能力应对突发状况	在最近 12 个月内，您目前在支付食物费用、租金及账单等方面有困难吗 □没有 □有，1 次 □有，大于 1 次

续表

维度	信息	举例
工作和就业	职业类型以及工作时间等相关问题	您的主要职业是什么
安全和社会关系	参加活动、社会工作的信心及工作生活环境安全性等相关问题	您一个人出门时，是否害怕受到攻击、被抢劫或受到其他形式骚扰 □否 □是，有时 □是，经常
人口学情况	出生日期、性别、性取向、居住环境、家庭成员情况等相关问题	您的性取向是什么 □异性恋 □双性恋 □同性恋 □不确定性取向

（四）调查方法及数据录入具体要求

瑞典国家公众健康调查是一项全国性调查，由公共卫生署每年从瑞典人口登记册中随机选出 2 万名 16 ~ 84 岁瑞典国民进行 1 次。方法为：首先，创建一个人数为 7 524 613 人的抽样框架（来自瑞典人口登记册数据），然后按照简单随机抽样的方法从中随机抽取 2 万人。每年的具体样本量由国家公共卫生署确定。例如，2014 年瑞典国家公众健康调查随机选取 16 ~ 84 岁瑞典各地区公众共计 30 000 人（其中国家样本 20 000 人、地区样本 10 000 人）。地区样本来自哥特兰、哥德堡、东约特兰省等，由各地区自行按要求进行统计分析并单独上交地区公众健康调查报告。具体见图 10–4。

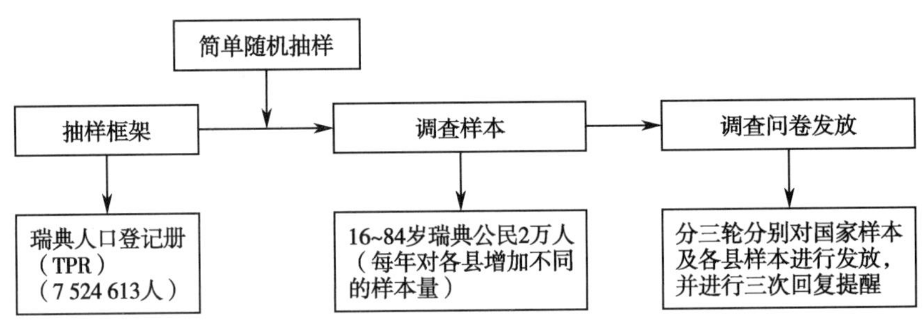

图 10–4　调查样本的选择及调查问卷的发放

调查问卷由瑞典统计局负责分发、记录和回收，并声明调查对象是完全自愿参与国家公众健康调查的。调查采用填写纸质调查问卷及网上在线调查两种方式进行。另外，瑞典统计局对具有阅读障碍的公众提供问卷朗读服务。公众可以通过官方网站下载“Browse Aloud”应用程序享受免费朗读服务。在发放调查问卷之前，样本对象被标识到总数据库（瑞典人口登记册）中，取得各样本对象的当前居住地址、邮箱等信息，并通过瑞典人口登记册进行身份查验，检查所选样本对象是否依旧属于瑞典本国公众（剔除已经死亡者及移民等）。

瑞典统计局通过邮寄方式为所有调查对象发放纸质调查问卷。若被抽取到的公众不想参加本次调查，可以与瑞典统计局取得联系，以免收到表单提醒。调查对象收到的信封中有唯一的用户名和密码，公众可以选择填写纸质调查问卷或通过用户名和密码进行在线调查问卷的填写（图 10–5）。

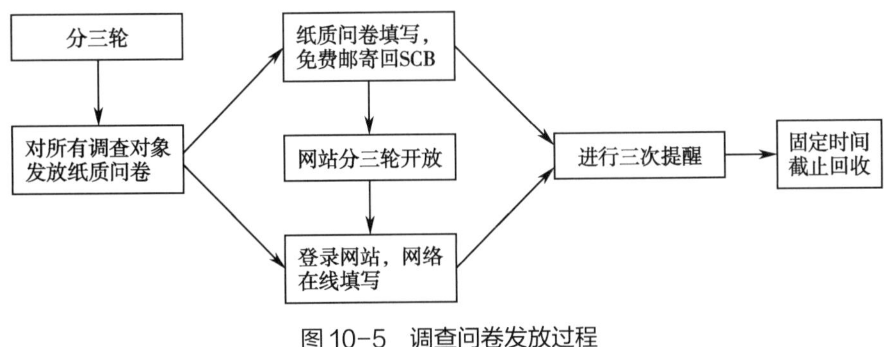

图 10–5　调查问卷发放过程

选择纸质问卷的公众可以在填写纸质调查问卷后，使用邮资已付信封将问卷邮寄回瑞典统计局。调查问卷通常在不同时间分 3 次在不同地区发放。例如，2012 年第 1 轮发放给国家样本、哥特兰省以及卡尔玛省，第 2 轮发放给和厄勒布鲁省，第 3 轮发放给哥德堡市、西约塔兰省和乌普萨拉省。没有及时回复的调查对象会收到 3 次提醒（采取邮寄新问卷的形式）。例如在 2012 年 5 月 24 日、25 日及 28 日分别对没有及时回复的调查对象邮寄一份新的问卷。

选择网络在线调查问卷的公众可以用唯一的用户名和密码登录官方网站填写调查问卷。为方便使用不同语种的人填写问卷，除瑞典语外，瑞典统计局于 2012 年增添了英语在线调查，2014 年增添了芬兰语在线调查。网上在线调查同样分 3 轮进行（如 2012 年第 1 轮在线调查于 4 月 18 日开始，第 2 轮在线调查于 4 月 19 日开始，第 3 轮在线调查于 4 月 20 日开始），并向未及时填答的调查对象发出 3 次提醒（如在开放网络调查系统后，分别于 2012 年 5 月 2 日、3 日和 4 日发送 3 次提醒）。

调查问卷的收集在固定日期截止，随后进行数据回收率整理记录。例如 2012 年 6 月 27 日停止调查问卷收集，2 万名调查对象中共有 9 855 人回答问卷，占总样本量的 49.4%；网络在线调查回复数量为 1 961 人，占总样本量的 19.9%。表 10–3 列出了各年份样本人数及应答人数。

瑞典统计局专项调查组对收集到的调查问卷进行整理、分析，分别录入纸质调查问卷和网络在线调查问卷中的信息（纸质调查问卷通过人工方式录入，网络在线调查问卷通过扫描方式录入），建立原始数据库，并对原始数据库数据进行检查核对，剔除无效数据（看起来与实际情况相违背的不合理数据），以确保数据的可靠性。瑞典统计局无法保证所有调查对象完整回答问卷，对调查数据缺失值的补充采取群体权重计算。

数据的缺失分为 3 种情况：第 1 种情况为发放的调查问卷根本没有得到回复；第 2 种情况为调查问卷存在部分丢失现象；第 3 种情况为得到调查问卷回复但填写不完整，存在漏答一些重要问题的现象。若仅基于有效回收的问卷估计整体样本，会存在偏差，通过对每个有效回复的问卷进行权重计算，报告整个人群的结果而不仅是有效回复者的结果。每个有效回复者的权重是基于样本设计、样本人群覆盖率及非有效人数计算而得的。该计算由国家统计局使用统计分析系统（statistical analysis system，SAS）来完成。

表 10-3　各年份样本人数及应答、剔除人数

年份	调查样本	有效回复		剔除	
		人数	百分比 /%	人数	百分比 /%
2004	20 000	12 166	60.8	7 838	39.2
2005	10 000	6 024	60.3	3 965	39.7
2006	10 000	5 955	60.1	3 973	39.9
2007	10 000	5 738	57.5	4 233	42.5
2008	20 000	11 118	55.7	8 839	44.3
2009	20 000	10 373	52.1	9 545	47.9
2010	20 000	10 067	50.6	9 841	49.4
2011	20 000	9 764	49	10 181	51
2012	20 000	9 855	49.4	10 095	50.6
2013	20 000	9 745	48.8	10 213	51.2
2014	20 000	—	—	—	—

注："—"为截至2018年7月官方未给出明确数据。

（五）质量控制

瑞典国家公众健康调查质量控制主要包括调查内容的质量控制与数据收集及处理的质量控制两部分（图 10-6）。

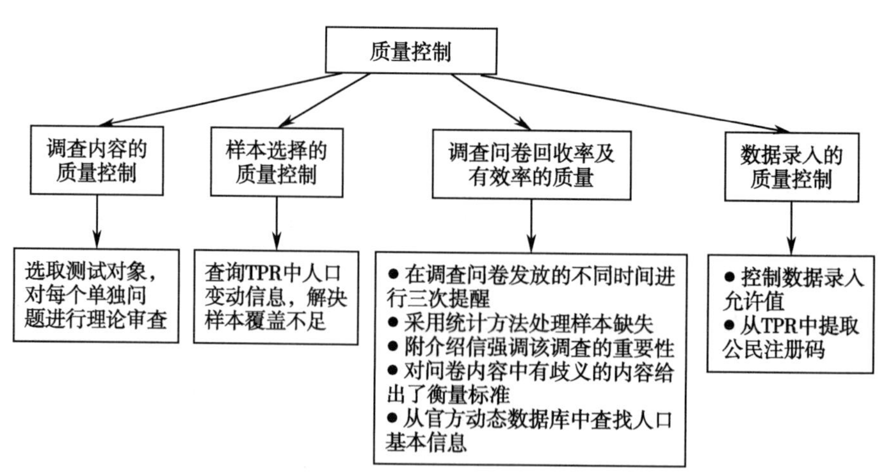

图 10-6　瑞典国家公众健康调查质量控制

1. 调查内容的质量控制　采用经验推测法验证调查问卷的内容效度：通过对问卷中的问题进行理论审查，分析这些问题是否与健康状况、性别、社会经济类别等有相关性来完成。每个单独问题的结构效度在瑞典统计局的测量实验室中进行测试：由瑞典统计局选取测试对象，要求其完成问卷后，解释回答每个问题时的思维过程，并采用一定的因子分析法测量结构效度。通过上述质量控制，瑞典统计局对问卷中一些问题进行了修订。关于饮食习惯以及体育运动两个维度的问题，国家食品管理局正在进行验证研究准备。

2. 数据收集及处理的质量控制　为保证调查问卷的回收率，在发放问卷（纸质问卷、网络在线调查问卷）的过程中，分别在不同时间进行 3 次提醒。针对数据缺失及问卷填写不完整的问题，瑞典统计局对数据有效值采用统计学方法进行加权处理（详细措施见前文），以确保所收集的数据能代表整体。

选择调查对象时样本覆盖不足会产生抽样误差。样本覆盖不足是指抽样框架中可能会漏掉一些新加入的人口（如刚进入被调查年龄范围内的人口及新移民到瑞典的公众等）以及多覆盖一些已经不属于瑞典公众的人口（如已经死亡的瑞典公众或移居国外的人口等）。减少抽样误差的一种方法是获得及时更新且准确的人口记录信息。瑞典人口登记册中的数据被认为是准确且更新及时的。

为确保调查问卷填写内容的准确性及完整性，国家统计局在调查问卷之前附了一封介绍信，信中详细介绍了该调查的重要性及隐私保护等相关注意事项。同时，调查问卷中减少了人口学指标问题的数量，如婚姻状况、出生国家、国民身份、移民年份等（这些数据均从瑞典人口登记册中查询获得）。此外，从教育登记册中获得调查对象相关的教育数据，从收入和税务登记簿中检索调查对象的收入、缴款、退休金等相关信息。

采集信息时可能会产生由于所采集信息与实际信息不符所造成的测量误差，造成该误差的原因可能是调查对象无法准确记住并回答出实际数据、调查对象对调查问卷中的问题产生误解或故意填写不正确等。为减少测量误差，瑞典统计局通过前文所述的方法对调查问卷内容进行了质量控制，并且为防止调查对象对问卷问题产生误解或衡量标准不一致，问卷题目后详细给出每个维度下具体题目选项衡量标准，如“您多久吃一次青菜或根菜[包括各种叶菜、豆类及根茎类蔬菜（马铃薯除外）；可以是新鲜的、冷冻的、罐装的以及炖菜、蔬菜汁、蔬菜汤等；频率在一年中可能会有变化，尽量取平均值；类似问题均为单选]”。

在手动和自动处理数据过程中还会出现测量误差。处理数据过程中常见的错误有数据录入错误和注册码错误。通过控制数据录入的允许值可控制数据录入错误。此外，瑞典统计局自 2012 年起推出一种新的计算机系统用于收集数据，调查数据在此系统中标注日期后进行统一管理。由于瑞典人口登记册中的数据被认为是较为准确且更新及时的数据，从人口登记册中提取注册码信息可以减少误差。

（六）伦理学问题

瑞典在处理国家公众健康调查中的隐私保护相关问题时，采取了下列措施：首先，瑞典统计局对微观层面的数据进行了内部隐私测试；其次，瑞典国家公共卫生署与每个地区/县和国家统计局之间制定了关于如何处理匿名数据材料的保密协议。该协议随调查问卷发放，其中详细介绍了隐私保护相关问题，指出问卷中采集的信息瑞典官方将予以保密并受《个人数据法》保护。

（七）调查数据的应用与分享

对于收集处理后的数据，进行描述性统计分析，同时采用逻辑回归方法对各变量进行相关性分析。对每年的调查结果进行统计分析，结果显示，随着时间推移，瑞典国民整体健康状况有所改善，不同群体之间的健康差异增加。瑞典官方表示，今后将通过对调查数据的分析来进一步探讨存在何种差异及产生差异的原因。

相关研究人员、政府机构和其他负责公共卫生统计数据的人员通过审核后，可以使用原始调查数据。所有人均可通过官方网站浏览和检索每年的调查结果。

三、小结

（一）注重调查对象的隐私保护

在瑞典，关于国家公众健康调查的隐私权问题，瑞典统计局官方在发放调查问卷时附有一封介绍信，信中明确了参与调查的自愿原则及通过注册码的方式进行匿名填写以保障公民的信息不会被泄露，并且签署保密条款，具有法律效应。隐私问题从口头落实到正式文件中，使其具有相应的法律依据，产生法律效应，能更有效地维护公民隐私不被泄露。

（二）增加心理健康等方面调查内容，不断提高问卷可读性

在调查内容方面，瑞典国家公众健康调查中增添了心理健康、牙齿健康、工作环境及社会安全类问题：心理健康部分着重询问调查对象的精神状况以及是否有失眠情况；通过询问最近是否去看牙医等问题来调查牙齿健康情况；在工作环境方面，对公民的失业情况及日常工作量和工作满意度进行了调查；在安全方面，特意强调了是否遭受暴力及欺凌等问题。

在问卷可读性方面，瑞典国家公众健康调查在调查问卷每个问题后，都针对该问题用文字或图例的形式进行详细描述和举例，以增加问卷的可读性。近年来，心理健康、工作环境及社会安全等相关内容得到各方的不断关注。同时，调查过程中还应考虑到不同人群受教育程度不同，尽可能对较难理解的问题辅以详细描述，确保所有调查对象均能较好地理解调查问卷内容，保证调查质量。

（三）采用多种形式相结合的调查方式，多阶段进行质量控制

在调查方式方面，为保证不同人群均能够顺利参与调查，瑞典国家公众健康调查采用多种形式相结合的调查方式：采用调查问卷和网络在线调查相结合的方法，不仅节省了大量人力物力和财力，也避免了因调查员理解偏差所带来的测量误差；为具有阅读障碍的公民提供了免费问卷朗读服务，以保证其能够顺利参与调查；提供多个语种的调查问卷（瑞典语、英语、芬兰语），以确保移民至瑞典的人群能够突破语言限制顺利完成调查。

在质量控制方面，瑞典国家统计局从调查问卷设计、调查样本选择、调查问卷有效回收、数据录入和分析 4 个阶段分别进行质量控制，从而确保最终调查分析结果的可靠性。

多种形式相结合的调查方式，能够为公众，尤其是具有阅读和理解障碍人群提供更便利的服务。将统计方法运用到多阶段质量控制过程中，以获得样本覆盖更加全面、数据更加可靠的调查分析结果。

（四）加强调查数据的开放共享

数据开放共享是大数据战略的核心。在瑞典，相关研究人员、政府机构和其他负责公共卫生统计数据的人员在通过审核后，均可使用国家公众健康调查的原始数据进行相关研究。随着大数据时代的到来，政府数据开放共享已成为国际共识。

卫生服务调查是政府掌握城乡居民健康状况、卫生服务利用、医疗保健费用及负担等信息的重要途径。了解瑞典国家公众健康调查，分析其调查方法，可以得到一些值得借鉴的方法，使我国卫生服务调查能更加客观地反映卫生改革与发展的成就和存在问题，更准确地预测卫生服务需要、需求及利用的变化趋势，为制定卫生事业发展规划、评价医改实施效果提供依据。

附录 10-1

瑞典国家公众健康调查调查问卷（2014 年版）

第一部分　生理健康

1. 您的身体健康状况如何？

   □很好　　□好　　□一般　　□糟糕　　□很差

2. 身体健康：在过去 30d 内，您有（　）d 由于疾病或受伤等原因感到不舒服？
3. 心理健康：在过去 30d 内，您有（　）d 由于应激、压力、焦虑或抑郁等原因感到不舒服？
4. 在过去 30d 内，您有（　）d 由于身体残疾导致身体或精神健康状况不佳？

5. 在过去3个月内，您是否有过因为意外事件而寻求医疗服务或牙科护理？

□没有　□有，1次　□有，大于1次

6. 您是否有慢性病或由于意外事故导致的功能受损等其他长期健康问题？

□没有　□有

若回答“有”，请回答：上述健康问题是否妨碍您的工作或其他日常活动？

□一点都不　□是的，轻度　□是的，高度

7. 您能否轻易地看清和辨别出报纸上的文字？

□能，不需要眼镜　□能，需要眼镜　□不能

8. 您能否轻松地听清几个人之间谈话的内容？

□能，不需要助听器　□能，需要助听器　□不能

9. 您能否进行短距离（约100m）跑步？

□能（跳转到第11题）　□不能

10. 您是否由于身体健康问题而无法进行下列活动中？

	是	否
（1）您可以无困难地上台阶，如进入公共汽车和火车		
（2）您可以采用快速步伐步行约5min		
（3）您要在其他人帮助下才能参与户外活动		

11. 您有下列疾病吗？

	没有	有，未感到不适	有，轻微不适	有，非常不适
（1）糖尿病				
（2）哮喘				
（3）过敏				
（4）高血压				

12. 您的身高是（　）cm？请回答整数。

13. 您的体重是（　）kg？请回答整数；若您正处于怀孕状态，请填写您未怀孕时的体重。

14. 您有下列疾病或症状吗？

	没有	有，感到轻微不适	有，非常不适
（1）颈部或肩部疼痛			
（2）背部、髋部或坐骨神经疼痛			
（3）手、肘、腿或膝盖疼痛			
（4）头痛或偏头痛			
（5）焦虑或担心			
（6）疲劳			
（7）失眠			
（8）湿疹或皮疹			

续表

	没有	有，感到轻微不适	有，非常不适
（9）耳鸣			
（10）大小便失禁			
（11）复发性腹部或肠道问题			
（12）超重或肥胖			

第二部分　心理健康

15. 最近几周内，您是否能够专注于自己所做的事情？
□比平时好　□和平时一样　□比平时差　□比平时差很多
16. 最近几周内，您是否能够认可自己白天所做的事情？
□比平时多　□和平时一样　□比平时少　□比平时少得多
17. 最近几周内，您是否担心睡眠困难的问题？
□没有　□有点担心　□很担心　□非常担心
18. 最近几周内，您是否能够正常处理遇到的问题？
□比平时处理得好　□和平时一样　□不如平时　□比平时差很多
19. 您是否已经完成最近几周内的任务？
□超额完成　□正常完成　□差一点完成　□距离完成差很多
20. 最近几周内，您是否感觉到不开心和郁闷？
□一点也没有　□和平时一样　□比平时多一点　□比平时多很多
21. 最近几周内，您是否能够就各种问题做出决定？
□比平时好　□和平时一样　□比平时差一点　□比平时差很多
22. 最近几周内，您是否对自己失去信心？
□一点也没有　□和平时一样　□比平时多一点　□比平时多很多
23. 最近几周内，您是否有持续紧张的现象发生？
□一点也没有　□和平时一样　□比平时多一点　□比平时多很多
24. 您是否认为最近几周是毫无价值的？
□一点也不　□和平时一样　□比平时多一点　□比平时多很多
25. 最近几周内，您是否遇到无法处理的事件？
□一点也没有　□和平时一样　□比平时多一点　□比平时多很多
26. 最近几周内，您总体上是否感觉比较开心？
□比平时开心　□和平时一样　□没有平时开心　□非常没有平时开心
27. 您现在是否感到有压力？压力指一种紧张、不安、担心或分心的状态。
□一点也没有　□有一点　□有很多　□非常多

28. 在过去 12 个月的任何时间中，您是否认真考虑过自身的生活情况？

□没有　　□有，1 次　　□有，大于 1 次

29. 在过去 12 个月的任何时间中，您是否想要自杀？

□没有　　□有，1 次　　□有，大于 1 次

第三部分　药品使用情况

30. 您在过去 3 个月中是否使用过下列药物？

	是	否
（1）治疗胃溃疡、胃炎的药物		
（2）治疗哮喘、过敏的药物		
（3）治疗糖尿病的药物		
（4）抗高血压药物		
（5）安眠药		
（6）抗抑郁药		
（7）舒缓、抗焦虑药物		
（8）疼痛用处方药		
（9）疼痛用非处方药		
（10）降脂药		
（11）其他药物		

31. 在最近 3 个月内，您是否由于一些原因没有购买医生建议使用的药品？

□是　　□否（跳转到第 32 题）

您没有购买药品的主要原因是什么？（可多选）

□身体健康逐渐好转并恢复　　□经济无法负担　　□已有足够的药物

□距离药店太远　　□未想到此种药物会有帮助　　□其他原因

第四部分　医疗保健服务利用情况

32. 在最近 3 个月内，您是否因为自己的疾病访问过下列人员？

	否	是，1 次	是，大于 1 次
（1）医院中的医生			
（2）保健中心或私人诊所医生			
（3）当地护士			
（4）青年诊所医生			
（5）社保官员			

续表

	否	是，1次	是，大于1次
（6）心理医生			
（7）物理治疗师			
（8）按摩师			
（9）住院治疗			

33. 您在最近3个月内是否发生过需要进行治疗但未寻求医生治疗的情况？

□是　　□否（跳转到第34题）

您不寻求医生治疗的原因是什么？（可多选）

□无法分辨是否需要医生治疗　□等待时间较长　□无法打通预约电话

□无法尽快预约到医生　□以前就诊的糟糕体验　□经济原因

□没有足够的时间　□不清楚哪里可以进行治疗　□其他

第五部分　牙齿健康

34. 您认为您的牙齿健康状况如何？

□非常好　□很好　□一般　□差　□很差

35. 您最近一次去看牙医是什么时间？

□不到1年前　□不到2年前　□3～5年前　□大于5年前

□从未看过牙医　□不知道、记不清

36. 您在最近3个月内是否有过需要进行牙科护理，但是未进行牙科护理的情况吗？

□是　　□否（跳转到第37题）

未寻求牙科护理的原因是什么？（可多选）

□无法确定是否需要牙科护理　□经济原因　□惧怕牙科医生　□没有时间

□其他

第六部分　体育活动

37. 在最近12个月内，您在闲暇时间里是否参加了下列活动？若您的活动方式在夏季和冬季有所不同，请尽量取平均值（单选）。

□久坐：您花大部分时间进行阅读、看电视、看电影等其他久坐休闲方式，每周步行、骑自行车或郊游等其他运动时间少于2h。

□适度运动：您以任何形式进行每周至少2h的运动，包括散步、步行至工作场所、园艺、钓鱼、乒乓球和保龄球等不出汗运动。

□定期运动：您每周定期锻炼 1 ～ 2 次，每次至少 30min。这些运动包括跑步、游泳、网球、羽毛球或其他使您出汗的活动。

□定期运动和训练：您每周参加跑步、游泳、网球、羽毛球、体操等类似活动，平均至少 3 次，每次至少持续 30min。

38．您每周进行多少小时使您出汗的剧烈活动，如快步走、园艺、家务、骑自行车、游泳？请尽量给出平均值。

□≥ 5h　□ 3 ～ 5h　□ 1 ～ 3h　□≤ 1h　□ 0

39．您是否想增加活动量？

□是，我可以自己增加　□是，但我需要支持　□否

第七部分　饮食习惯

40．您多久吃一次青菜或根菜［包括各种叶菜、豆类及根类蔬菜（马铃薯除外），可以是包括新鲜的、冷冻的、罐装的以及炖菜、蔬菜汁、蔬菜汤等］？频率在一年中可能会有变化，尽量取平均值。（单选）

□每天≥ 3 次　□每天 2 次　□每天 1 次　□每周 5 ～ 6 次　□每周 3 ～ 4 次

□每周 1 ～ 2 次　□每个月数次或从来没有

您多久吃一次水果或浆果（包括所有类型的水果，可以是新鲜的、冷冻的、罐头、果汁、蜜饯等类型）？频率在一年中可能会有所变化，尽量取平均值。

□每天≥ 3 次　□每天 2 次　□每天 1 次　□每周 5 ～ 6 次　□每周 3 ～ 4 次

□每周 1 ～ 2 次　□每个月数次或从来没有

41．您是否想要增加水果和蔬菜摄入量？

□是，我可以自己增加　□是，但我需要支持　□否

第八部分　烟和鼻烟习惯

42．您是否每天吸烟？

□是（跳转到第 45 题）　□否

43．您是否偶尔吸烟？

□是　□否

44．您是否持续至少 6 个月每天都吸烟？

□是　□否

45．您是否打算戒烟？

□是，我自己就可以戒烟　□是，但我需要支持　□不是特别想　□一点也不想

46．您是否每天吸鼻烟？

□是（跳转到第 49 题）　□否

47. 您是否会偶尔吸鼻烟？

□是　□否

48. 您是否持续至少 6 个月每天都吸鼻烟？

□是　□否

49. 您是否想停止吸鼻烟？

□是，我可以自己戒鼻烟　□是，但我需要支持　□不是特别想　□一点也不想

50. 您在下列地点吸烟的频率是多少？

	每天	每周 1 次	每个月 1 次	更罕见或从不
（1）在您自己家中				
（2）在工作单位				
（3）在咖啡厅、酒吧或餐厅				
（4）在其他室内，如朋友家中、车中等				

51. 您是否吸水烟？

□否（跳转到第 53 题）　□是，其中含有尼古丁　□是，其中不含尼古丁

□是，不知道其中是否含有尼古丁

52. 您在最近 12 个月内吸水烟的频率是多少？

□从来没有　□ 1 次　□ 2 ~ 6 次　□ 7 ~ 12 次　□ 12 次以上

53. 您是否吸过大麻？

□否　□是，大约 12 个月前　□是，在过去 12 个月内　□是，在过去 30d 内

第九部分　博彩习惯

54. 在最近 12 个月内，您是否买过彩票或进行过投注（使用游戏装置，如宾果、赌场、赛马等投注或通过互联网进行扑克或博彩等类型的游戏）？

□是（跳转到第 57 题）　□否

55. 在最近 7d 内，您在赌博上花了多少钱？

□花了钱，已经花了（　　）瑞典克朗了　□过去 7d 没有在赌博上花费任何钱

56. 在最近 12 个月内，下列事件您做过多少次？

	0 次	1 ~ 2 次	3 次	> 3 次
（1）试图减少赌博				
（2）如果未进行赌博游戏会感到不安和恼火				
（3）谎报进行赌博游戏				

第十部分　饮酒习惯

57. 在最近 12 个月内，您喝酒的频率是多少？
□ 4 次以上 / 周　□ 2 ~ 3 次 / 周　□ 2 ~ 4 次 / 月　□每月 1 次或更少
□从不喝酒（跳转到第 62 题）

58. 当您喝酒时，您平均一天喝多少“玻璃杯”？
□ 1 ~ 2 杯　□ 3 ~ 4 杯　□ 5 ~ 6 杯　□ 7 ~ 9 杯　□ 10 杯以上
□不知道

59. 您在同一场合喝 6 杯“玻璃杯”的频率是多少？
□每天或几乎每天　□每周　□每个月　□少于每个月 1 次　□从不

60. 在最近 12 个月内，您喝醉酒的频率是多少？
□每天或几乎每天　□几次 / 周　□ 1 次 / 周　□ 2 ~ 3 次 / 月
□ 1 次 / 月　□每半年一次或几次　□更少或从不

61. 您是否想减少酒精摄入？
□是，我可以自己减少　□是，但我需要支持　□否

第十一部分　经济情况

62. 您能否在紧急情况下，1 周内拿出 15 000 瑞典克朗？
□能　□不能

63. 在最近 12 个月内，您对于目前的食物、租金及账单等方面支付有困难吗？
□没有　□有，1 次　□有，大于 1 次

第十二部分　工作和就业情况

64. 您目前的在职情况如何？（可多选）
□带薪受雇　□全职　□个体经营　□休假或育儿假　□实习或培训
□通过劳动市场求职　□失业　□退休，领取养老金　□领取疾病 / 残疾和退休患者补偿（提前退休抚恤金、疾病抚恤金）　□长期病假（3 个月以上）
□管理家庭　□其他（　　）

65. 您的主要职业是什么？（　　）
[提供尽可能详细的工作描述，如助理—采购助理。]
您的主要工作内容是什么？（　　）
[请描述您的主要职责，如项目经理或类似职业，写清楚您具体做什么，如负责改进工作方案等。]

66. 您觉得您的工作如何?

□非常好　□很好　□一般　□不好　□非常不好

67. 您是否担心明年失去工作?

□是　□否

68. 您是否有一个生病或年老的亲戚需要您每天进行照看及护理?

□是　□否(跳转到第 69 题)

您平均每周要照看和护理这位亲戚多长时间? 每周(　　)h

第十三部分　安全和社会关系

69. 您一个人出门时,是否害怕受到攻击、被抢劫或受到其他形式的骚扰?

□否　□是,有时　□是,经常

70. 在最近 12 个月内,您是否遭受过身体暴力?

□是　□否(跳转到第 71 题)

身体暴力发生在哪里?(可多选)

□工作场所 / 学校　□在家中　□在其他人家中 / 居民区　□在公共场所 / 娱乐场所　□在火车、公共汽车、地铁上或附近　□其他地点

71. 在最近 12 个月内,您是否遭受过暴力威胁并且让您感到恐惧?

□是　□否

72. 在最近 3 个月内,您是否觉得有些事件的处理方式让您感到委屈?

□是,有时　□是,好几次　□否(跳转到第 74 题)

73. 这种让您委屈的对待方式与下列哪一项有关?(可多选)

□种族　□性别　□性取向　□年龄　□残疾　□宗教　□肤色

□外貌　□性别表达　□其他　□不清楚

74. 有没有人能与您分享您内心的感受?

□有　□没有

75. 如果遇到麻烦或生病,您是否能够获得其他人的帮助,如获得建议、借用物品、帮助去商店购物、维修等。

□是,总是能够　□是,大部分时间能够　□否,大部分时间不能够

□永远不能够

76. 一般来说,您是否可以信任大多数人?

□是　□否

77. 在最近 12 个月内,您是否参加过下列活动?(可多选)

□在工作中参加集体课程的学习　□闲暇时间中参加集体课程的学习　□工会会议

□其他协会　□剧院 / 电影院　□艺术展　□宗教聚会　□体育项目

□给报纸 / 杂志写信　　□任何形式的表演　　□公共娱乐场所，类似夜总会等场合

□大范围的家庭聚会　　□私人聚会　　□其他

78. 您对下列机构 / 人员信心如何？

	非常有信心	有信心	一般	没有信心	不知道
（1）医疗机构					
（2）老年人					
（3）儿童保育					
（4）教育系统					
（5）警察					
（6）社会服务机构					
（7）就业服务机构					
（8）国家保险机构					
（9）瑞典议会					
（10）县 / 地区政府人员					
（11）市政府人员					
（12）工会					

第十四部分　人口学背景

79. 您的出生年份是什么？（　　）

80. 您的性别是什么？

□男性　　□女性

81. 您的性取向是什么？

□异性　　□同性　　□双性　　□不确定

82. 您的住房环境是怎样的？

□私人住宅 / 别墅　　□住宅 / 公寓　　□租赁　　□学生公寓　　□其他

83. 共同居住的成员有哪些？（可多选）

□没有　　□父母 / 兄弟姐妹　　□丈夫 / 妻子 / 工作伙伴 / 合租伙伴

□其他成人　　□儿童

84. 您孩子的年龄是多少？

□ 0 ~ 6 岁　　□ 7 ~ 12 岁　　□ 13 ~ 17 岁　　□ 18 岁及以上

[问题 85 ~ 86 由 18 岁以下儿童在监护人在场情况下进行回答，其他人继续回答第 87 题。]

85. 您是否有任何慢性病、功能受损或其他长期健康问题？

□是　　□否（跳转到第 87 题）

86. 您认为该疾病对您的功能限制或健康影响水平如何？

□小　　□一般　　□大

87. 该疾病会影响您的日常生活吗？

□一点都不　　□会，在一定程度上影响　　□会，非常影响

88. 您还有什么想要说明的，请写在下面。然后请将该文件提交给国家公共卫生研究所和您所在的县 / 地区。

参考文献

[1] Statistiska centralbyrån. Frågeblankett och informationsbrev[R]. Statistiska centralbyrån, 2014.

[2] Statistiska centralbyrån. Frågeblankett och informationsbrev[R]. Statistiska centralbyrån, 2013.

[3] Statistiska centralbyrån. Teknisk Rapport[R]. Statistiska centralbyrån, 2012, 9, 28.

[4] Swedish National Institute of Public Health. Objective and background of the questions in the national public health survey[R]. Swedish National Institute Of Public Health, 2013.

[5] Swedish National Institute of Public Health. Swedish National Public Health Survey[EB/OL]. [2018-3-11]. https: //snd.gu.se/en.

[6] AHNQUIST J, WAMALA S P. Economic hardships in adulthood and mental health in Sweden. the Swedish National Public Health Survey 2009[J]. BMC Public Health, 2011, 11(1): 788.

第十一章
芬兰国家健康相关调查

芬兰是欧洲开展健康调查历史最为悠久的国家之一。自 1966 年开始，芬兰每隔几年即开展一次健康调查，随后逐渐固定每 5 年进行一次国家层面的 FINRISK 研究，并于 2017 年启动人口研究——FinHealth 研究。组织者由最初的社会保健机构转为芬兰国家卫生研究所（现芬兰国家卫生与福利研究所）主导，多方协同开展调查。抽样方法多为分层整群抽样，并且有同一队列人群的纵向跟踪监测调查。调查方式为邮寄问卷或电话访谈，家中或健康中心调查相结合完成健康检查。通过调查芬兰民众的健康水平，为国家提供人口健康状况最新的可靠信息；通过流行病学研究确定人口健康影响因素，开展未来发展预测，进而更好地调整卫生政策、制订卫生规划、评估卫生服务利用情况。

一、概述

从 1966 年起，芬兰社会保险机构的移动诊所（mobile clinic of social insurance institution）开展了成年人群健康相关调查研究；2000—2001 年，芬兰国家卫生与福利研究所组织开展健康 2000（Health 2000）调查；2011 年，芬兰国家卫生与福利研究所与其他机构的专家合作设计、实施健康 2000 的后续调查；1972—2012 年，芬兰国家社会事务与卫生部下属的国家卫生与福利研究所开展了国家 FINRISK 研究（每 5 年 1 次，共完成有 9 次）；2017 年，FinHealth 研究首次开展（该研究结合已开展的国家 FINRISK 研究和健康 2000 调查内容设计）。

此外，芬兰还开展了其他调查，如退休人群的健康行为和健康趋势研究、青年人饮酒的欧洲学校调查项目、学校健康调查、儿童和青少年健康随访、移民健康和福利研究、药物滥用研究、芬兰成人健康（行为）调查等。

二、芬兰国家健康调查

（一）芬兰移动诊所健康体检调查（Finnish Mobile Clinic Health Examination Survey，FMC）

1. **调查背景**　1964 年《芬兰健康保险法》生效时，芬兰社会保险机构发起了一系列相关影响评估调查和移动诊所活动。移动诊所是指诊所类似公共汽车可移动，在全国各地执行健康检查。诊所车配备 X 线设备、实验室以及医务人员。在 1966—1972 年，来自全国 31 个市的 62 440 名成人受邀参加调查，实际共有 51 522 人（82.5%）参与。芬兰移动诊所健康体检调查主要关注肺病、心脏病、贫血与铁缺乏症、糖尿病、肾和尿道疾病、甲状腺疾病、钙代谢相关疾病和冠状动脉疾病等。

2. **调查目的**　评估芬兰民众的健康水平，提供人口健康状况最新的可靠信息；通过流行病学研究，确定影响人口健康因素，以便预测未来发展情况，进而更好地进行卫生政策调整、卫生计划制订、卫生服务利用情况评估。

3. **组织管理**　在 1966—1972 年，社会保险机构发起并承担芬兰移动诊所健康调查。

4. **调查内容**　以问卷调查和询问调查为主。开展正式调查前先进行了预调查，即在调查前 2 周左右派发调查问卷。问卷包含 100 道问题，内容包括社会人口学信息（年龄、婚姻状况、职业和社会阶级）、生活方式信息（吸烟、运动）、过去 1 年的治疗情况以及物理测量 / 人体学测量、常规检查、血压和心率、心电图、微型 X 射线胸透、血液和尿液等生化检查。

5. **调查方法**

（1）抽样方法：样本包括芬兰 31 个研究区内 15 岁及以上的人群。样本选取每个大区域的一个人口中心，虽不能代表芬兰全部人口，但是严格遵循全国年龄分布情况，尤其是 20 ～ 59 岁人口。此外，调查样本的职业分布与国家总体分布非常接近。

（2）检测方法：实地调查分为预调查、健康检查、复查和非调查对象报告 4 个阶段。调查对象在研究场所填写问卷，并且参加健康检查，流程如图 11-1 所示。

（二）芬兰移动诊所随访调查（Finnish Mobile Clinic Follow-up Survey，FMCF）

1. **调查背景**　芬兰移动诊所随访调查是健康调查的后续阶段，于 1973—1976 年开展，对于早期疾病筛查有重要意义。来自 12 个城市的 24 833 人收到邀请，其中 19 518 人（78.6%）参加了调查。主要研究内容是冠状动脉疾病、高血压和其他心血管疾病、糖尿病、脂代谢紊乱、肾脏和尿道疾病、甲状腺疾病、肺结核和其他肺部疾病，以及贫血和红细胞增多症等疾病。

2. **调查目的**　调查部分疾病的患病率、发病率、影响因素以及变化情况，以便于更好地为健康相关研究服务。

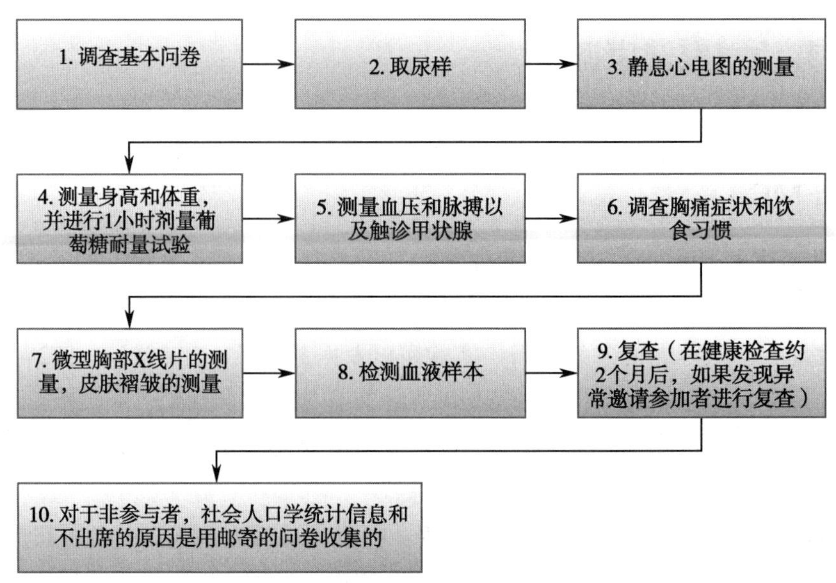

图 11-1　芬兰移动诊所健康检查调查流程图

3. **组织管理**　1973—1976 年，芬兰社会保险机构发起了移动诊所随访调查。

4. **调查内容**

（1）基本调查问卷：①社会经济因素，主要包括年龄、出生地和居住地、婚姻状况、自身和户主目前的职业（根据 1963 年的北欧职业分类）、职业类型、当前活动能力、家庭规模、社会情况、自己和家庭的教育情况、失业和过去的职业；②健康状况和患病情况，包括自我感知的健康、慢性病和残疾情况，以及已经意识到并认为需要看医生的疾病；③过去 3 个月内使用处方药的情况以及药品名称和批号编码；④参加健康检查和医疗服务利用情况；⑤健康行为（吸烟、饮酒）、体力活动和运动（在空闲以及工作中的运动情况，如步行或骑行上班）、喝咖啡、洗桑拿的习惯和频率、酒后洗澡的温度等；⑥怀孕和避孕期间使用药物的情况；⑦父母患病情况及死亡原因。

（2）膳食调查。

（3）冠状动脉调查。

（4）补充询问调查：包括冠状动脉调查、血压测试、糖尿病测试、尿路感染检查、葡萄糖耐量试验、高血脂检查。

跟踪数据覆盖芬兰人口死因统计、芬兰癌症登记（1953 年至今）、药物报销登记、社会保险机构、已注册的残疾人退休金发放（1966—1995 年）、国家出院登记（1969 年以后手动检查和纠正后的信息已添加到 1994 年的数据库中）。

5. **调查方法**　抽样后确定调查对象 24 833 人，实际有 19 518 人参加（9 885 名男性、9 633 名女性），参与率为 78.6%。邀请曾经参加过芬兰移动诊所健康体检调查的 20 423 名调查对象，最终有 17 631 人（86.3%）参加（表 11-1）。调查包括预调查、健康检查、复查和非参加者调查 4 个阶段。

表 11-1　受邀调查对象参加调查情况

年龄 / 岁	男性			女性		
	邀请 / 人	参加 / 人	参加百分比 /%	邀请 / 人	参加 / 人	参加百分比 /%
15 ～ 19	103	68	66.02	95	71	74.74
20 ～ 29	2 948	2 165	73.44	2 717	1 996	73.46
30 ～ 39	2 423	2 022	83.45	2 150	1 838	85.49
40 ～ 49	2 463	2 178	88.43	1 986	1 808	91.04
50 ～ 59	2 010	1 683	83.73	1 978	1 780	89.99
60 ～ 69	1 678	1 276	76.04	1 708	1 416	82.90
70 ～ 79	767	444	57.89	1 052	647	61.50
≥ 80	260	49	18.85	495	77	15.56
总计	12 652	9 885	78.13	12 181	9 633	79.08

（1）预调查：为包含 156 个问题的问卷调查，涉及调查对象的社会人口学状况、健康行为、药物使用、疾病及其治疗情况。

（2）健康检查：与芬兰移动诊所健康体检调查相同。

（3）复查：一般在健康检查 2 ～ 4 个月后，发现如下问题的调查对象（数量一般为样本量的 1/3）会受邀参加复查。①非典型性心理问题、循环问题、葡萄糖代谢问题、肺和肾脏功能问题、血液或甲状腺问题；②缺失基础检查中的相关重要信息，如静态心电图或胸部微型 X 射线测量结果；③未参加基线调查。

（4）非参加者调查：主要通过邮寄问卷调查未参加人员的健康检查、社会人口学信息、健康状况以及之前未参加调查的原因等。

6. **质量控制**　芬兰移动诊所随访调查建立了具体的质量控制设计方案；通过重复性实验设计进行评价分析，一般对 10% 的随机样本进行重复测量和调查复查，如职业分类和编码、健康检查和血压测量；评估调查设计结果可能存在的系统偏差，编写说明以供研究人员参考；有专门人员长期随访调查对象的血压以保证评估测量的稳定性。

（三）迷你芬兰健康调查（Mini Finland Health Survey，MFS）

1. **调查背景**　迷你芬兰健康调查（1977—1980 年）是芬兰移动诊所调查的第 3 个阶段，主要研究国家常见疾病，如循环系统疾病、呼吸系统疾病和肌肉骨骼疾病和精神疾病。来自全国 40 个城市的 8 000 名 30 岁及以上成人（3 637 名男性和 4 363 名女性）被纳入迷你芬兰调查的两阶段集群样本。健康 2000 后续的健康 2011 调查也使用相同的方法，收集国家健康和疾病的动态变化以及相关的健康 / 疾病决定因素信息。

2. **调查目的**　研究人口的健康状况，收集治疗疾病和功能障碍的各种信息，探索国家层面有效应对常见疾病的方法。

3. **组织管理**　1977—1980 年，社会保险机构发起迷你芬兰健康调查。

4. **调查内容**

（1）慢性病造成的身体功能障碍：与芬兰移动诊所随访调查相比，迷你芬兰健康调查增加了因慢性病造成的身体功能障碍。数据来源包括健康询问调查、基本问卷调查、疾病询问调查、肌肉力量测量、关节功能检查和临床检查。具体调查内容包括牙科保健及牙齿状态、家庭关系问卷、食品摄入问卷、爱好活动问卷、A 型人格问卷、精神症状问卷、肌肉骨骼症状调查、冠状动脉和呼吸道症状调查、糖尿病调查、哮喘调查、其他心血管疾病调查、洋地黄使用情况、肌肉骨骼疾病治疗和残疾调查、身体状态检查。

（2）身体和心理测量新增项目：人体测量、上下肢测量、手 X 射线、关节功能检查、肌肉力量测量、口腔健康检查、反应时间测试、心理测量（注意力的集中能力、记忆和学习能力、推理能力）。

（3）生化检验：同芬兰移动诊所随访调查。

（4）跟踪数据：同芬兰移动诊所随访调查。

5. **调查方法**

（1）抽样方法：样本基本可以代表 1978 年的芬兰人口。抽样设计是分层的两阶段整群抽样。第 1 阶段样本单位是由 1 个或多个城市组成的群：共有 320 个群组，分为 40 层，每层 40 000 ～ 60 000 人。分层标准按照人口密度、工业人口比例和农业人口比例制定。每层利用概率比例规模抽样选择一个群组代表整个层，并且从社会保险机构人员登记系统中选择具有系统样本特征的二级样本单位（个体），共有 7 703 人，96.3% 的样本参与了第 1 阶段的健康询问调查。其次是基本健康检查，共有 7 217 人参加，占样本的 90.2%。对于基本健康检查，邀请符合筛选标准的人以及独立于筛选结果的随机样本（样本量的 1/5）个体，共 5 819 人参加了询问调查。由于参与率高，总样本的效率特征良好（表 11–2、表 11–3）。

表 11–2　受邀调查对象参加问卷调查情况

年龄 / 岁	男性			女性		
	受邀 / 人	参加 / 人	参加百分比 /%	受邀 / 人	参加 / 人	参加百分比 /%
30 ～ 39	973	933	95.89	1 021	999	97.85
40 ～ 49	902	873	96.78	837	818	97.73
50 ～ 59	781	751	96.16	947	907	95.78
60 ～ 69	574	549	95.64	761	725	95.27
70 ～ 79	320	308	96.25	606	577	95.21
≥ 80	87	84	96.55	191	179	93.72
总计	3 637	3 498	96.18	4 363	4 205	96.38

表 11-3　被邀调查对象参加健康检查情况

年龄 / 岁	男性			女性		
	受邀 / 人	参加 / 人	参加百分比 /%	受邀 / 人	参加 / 人	参加百分比 /%
30 ~ 39	973	902	92.70	1 021	960	94.03
40 ~ 49	902	839	93.02	837	796	95.10
50 ~ 59	781	723	92.57	947	867	91.55
60 ~ 69	574	516	89.90	761	682	89.62
70 ~ 79	320	274	86.53	606	482	79.54
≥ 80	87	68	78.16	191	108	56.54
总计	3 637	3 322	91.34	4 363	3 895	89.27

（2）健康询问调查：调查员为经过培训的护士（通常为当地护士），一般在健康检查前 1 ~ 6 周对调查对象进行预调查，包括关于个人资料、健康状况、慢性病、功能障碍、心理健康、卫生服务利用情况、访问牙医和牙科机构、过去的健康检查史、吸烟和使用食品问题等主题的 120 个问题。

（3）基本健康检查：询问调查 1 ~ 6 周后，由芬兰移动诊所进行基本健康检查。在进行基本健康检查的前几周，通过邀请信提醒受邀者进行体检。问卷有 107 个基本问题，包括其他疾病、治疗、工作、工作环境、爱好、运动、平时活动、饮酒情况。基本健康检查项目包括血液和尿液检测、身高体重、血压和脉搏、胸部 X 线片、静息心电图、联合功能检查。基本健康检查需调查对象填写食品问卷、人际关系和家庭关系问卷和精神症状问卷；对所有调查对象进行心脏和呼吸系统症状询问调查和肌肉骨骼疾病症状询问调查；还额外进行了糖尿病、心脏病、脑卒中、下肢动脉疾病、高血压或洋地黄或硝酸盐药物服用的基本问卷调查。

（4）临床健康检查：基本健康检查是筛查工具。部分调查对象在接受基本健康检查的 2 个月后（平均 3.5 个月）受邀参加临床检查。筛查方法主要是心脏和血管疾病的筛查，并且尽可能包括肌肉骨骼疾病和精神疾病筛查。质量控制评估显示，筛选足够敏感的指标才能实现调查目标。在基本健康检查的调查对象中随机抽取 1/5 调查对象进行临床健康检查，包括医学检查、疾病诊断评估以及功能测量。

（5）未参加者报告：未参加现场调查者采用邮寄问卷方式收集个人健康数据，一般在芬兰移动诊所完成调查后，由医生或护士通过电话联络、实施。

6. **质量控制**　①研究条件标准化；②避免因日期和季节性变化而影响调查数据；③研究地区的顺序计划，使季节性变化不削弱相互对比的有效性；④标准化测量方法，培训措施，书面指示编译，监测行动和数据质量；⑤生物和分析重复性评估；⑥生物可重复性；⑦分析重复性，如职业编码、静态心电图、胸部 X 线片等。

此外，还进行了评估的可靠性筛选：对临床检查调查对象进行随机抽样，在实际调查样本中选择大约 600 人进行质量控制试验。目的是在为期 2 年的实地调查研究和测量过程中，评估调查对象的变化情况，尤其是血压、呼吸量测定和关节功能检查，在每个阶段都进行平行和重复测量。

7. **伦理道德问题** 开展芬兰移动诊所健康检查调查和迷你芬兰健康调查时还没有对医学研究伦理立法，但是后续所有调查对象都充分了解所参与的研究并自愿参与。有关部门向调查对象解释调查信息在医学研究中的应用，调查对象同意参与基础健康检查并签署知情同意书。国家卫生登记注册与调查数据的记录关联由社会保险机构、国家卫生和福利研究所和芬兰统计局批准实施。

（四）内容对比

芬兰移动诊所健康检查调查（FMC）、芬兰移动诊所随访调查（FMCF）与迷你芬兰健康调查（MFS）内容对比见表 11–4。

表 11–4　芬兰移动诊所健康检查调查（FMC）、芬兰移动诊所随访调查（FMCF）与迷你芬兰健康调查（MFS）内容对比

项目	FMC	FMCF	MFS	项目	FMC	FMCF	MFS
问卷和询问调查				与家人和朋友关系	–	–	+
社会人口特征	+	+	+	甲状腺症状	+	–	+
健康行为	+	+	+	詹金斯活动调查表	–	–	+
吸烟	+	+	+	心理 / 精神调查问卷（GHQ，SCL–90）	–	–	+
饮酒	+	+	+	关节疾病询问调查	–	–	+
锻炼	+	+	+	呼吸短促和胸痛询问调查	+	+	+
其他信息	–	+	+	生化测量			
营养				血液、血清和血浆测量	+	+	+
饮食情况询问调查	+	+	–	DNA	–	–	+
具体食品类别	–	–	+	尿液测量	+	+	+
卫生服务利用和卫生保健需求	–	–	+	诊断			
药物	+	+	+	精神障碍	–	–	+
工作和功能能力	–	+	+	慢性病	–	+	+
慢性病及其治疗	+	+	+	生物样品库			
女性问题	+	+	+	胸部 X 线片	+	+	+
父母的健康状况和社会经济地位	–	+	–	手部 X 线片	–	–	+

续表

项目	FMC	FMCF	MFS	项目	FMC	FMCF	MFS
具体疾病询问调查				肌肉强度测量	—	—	+
尿道感染	—	+	—	牙科检查	—	—	+
脂肪	—	+	—	心理测试			
糖尿病	—	+	+	G 因子	—	—	+
哮喘	—	—	+	记忆能力	—	—	+
心血管疾病	—	+	+	反应时间	—	—	+
高血压	—	+	+	生物样品库			
洋地黄服用	—	—	+	休息心电图	+	+	+
物理测量				血清 / 血浆样本	+	+	+
人体学测量	+	+	+	肺活量结果	—	—	+
血压和脉搏率	+	+	+	国家注册跟踪数据			
休息心电图	+	+	+	统计芬兰（死亡和死因）	+	+	+
胸部 X 线	+	+	+	芬兰癌症登记	+	+	+
手部 X 射线	—	—	+	药物报销注册	+	+	+
肺活量	—	—	+	残疾退休金登记	+	+	+
联合功能研究	—	—	+	国家医院出院登记	+	+	+

注："+"为已开展的检查项目，"—"为未开展的检查项目。
GHQ：一般健康问卷（General Health Questionnaire）；SCL-90：症状自评量表-90（Symptom Check List 90，SCL-90）。

（五）健康 2000（Health 2000）调查

1. **调查背景**　健康 2000 调查主要收集芬兰人群健康和福祉状况、卫生服务利用与人群健康和福祉之间差异的原因。随机选择 10 000 名超过 18 岁的芬兰人群，通过询问调查、问卷调查和健康检查收集数据。健康 2000 调查是在国家卫生研究所（现国家卫生与福利研究所）领导下于 2000—2001 年开展的。

2. **调查目的**　了解芬兰人群健康和福祉状况，找出卫生服务利用与人群健康和福祉之间差异的原因，从而有效预测疾病影响因素的变化。

3. **组织管理**　2000—2001 年由芬兰国家卫生研究所（现国家卫生与福利研究所）领导。

4. **调查内容**

（1）问卷 1——健康询问调查：内容包括背景信息，如母语、婚姻状况和关系、家庭和儿童、教育、主要活动 / 职业、现在 / 以前的职业、工作单位、工作时间、兼职、失业、配偶信息、收入；健康和疾病状况，如健康和慢性病、事故和伤害、疾病治疗、医院护理、外科手术、月经、怀孕和分娩、生育、不育和治疗不孕、避孕、激素替代疗法；关于父母和兄弟姐妹的问题，如父母和兄弟姐妹的疾病状况、童年时期生活条件；卫生服务，如服务的可用性和可及性、因疾病或症状于门诊就诊、心理健康服务、健康检查和预防保健服务、物理治疗和替代治疗、药品；口腔健康，如口腔健康状况、自我护理口腔情况、使用牙科服务的情况；生活习惯，如饮食习惯、吸烟；生活环境，如住宅历史、住房情况、居住地附近服务；功能性能力，如常规活动、移动能力、感觉功能、需要 / 接受的帮助、认知能力；工作及工作能力，如工作环境、工作能力、工作技能、工作史；康复，如使用服务、需要康复情况；调查员评估。

（2）问卷 2——症状询问调查：内容包括呼吸和心血管症状、咳嗽和慢性支气管炎、呼吸困难、锻炼时胸痛、心肌梗死、下肢动脉疾病、特异性和过敏症、手湿疹、肌肉骨骼症状、背部、颈部和肩部、四肢关节、手部症状、一般障碍、平衡问题。

（3）问卷 3——生活询问调查：内容包括睡眠和睡觉质量、住房条件、宠物和家畜、健康态度、口腔健康和生活质量、季节性变化、健康相关生活质量、饮酒、情感和情绪、生殖系统感染和疾病情况、驾驶情况等。

（4）问卷 4——膳食询问调查：内容包括奶制品、谷物制品、脂肪、蔬菜、米和面食、肉类、鱼类、家禽和鸡蛋、水果（浆果）、甜点、小吃和糖果、饮料等。

5. **调查方法**

（1）抽样方法：由芬兰统计局组织进行两阶段分层整群抽样设计。样本来自住在芬兰大陆 30 岁及以上的成人。根据 5 所大学医院所在地进行区域分层，每个区域大约有 100 万居民。将每所大学医院所在地区的 16 个保健区划分为一个抽样群（全国共 80 个卫生保健区，包括 160 个市）。芬兰 15 个最大的卫生中心地区都在样本地区中，选择概率为 1，其余 65 个保健中心区在每层采用概率比例规模抽样。80 个卫生中心区作为初级抽样单位，最终的抽样单位通过卫生中心区的系统抽样选择。对于 15 个最大的卫生中心地区，样本规模与人口规模成比例抽取。在 65 个抽样组中，每个大学医院所在地区的样本量相等，以便从该地区抽取的总人数与相应的群体大小成比例。选择的样本包括 8 028 名 30 岁及以上的成人，65 个保健中心区样本量最小的是 50 人，最大的是 100 人。

此外，18 ～ 29 岁调查样本也按照上述抽样设计选择，共包括 1 894 个调查对象。为了获得良好的随访资料，在以往相应的大型健康调查中选择 7 个城市，其中所有来自迷你芬兰健康调查的调查对象均受邀参加该项研究（样本量为 1 260，年龄在 50 岁及以上）。

（2）调查对象：包括 3 个人群，分别是 30 岁及以上人群（开展健康询问调查和健康检查）、20 年前参加过迷你芬兰调查的人群（开展跟踪调查）、18 ～ 29 岁年轻人。

（3）检测方法：调查员首先检查地址是否正确，然后通过信件联系调查对象，确认调查时间。芬兰统计局调查员参加了相关调查培训，课程包括计算机辅助询问调查。在调查期间，调查对象收到知情同意书，签署后返还，同时留下一份调查问卷，填写后携带至健康检查点。家庭询问调查的平均时间为 90min，主要收集基本背景和社会人口学信息、健康和疾病信息、药物使用、卫生服务利用、生活习惯、生活环境、功能性能力、工作情况和工作能力以及需要帮助和康复情况等。

家庭健康检查的目的是对符合条件却没有参加健康检查的调查对象，在家中开展调查。如果调查对象之前没有联系过或者没有参加过调查，后续经电话联系同意接受电话询问，则进行电话访谈和最终问卷调查。电话访谈是基于家庭健康询问调查和问卷 1 的调查。对从未参加过任何阶段调查的人群通过邮件发送最终调查问卷。

6. **具体实施要求**　健康检查包括 9 个阶段。调查对象每隔 15min 参加一项测试。测量结果和其他数据直接输入笔记本电脑，备份在服务器上并通过网络定期发送给组织方（表 11-5）。

表 11-5　健康 2000 调查具体操作表

地点 / 用时	步骤	具体项目
家中完成		
90min	询问调查	由芬兰统计局执行
30min	填写问卷 1	
健康中心现场调查		
15min	1. 登记	了解信息、介绍调查内容、询问症状 发放问卷 2
15min	2. 测试	人体测量
15min	3. 测试	肺活量、生物电阻抗、足跟骨质密度测定
15min	4. 实验室	采取并处理血液样本 100mL
15min	5. 口腔测试	临床口腔测试、颌骨正位全景断层照片
15min	茶歇	完成问卷 2
30min	6. 功能测试	身体测试及认知能力、视觉与听力
30min	7. 临床检查	
30min	8. 心理测试	询问调查
15min	9. 最后询问调查	检查所有问卷是否填写完毕 完成问卷 3 和问卷 4 了解过去的信息以及未来是否愿意参加调查
共计 3h15min		
家中健康检查		
100min	未参加健康中心检查者进行健康检查	
40min	完成问卷 3 和问卷 4	

第 1 步，检查和记录调查对象的个人数据，然后检查调查问卷 1 的完整性并解释后续检查程序。问卷 1 调查功能、症状，医疗服务使用情况，休闲活动、体力活动、饮酒情况、心理健康以及工作情况和倦怠感受等内容。之后，给调查对象一张卡片和问卷 2（包括感染和疫苗接种问题），由其在检查期间填写。此外，调查对象需要签署知情同意书。

第 2 步，在纸和电脑上记录 12 导联静息心电图和血压情况；使用固定在墙上的专业量尺测量高度。

第 3 步，进行呼吸功能检查，即肺活量测定、生物电阻抗和足跟骨密度检查。生物电阻抗测量提供身体脂肪含量和其他身体指标数据。所有调查对象测试前都需禁食且不能喝酒。护士在实验室进行测量、记录，取血液样本（大多是血清或血浆样本），进行离心并置于 -20℃深度冷冻箱中，1 周内转送到国家公共卫生研究所并储存在 -70℃的深度冷冻箱中。

第 4 步，由一名牙医和牙科护士操作。牙科护士记录牙医的口腔检查结果。检查后，给调查对象提供小吃、水果、咖啡和果汁以及问卷 2。在休息期间，调查对象完成问卷 2。功能检查包括近距、远距以及昏暗光线下的视力测试，以 3 个听力计进行听力测试并记录反应时间、文字记忆、语言流畅性、手掌握力、平衡力测试。55 岁及以上成人还要进行步速测试和上下肢关节功能检查。对 55 岁以下调查对象进行等长耐力测试。医生搜集调查对象的病史并进行标准临床检查，包括关节功能相关运动测试。医生会评估和解释检查结果并向调查对象提供治疗建议。

最后一步，计算机辅助心理健康调查，主要关注焦虑、抑郁、酒精、药物依赖和精神病等。一名护士检查调查对象调查过程所有步骤以及已填写完的调查问卷。此外，调查对象还要完成膳食问卷和问卷 3。这些问卷可以在家里填写并邮寄回国家公共卫生研究所。同时，询问调查对象是否有任何问题，并给予进一步意见或其他促进健康的建议。护士通知部分调查对象到医院进行进一步检查。调查对象可获得测试结果的反馈，包括血压、心电图、呼吸功能、生物电阻抗结果及颌骨正位全景断层照片、视觉和听力测试的结果以及专业人员对调查结果及其可能影响的评估。

（六）健康 2011（Health 2011）调查

1. **调查背景** 健康 2011 是基于 11 年前健康 2000 的后续调查，在 2011—2012 年收集数据。该调查邀请曾参加过健康 2000 调查的所有健在者，增加了 18 ~ 28 岁新的随机样本，也邀请了参与 1978—1980 年迷你芬兰健康调查的 920 人。

2. **调查目的** 获得全面的全国健康调查数据，通过分析健康状况和影响因素变化，提供最新的健康数据，同时分析老年人口的身体功能状况并预测随时间的演变趋势。

3. **组织管理** 由芬兰国家卫生研究所（现国家卫生与福利研究所）与专家网络合作进行研究设计与实施。

4. **调查内容** 与健康 2000 的调查内容基本相同，补充项目如下：所有调查对象参加 7 个不同检测站的检查。每次健康检查持续约 4h，具体时间在 3.5 ~ 6h。从注册开始，调查对象的身份需要验证并获得其知情同意。

调查问卷 1（已经邮寄并附有邀请书）涵盖十大方面内容（表 11-6）。

表 11-6 健康 2011 调查问卷 1 具体框架

项目	具体内容
（1）背景资料	
母语、婚姻状况、人际关系（6 项）	母语情况、结婚 / 离婚年份等
家庭情况（20 项）	家庭人员情况（年龄、性别、关系等）
教育（3 项）	基础教育、后期教育、受教育的年份等
主要活动 / 职业（8 项）	主要工作、兼职工作、工作时间等
现在 / 以前的职业（主要工作）（9 项）	职业类型、工作年限、单位类型、合同类型等
工作时间和收入（主要职业）（5 项）	上班时间、每周工作时间等
失业情况（5 项）	失业时间、过去 5 年失业次数等
配偶的信息（5 项）	配偶工作、配偶福利等
（2）健康和疾病	
健康和慢性病情况（46 项）	是否患病或因病更换工作，呼吸道疾病（哮喘、慢性阻塞性肺疾病、慢性支气管炎等），心脏疾病（心肌梗死、心绞痛、心力衰竭等），脑卒中，关节炎，骨折，永久性损伤，心理或精神疾病，视力或视力缺陷，听力或听力缺陷，糖尿病，皮肤病，癌症以及接受治疗情况，包括过去 12 个月就医次数，是否用药、检查等
疾病治疗情况（12 项）	病症的治疗、医院护理、外科手术情况等
男性问题（5 项）	子女数量、生育情况、避孕情况等
女性问题（34 项）	妇科检查频率，乳腺检查频率，月经情况，怀孕、分娩情况，避孕情况，激素替代疗法等
（3）卫生服务	
可获得性和可及性（7 项）	是否有私人医生 / 护士、医生 / 护士所在机构类型等
由于疾病或症状而就诊情况（11 项）	过去 12 个月是否就诊以及就诊次数，病因，医疗机构类型，最近 1、2、3 次去医院的病因及医疗机构类型，选择医疗门诊方式（面对面 / 电话 / 互联网）等
心理健康服务（12 项）	过去 12 个月是否使用过心理健康服务、次数，所选择的心理疗法，是否用药治疗，预约时间，服务态度，治疗方法等
健康检查和预防性保健服务（8 项）	过去 5 年间是否参加过健康检查，检查项目（视力检查、听力检查、血糖水平测量、血液胆固醇测量、骨密度测量、粪便血检诊断、肠癌、艾滋病病毒检测）等
物理疗法 / 其他治疗和方法（4 项）	过去 12 个月是否进行过物理疗法 / 专业治疗 / 言语治疗以及次数，最近一次接受治疗的病因，治疗机构类型，费用情况等
药品（9 项）	过去 12 个月是否用过医生开具的药物，是否正在使用，药物名称，费用情况，非处方药的使用情况等

续表

项目	具体内容
（4）口腔健康	
口腔健康状况（5 项）	是否患有口腔疾病，过去 12 个月是否有牙齿问题，可否咀嚼坚硬食物，是否有义齿等
口腔自我护理情况（3 项）	刷牙频率，清洁牙齿方式（电动牙刷、牙线或牙刷、氟化物牙膏、漱口水）等
服务利用情况（5 项）	是否经常看牙医，看牙医频率，过去 12 个月是否看过牙医及次数，牙医工作场所，未就医原因（等候时间过长、交通不便、费用过高）等
牙科治疗（7 项）	如何预约最近的牙科治疗，治疗项目，目前牙齿问题是否需要治疗，是否恐惧看牙医等
（5）生活习惯	
饮食习惯（11 项）	谁做饭，食用面包类型，食用油选择，食用奶酪频次，奶酪类型，过去 7d 食用蔬果的频率，过去 5 年是否接受过营养咨询等
吸烟情况（8 项）	过去 / 现在是否吸烟，每天吸烟量，过去 10 年试图戒烟（24h 不吸烟）次数等
（6）生活环境	
居住环境（10 项）	住房类型，有无电梯，评估居住障碍（无电梯、门槛高、门太窄、缺乏卫生消毒、照明不足、缺少温水等），居住便利因素（门前斜坡、自动开门装置等），安全设备情况，生活环境阻碍因素（维护不当的广场或街道，交通阻塞，动乱或暴力威胁，陡峭、狭窄或滑的楼梯，走道、街道或楼道照明不足）等
邻里服务（3 项）	去最近的商店，联系最近伙伴的交通方式，距离，去最近邻居家的距离，最近药店离家距离等
（7）功能与能力	
日常生活活动情况（2 项）	上下床，穿脱衣，剪脚趾甲，吃饭，洗衣服，上厕所，拨打求救电话，服用药品的困难程度，购物，烹饪，清洁，搬运 5kg 重物走 100m/10m 困难程度等
可移动性（14 项）	身体状况，行动情况，爬楼梯，步行 2km 不休息的困难程度，爬几层楼梯需要休息，过去一年是否因身体不好而减少爬楼梯，可否乘车旅行，可否自驾车等
感官功能（6 项）	能否看报，听清谈话内容等
需要和使用的帮助或协助（9 项）	日常活动是否因功能减退而（经常）需要帮助，需要帮助的频率，是否得到协助，戴眼镜情况，其他视力辅助工具、是否使用听力辅助设备，是否使用通信设备，是否使用移动辅助设备等
认知能力（14 项）	今年是哪年，今天是几号，月份是多少，简单计算能力，记忆力情况，变化情况等
（8）工作状况和工作能力	
工作环境（1 项）	是否有如下的工作中的问题（噪声、灰尘、震动或颤动、化学品、气体、香烟烟雾、严寒、高温、空气干燥、照明不足）等

续表

项目	具体内容
工作能力（15 项）	是否胜任现有工作，工作受限表现，无法工作的原因及年份，工作能力评分（1 ~ 10），未来 2 年内的工作期望，阻碍工作的因素（与健康或工作能力有关的问题、缺乏教育或技能、工作环境中的问题或身体紧张、工作中的问题或精神压力、工作动机减少或工作欲望下降、因家庭、经济情况等外出工作困难），过去一年因病请假天数，生病天数等
技能（4 项）	工作是否包含培训或指导任务，现在失业是否会找到与目前工作相符的岗位等
对待退休的态度（2 项）	是否考虑提前退休，是否考虑退休兼职等
工作史（6 项）	现在从事的职业，开始年份，其他工作经历（年份），压力因素（重体力活、每天至少跪或蹲 1h、每天使用键盘工作至少 4h、每天至少站立或行走 5h）等
（9）康复	
服务利用（7 项）	过去 12 个月是否使用康复服务，历时天数等
康复需求	康复是否旨在提高功能或工作能力，康复需求（物理疗法、康复中心、其他）等
（10）调查员评估	
健康检查评估（1 项）	信息提供者，他人代答原因（记忆问题、言语障碍、听力障碍、需要翻译理解芬兰语、其他）等
调查对象功能评估（6 项）	视力 / 听力 / 言语 / 其他受限是否影响评估等

后续问卷大致包括针对未明确拒绝的调查对象和年轻人的问卷 2、问卷 3 以及食物频率问卷和健康体检反馈。调查对象在检查期间或之后在家里完成检查情况，新增家中健康检查、电话访谈等。

（1）家中健康检查：对不能参加完整健康检查的调查对象进行简单的健康检查。简单的健康检查方案大多包括与之前完全相同的测量，如血压、心率、身高和体重、腰围等的测量。由于采集难度较大，在家里很少采集血液样本。功能测试情况与之相似，仅有部分项目适合在家中开展。所有调查对象都在家中完成精神健康询问调查，从而节省健康询问调查时间。

（2）电话访谈：对不愿意或不能参加健康检查的调查对象采取电话询问。询问平均持续时间为 15 ~ 20min，包含了原始询问调查的缩减版本和问卷 1 的选择问题。内容包括背景、健康与疾病状况、卫生服务利用、口腔健康、健康行为、功能和工作能力。电话调查结束后，再次询问调查对象可否参加健康检查。

（3）短问卷：将简短问卷（附寄回信封）邮寄给没有参加、不愿参加或不能参加健康检查或电话访谈，以及没有完全拒绝参与的调查对象。短问卷的内容与电话询问内容基本相同。

（4）年轻人问卷调查：大多数（1 579 人）年轻（18 ～ 28 岁）的样本人群接受邮寄问卷调查（年轻人版）。问卷内容包括个体背景信息、健康与疾病情况、健康行为、工作情况、心理健康和生活质量。调查对象可以填写纸质调查问卷（附寄回信封），也可以填写网络问卷。所有参与问卷调查的调查对象都会收到一份价值 8 欧元的小礼物，并获得一张彩票（最高奖金约 500 欧元）。未回答者最多可收到两次提醒（每次均包含一份问卷和一张明信片信函）。年轻人问卷也邮寄给受邀参加健康检查但没有参与或仅参加电话访谈的年轻人。

5. **调查方法**

（1）抽样方法：健康 2000 调查样本的所有成员（符合以下条件者：健在、2011 年 7 月 6 日住在芬兰、联系方式可用、未拒绝参加进一步调查）参加健康 2011 健康调查。入选样本有 8 135 人，至少 29 岁。年轻人样本还包括 18 ～ 28 岁年轻人的随机抽样样本（1 994 人）。其中，415 个项目属于欧洲老龄化合作研究的体力活动和健康子项目，问卷发给 1 579 名调查对象。由于 2000—2011 年卫生中心区发生了变化，需要对原始基于概率比例规模的抽样设计进行修改。

（2）检查方法：部分调查内容及顺序在健康 2000 调查的基础上进行了调整。在第 1 检查室中，测量身高并分析生物电阻抗情况，进行 12 导联心电图检查，对 70 岁及以上调查对象进行平衡测量。在第 2 检查室中，测量血压、心率和腰围并进行椅子站立测试（从椅子上站立 5 次所需时间）。在第 3 检查室，抽取空腹血样，并进行肺活量测定。之后，调查对象可获得一份零食，并填答在测试开始时发放的问卷。在第 4 检查室，进行精神卫生询问调查，包括身体、认知和心理功能等。在最终检查之前，调查对象（成人和年轻成人）要参加健康询问调查，内容包括关于背景、生活条件、工作情况和工作能力、健康行为、健康和疾病、功能、卫生服务使用和口腔卫生的问题。在最后一站，调查对象交回已完成的问卷。如果调查对象难以回答相关问题，他们会得到医护人员的帮助。对 55 岁及以上的调查对象进行联合功能测试。调查对象会得到口头和书面的关于测量结果的反馈、问卷 4 以及带有返回邮票的信封。最后，护士需确认调查对象已经参加了上述所有询问调查。

在主要数据收集阶段之后，2012 年 1—6 月（即补充数据收集期），针对之前没有参加调查的调查对象进行缩略版健康检查（包括除心电图以外的所有上述测量）以及健康询问。

6. **质量控制** 为确保健康 2000 和健康 2011 调查结果之间具有可比性，从而进行个人和人口水平的时间趋势分析。调查的各个阶段考虑了以下问题：

（1）确保选取样本的代表性，并尽量减少调查对象不答复所产生的影响。

（2）开展调查工具和研究协议的可行性评估。

（3）记录调查程序，以确保标准化测量过程。

（4）使用标准程序培训实际工作人员；使用计算机辅助数据输入，可以对大多数值的预定义设置上限和下限，防止输入错误。

（5）进行测量设备校准和其他设备校准，按时完成质量控制。

（6）聘请专业培训师和其他专家进行检查。

（7）在测量点之间定期更换人员，以避免由于测量点不同所引起的偏差。

（8）数据管理：由于总部办公人员短缺，可以在现场工作期间，通过频繁检查数据来避免一些错误数据，以免后期花费更多时间进行数据检查和校正。

（9）统计分析，进行整体评估：质量控制（即内部质量控制）由总部调查小组进行。作为项目的主要研究者和负责人员，调查小组成员多是具有丰富经验的专家，在资源有限的情况下，没有必要由独立的外部机构进行评估（即外部质量控制）。

7. **调查的伦理学问题**　2011 年健康调查的计划和协议已提交相关伦理委员会批准。该申请首先由芬兰国家卫生与福利研究伦理委员会审查（HUS 编号 45/13/03/00/11），两个阶段计划均得到认可，然后又经伦理委员会 4 轮改进和更正。咨询部门批准了影像学口腔健康检查研究方案，芬兰辐射和核辐射安全局及辐射委员会授予了安全许可证。

8. **具体实施要求**

（1）调查时间：调查于 2011 年 8 月 8 日—12 月 21 日进行，后续数据收集持续到 2012 年 6 月。

（2）调查安排：芬兰共有 60 个城市被选为健康询问调查场所。考虑到在每个位置要检查的主题数量、花费的天数以及穿行时间和位置之间的距离，调查员被分为 5 个实地工作团队，每个团队起草了详细的时间表。健康检查所需设施包括相连的 12 个配备好的检查室和一个长度为 18m 的单独走廊（进行步行测试）。多数设施由当地卫生中心提供，有些设施从私人机构租用。调查工作由 5 个工作小组开展，每个工作小组包括 15 ~ 17 名受训护士。在赫尔辛基和奥卢的团队还包括一名牙医和牙科护士。

（七）国家 FINRISK 研究（National FINRISK Study）

1. **调查背景**　国家 FINRISK 研究调查内容是芬兰慢性病危险因素，由芬兰国家社会事务与卫生部下属的国家卫生与福利研究所承担数据的分析、报告。20 世纪 60 年代以来，北卡累利阿地区人群心脑血管病的发病率急剧上升，其发病率、死亡率在芬兰居首位，在全世界也处于较高水平，而且发病年龄较早，主要在工作年龄阶段。为了寻找防治慢性病的对策，芬兰国立卫生研究院在北卡建立了试点项目。该项目在立项初期得到世界卫生组织专家委员会的技术支持；通过问卷和健康检查来收集每个调查对象的基线数据；自 1972 年以来，使用来自芬兰不同地区独立、随机且有代表性的人口样本，每 5 年开展一次调查。每次调查的参与人数在 6 000 ~ 8 800 人之间（每次调查的邀请人数在 10 000 ~ 13 500 人之间）参与调查。最近一次调查（2012 年）共有 6 424 人参加（图 11-2）。

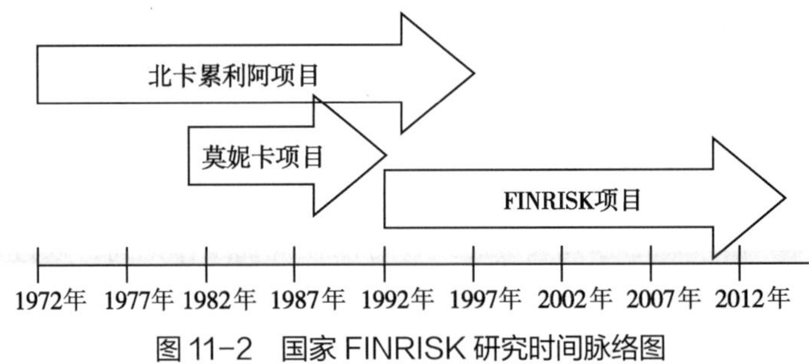

图 11-2　国家 FINRISK 研究时间脉络图

2. **调查目的**　收集芬兰常见慢性病（心血管疾病、癌症、糖尿病、哮喘以及过敏性疾病）的危险因素，监测人群慢性病的流行情况，监测芬兰人口的健康水平。

3. **组织管理**　国家 FINRISK 研究由芬兰国家社会事务与卫生部下属的国家卫生与福利研究所承担。芬兰国立卫生研究院在北卡（北卡累利阿）建立了试点项目，并在立项初期得到世界卫生组织专家委员会的技术支持。国家 FINRISK 研究在 1982—1992 年是世界卫生组织莫妮卡项目（WHO MONICA Project）的一部分（FINMONICA），后来被称为北卡累利阿项目，简称北卡项目；在 1972 年开始进行风险因素调查，之后每 5 年进行一次，最新一次在 2012 年。

4. **调查内容**　包括自我调查问卷、实物调查测量和血液样本。

自我调查问卷内容包括详细的饮食问题、婚姻状况、教育、职业、家庭收入、心肌梗死、脑卒中或脑出血、高血压、心力衰竭、强烈心绞痛（心绞痛）、癌症、哮喘、肺气肿、支气管炎、慢性支气管炎、胆结石、风湿性关节炎、其他关节疾病、退化性关节炎复发、慢性尿道炎、肾脏炎症、高血胆固醇水平、高血压、用药情况、父母心血管疾病史、糖尿病、痰、咳嗽、工作和闲暇时间的锻炼、吸烟、体重变化、饮酒情况。

问卷以及健康检查的邀请函通过邮件发送给所有受邀调查对象。调查对象由经过专业训练的护士进行身体测量，并在当地保健中心及其他调查地点进行血液采样，记录血压情况，测量身高、体重并计算体重指数，并根据世界卫生组织标准进一步划为正常体重、超重和肥胖。吸烟通过自填问卷中的结构化问题进行评估（调查对象被分为三类：经常吸烟且超过 1 年并在上个月吸烟者；过去抽烟但在调查前已戒烟超过 1 个月；从未吸烟）。

血样在现场采集并每天送到芬兰国家卫生与福利研究实验室进行胆固醇检测。在 2007 年和 2012 年，调查收集的血清会立即被冷冻分离，并每周转移（干冰保存）至实验室进行分析。

5. **调查方法**　1972 年的第 1 次调查和 1977 年的第 2 次调查是在东芬兰（北卡累利阿和北萨沃省）评估北卡累利阿项目的。后来几年增加了其他地区以改善国家监测的代表性。1992 年的调查地域包括北方卡累利阿、北萨沃、图尔库和洛伊马、赫尔辛基和万塔。

每项调查都是从国家登记人口中抽取独立的随机样本。1972 年和 1977 年的调查分别抽取相应调查年份出生人口的6.6%作为随机样本。之后的调查按性别和年龄段（每10岁为一组）进行人群分层，每个区调查对象的年龄为25～64岁。2007年和2012年，调查对象年龄范围为25～74岁（增加了65～74岁组）。调查对象累计53 589人次，参与率呈逐年下降趋势，20世纪70年代在90%以上，而近年仅为60%。为确保数据的可比性，调查方法尽可能保持相似。1972年和1977年的心血管危险因素研究，以及1982年及以后的相关研究，调查方法遵循世界卫生组织MONICA协议和欧洲健康风险监测项目的后续建议，调查结果在很大程度上是可比的。

6. **调查的伦理学问题**　国家FINRISK研究在1972—1992年开展调查时尚无关于医学研究伦理的立法，不需要伦理批准。调查对象完全了解这项研究及其目标，自愿参加，理解调查结果将被用于医学研究，同意参与基础临床检查并签署了知情同意。1997—2012年的调查对象都签署了知情同意书，并允许将他们的数据和样本用于慢性病的环境和遗传风险因素研究。FINRISK研究根据当时的法律获得伦理批准：FINRISK 1997研究获得国家伦理委员会批准；FINRISK 2002研究获得流行病学和公共卫生伦理委员会批准；FINRISK 2007研究获得医院区协调伦理委员会批准；FINRISK 2012研究获得医院伦理委员会的最终批准。

7. **数据应用与分享**　国家FINRISK研究是全国范围内最广泛人口研究，进行了长期的后续调查，用于监测芬兰人口健康。从20世纪70年代到现在，研究数据构成了芬兰健康和生活方式的数据库，具有较高价值。参加者的健康数据可从国家登记处获取。国家FINRISK研究的结果能够针对严重的健康威胁进行预防，其结果已发表在该领域的顶级期刊中，该研究也被纳入几项国际合作研究，研究数据的分析和报告正在发挥积极作用。国家FINRISK研究被列入MORGAM项目之中，由多国合作研究探索心血管发展之间的关联疾病，其遗传因素和生物标志物均可共享。

（八）国家FinHealth研究（National FinHealth Study）

1. **调查背景与目的**　国家FinHealth研究目的是收集在芬兰居住的成人的健康和福祉相关最新情况及其影响因素，如高血压、高血脂、记忆障碍和肥胖等疾病，以便及时更新医生治疗指南；护理服务的发展同样需要相关的风险建议信息；运用各种已开发的在线系统，包括糖尿病风险计算系统、FINRISKI计算系统、动脉疾病计算系统和记忆障碍风险计算系统等，进行风险评估从而促进个人健康；FinHealth研究的结果、人口学数据也将用于评估国家项目，如过敏项目和肥胖计划的完成情况；监测从食物中摄取微量元素和维生素的情况。20世纪90年代末，芬兰发现国民的维生素D的摄入量不足，通过在食物和乳制品中添加维生素D以及更新维生素D补充剂使用指南等措施，极大增加了国民维生素D的摄入量。

2. **组织管理**　这项研究由芬兰国家社会事务与卫生部下属的国家卫生与福利研究所承担。

3. **调查内容** 这项研究主要由健康体检和问卷调查构成，在一些项目中也会采取步行或平衡测试，或者营养问题询问等方式。

调查需要进行 1.5 ~ 2h 的体检，具体项目包括身高和体重、腰围及臀围、身体成分（脂肪比）、血压、身体功能（坐立起、关节灵活性、握力、记忆力和学习力、视力测试）、血液样本测量（血脂、血糖、肝功能、炎症水平、肾功能）、尿液样本测量（盐、碘摄入量和肾功能）等。问卷内容涉及调查对象的健康、疾病、症状、习惯、功能性能力以及卫生保健服务的利用情况。一般，完成封闭式问卷大约需要 20min。除此之外，填写相关表格以及进行体检需要额外的 30 ~ 60min。部分项目还会进行营养问题询问以及电话随访询问，大概需要 45min。此外，还有衡量调查对象身体活动情况和过去 7d 睡眠质量的项目。

4. **调查方法** 这项研究于 2017 年在芬兰全国 50 个地区进行，根据国家登记人口信息系统中心的数据，随机选取了 10 000 名 18 岁以上调查对象。研究主要采取体检和问卷调查的方式，在一些项目中也会通过步行或平衡测试或营养问题询问等方式获取数据。

5. **其他**

（1）在调查前告知调查对象注意事项：可以通过网络、电话或电子邮件进行预约确认；需要尽可能提前完成调查问卷填写，并将填答完毕的问卷带到体检现场；在约定时间前至少 4h 避免进食及饮水；在测量期间避免吃高热量、高脂肪食物；穿宽松的衣服，以便于轻松地进行上臂和步行测试。

（2）为调查对象提供详尽的健康档案：不仅包括个人的测试结果，还包括该调查地区的平均结果作为参考，以及具体的指标解释。

1）身体测量与生化检查：包括血压，腰围，体重指数（身体成分生物电阻抗分析：身体脂肪比、脂肪质量、肌肉质量、无脂质量），实验室检查（总胆固醇、高密度脂蛋白、低密度脂蛋白、甘油三酯、高密度脂蛋白 / 低密度脂蛋白比、血脂代谢障碍、糖化血红蛋白、血糖）等评估结果。

2）生活方式：包括闲暇时的体力活动，是否达到需求的耐力运动，每天食用蔬菜或水果的次数，使用推荐的酱涂抹面包情况，使用推荐的烹饪用油情况，烹饪用盐情况，睡眠充足情况，正常的睡眠量，每天吸烟情况，尼古丁成瘾（仅针对吸烟者），过量饮酒等评估情况。

3）疾病风险测试：包括心肌梗死 / 冠心病或脑卒中、2 型糖尿病、记忆障碍（仅针对 39 ~ 64 岁调查对象）等的风险评估结果。

4）功能性能力评估：包括视力和听力、握力、仰卧起坐 10 次用时、蹲、右侧上臂内旋、左侧上臂内旋、评估信息的处理能力（单词流畅性、记忆单词个数）等的评估结果。

5）心理健康评估。

三、小结

（一）调查方式多样

芬兰国家健康调查早期即采用移动诊所的方式，利用类似公共汽车建成的移动诊所，在全国各地进行健康检查。诊所车配备了X线设备和现场实验室等必需的设备，并配备经过统一培训的专业医务人员，以保证检查质量。对于不方便活动的调查对象，会提供家庭健康检查或电话询问等方式。多样化的调查方式可有效提高调查参与率和调查质量。

（二）调查设计严谨

芬兰国家健康调查由预调查、问卷调查、健康检查、复查及非调查对象调查部分构成，争取将人力、物力尽最大效用利用，掌握人口目前健康状况，以便于开展相应的预防措施，同时了解人群真实健康状况及卫生服务需求情况，帮助卫生政策制定及长期发展趋势预测。

（三）数据来源广泛

芬兰相关调查数据来源广泛，主要包括家庭询问数据、当地卫生保健中心或相关地方数据、家庭健康体检数据、未参与调查的电话询问数据及跟踪数据芬兰人口死因统计、芬兰癌症登记、药物报销登记、社会保险机构注册残疾退休金、国家出院登记等多部门的数据。

（四）结合实际选取调查对象

芬兰国家健康调查抽样设计是分层的两阶段整群抽样。第1阶段样本单位是由1个或多个城市组成的聚类：有320个群组，合并为40层，每层有40 000 ~ 60 000人。分层标准是人口中心度、工业人口比例和农业人口比例。在每层使用概率比例规模抽样来选择一个群组代表整层人口，并且从社会保险机构人员登记系统中选择具有系统样本的二级样本单位（人），样本选取时考虑调查员的供给情况，以便于提供大量专业的相关人员。健康2000和健康2011的纵向调查实现了对于同一人群的跟踪调查分析。

（五）调查过程设置人性化

芬兰国家健康调查会为公众提供大量便民的健康检查，包括测量血压和脉搏等相关人体学指标，取尿样、静态心电图检查、取空腹血液样本、测量身高和体重，葡萄糖耐量试验（1h）、冠状动脉检查、微型X线胸透、测量皮肤褶等一系列检查。通常情况下，调查对象会经历约7次健康检查。检查结果不仅会口头告知而且会通过书面反馈的形式告知调查对象。在健康检查后 2 ~ 4 个月，检查结果异常者将受邀进行复查，平均 1/3 的调查对象被邀请参加复查。不方便参与健康检查的调查对象可以进行家庭健康检查，包括许多相同测量以及简短的健康询问调查。若出现某人没有联系过或没有参加调查，但后续通话表示同意接受电话询问，则进行简短的电话访谈以及相应的健康检查，填写社会人口学信息、健康情况和未参加原因等短问卷，一般采取邮寄问卷（附寄回邮件所需邮费）或电话询问。

（六）多层次全方位质量控制

质量控制贯穿芬兰国家健康调查的始终，可借鉴做法包括：确保选取样本的代表性，并尽量减少未应答的影响；开展调查工具和研究协议的可行性评估；记录调查程序，以确保测量过程标准化；培训工作人员使用标准程序，如使用计算机辅助数据输入，可以对大多数值预定义上限和下限，防止输入错误；校准测量设备和其他设备，按时完成质量控制；聘请专业培训师和其他专家进行检查；在测量点之间定期更换人员，以避免由于测量点问题引起的偏倚；在数据管理方面，由于总部办公人员短缺，可以通过在现场工作期间更频繁地检查数据，避免后期花费更多时间进行数据检查和校正；对统计分析进行整体评估。

（七）通过多种方式有效提高公众参与率

为提高芬兰人民的参与率，组织者制定了许多有效方法，包括：若起初预约的健康检查时间不合适，调查对象可以通过拨打免费电话号码来更改预约时间；在调查的前一天，组织者会通过短信群发系统向参加者发送通知以确保其电话号码可用；如果调查对象没有到达健康检查点，组织者会通知他们尽快联系相关工作人员重新预约；尝试在 3 个不同工作日的不同时间段，电话联系未参加人员；通过短信群发系统给不能参加调查的对象发送参加调查的邀请函；尽力帮助调查对象消除或克服可能遇到的障碍，如事先通过全国和当地媒体进行大量的积极宣传，鼓励群众积极参与健康调查；向残疾人提供往返健康检查点的免费出租车，必要时可使用翻译；基于互联网完成大量的调查工作；最多邮寄两次资料提醒未应答者；所有填写问卷者都会收到小礼物，并发放彩票激励参与。

（八）调查结果的充分应用与分享

以 FINRISK 项目为例，包括多国合作研究的项目致力于探索心血管疾病发展与危险因素之间的关系，调查所得到的相关风险因素和生物标志物的数据均可共享。大多数样本可用于研究项目。芬兰的健康调查结果不仅能够满足起始立项的目标，而且能为科研工作者提供大数据库，共享信息，为制定人口健康改善策略提供数据支持。

参考文献

[1]REIJO S，李雅杰，刘英，等. 北欧国家的健康政策和健康规划[J]. 中国初级卫生保健，1992（6）.

[2]魏荃. 芬兰健康促进考察报告[J]. 中国慢性病预防与控制，1997（3）：97-99.

[3]金彩红. 芬兰健康管理模式的经验[J]. 中国卫生资源，2007，10（6）：312-313.

[4]ARPO A, SEPPO K. Health And Functional Capacity In Finland: Baseline Results of the Health 2000 Health Examination Survey[R]. National Public Health Institute, 2004.

[5]ANNAMARI L, TOMI M O. Health 2011 Survey - Methods[R]. National Institute for Health and Welfare, 2016.

[6]AROMAA A. Mini-Finland Health Survey[M]. New York: Springer, 2013.

[7]VARTIAINEN E, LAATIKAINEN T, PELTONEN M, et al. Thirty-five-year trends in cardiovascular risk factors in Finland [J]. European Journal of Public Health, 2015, 39(3): 504-518(15).

[8]VARTIAINEN E, JOUSILAHTI P, ALFTHAN G, et al. Cardiovascular risk factor changes in Finland, 1972-1997[J]. International Journal of Epidemiology, 2000, 29(1): 49-56.

[9]BORODULIN K, VARTIAINEN E, PELTONEN M, et al. 40-year population trends in cardiovascular risk factors in Finland[J]. Circulation, 2014, 129: AP376-AP376.

[10]KNEKT P, KUMPULAINEN J, JÄRVINEN R, et al. Flavonoid intake and risk of chronic diseases[J]. American Journal of Clinical Nutrition, 2002, 76(3): 560-568.

[11]National Institute for Health and Welfare. Finland Population studies[EB/OL]. [2018-3-19]. https: //www..fi/en/web/fi-en/research-and-expertwork/population-studies.

[12]National Institute for Health and Welfare. European Health Examination Survey[EB/OL]. [2018-3-27]. http://www.ehes.info/national/national_hes_status.htm, 2017-09-13.

[13]National Institute for Health and Welfare. The National FINRISK-Study[EB/OL]. [2018-3-22]. https: //www.fi/fi/tutkimus-jaasiantuntijatyo/vaestotutkimukset/finriski-tutkimus/finriski-tutkimuksen-julkaisuluettelo, 2016-07-07.

第十二章
俄罗斯国家健康相关调查

俄罗斯国家纵向监测调查（Russia Longitudinal Monitoring Survey，RLMS）旨在监测俄罗斯改革对俄罗斯联邦家庭和个人的健康及经济福利的影响。其主要调查内容有：详细监测个人的健康状况和膳食摄入量、精确测量家庭支出和服务利用率，以及收集有关社区数据，包括特定区域价格和社区基础设施数据。调查自1992年开始，主要针对个人、家庭、儿童、社区4个群体。调查采取按比例抽样方法，对调查对象进行面对面问卷调查，在访谈和数据录入方面都采取了严格的质量控制标准以保证调查质量。

一、概述

俄罗斯国家纵向监测调查是受美国北卡罗来纳大学资助设计，由俄罗斯相关部门组织开展的具有全国代表性的系列调查，主要包括个体和家庭的健康状况、营养摄入、社区状况等多视角测量，自1992年以来，共开展了25轮。

二、俄罗斯国家纵向监测调查

（一）调查背景

20世纪90年代，俄罗斯联邦对其城乡经济部门、社会部门、国家经济部门以及服务行业组织进行了彻底的改革。生产力的迅速提高使得经济收入、粮食供应、出生率以及疾病模式和卫生服务利用等方面发生了重大变化，给俄罗斯人民的健康、营养、计划生育和其他社会部门带来了严峻挑战。此外，俄罗斯目前的低生育率现象加剧了人口老龄化带来的相关财政问题（老年人长期护理需求不可避免地增加），使得社会保障体系陷入危机。总之，俄罗斯的结构性调整给经济发展、医疗保健系统、公共教育系统和劳动服务提供带来了巨大的影响。因此，俄罗斯通过采取持续性的系列监测调查，调整其改革政策以应对这些问题。

（二）调查目的

俄罗斯国家纵向监测调查是全国性的抽样调查，旨在衡量俄罗斯改革对家庭和个人的健康及经济福利的影响程度。为了保证粮食生产和完善医疗保健，过去由国家提供的大多数补贴已经或将要减少、取消或至少要进行大幅度调整，因此该项调查尤其要确定改革对家庭消费和个人健康的影响程度，包括对个人健康状况和饮食摄入进行详细监测、精确测量家庭支出和服务利用率、收集相关社区级数据（包括区域特定价格和社区基础设施数据）。

（三）调查进度

由于抽样方法的不同，调查被分为 2 个阶段，具体见表 12–1 和表 12–2。

表 12–1　第 1 阶段调查时间

调查轮次	时间	调查轮次	时间
第 1 轮	1992.07.20—1992.10.10	第 3 轮	1993.07.01—1994.01.15
第 2 轮	1992.12.20—1993.03.25	第 4 轮	1993.10.01—1994.01.15

表 12–2　第 2 阶段调查时间

调查轮次	时间	调查轮次	时间
第 5 轮	1994.11—1994.12	第 16 轮	2007.09—2007.12
第 6 轮	1995.10—1995.12	第 17 轮	2008.09—2008.12
第 7 轮	1996.10—1996.12	第 18 轮	2009.09—2009.12
第 8 轮	1998.10—1999.01	第 19 轮	2010.10—2011.03
第 9 轮	2000.09—2000.12	第 20 轮	2011.10—2012.03
第 10 轮	2001.09—2001.12	第 21 轮	2012.09—2013.02
第 11 轮	2002.09—2002.12	第 22 轮	2013.09—2014.02
第 12 轮	2003.09—2003.12	第 23 轮	2014.09—2015.01
第 13 轮	2004.09—2004.12	第 24 轮	2015.09—2016.12
第 14 轮	2005.09—2005.12	第 25 轮	2016.09—2017.12
第 15 轮	2006.09—2006.12		

（四）调查组织管理

1. **组织者**　俄罗斯国家纵向监测调查（RLMS）由北卡罗来纳大学教堂山分校（University of North Carolina at Chapel Hill，UNC）经济学家、营养学教授巴里·波普金博士以及卡罗来纳人口中心进行组织和协调。其他参与俄罗斯国家纵向监测调查的人员包括北卡罗来纳大学教堂山分校研究人员、部分教师、工作人员、研究生、顾问，以及一些合作机构，如俄罗斯科学院社会学研究所、俄罗斯经济学高等学院、帕罗根国际研究中心、俄罗斯预防医学中心（仅参与第 1 ~ 4 轮）、俄罗斯营养学院，俄罗斯医学科学院、俄罗斯国家统计局（仅参与第 1 ~ 4 轮）。

2. **调查资助机构** RLMS 的资金由俄罗斯经济学院和美国国立卫生研究院按照美国康奈尔大学的分包合同提供。初始阶段提供调查资金的组织包括美国国际开发署、俄罗斯联邦养恤基金、国际开发协会、国际人民观察组织公共有限公司、国家卫生研究院、国家科学基金会、世界银行、瑞典外交部（通过斯德哥尔摩转型经济学研究所）以及福特基金会和北卡罗来纳大学教堂山分校。世界银行为该项目第 1 年的工作提供了大量资金资助。1993 年，美国国际开发署和世界银行开始提供第 2 年研究的资金支持。大约 10 年后，美国国际开发署和美国国立卫生研究院（National Institutes of Health，NIH）承担了调查的所有开支。

（五）调查方案

1. **抽样方法**

（1）第 1 ~ 4 轮调查：分为 3 个抽样阶段。

抽样阶段一：按照 10 个生活质量区和城市百分比大致分为 2 335 个官方行政区。

抽样阶段二：每个初级抽样单位的投票区按大小顺序排列（根据城市的市中心面积大小），用按比例抽样的方法在每一个初级抽样单位中选出 10 个区，由此得到 200 个次级抽样单位。

抽样阶段三：列出每个层级中抽样单位的家庭地址。单身宿舍或公共公寓中的多个家庭共享一个家庭住址。使用适当的间隔在家庭名单中随机选择起点。一共 200 个次级抽样单位，在每个次级抽样单位中选择 36 户家庭，共获得 7 200 户家庭。原希望经过 4 轮调查，最终剩下 5 000 多户家庭，但结果远比预想的要多。

（2）第 5 ~ 25 轮调查：采用多阶段抽样法。首先建立一个包含 2 029 个整合地区的名单，作为初级抽样单位。根据地理因素、城市化水平、种族将整合地区分成 38 层，去掉偏远地区（剔除车臣地区）以控制经费。在剩下的 1 850 个地区（占人口总数的 95.6%）中选择了 3 个人口大区——莫斯科市、莫斯科州和圣彼得堡市，构成自我代表样本单元（self-representing，SR）。剩余的非自我代表样本（non-self-representing，NSR）被分配到剩下的大小相等的 35 层中。然后，使用概率比例规模抽样法在每个 NSR 中选出一个地区。

2. **调查方法** 在城市和农村的基层调查中，要求调查员在每一轮调查中至少对住户调查 3 次以保证调查质量。调查员不能以任何形式替代面对面访谈，调查员的首要任务是确定住户的身份是否为抽样时确定的对象。如果调查员在抽样选定的住宅中有多个住户，可以随机选择其中一个住户。然后，选择家庭成员中最了解收支情况的人进行问卷调查。

除此之外，调查员要尽可能对 14 岁及以上的家庭成员进行调查询问，获取他们健康活动方面的相关数据。13 岁及以下儿童的数据从家庭中的成人处获取，并输入儿童调查表中。极特殊情况下，如家庭中被选中的成人缺席或拒绝参加访谈，可以由家庭中的其他成人来提供他们的信息。

（六）调查内容

调查问卷涵盖针对成人、儿童、社区和家庭的内容。

1. **成人调查内容**　主要包括 6 部分（表 12-3）：调查涉及的各类编码、调查对象的移民情况、调查对象的工作情况、调查对象的卫生服务利用情况、调查对象对自身的健康评估，以及针对 1962 年以后出生的女性开展的生殖健康调查。

表 12-3　成人调查问卷

分类	内容
编码	问卷、家庭、地区和家庭成员的编码 应答者以前是否参加过该项调查 应答者性别 采访日期、用时 调查员姓名、编码
移民情况	出生地、出生地所属共和国 出生地类型（城市、城市型聚落、农村） 14 岁后是否在外地居住 6 个月以上 国籍 在此地居住时间 何时获得俄罗斯永久居住权
工作	现阶段职业 对工作整体、环境、薪酬、晋升情况的满意程度 从事的职业、专业、工作专长、工作职责、工作所属行业 自何时起在这里工作 工作中是否有下属、下属数量 平均工作时间、薪酬拖欠情况 工作获得报酬情况、公司性质及规模、公司所有者情况 聘用形式、工作中休假情况 对工作及同事信任程度 是否担心下岗、是否有职业变更情况 第二职业的工作内容、时间、薪酬、聘用形式、公司性质、公司所有者情况 其他职业及获取额外收入情况 对自身经济、生活状况、性格、身心健康状况评价

续表

分类	内容
工作	受教育情况（年级、学校类型、地点、学校所有者、毕业情况、教育程度） 上学期间是否做过工作或创业 最近一年学习的课程类型、时间、费用 最近一年使用网络的目的、频率 婚姻及子女状况 宗教信仰情况 获得津贴情况、养老保险情况 退休情况、离职原因、时间、离职后待遇、再就业情况 卫生服务获得情况（包括身体检查、牙科） 对孩子就业、国家优势和劣势、国家资金分配领域的看法
卫生服务	补充医疗保险情况 就诊频率 救护车使用次数、支付费用 近 30d 内身体状况（症状、病因） 近 30d 门诊就诊及费用情况 近 30d 治疗药品费用 因病误工情况 住院天数及费用（医院级别、费用支付方式） 牙科医疗卫生服务情况（医院级别、费用支付方式） 是否进行体检、支出费用
健康评估	身高、体重及体重的变化情况 如何评价自己的健康状况 患慢性病情况（是否患慢性病、慢性病种类） 残疾级别、被确诊残疾时间 外科手术情况 是否患有糖尿病或血糖升高（心肌梗死、高血压、脑卒中、贫血、肺结核、黄疸、肝炎、抑郁症、神经紊乱） 是否戴眼镜（或隐形眼镜），是否戴助听器 吸烟情况（第一次吸烟年龄、吸烟几年、经常吸烟的类型、频率、戒烟年数） 饮酒情况（第一次喝酒年龄、饮酒频率、饮酒的时间、地点、类型及饮酒量、是否喝过假酒、饮酒后果、自制酒情况、邻居或朋友饮酒情况） 外出就餐频率、维生素及矿物质补充情况、节食情况 运动的频率、时长、类型 是否快乐
女性人群（1962 年及以后出生）	子女年龄、有无伴侣、有没有来月经、妊娠情况（近期是否怀孕、是否打算生下孩子、预产期）、是否生育、生育次数、流产情况

2. **儿童调查内容**　主要包括 5 部分（表 12-4）：调查涉及的各类编码、孩子的移民情况、对孩子的照顾情况、孩子的医疗卫生服务利用情况以及对孩子健康进行评估。

表 12-4　儿童调查问卷

分类	内容
编码	问卷、家庭、被调查的孩子和回答问题的家长的编码 被调查孩子的性别 调查日期、调查用时 调查员姓名、编码
移民情况	孩子出生地，何时居住在这里 孩子出生前母亲是否办理了产假（产假天数） 母亲为了照顾孩子是否离职（离职天数、期间兼职天数）
孩子照顾	孩子的年级、同学数量、就读学校类型（所属性质） 评价孩子进步的标准 孩子参加体育课的频率、类型、时长 孩子参加课外活动的频率、类型、时长 孩子使用电脑的目的、时长、地点 孩子私人物品情况 孩子的上学方式 孩子不去上学的原因 学前教育机构所属性质 过去 1 年孩子参观及游玩情况 过去 1 周孩子是否由非家庭成员照顾过，天数 是否给照顾孩子的机构支付费用，花费金额 孩子是否有津贴保险
医疗服务	孩子是否有补充医疗保险 孩子的就诊频率、救护车使用情况 / 频率、花费费用 过去 1 个月里孩子是否有健康问题（症状、病因、应对方法） 过去 1 个月里孩子的门诊就诊及费用情况 孩子因病误学天数 近 3 个月孩子住院情况（医院级别、药品费用） 近 3 个月孩子使用牙科卫生服务情况（医院级别、费用） 近 3 个月孩子体检及花费费用情况 是否有可以定期咨询的医生
健康评估	孩子身高、体重及体重的变化情况 孩子自身健康评价 孩子是否有慢性病、残疾、糖尿病或血糖升高（过去 1 年）、肺结核、肝炎、黄疸、精神紊乱、抑郁症 过去 1 周孩子是否患有咳嗽、感冒、耳朵痛、嗓子痛、牙痛、腹泻（天数） 过去 1 天孩子的排便量 过去 1 周孩子的大便是否有黏液或其他颜色，是否有血 孩子腹泻后有无其他病症，体温是否升高，是否呕吐，是否肚子疼、胃疼、大小肠疼痛 孩子是否有白血病 孩子是否来月经以及月经初潮年龄

3. **社区调查内容**　主要包括 7 部分（表 12-5）：调查涉及的各类编码、社区基础设施情况、社区人群的就业情况、政府服务情况、社区中移民情况、社区人群的体育活动以及社区人群生活支出的情况。

表 12-5　社区调查问卷

分类	内容
编码	人口中心名称 调查员名字及编码
基础设施	城市人口数量、面积 市民是否可以在这个城市拥有私人土地 这个土地是否可以用于盖住宅、商业使用或其他目的 私人是否有权购买用于私人目的或商业活动的建筑 私人是否有权用土地进行耕种 居民家里是否有电话 有稳定的移动通信吗 电视节目的接收是否不中断 当地居民是否可以从一些电视台接收节目 从莫斯科寄一封信到这个地方通常要花多长时间 是否有电影院、文化馆、俱乐部或电影展示厅，票价是多少 是否有网吧、互联网俱乐部、互联网沙龙或类似设施提供互联网连接，使用的费用是多少 去莫斯科最多和最少的花费是多少 当出现骨折、流行性感冒、慢性病、胸痛、成人发热、儿童发热、产前保健、分娩、流产、节育，常去什么地方治疗 是否有儿科医生 是否有咖啡厅、餐馆、自助餐厅、比萨店、熟食店 是否有外国餐厅，如麦当劳等 是否有连锁店
工作就业情况	居住在这里的人可以找到什么样的工作 在过去 12 个月里有没有政府企业倒闭
地方市政和其他服务	有什么类型的学校、幼儿园 有没有银行，到最近的银行或支行多远 有没有公安局，到最近的公安局多远 是否有电、集中供水、中央排水系统、集中供暖、集中供应热水、集中垃圾处理服务 是否有足够的水供所有家庭使用 如何看待垃圾的处理情况 这里经常有电力中断吗
移民情况	是否有移民服务 自从 1993 年接收了多少移民 移民来自哪些国家
体育与健康	是否有可供居民进行足球、曲棍球、滑冰、滑雪、游泳等活动的公园或体育场
食品支出	在商店购买以下商品的最低和最高支出：牛奶、酸乳酒、奶油、黄油、凝乳、硬奶酪、冰激凌、沙拉酱等（共计 91 项） 市场上购买以下商品的最低和最高支出：肉、家禽肉、鸡蛋、鲜牛奶、蔬菜油、土豆、草莓、黑加仑、鲜玉米

4. **家庭调查内容**　主要包括 6 部分（表 12-6）：调查涉及的各类编码、家庭成员信息、家庭居住条件、家庭农牧业发展情况、家庭收入与支出以及调查员对调查的评价。

表 12-6　家庭调查问卷

分类	内容
编码	问卷、地区和回答问题的家庭成员编码 家庭成员有无曾参与过调查 采访日期、时长 调查员姓名、编码
家庭成员信息（没有新成员的家庭）	家庭成员数量、基本信息 根据上次调查情况核对家庭成员名单 某家庭成员死亡或不再是家庭成员的原因
家庭成员信息（有新成员的家庭）	家庭成员数量、基本信息 新家庭成员的基本信息
居住条件	现在居住的地方是宿舍、出租房，还是自己的住宅；市场价值是多少 居住面积是多少 房子中的基础设施和电器配备情况
农牧业	在过去 1 年中，家庭是否使用了土地，花费是多少 目前土地使用情况，所属权归谁 过去 1 年中是否在这片土地上进行耕种、耕种的种类、收获多少公斤、自用多少公斤、送人多少公斤、卖了多少公斤 过去 1 年是否养殖畜牧、鸡群、蜜蜂等并进行售卖，卖出的金额是多少 是否售卖了畜牧制品，如肉、蜂蜜、牛奶、鸡蛋，生产多少、自用多少、送人多少、售卖多少 过去 1 年在种子、饲料、技术、劳动力方面支付费用情况 家人在过去 12 个月里是否收集或卖过蘑菇、野生坚果、浆果、药草 是否进行过打猎或钓鱼 家人在过去 12 个月里是否自制了酒精饮料、葡萄酒、啤酒、白酒等
消费支出	过去 1 周是否购买了奶酪、鸡蛋、肉、冰激凌、黄油等（共计 57 项），购买的数量和花费的金额是多少 您和家人在什么地方买东西 过去 1 周您和家人在外面用餐了吗，花费是多少 过去 1 个月在家和在外面吃饭花了多少钱 过去 3 个月您和家人购买衣服和鞋了吗，花费是多少 在过去 12 个月里，家人买衣服或鞋了吗，在什么地方购买 过去 3 个月您和家人是否购买过电视、录音机、录像、乐器等（共计 33 项），花费是多少 在过去 1 个月是否享受了交通和维修服务，花费是多少 在过去 30d 里，除长途电话和无线网络外，公寓花费是多少 在过去 3 个月里，平均房租和水电费是多少 今年 9 月家人使用了多少度电 过去 3 个月在孩子教育和医院检查方面的支出是多少 过去 1 个月借他人多少钱，自己攒了多少钱 过去 1 个月您和家人是否向您配偶的父母、孩子、孙子、祖父母等提供了物质或金钱方面的帮助
家庭收入	在过去 30d 里，得到多少燃料补贴 在过去 30d 里，额外付了多少燃油费 在过去 30d 里，有没有收到现金、食品或其他针对 18 个月以上儿童的福利 在过去 30d 里，是否收到来自父母、其他亲戚、朋友、陌生人或组织的无偿金钱、物品、食物、衣服等

续表

分类	内容
家庭收入	曾经申请过房租和水电费补贴吗，现在申请到了吗 如果所有成员都失去了收入来源，家庭能在目前的水平生活多久 在过去1个月中家庭是否有储蓄开销、卖珠宝、外币储蓄、出售股票或其他证券，价值多少卢布 过去12个月中，家人有没有接受过信贷额度 您是为了什么目的而获得信贷额度 过去1个月是否有赊购 家人今年有什么债务吗 过去1个月是否向他人借钱 在过去12个月里，是否得到教育或购买住房的减税 家人在过去12个月减了多少税款 在过去30d里，全家的收入是多少
访谈员的评论	评估应答者面对访谈的态度 评价应答者对问题的理解程度 评价应答者在访谈中的状态 评价应答者的反应能力 评价应答者的认真程度 评价信息是否可靠

（七）质量控制

1. **访谈的质量控制** 在调查的第1阶段（第1 ~ 4轮调查）中，主要通过以下方面进行质量控制。

第一，调查员培训。培训方式主要为讲授，没有练习。这种培训方式在俄罗斯很常见。第1年一共进行了3次为期1周的培训，第2年又举办了2次培训。调查员在至少6个不同的地方接受培训。由于了解到该项调查工作人员的期望，同时工作人员也会进行严格的监管，与前几次相比，调查员的离职率大大降低。尽管做了上述努力，但在调查的第1阶段，有近1/2调查员没有实际参与数据收集工作，这导致了许多问题。因此，在调查的第2阶段，要培训出合格的调查员、监管员和数据录入人员。

第二，监测和评价。1992年秋，该研究首次进行了抽样检查。俄罗斯社会科学院合作者仔细检查了每个州收集样本的方法，包括直接对每个家庭和列表进行核实，然后对每个州工作人员的抽样过程进行了仔细的讨论。之后，在调查的进行阶段，他们通过电话与现场的工作人员进行沟通，从而及时发现问题并提出解决措施。

第三，调查本身。现场主管对辖区内的调查员负责。为了检验调查员的工作质量，主管随机选择调查家庭进行联系并进行再次访问。

在调查的第2阶段（第5 ~ 25轮），地方主管有责任根据要求收集必要的取样信息，安排培训设施，邀请调查员接受培训并监督他们的工作，检查已完成的调查表。所有地方主管都通过电话向莫斯科的代表进行咨询，这些代表可以事先回答他们的问题。所有面试官都接受了严格的培训，任何受训人员若在训练过程中表现出不适合这项工作，在实地工作开始前就会被解雇。

（1）面对面调查的基本原则：提供一份 70min 的《调查询问简介》录像带，以确保所有调查员都能获得同样的指导和示例（如果没有可用的录像机来播放，就改租一些视频设备）。

（2）调查对象需要提前阅读整个问卷，然后先自行填写。

（3）举一个很好的有评论的调查例子，再次使用录像带（包括问卷的饮食部分）。

（4）介绍书面调查表填写规范——《调查员说明》。

（5）要求调查员互相扮演应答者的角色，学员轮流阅读他们在实际询问调查中会遇到的问题。

（6）要求 3 人一组进行调查演练：一人扮演调查员，另一人扮演调查对象，第三人是观察者。培训者和其他一些经验丰富的调查员观察 3 人组，以确定调查员的工作是否恰当。

（7）给出书面应答，测试他们在面对问卷时对某些困难情况做出正确反应的能力。

（8）要求审查与调查有关的行政程序。

（9）通过练习来说服调查对象参与角色扮演。

（10）需要对非样本家庭进行一次询问调查实践演练：优先选择与自身没有血缘关系或其他亲密关系的家庭，尽管调查对象可能一开始就已经和他们的亲戚进行过练习了。

（11）在前 3 次面试或每次面试之后进行工作考试，直到证明 调查员能胜任该项任务。

2. 数据录入的质量控制

（1）第 1 阶段：首先，使用统计产品与服务解决方案软件（statistical product and service solutions，SPSS）来减少误差，数据采用平行双人录入，然后进行比较。为国家统计局数据录入人员及其主管举办两次培训，第 1 次培训为期 2 周，第 2 次培训为期 1 周。由于前两轮调查在录入饮食方面问卷时花费很多时间，因此在第 3 轮和第 4 轮调查数据录入时，采取了一个更传统的系统，在数据输入之前即可对饮食数据进行手动编辑和编码。

在数据清理阶段，最初的建议是使用统计清理技术；随后，数据录入人员达成共识，决定采用更全面的方法，包括：检查原始问卷中有问题的代码、检查所有标识号、使用子样本检查作为更详细的数据检查指南，以及检查数据的收集和录入工作。

（2）第 2 阶段：当问卷回到当地管理处时，管理者必须对这些问卷进行检查，发现问题的同时还要提出可以进行现场补救的办法。例如，通过返还问卷获得关键人口统计信息或清理身份证号码，以核对家庭调查问卷中对个人的调查与此人的个人调查问卷是否符合。然后将调查表运送到莫斯科，再次对调查对象的身份进行检查确认。在莫斯科，编码员要浏览所有问卷，对“其他：请详细说明”这样问题的回答进行编码。

三、小结

（一）严谨的工作人员培训与考核机制

在俄罗斯的调查研究中，分别针对调查员和数据录入者进行了较为细致和严谨的培训。在培训期间，调查员和数据录入者如果表现不符合要求，则在调查工作开始之前就会被解雇。培训内容包括视频学习、书面练习、角色演练等多种形式。

（二）调查内容广泛且清晰

调查内容覆盖面广泛，包含内容详细、阐释清晰，如关于儿童的部分，不仅仅关注儿童的卫生服务利用与健康状况，同时对儿童的教育、业余生活等也进行了调查。对成人工作调查涉及的问题也十分详尽，包括工资拖欠、公司性质等。

问题设置也较为人性化，对于同一类问题会列举若干类似问题以确保应答者可以理解题意并做出选择，在答案的设置上也有拒绝回答的选项，体现了自主性。问题的形式多样，不仅有选择题，对于一些关于满意度的问题还设置了程度打分。

（三）通过开放式访谈获得更加详尽的内容

个别问题选择开放式回答设置，如对国家优势与劣势的看法，对孩子今后就业的看法。开放式回答可以让应答者畅所欲言，以便调查员了解其真实想法；答案不局限于调查表设计者给予的有限选项，可以有更多可能性，使调查员获得更加详尽的内容。

（四）质量控制

在调查过程中，研究人员会对每个州进行抽样检查，还会通过电话与现场调查员及时沟通以发现问题；在调查结束后，问卷管理者对问卷进行检查，发现问题后及时采取补救措施，之后再送去上一级再次核查。同时，研究人员会随机联系被调查家庭进行再次访问，确保收集的信息无差错。在调查的不同阶段采取不同措施来保证调查质量。在数据录入阶段，也会对数据录入人员进行严格培训。

参考文献

[1] 中华人民共和国外交部. 俄罗斯国家概况[EB/OL]. [2017-2-1]. https: //www.fmprc.gov.cn/web/gjhdq_676201/gj_676203/oz_678770/1206_679110/1206x0_679112/.

[2] HUSKEY E, JANE H. The Constitution of the Russian Federation: A Contextual Analysis[J]. Review of Central & East European Law, 2013, 38(2): 191-193.

[3] 初笑宇，黄丽佳，韩鹏飞，等. 俄罗斯卫生体制改革概况[J]. 中国社会医学杂志，2009，(4)：220-222.

[4] KOZYREVA P, KOSOLAPOV M, POPKIN B M. Data Resource Profile: The Russia Longitudinal Monitoring Survey—Higher School of Economics (RLMS-HSE) Phase II: Monitoring the Economic and Health Situation in Russia, 1994–2013[J]. International Journal of Epidemiology, 2016: dyv357.

[5] Higher School of Economics. Russian Longitudinal Monitoring Survey – HSE. Higher School of Economics[EB/OL]. [2017-3-19]. https: //www.hse.ru/en/rlms/.

第十三章 日本国家健康相关调查

1946年日本为解决粮食短缺、应急食品分发等问题，在全国9个城市、27个县进行了国家营养调查（National Nutrition Survey，NNS）。2003年，为了促进日本国民健康，了解国民身体、营养摄入以及生活方式现状，日本政府广泛开展健康状况相关研究，以获得国民健康综合性的基础数据。日本政府要求卫生和劳动福利部在全国范围内，每年11月开展国民健康与营养调查（National Health Nutrition Survey，NHNS）。调查的主要内容包括身体状况、营养摄取状况以及生活习惯三方面。抽样方法是在国民生活基础调查区域内抽取300个单位区域进行分层随机抽样。

一、概述

日本十分注重本国居民的健康问题，甚至将健康上升到法律层面。2015年数据显示，日本平均期望寿命排在世界首位，为83.7岁。

1945年12月—1946年11月，为了解决粮食短缺、获取基础数据、分发应急食品等一系列问题，当时的驻日盟军总司令部和日本卫生部下发文件要求在全国9个城市和27个县进行国家营养调查（NNS）。1952年，《营养促进法》出台，为国家营养调查提供了支持。全国营养调查不仅包括对国民营养状况的调查，还涉及健康状况的调查。

2002年，日本政府出台了相关法律——《健康促进法（2002年第103号）》，规定从2003年开始，由卫生和劳动福利部组织，每年在全国范围做一次国家健康与营养调查（NHNS）。目前日本已经建立了记录个人健康情况的电子数据库。该电子数据库在21世纪国家健康促进方面发挥了重要作用，极大地提升了日本国民健康水平，也便于了解日本国民的卫生需求。

进入21世纪以来，日本除国家健康与营养调查以外，还开展一些其他调查：从2000年开始，日本开展了21世纪健康增进运动（简称“健康日本21”）。为应对出生率下降、儿童健康成长等问题，日本在2001年开展了21世纪新生儿纵向调查，每年1次，调查问卷通过邮件发放和收集。2002年，厚生劳动省（日本负责医疗卫生和社会保障的主要部门）开展了针对成人的21世纪成人纵向调查，了解成年男女就业、婚姻、生育等方面的动态变化情况。其调查问卷包括男性问卷、女性问卷、已婚男性问卷和已婚女性问卷4种类型。该调查每年进行1次，前8轮调查采用调查员发放问卷的形式，从第9轮调查至今，采用邮件的形式发放和收集问卷。另外，为了解日本老年人的健康、就业和社会活动情况，规划有关老年人的相关政策措施，2005年起厚生劳动省开展了中老年纵向调查，每年1次，通过邮件发放和收集问卷。本章将主要介绍日本的国家营养调查、国家健康与营养调查相关内容。

二、日本的国家营养调查、国家健康与营养调查

（一）背景

第二次世界大战后，日本粮食供应短缺，人们营养摄取水平极低。为了解决粮食短缺及应急食品分发问题，1945年12月，日本开始进行全国营养调查。随着时间推移，日本经济水平快速提升，人民健康水平取得了显著改善。为了更加准确地了解国民健康状况、营养摄入状况，自2003年起，日本开展了全国范围的营养与健康调查。

（二）调查目的

日本国家营养调查、国家营养与健康调查随着国家需求和时代背景的变化，调查目的在不断调整（表13-1）。

表13-1　1947—2003年日本国家营养调查、国家营养与健康调查目的

年份	目的
1947	一方面掌握全国营养状况、了解实际情况，另一方面为国内粮食进口提供重要参考
1949	随着紧急粮食政策的实施，实现国民营养状况改善的目标
1950	掌握全国营养的实际状况，提供基本参考以便依据国民营养改善情况制定相关政策，为满足国家粮食供应和需求以及公共健康做出贡献
1952	掌握全国营养的实际情况，明确国家营养改善措施，建立和改善指导膳食结构的基础资料，以协助改善公众健康，提升食品生产能力，促进进口政策制定等
1956	证明健康与营养的关系，改善人们的饮食习惯，为制定粮食政策提供指导
1964	了解国民的健康状态、营养摄取量、营养摄取与经济负担的关系等，改善国民体质，为制定食品政策提供参考
1969	改善国民饮食生活，促进国民体质提高，以增进国民健康
1972	根据膳食改善法，实现全国健康目标，准确了解营养状况，以促进国民营养改善及健康增进措施的实施

续表

年份	目的
1975—2002	了解国民食品摄取量，把握营养元素摄取量的实际情况以及营养与健康的关系，获得健康促进方案
2003	（以健康促进法为依据）促进全国国民健康，了解国民身体状况、营养摄入情况以及生活方式现状，使研究人员能够深入探索广泛的健康指标，包括生育率、死亡率、发病率、卫生服务利用率与健康风险和行为等；获得国民健康综合性基础数据；在促进国民健康的同时，也对国民健康和营养状况起到监测作用

（三）调查组织与管理

1. **组织者** 日本政府和卫生与劳动福利部组织各地进行调查，其中卫生与劳动福利部负责实施计划，由州、省、市、县的卫生保健中心等相关主管部门进行统筹，在调查区域内进行调查。保健中心由国家健康和营养调查队组成。

2. **组织流程** 根据不同层次，从卫生劳动部到督察员（厚生劳动省—州省市县保健所设置市特别区—保健所—国民健康与营养调查员）有序进行：①厚生劳动省成立国家健康与营养调查规划分析审查委员会，听取专家对调查设计和数据分析的相关意见；②厚生劳动省负责设计调查方案，都道府县、卫生机构设置市和特区卫生部门负责监督指导，由调查地区保健中心负责调查；③保健所所长作为国民健康营养调查小组班长，负责组织调查员进行调查；④国家健康与营养研究所负责对调查数据进行录入、统计分析和制作图表。

3. **调查周期** 国家营养调查在1946—1963年，每年进行4次；1963年以后每年进行1次；1972年后，确定为每年11月进行调查。在2003年，日本政府调整战略，增加了对国民健康状况的调查，决定每年11月进行一次国民健康与营养调查（图13-1）。

（四）调查内容

调查内容主要包括膳食摄入情况、身体状况、生活习惯三部分。每部分的起始年份不同。近5年的调查内容基本稳定，大体内容如下（详细内容见附录13-1）：

1. **营养摄入调查（调查对象年龄在1岁以上）**

（1）家庭情况：姓名、出生日期、性别、孕期（周数）（哺乳妇女除外）、与户主关系、工作类型。

（2）膳食情况：家庭用餐、外出吃饭、学校午餐情况。

（3）食物摄取情况：烹饪食物名称、食品名称、获取食物量、废弃物量、每个家庭成员的进食比例。

（4）营养素摄入量：肉、家禽、鱼、鸡蛋和乳制品中蛋白质的百分比，碳水化合物

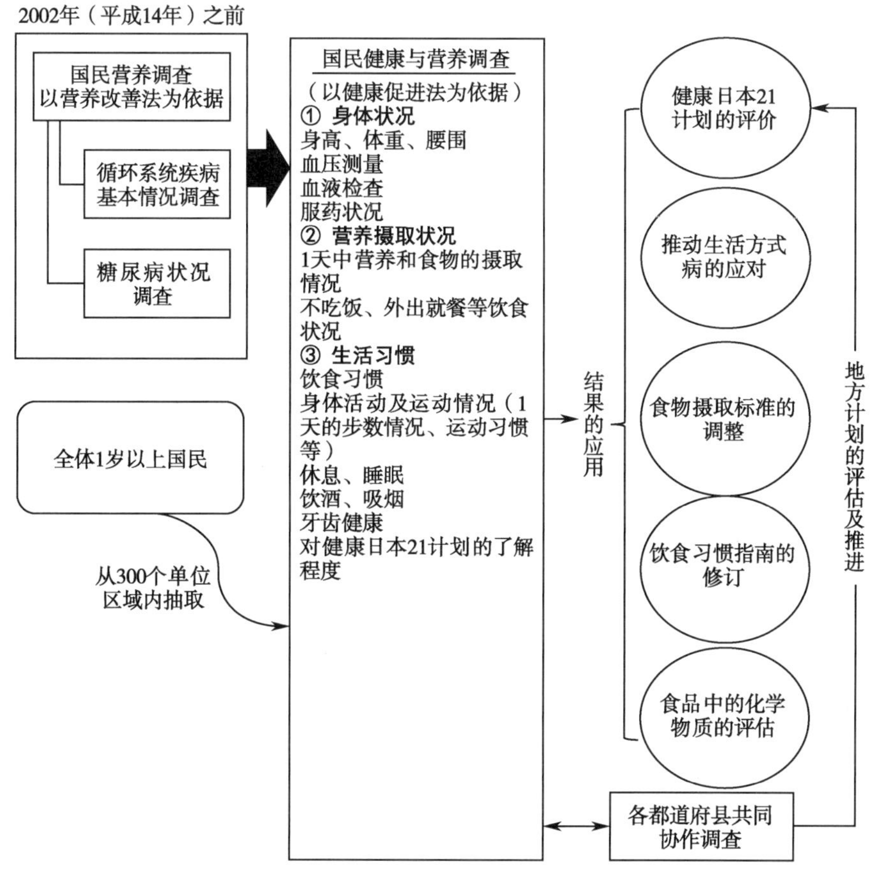

图 13-1　日本国家营养调查与国家营养与健康调查内容

的能量百分比，谷物的能量百分比，脂肪的能量百分比，铜、锌、铁、磷、镁、钙、钾、盐、钠、维生素 C、泛酸、叶酸、维生素 B_6、烟酸、维生素 B_2、维生素 B_1、维生素 K、维生素 E、维生素 D、维生素 A、膳食纤维、碳水化合物、胆固醇、n-3 多不饱和脂肪酸、n-6 多不饱和脂肪酸、不饱和脂肪酸、饱和脂肪酸、动物脂肪、总脂肪、植物来源蛋白质、动物来源蛋白质、蛋白质、能量摄入量。

（5）每天体力运动：步数（要求调查对象年龄在 20 岁以上）。

2. 身体状况调查

（1）身高：要求调查对象年龄在 1 岁以上。

（2）体重：要求调查对象年龄在 1 岁以上。

（3）腰围：要求调查对象年龄在 6 岁以上。

（4）血压（收缩压、舒张压）：要求调查对象年龄在 20 岁以上。

（5）血液检查：要求调查对象年龄在 20 岁以上。

（6）问诊：①是否使用降压药物；②是否使用治疗脉搏紊乱药物；③是否使用降血糖药或注射胰岛素；④是否使用降胆固醇药；⑤是否使用降低中性脂肪（甘油三酯）的药

物；⑥是否使用贫血治疗药物；⑦有无糖尿病；⑧是否进行糖尿病治疗。

（7）皮下脂肪厚度检查：采用皮下脂肪厚度测量仪测量。测量部位分别是背部肩胛骨下部以及上臂伸展侧中间部位两处（图 13–2）。测量结果四舍五入后，保留小数点后一位，计量单位为毫米（mm）。

1）背部肩胛骨下部：被测者肩膀和手臂自然放松（不要用力），两臂自然下垂。测量

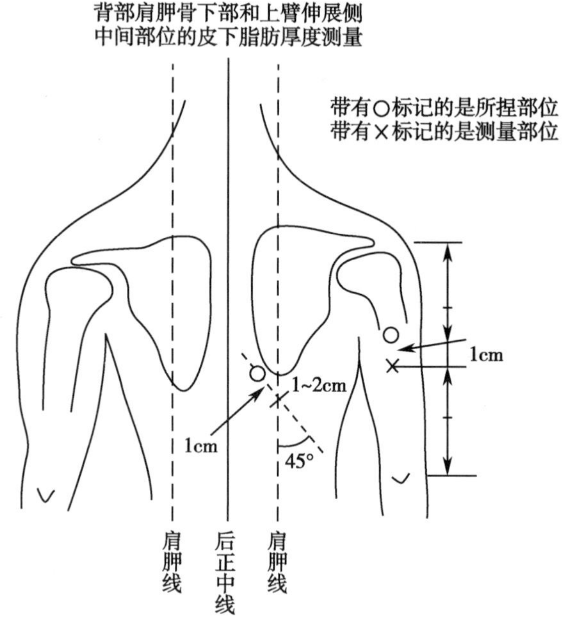

图 13–2　日本国家营养调查、国家营养与健康调查皮下脂肪厚度检查

者站在被测者后侧，于其右肩胛骨正下方 1 ～ 2cm 处用立位测量。而捏住的部位则是相对于脊柱下方 45° 角的方向，在测量点上方约 1cm 处。

2）上臂伸展中间部位：被测者肩膀和手臂自然放松（不要用力），两臂自然下垂。测量者站在被测者后侧，于其右上臂背面的肩峰凸起与肘头的中间位置用立位测量。而捏住的部位则是在测量点上方约 1cm 处。

3. **自填式生活习惯问卷**　主要了解饮食、身体活动、休息（睡眠）、饮酒、吸烟、生活习惯以及一般涉及健康（如牙齿等方面）的相关信息（要求调查对象年龄在 20 岁以上）。

（1）饮食：①就餐时间；②早餐的进餐状态；③不吃饭的频率；④在外吃饭的习惯。

（2）身体活动。

（3）睡眠：①平均睡眠时间；②从睡眠中获得休息的时间（rest from sleep）。

（4）生活方式疾病。

（5）牙齿健康：①咀嚼能力；②牙齿检查；③牙齿数；④专业的口腔设备的使用。

（6）酒精消耗：①喝酒频率；②喝酒数量（180mL 为 1 个单位）；③平时喝多少度的

酒；④饮酒是否增加了生活方式相关疾病的风险。

（7）吸烟：①被动吸烟状态；②吸烟状况；③每天吸烟数量；④吸烟习惯；⑤戒烟意愿。

（8）糖尿病：①是否有糖尿病；②是否治疗糖尿病。

（9）社会活动：①与社区联系程度；②参加志愿者活动程度。

4. 全国健康与营养调查（National Health and Nutrition Survey）新增内容

（1）营养摄入调查：见表 13-2。

（2）生活习惯调查：见表 13-3。

（3）身体状态：见表 13-4。

表 13-2　全国健康和营养调查新增内容

项目	内容
蛋白质	1946 年，开始调查营养摄入，最初只调查总脂肪、植物蛋白质、动物蛋白质、能量
部分微量元素	1947—1964 年，新增项目包括动物脂肪、碳水化合物、维生素 A、维生素 B_1、维生素 B_2、维生素 C、钙、铁、磷
动物脂肪	1965—2000 年，不再调查植物蛋白质，新增动物脂肪摄入、谷物中摄入能量百分比以及肉、家禽、鱼、鸡蛋和乳制品中蛋白质的百分比等
维生素	2001—2010 年，明显加强了对维生素和其他微量元素的调查，取消了对谷物中摄入能量百分比的调查
脂肪酸	2011—2015 年，增加了脂肪类项目，如 n-3 多不饱和脂肪酸、n-6 多不饱和脂肪酸、不饱和脂肪酸、饱和脂肪酸

表 13-3　全国健康与营养调查的生活习惯调查

项目	内容
饮食习惯	1972 年，开始调查饮食习惯，但是调查并不规律；1972—1988 年，只调查饮食习惯方面
饮酒和吸烟习惯	1989 年，开始调查饮酒和吸烟，之后有所中断；1998 年进行过一次饮酒方面的调查；2003 年后，每年开展正式调查
牙齿健康、睡眠、生活方式疾病等	2003—2004 年，新增了对牙齿、睡眠、生活方式疾病、糖尿病的调查
社会活动和糖尿病	2005—2015 年，新增了糖尿病和社会活动项目，但是 2013—2015 年没有进行社会活动项目的调查

表 13-4　全国健康和营养调查的身体状态调查

项目	内容
躯体疾病、身体测量	1946 年，开始调查躯体疾病和身体测量，1946—1951 年只调查了这两个项目；1972 年开始，基本取消了对身体状况的测量；1976 年，进行了一次身体状况测量，之后再没有做过此项目调查
牙齿数量	1952 年，开始调查牙齿数量；1963 年，取消了牙齿数量调查

续表

项目	内容
临床测量	1956 年，新增加临床测量项目
血液测试和尿检	1976 年，新增了血液测试和尿检
其他新增内容	2004—2015 年，新增了身体行动测量、生活方式和用药询问、疾病和疾病发生状况调查以及其他内容调查

（五）调查对象及范围

1. **调查对象** 在 1994 年之前只针对家庭进行调查，从 1994 年开始调查对象变为家庭和个人。

调查对象是从国民生活基础调查中设定的 11 000 个行政单位区域（2015 年调查约 30 万户家庭，约 74 万人）内分层随机抽取 300 个单位区域内的家庭及常住居民（截至 2010 年 11 月 1 日在 1 岁以上的人）。每次调查的调查对象数量都有所变动，如 2011 年地震使福岛县人口流失，在调查时会剔除流失人口。2015 年调查家庭数为 5 327 户，实际调查 3 507 户。自 2003 年以来的调查家庭数见图 13–3。

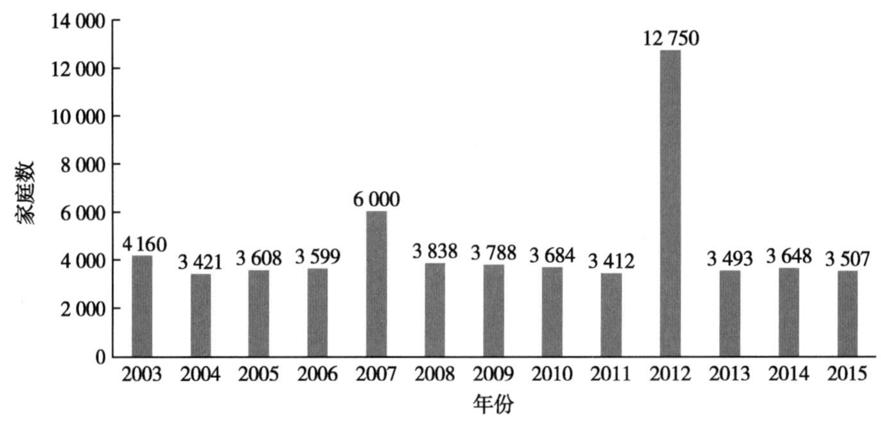

图 13–3 2003 年以来的调查家庭数

以下家庭 / 人员不在调查范围内：

（1）家庭：主要是外国人的家庭、三餐都是集体性伙食的住宿员工、在宿舍居住并做饭的单独住户。

（2）家庭成员：①1 岁以下婴儿以及从不在家吃饭的人，因服药无法正常饮食者；②不在一起吃饭生活的家庭成员；③不住在家里的人，如住院者、住在养老院机构的人、外出打工者、长期出差者（3 个月以上）、游学的人等。

2. **调查范围**　1972年之前，调查范围为46个地区；1972年之后，调查范围调整为47个地区（表13–5）。

表13–5　全国健康和营养调查调查范围

地域分布	都道府县名
北海道	北海道
东北	青森县、岩手县、宫城县、秋田县、山形县、福岛县
关东Ⅰ	埼玉县、千叶县、东京都、神奈川县
关东Ⅱ	茨城县、枥木县、群马县、山梨县、长野县
北陆	新潟县、富山县、石川县、福井县
东海	岐阜县、爱知县、三重县、静冈县
近畿Ⅰ	京都府、大阪府、兵库县
近畿Ⅱ	奈良县、歌山县、滋贺县
中国地区	鸟取县、岛根县、冈山县、广岛县、山口县
四国	德岛县、香川县、爱媛县、高知县
北九州	福冈县、佐贺县、长崎县、大分县
南九州	熊本县、宫崎县、鹿儿岛县、冲绳县

（六）调查方法及具体实施要求

1. **身体状况调查**　调查员将调查对象集中到指定场所以方便调查测量。

（1）身高：脱下袜子，合拢脚后跟，头部、臀部与脚后跟紧贴测量仪器支柱，头部保持在适当位置。

（2）体重：要求近乎裸体站在秤中间（如果穿衣测量体重，需要在家测出衣服的重量）。

（3）腰围：取站立姿势，平肚脐处测量腰围。

（4）血液：尽量在饭后30min内采血。调查对象保持坐位，使用止血带绑住胳膊，从静脉采血。检查项目包括：血红蛋白含量、血细胞比容、红细胞数、白细胞数、血小板数、血糖值、血红蛋白、总胆固醇、高密度脂蛋白胆固醇、低密度脂蛋白胆固醇、中性脂肪、总蛋白质、白蛋白、肌酸酐、血清铁、总铁结合力、谷草转氨酶（glutamic-oxaloacetic transaminase，GOT）、谷丙转氨酶（glutamic-pyruvic transaminase，GPT）、血清 γ-谷氨酰转肽酶（γ-glutamyl transpeptidase，γ-GTP）、尿酸。

（5）血压：用血压测量仪测量。测量条件如下：①测量前运动、进食、暴露于寒冷的温度下等都会影响测定值，应该避免这些情况的发生；②预先排尿，测量前至少保持心情平静5min；③坐在椅子上，最好是有靠背的；④测量位置为右臂上端，对于右臂无法测量者可在左臂测量；⑤如果手臂处的衣服紧绷，应脱去衣服。

（6）步数的测量：是用计步器测量调查对象一天的行走步数。测试前需要对调查对象进行说明，并记录计步器的安装状况。

2. **营养摄入调查** 避免测量公众假期、庆典等特定节日的进食量；调查当天尽可能天气正常，调查对象食量正常。为了使调查对象积极参与，在调查之前要充分说明调查目的以及营养状况问卷的填写方式，用秤对食物称重并填写问卷，当食物重量较少时采用推荐的标准计量单位填写。此外，注册营养师等专业人员指导调查对象填写问卷，检查不足和未填项目并进行说明。

3. **生活习惯调查与营养状况调查** 两者同时进行，将纸质调查问卷留下，由 15 岁以上调查对象自行填写。

4. **数据分析** 统计方法运用模型拟合及分层卡方检验、协方差分析、逻辑回归等。

（七）调查质量控制

1. **专业的调查员** 调查员包括研究人员、医师、注册营养师、保健师、临床（卫生）实验室技术人员和办公室人员。营养调查主要由注册营养师进行，身体调查主要由医生、公共卫生护士、临床（健康）检测技师完成。

2. **规范、精确的测量方法**

（1）年龄调整值 =（各年龄段人数的平均值或百分比）×（基准人口中不同年龄段人数）

（2）肥胖的判定：根据体重指数（BMI）判定。

$$BMI=体重（kg）/ 身高（m）^2$$

20 岁以上男性、女性标准 BMI=20。6 ～ 14 岁年龄段肥胖程度的判定标准见表 13-6，儿童身高系数见表 13-7。

表 13-6 6 ～ 14 岁年龄段肥胖程度判定标准

判定	消瘦倾向（–20% 以下）		正常	肥胖倾向（20% 以上）		
	重度消瘦	轻度消瘦		轻度肥胖	中度肥胖	重度肥胖
肥胖度	–30% 以下	–30% ～ –20%	–20% ～ 20%	20% ～ 30%	30% ～ 50%	50% 以上

表 13-7 儿童身高系数

年龄 / 岁	系数			
	男性		女性	
	a	b	a	b
6	0.461	32.382	0.458	32.079
7	0.513	38.878	0.508	38.367
8	0.592	48.804	0.561	45.006

续表

年龄 / 岁	系数			
	男性		女性	
	a	b	a	b
9	0.687	61.390	0.652	56.992
10	0.752	70.461	0.730	68.091
11	0.782	75.106	0.803	78.846
12	0.783	75.642	0.796	76.934
13	0.815	81.348	0.655	54.234
14	0.832	83.695	0.594	43.264

身高标准体重=a×实际身高（cm）−b

肥胖度=[实际体重（kg）−标准身高体重（kg）]/标准身高体重×100%

（3）内脏脂肪综合征的判定：可能患有代谢综合征者的判断基准及服药建议见表 13-8。

1）代谢综合征（内脏脂肪综合征）高危人群：男性腰围在 85cm 以上，女性腰围在 90cm 以上；血脂、血压、血糖 3 项指标中 2 项或以上符合者。

2）代谢综合征（内脏脂肪综合征）可能人群：男性腰围在 85cm 以上，女性腰围站在 90cm 以上；血脂、血压、血糖 3 项指标中有 1 项符合者。

表 13-8　代谢综合征可能人群

项目	特征	服药
腰围	男性腰围在 85cm 以上，女性腰围在 90cm 以上	—
血脂	高密度脂蛋白不足 40mg/dL	服药降低胆固醇；服药降低中性脂肪含量
血压	收缩压在 130mmHg 以上或舒张压在 85mmHg 以上	服药降低血压
血糖	糖化血红蛋白（glycosylated hemoglobin，Hb）A1c 在 6.0% 以上	注射胰岛素来降低血糖

三、小结

（一）收集生理指标资料

日本的营养与健康调查对调查对象进行抽血取样以了解其多维健康状况，如血糖、白细胞数、红细胞数等。日本还根据腰围、血糖、血压、血脂 4 项指标，对调查对象的内脏脂肪综合情况进行判断。这些调查内容和测量方法值得借鉴和参考。

（二）调查内容广泛且配有参考标准

例如，日本在饮酒方面的调查中，不仅对饮酒频率还对饮酒量进行准确调查，以180mL为1个度量单位，并给出一些常见的酒品容积值，1瓶约相当于500mL啤酒、135mL 20度烧酒、110mL 25度烧酒、80mL 35度烧酒、60mL（1杯）威士忌、240mL（2杯）葡萄酒等，以便于调查参考。另外，对运动量的调查，也给出了参考目标值：① 20 ~ 64岁男性9 000步、女性8 500步；② 65岁以上男性7 000步，女性6 000步。

附录 13-1

日本营养与健康调查问卷（2015年版）

地区编号：　　　　　　　　　　市县编号：

家庭编号：　　　　　　　　　　家庭成员编号：

性别：①男　②女

年龄：

【身体测量】

1. 身高（1岁以上）：___cm

2. 体重（1岁以上）：___kg

3. 腰围（6岁以上）（平肚脐高度）：___cm

注：腰围的测量方法包括①调查员测量；②调查对象自测（自己报告）。

4. 血压（20岁以上）

第一次：收缩压（最高值）___mmHg　　舒张压（最低值）___mmHg

第二次：收缩压（最高值）___mmHg　　舒张压（最低值）___mmHg

5. 是否进行过血液检查（20岁以上）？

（1）血红蛋白量　　①有；②无

（2）血细胞比容　　①有；②无

（3）红细胞数　　①有；②无

（4）白细胞数　　①有；②无

（5）血小板数　　①有；②无

（6）血糖值　　①有；②无

（7）糖化血红蛋白（Hb）A1c　　①有；②无

（8）总胆固醇　　①有；②无

（9）高密度脂蛋白胆固醇　　①有；②无

（10）低密度脂蛋白胆固醇　①有；②无

（11）中性脂肪　①有；②无

（12）总蛋白质　①有；②无

（13）白蛋白　①有；②无

（14）肌酐　①有；②无

（15）血铁清　①有；②无

【问诊】（20岁以上）

6．是否使用以下药物？

（1）降压药　①有；②无

（2）治疗脉搏紊乱药物　①有；②无

（3）注射或降压药物　①有；②无

（4）降胆固醇药物　①有；②无

（5）中性脂肪　①有；②无

（6）贫血药物治疗（含铁补血药）　①有；②无

7．至今为止，是否在医院或健康检查中被检查出糖尿病（处于糖尿病边界，血糖高也包含在内）。

①是（回答第7–1题）；②否（回答第8题）

7–1．现在是否进行糖尿病治疗（包括定期检查和生活习惯改善指导）？

①是；②否

8．医生是否对您提出禁止运动的要求？

①是；②否

9．运动习惯（第8题回答“无”者不需要回答第9题）

（1）1周运动天数：（　）d

（2）运动的平均时间：（　）h（　）min

（3）运动习惯的持续年数：（　）

①不足1年；②1年及以上

营养摄取状况调查

请根据营养摄取状况调查表的填写说明填写。

Ⅰ. 家庭状况

1. 家庭成员编号	2. 姓名	3. 出生年月日	4. 性别	5. 与户主关系	6. 妊娠、哺乳
01			①男； ②女		（1）妊娠中（　）周 （2）分娩后不到6个月，哺乳 （3）分娩后不到6个月，没有进行哺乳 （4）分娩后6个月以上，现在在哺乳期
02			①男； ②女		
03			①男； ②女		
04			①男； ②女		
05			①男； ②女		

与户主关系：（　）

01 户主　　02 户主的配偶　　03 子女

04 子女的配偶　　05 孙子 / 孙女　　06 孙子 / 孙女的配偶

07 户主的父母　　08 配偶的父母　　09 祖父母

10 兄弟姐妹　　11 其他血缘关系者　　12 其他（血缘关系以外）

Ⅱ. 饮食状况

7. 工作种类	饮食状况			身体状况	
	早	午	晚	一天的身体活动量（步数）	计步器的穿戴状况：从早到晚一直戴着（洗澡、游泳除外）
					①是；②否

早餐	午餐	晚餐	零食	备用

食物摄取状况调查

<table>
<tr><td colspan="4">家庭饮食（水除外）全部记录</td><td colspan="10">请记录家庭成员食用不同食品的比例，并填写到对应的家庭成员姓名下（如果有剩余，请记录剩余部分）</td></tr>
<tr><td>料理名</td><td>食品名</td><td>使用量（重量或其他指标及其单位）</td><td>废弃量</td><td>姓名1</td><td>姓名2</td><td>姓名3</td><td>姓名4</td><td>姓名5</td><td>姓名6</td><td>姓名7</td><td>姓名8</td><td>姓名9</td><td>剩余部分</td></tr>
<tr><td></td><td></td><td></td><td></td><td></td><td></td><td></td><td></td><td></td><td></td><td></td><td></td><td></td><td></td></tr>
<tr><td></td><td></td><td></td><td></td><td></td><td></td><td></td><td></td><td></td><td></td><td></td><td></td><td></td><td></td></tr>
<tr><td></td><td></td><td></td><td></td><td></td><td></td><td></td><td></td><td></td><td></td><td></td><td></td><td></td><td></td></tr>
<tr><td></td><td></td><td></td><td></td><td></td><td></td><td></td><td></td><td></td><td></td><td></td><td></td><td></td><td></td></tr>
<tr><td></td><td></td><td></td><td></td><td></td><td></td><td></td><td></td><td></td><td></td><td></td><td></td><td></td><td></td></tr>
<tr><td></td><td></td><td></td><td></td><td></td><td></td><td></td><td></td><td></td><td></td><td></td><td></td><td></td><td></td></tr>
</table>

<table>
<tr><td colspan="17">调查员填写栏（请不要在此栏填写）</td></tr>
<tr><td rowspan="2">料理整理编号</td><td colspan="6" rowspan="2">食品编号</td><td colspan="4" rowspan="2">摄取量</td><td colspan="6">分配比例</td></tr>
<tr><td>1</td><td>2</td><td>3</td><td>4</td><td>5</td><td>剩余</td></tr>
<tr><td></td><td></td><td></td><td></td><td></td><td></td><td></td><td></td><td></td><td></td><td></td><td></td><td></td><td></td><td></td><td></td><td></td></tr>
<tr><td></td><td></td><td></td><td></td><td></td><td></td><td></td><td></td><td></td><td></td><td></td><td></td><td></td><td></td><td></td><td></td><td></td></tr>
<tr><td></td><td></td><td></td><td></td><td></td><td></td><td></td><td></td><td></td><td></td><td></td><td></td><td></td><td></td><td></td><td></td><td></td></tr>
<tr><td></td><td></td><td></td><td></td><td></td><td></td><td></td><td></td><td></td><td></td><td></td><td></td><td></td><td></td><td></td><td></td><td></td></tr>
<tr><td></td><td></td><td></td><td></td><td></td><td></td><td></td><td></td><td></td><td></td><td></td><td></td><td></td><td></td><td></td><td></td><td></td></tr>
<tr><td></td><td></td><td></td><td></td><td></td><td></td><td></td><td></td><td></td><td></td><td></td><td></td><td></td><td></td><td></td><td></td><td></td></tr>
<tr><td></td><td></td><td></td><td></td><td></td><td></td><td></td><td></td><td></td><td></td><td></td><td></td><td></td><td></td><td></td><td></td><td></td></tr>
</table>

注：受访者填写早餐、午餐、晚餐和零食的食物获取状况，由作为调查员的管理营养师负责检查表格的填写情况。

生活习惯调查

1．平时选择食品注重什么？请在相应选项画○。

①味美；②喜好；③量大；④营养价值；⑤季节感；⑥安全性；⑦新鲜度；⑧价格；⑨便利性；⑩没什么重视的

2．过去1年间，因为经济原因有控制买入或没买入的食物（点心、常喝的饮料除外）吗？

①经常发生；②有时发生；③几乎没有；④完全没有

3．最近1个月您的平均睡眠时间为多久？

① 5h以下；② 5h以上，不足6h；③ 6h以上，不足7h；④ 7h以上，不足8h；⑤ 8h

以上，不足 9h；⑥ 9h 以上

4．最近 1 个月您通过睡眠是否得到了充足的休息？

①充足；②一般；③几乎没有；④没有

5．您吸烟吗？

①每天吸；②隔几天一吸；③以前吸烟，一个多月未吸烟；④不吸烟

选择①、②者请继续回答。

5-1．您通常一天吸几支烟？选择②（隔几天一吸）者请回答一天吸烟量：（　）支

5-2．您想戒烟吗？

①想要戒烟；②想要减少支数；③不想戒烟；④不知道

6．您的牙齿有多少颗？

[义齿、牙桥、镶牙不包含在内。28 颗牙齿是正常的，但也有比 28 颗牙齿少的情况。]

（　）颗牙齿

7．您的牙龈情况如何？

①有牙龈肿？

A 是；B 否

②刷牙时出血吗？

A 是；B 否

8．您 1 周有几天喝酒（清酒、烧酒、啤酒、洋酒等）？

①每天；② 5 ~ 6d；③ 3 ~ 4d；④ 1 ~ 2d；⑤ 1 个月中有 1 ~ 3d；⑥基本不喝；⑦戒酒了；⑧不喝（不能喝）

回答①~⑤选项者回答问题 8-1；回答⑥~⑧选项者回答问题 9。

8-1．在喝酒日，一天大约喝多少酒，换算成清酒回答。

① 1 合（180mL）未满；② 1 合及以上，2 合（360mL）未满；③ 2 合及以上，3 合（540mL）未满；④ 3 合及以上，4 合（720mL）未满；⑤ 4 合及以上，5 合（900mL）未满；⑥ 5 合（900mL）及以上

一合清酒（约 180mL）的酒量换算：相当于啤酒、发泡酒 1 瓶（约 500mL）；20 度烧酒 135mL；25 度烧酒 110mL；35 度烧酒 80mL；7 度兑苏打水的烧酒 350mL；威士忌 1 杯（60mL）；红酒 2 杯（240mL）。

9．过去 1 年间，您是否进行过健康检查（健康诊断、健康诊查以及短期住院检查）？

①是；②否

[以下项目不包含在健康检查中：癌症检查、妇科检查、牙齿检查、在医院或诊所进行诊疗的检查。]

[由户主或家庭代表代表家庭回答问题 10。]

10．在过去 1 年，您的家庭收入是多少？

①不足 200 万日元；② 200 万 ~ 600 万日元；③ 600 万日元以上；④不知道

参考文献

[1] YOSHIIKI N, ICHIMURA K. The National Health and Nutrition Survey in the promotion and evaluation of health policies: Its role and history as a long-term health-monitoring tool[J]. Journal of the National Institute of Public Health, 2012, 61: 388-398.
[2] NISHI N, OKUDA N. National Health and Nutrition Survey in target setting of Health Japan 21 (2nd edition) [J]. Journal of the National Institute of Public Health, 2012, 61: 399-408.
[3] 厚生劳动省．平成26年国民健康与营养调查报告[EB/OL]．(2018-8-1)[2019-2-20]. http://www.mhlw.go.jp/seisakunitsuite/bunya/kenkou_iryou/kenkou/kenkounippon21/en/eiyouchousa/.

第十四章
韩国国家健康相关调查

韩国国家健康和营养调查（Korea National Health and Nutrition Examination Survey，KNHANES）是一个健康持续监测系统，自 1998 年开始，至今已进行 7 轮，目的是评估韩国国民的健康和营养状况，促进国民健康。该调查定期监测健康危险因素的趋势和主要慢性病的流行情况，并提供数据用于制定韩国的卫生政策和计划。本章总结韩国 7 次健康与营养调查，介绍其调查背景、调查目的、主要负责部门、历史沿革、调查周期、调查内容、调查方法等以及质量控制体系、开展的国际合作。

一、概述

韩国国家健康和营养调查（KNHANES）是韩国的一项持续监测系统，评估韩国人的健康和营养状况，监测健康危险因素的趋势及主要慢性病的流行情况，并提供数据用于制定和评估韩国的卫生政策。该调查是在整合了 1969 年推行的“国家营养调查”和 1971 年推行的“国家健康与健康行为调查”基础上，于 1998 年由韩国疾病预防控制中心所负责开展。KNHANES 是具有全国代表性的横断面调查，每年有约 10 000 人作为调查样本，收集社会经济地位、健康相关行为、生活质量、卫生服务利用、健康状况、非传染性疾病的生化和临床指标、膳食摄入等相关信息。调查主要由健康询问调查、健康检查和营养调查 3 部分组成。健康询问调查与健康检查由经过培训的工作人员（包括医生、医疗技术人员、健康调查员和营养师）执行，通过健康移动检测中心以及家庭随访对调查对象进行调查。KNHANES 自 1998 年开始实施，至今已进行 7 轮，为韩国国民健康水平的提高、平均寿命的延长做出了突出的贡献。

二、韩国国家健康和营养调查

（一）调查背景

韩国国家健康和营养调查（KNHANES）实施目的是定期监测健康危险因素的趋势和

主要慢性病的流行情况，并提供数据用于制定韩国的卫生政策和计划。该调查以《国家健康促进法》（第 16 条）为依据，由政府设计（批准编号 117002），根据《统计法》（第 17 条）进行统计，为韩国的相关卫生政策提供统计数据的循证依据，在疾病风险因素和卫生服务的基础设施建设研究等诸多领域发表 500 余篇文献。

（二）调查目的

KNHANES 作为韩国最为权威且全面的健康、疾病与营养状况监测系统，为锁定韩国居民健康危险因素、把握慢性病流行趋势提供了系统的、连续的、规范的监测数据，同时也为韩国制定一系列卫生政策提供循证依据。同时，它还为世界卫生组织和经济合作与发展组织提供关于吸烟、饮酒、身体活动和肥胖的统计数据。

KNHANES 具体调查目标如下：①建立国家健康计划的目标、指标；②监测健康危险行为和日常活动，包括吸烟、饮酒、营养摄入和身体活动；③监测主要慢性病流行情况及其管理状况（知晓率、治疗率、控制率等）；④根据疾病和病症分析生活质量、活动受限和医疗保健的使用；⑤分析计算各国的可比性卫生统计指标。

（三）组织管理

1. **主管部门** KNHANES 由韩国政府负责，委任韩国疾病预防控制中心开展，在收集中央政府和相关公共卫生领域专业人士的意见后，结合卫生和福利部政策制定的需求，开展调查。韩国疾病预防控制中心还支持韩国的研究人员为数据用户提供培训。

2. **历史沿革和调查周期**

（1）历史沿革：KNHANES 是在整合“国家营养调查”和“国家健康和健康行为调查”基础上形成的。KNHANES Ⅰ（1998 年）、KNHANES Ⅱ（2001 年）、KNHANES Ⅲ（2005 年）、KNHANES Ⅳ（2007—2009 年）、KNHANES Ⅴ（2010—2012 年）、KNHANES Ⅵ（2013—2015 年）和 KNHANES Ⅶ（2016—2018 年）相继开展（图 14-1）。2007 年，KNHANES 开始交由疾病预防中心负责安排与开展。

（2）调查周期：前 3 次调查每隔 3 年进行 1 次；从 2007 年的第 4 次调查开始，周期调整为每年 1 次，以便及时为国家提供统计数据。为了减少季节性变化的限制，KNHANES Ⅳ（2007—2009 年）和 KNHANES V（2010—2012 年）全年持续进行。

（四）样本的选取

KNHANE 的目标调查人群包括居住在韩国的家庭人口，抽样计划遵循多阶段整群抽样设计。确定调查地区后，调查员进行家庭筛查，选择样本家庭。家庭筛查的调查员明确调查区域的边界和确定调查家庭的数量，要求相关区域卫生服务中心和社区健康中心参与。KNHANE 每年在 192 个地区系统抽样选择 20 个家庭，1 000 多名 1 岁及以上的个人作为调查对象。然后，根据生活阶段将儿童分为儿童（1 ~ 11 岁）、青少年（12 ~ 18 岁）

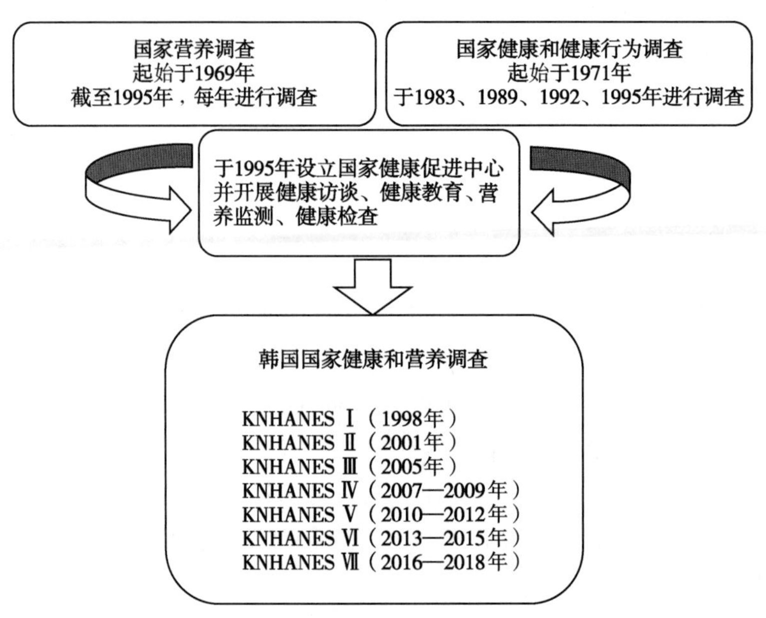

图 14-1　国家健康和营养调查历史沿革

和成人（19 岁及以上）3 组，选用适当的调查方法开展调查。调查员询问家庭成员，收集调查所需的基本信息（包括联系电话等）。

例如，在 2011 年的调查中，从全国约 20 万个根据地理区域划分的初级抽样单位中抽取了 192 个初级抽样单位（primary sampling unit，PSU）。初级抽样单位由平均 60 户家庭组成，每个单位的家庭使用系统抽样；在选定的家庭中，1 岁及以上的个体为调查对象。

（五）调查内容筛选体系

为了保证调查的质量和可靠性，KNHANE 有一整套完善的调查内容筛选体系（图 14-2），以保证条目和问题的合理性，并确定所选出的条目能够获得足够准确的回答。

（六）调查内容

KNHANE 在征询中央政府和相关公共卫生专业人员的意见后，最终确定调查内容。基于卫生和福利部的需求，经过专家咨询委员会的审查和调整（咨询委员会对调查内容、调查项目、调查方法、产出指标和结果利用的必要性等方面提出修改意见），最终确定调查内容。各单位负责的调查内容见图 14-3。调查内容包含健康询问调查、健康检查和营养调查 3 部分（表 14-1）。

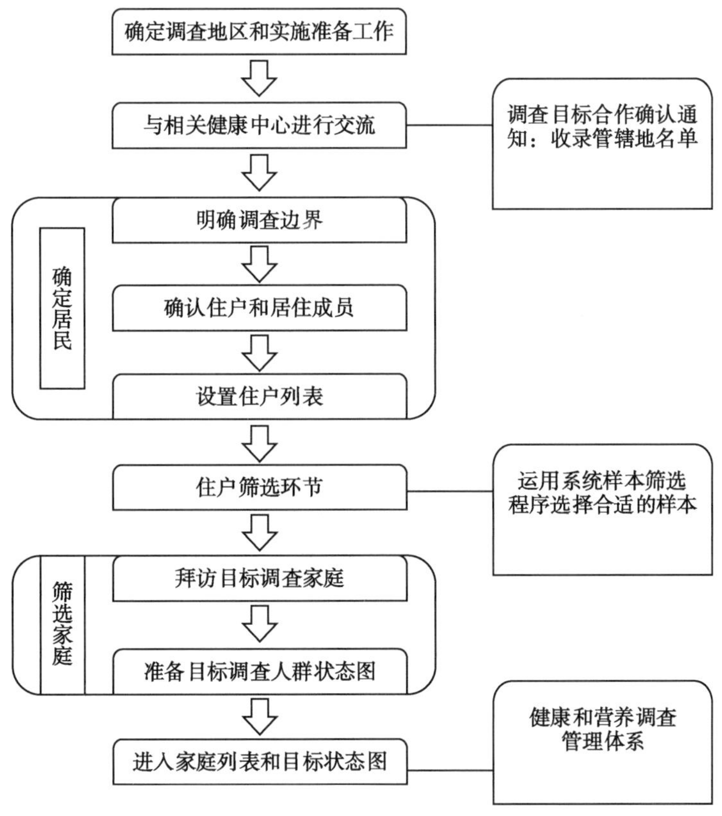

图 14-2　国家健康和营养调查内容筛选体系

表 14-1　国家健康和营养调查内容

维度	调查内容
健康询问调查	家庭基本信息、吸烟、酒精摄取量、肥胖和体重控制、躯体活动、药物的摄取、卫生服务利用、疫苗接种和医学检查、活动受限情况、生活质量、感染、安全性、心理健康、女性健康、教育和经济行为、口腔健康
健康检查	人体基本健康状况、肥胖、高血压、糖尿病、血脂、肝炎、肝功能检测、肾病、贫血、重金属和微量元素、慢性阻塞性肺疾病、龋齿、牙周疾病、视敏度、屈光度、噪声暴露情况、结核病、握力、维生素摄取
营养调查	食物和营养的摄取、饮食行为、食物供应、营养标识、食品安全、母乳喂养、食物摄取频率

1. **健康询问调查**　健康询问调查问卷由家庭和个人部分组成。家庭部分的信息（包括抽样家庭所有成员和收入等人口统计变量）主要由调查住户中 19 岁及以上的成年调查对象提供。健康询问调查表的个人部分包括自我报告的吸烟、酒精摄取、身体活动、心理健康、口腔健康、体重控制和安全性等方面的信息。这个独立的调查部分还包括由接受过培训的调查员进行的面对面询问，收集医疗条件、教育和职业、卫生服务利用、活动限制、生活质量和损伤等信息。考虑到不同的风险因素在不同年龄段的暴露和疾病流行的差

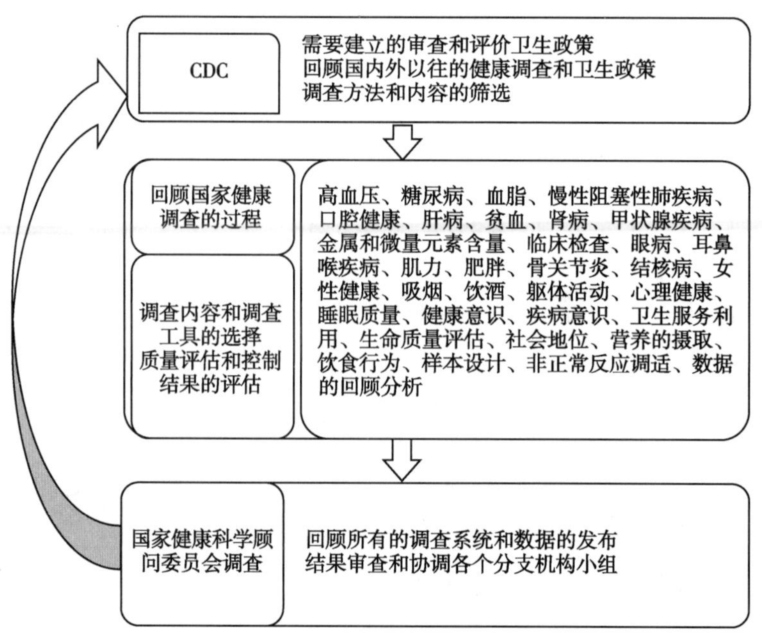

图 14-3　国家健康和营养调查各单位负责调查内容

异，个人部分的问卷内容进行了调整。详细年龄分层和具体调查内容见表 14-2。

表 14-2　健康询问调查内容

类别	内容	年龄分类	调查方法
家庭调查	性别、年龄、婚姻状况、家庭成员数量、家庭类型、家庭收入、健康保险、国籍	1 名成人（每个家庭）	访谈
成人	药物治疗、卫生服务利用、疫苗接种和医学检查、活动受限和生命质量、感染、躯体活动、心理健康（睡眠时间、PHQ-9 抑郁症筛查量）教育和经济条件、女性健康	≥ 19 岁	访谈
	吸烟、饮酒、肥胖和体重控制、安全、心理健康、口腔健康		自我报告
青少年	药物治疗、卫生服务利用、疫苗接种和医学检查、活动受限和生命质量、感染、躯体活动、心理健康（睡眠时间、PHQ-9 抑郁症筛查量）教育和经济条件、女性健康	12 ~ 18 岁	访谈
	吸烟、饮酒、肥胖和体重控制、安全、心理健康、口腔健康		自我报告
儿童	药物治疗、卫生服务利用、疫苗接种和医学检查、活动受限、感染、女性健康	1 ~ 11 岁	访谈（主要访谈对象为监护人）
	肥胖和体重控制、安全、二手烟暴露、口腔健康、教育		自我报告（监护人报告）

注：PHQ-9抑郁症筛查量表（patient health questionnaire-9，PHQ-9）。

2. **营养调查**　目的是评估韩国人的营养状况，了解营养弱势群体的营养问题，为制订预防和治疗疾病的营养管理计划提供信息基础。营养调查内容见表 14–3。

表 14–3　营养调查内容

<table>
<tr><th>调查项目</th><th>调查指标</th><th>年龄分类</th></tr>
<tr><td rowspan="9">饮食行为</td><td rowspan="4">就餐频率
外出就餐频率
家人陪同就餐频率
使用膳食补充剂</td><td>≥ 1 岁</td></tr>
<tr><td>≥ 1 岁</td></tr>
<tr><td>≥ 1 岁</td></tr>
<tr><td>≥ 1 岁</td></tr>
<tr><td rowspan="2">接受营养教育和营养摄入的经历
营养标识：食用说明、营养比例、营养声称</td><td>学龄前至小学</td></tr>
<tr><td>学龄前至小学</td></tr>
<tr><td rowspan="3">母乳喂养和婴儿食品
辅食的使用
婴幼儿营养供应</td><td>1 ~ 3 岁</td></tr>
<tr><td>1 ~ 3 岁</td></tr>
<tr><td>1 ~ 3 岁</td></tr>
<tr><td rowspan="2">食物摄取</td><td rowspan="2">回忆 24h 内摄取食物的名称和数量
家庭膳食的名称和数量、配菜</td><td>≥ 1 岁</td></tr>
<tr><td>≥ 1 岁</td></tr>
<tr><td>食物获取频率</td><td>食物问卷量表条目中 112 种食物的摄取频率和数量</td><td>19 ~ 64 岁</td></tr>
<tr><td>食品安全</td><td>家庭食品安全</td><td>所有年龄段的食品购买者</td></tr>
</table>

3. **健康检查**　针对不同年龄阶段的调查对象收集生长发育基本信息、口腔健康状况、耳鼻喉与视力、握力、血液样本与尿液样本等信息。个别项目的检查时间与检查次数有明确的要求。健康检查内容详见表 14–4。

表 14–4　健康检查内容

<table>
<tr><th colspan="2">检查项目</th><th>检查指标</th><th>年龄分类</th><th>备注</th></tr>
<tr><td colspan="2" rowspan="3">人体测量</td><td>身高</td><td rowspan="3">≥ 1 岁</td><td rowspan="3"></td></tr>
<tr><td>体重</td></tr>
<tr><td>腰围</td></tr>
<tr><td colspan="2" rowspan="2">血压测量</td><td>高压、低压</td><td rowspan="2">≥ 10 岁</td><td rowspan="2">测量 3 次</td></tr>
<tr><td>脉搏</td></tr>
<tr><td colspan="2">握力测试</td><td>测量握力</td><td>≥ 10 岁</td><td>测量 3 次</td></tr>
<tr><td rowspan="4">血液样本</td><td rowspan="4">血脂</td><td>胆固醇</td><td rowspan="4">≥ 10 岁</td><td rowspan="4">血脂检查应在晚餐后进行</td></tr>
<tr><td>甘油三酯（triglyceride，TG）</td></tr>
<tr><td>高密度脂蛋白</td></tr>
<tr><td>低密度脂蛋白</td></tr>
</table>

续表

<table>
<tr><th colspan="2">检查项目</th><th>检查指标</th><th>年龄分类</th><th>备注</th></tr>
<tr><td rowspan="16">血液样本</td><td rowspan="2">肾病</td><td>血尿素氮（blood urea nitrogen，BUN）</td><td rowspan="16">≥ 10 岁</td><td rowspan="9">血脂检查应在晚餐后进行</td></tr>
<tr><td>肌酸酐</td></tr>
<tr><td rowspan="2">糖尿病</td><td>空腹血糖（fasting blood glucose，FBS）</td></tr>
<tr><td>糖化血红蛋白（HbA1c）</td></tr>
<tr><td rowspan="3">肝病</td><td>乙型肝炎表面抗原（hepatitis B surface antigen，HBsAg）</td></tr>
<tr><td>谷草转氨酶（glutamic-oxaloacetic transaminase，GOT）</td></tr>
<tr><td>谷丙转氨酶（glutamic-pyruvic transaminase，GPT）</td></tr>
<tr><td rowspan="2">贫血</td><td>血红蛋白浓度</td></tr>
<tr><td>血细胞比容</td></tr>
<tr><td rowspan="5">常规检查</td><td>红细胞计数</td><td rowspan="7">仅一些常规项目</td></tr>
<tr><td>白细胞计数</td></tr>
<tr><td>维生素 A</td></tr>
<tr><td>维生素 E</td></tr>
<tr><td>叶酸</td></tr>
<tr><td>炎症</td><td>超敏 C- 反应蛋白（hypersensitive-C-reactive protein，Hs-CRP）</td></tr>
<tr><td>ECT 检查</td><td>尿酸</td></tr>
<tr><td rowspan="14">尿液分析</td><td rowspan="14">常规检查</td><td>尿蛋白</td><td rowspan="12">≥ 10 岁</td><td rowspan="14"></td></tr>
<tr><td>尿糖</td></tr>
<tr><td>尿隐血</td></tr>
<tr><td>尿胆素</td></tr>
<tr><td>尿酮</td></tr>
<tr><td>胆红素</td></tr>
<tr><td>特殊指标</td></tr>
<tr><td>尿酸碱度</td></tr>
<tr><td>尿酸盐</td></tr>
<tr><td>尿肌酸酐</td></tr>
<tr><td>尿钠</td></tr>
<tr><td>尿钾</td></tr>
<tr><td>尿可替宁</td><td rowspan="2">≥ 6 岁</td></tr>
<tr><td>亚硝胺</td></tr>
<tr><td colspan="2">口腔健康检查</td><td>包括牙齿健康和牙周健康的 13 个问题条目</td><td>≥ 1 岁</td><td></td></tr>
<tr><td colspan="2">肺活量测量</td><td>慢性阻塞性肺疾病</td><td>40 ~ 79 岁</td><td>3 ~ 8 次</td></tr>
<tr><td colspan="2">视力检查</td><td>视力测试</td><td>5 ~ 18 岁</td><td></td></tr>
<tr><td colspan="2">耳鼻喉检查</td><td>噪声暴露情况</td><td>≥ 40 岁</td><td></td></tr>
</table>

（七）调查方法

1. **调查周期**　每个初级抽样单位的健康询问调查和健康检查调查在移动检测中心进行，为期 3d（周三～周五）。每个调查对象完成所有程序需要 1.5 ～ 2h，调查开展的时间是从上午 6 点到下午 1 点。

2. **调查地点**　健康询问调查和健康检查由移动检测中心、受过培训的医务人员和调查员执行。营养调查是于健康询问调查后一周在调查对象家中进行。

（八）调查人员

1. **调查人员**　韩国疾病预防控制中心于 2007 年 7 月加入年度调查系统，组成“调查专家组”实施调查（表 14–5）。专业调查员（由护士、营养师和医学相关专业毕业生组成）在完成教育和培训后 2 ～ 4 周到达调查点。调查员每年接受 5 ～ 6 次再培训课程，以掌握正确的调查流程和技术。此外，16 个城市和省份派遣公共卫生牙医参与调查。

表 14–5　各地区调查人员构成

调查项目	调查内容	调查专家组	人数
健康检查	健康测量	健康检查小组	4
	血压和家庭背景	健康检查小组	4
	血液、尿液、握力	健康检查小组	4
	肝功能、视力、耳鼻喉、噪声暴露	健康检查小组	4
	口腔健康	公共卫生牙医	4
健康访谈	健康访谈	健康访谈小组	8
营养调查	营养	营养调查小组	8

2. **调查过程**　包括调查计划、调查准备、调查实施、数据分析、数据服务 5 个阶段（表 14–6）。

表 14–6　调查实施过程

调查过程	实施内容
调查计划	制订基本计划、筛选调查内容、核算预算
调查准备	批准调查、选择调查量表和调查工具、培训调查员、更新计算机系统、进行家庭预调查、选择调查区域
实施调查	调查保留、健康检查、健康访谈、营养调查、第一轮结果输入、调查结果报告
数据分析	回顾和修复数据、统计数据、检测结果信度、统计分析
用户服务	统计分配、数据提供、统计结果分析、数据利用

（九）调查数据

调查报告显示，调查样本量呈逐年增加的趋势，前 3 次的国家健康和营养调查主要由韩国卫生和社会事务研究所和韩国卫生产业发展研究所分工协作完成，第 4 ～ 7 次调查主要由韩国疾病预防控制中心负责开展（表 14–7）。

表 14–7　KNHANES 调查数据和主管部门

KNHANES 调查	调查周期	样本量		主管部门		
		目标调查域	每个区域目标调查家庭	健康访谈	健康检查	营养调查
KNHANES Ⅰ（1998 年）	1998 年 11—12 月	200	22 ～ 24	KIHASA	KIHASA	KHIDI
KNHANES Ⅱ（2001 年）	2001 年 11—12 月	200	22 ～ 24	KIHASA	KIHASA	KHIDI
KNHANES Ⅲ（2005 年）	2005 年 4—6 月	200	22 ～ 26	KIHASA	KCDC	KHIDI
KNHANES Ⅳ（2007 年）	2007 年 7—12 月、2008 年每个月、2009 年每个月	500	23	—	CDC	CDC
KNHANES Ⅴ（2010 年）	2010 年每个月、2011 年每个月、2012 年每个月	576	20	—	CDC	CDC
KNHANES Ⅵ（2013 年）	2013 年每个月、2014 年每个月、2015 年每个月	576	20	—	CDC	CDC
KNHANES Ⅶ（2016 年）	2016 年 7—12 月	576	23	—	CDC	CDC

注：KIHASA：韩国卫生和社会事务研究所（Korea Institute for Health and Social Affairs）；KHIDI：韩国卫生产业发展研究所（Korea Health Industry Development Institute）；CDC：疾病预防控制中心（Centers for Disease and Prevention）。

（十）调查的应用

韩国国家健康和营养调查收集的数据和统计结果主要用于以下公共卫生政策、计划和研究领域：制订和评估国家健康计划；统计分析国际组织和各成员方的健康指标和数据；促进韩国青少年和儿童生长发育计划的开展；制定膳食营养素参考摄取量标准；巩固健康和营养薄弱环节；开展卫生服务项目和建立预防控制系统。

（十一）质量控制体系

1. **现场调查与质量控制**　通过更新调查手册、培训调查员、实地检查、评定合格率、调查结果评估等程序，对健康询问调查、健康检查、营养调查进行质量控制（图 14–4）。

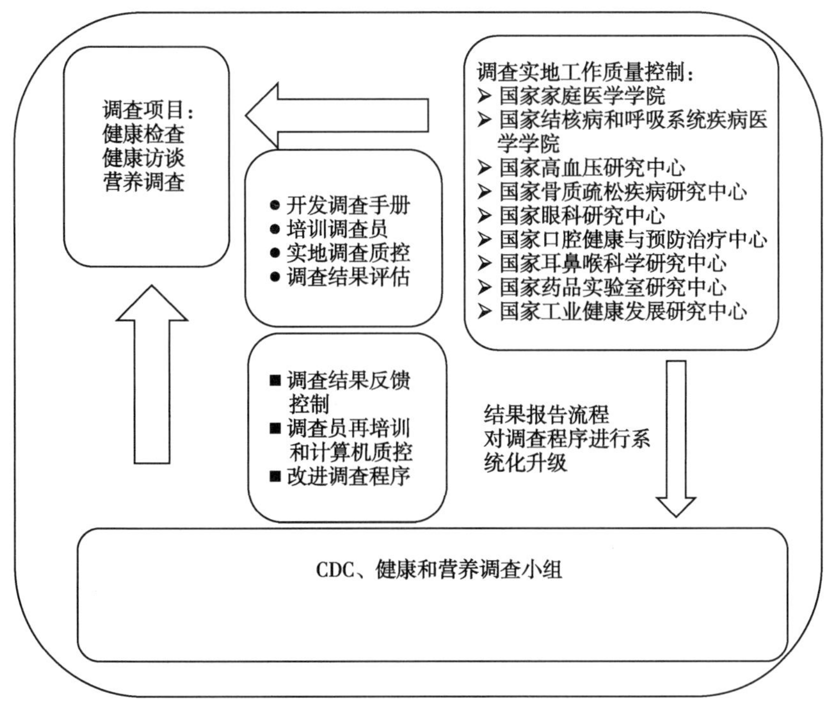

图 14-4　质控体系流程图

2. **保证调查对象参与**　韩国国家健康和营养调查的调查样本家庭通知在调查前 1 个月以地方政府的名义发送给调查家庭，疾病预防控制中心联系被调查家庭，通知他们调查内容和调查地点，并通过电话预约在调查前 1 周确定调查时间。这样可有效保证调查对象的参与程度，提高样本的覆盖率，保证调查的准确性和公平性。

（十二）开展合作

从 2008 年开始，韩国通过与以下各种组织合作，并引入移动检测中心，对调查环境和设备实施标准化，以保障年度调查顺利进行。通过专项合作，在过去五年中陆续开展了视力、耳鼻喉、体脂肪和骨密度、胸部 X 线、骨关节炎检查、口腔健康检查和肺量计检查。

1. **韩国骨质疏松协会**（Korean Society of Osteoporosis，KSO）

（1）合作日期：2008 年 2 月 11 日。

（2）合作领域：骨密度和体脂检测。

（3）技术支持：骨密度检测设备、放射科技术人员。

2. **韩国眼科学会**（Korean Ophthalmological Society，KOS）

（1）合作日期：2008 年 4 月 3 日。

（2）合作领域：眼科。

（3）技术支持：眼科检查设备、眼科专家。

3. **韩国实验医学学会**（Korean Society of Laboratory Medicine，KSLM）

（1）合作日期：2008 年 3 月 26 日。

（2）合作领域：临床检测质量控制。

（3）技术支持：调查机构质量控制。

4. **韩国耳鼻咽喉学会 – 头颈外科**（Korean Society of Otorhinolaryngology–Head and Neck Surgery，KORL）

（1）合作日期：2008 年 4 月 22 日。

（2）合作领域：耳鼻喉疾病。

（3）技术支持：耳鼻喉检测设备、相关领域专家。

5. **韩国结核病和呼吸疾病学会**（Korean Academy of Tuberculosis and Respiratory Diseases，KATRD）

（1）合作日期：2008 年 5 月 27 日。

（2）合作领域：慢性阻塞性肺疾病与肺结核。

（3）技术支持：正电子发射断层显像（positron emission tomography，PET）、X 线检查设备。

6. **韩国预防牙科和口腔卫生学院**（Korean Academy of Preventive Dentistry and Oral Health，KAOH）

（1）合作日期：2009 年 4 月 17 日。

（2）合作领域：口腔疾病。

（3）技术支持：口腔检查设备。

7. **韩国家庭医学院**（Korean Academy of Family Medicine，KAFM）

（1）合作日期：2009 年 7 月 29 日。

（2）合作领域：骨关节疾病。

（3）技术支持：X 线设备。

8. **国际合作** 韩国疾病预防控制中心于 2009 年与美国疾病预防控制中心的国家卫生统计中心交换了意向书以交流技术，并参与了美国疾病预防控制中心正在进行的脂质标准化计划和维生素 D 标准化计划，为韩国临床实验室测试标准化和国家标准实验室基础建立奠定基础。

三、小结

（一）调查内容丰富

韩国的国家健康和营养调查包括健康询问调查、健康检查和营养调查 3 部分内容，收集社会经济地位、健康相关行为、生活质量、医疗保健利用、人体健康状况、非传染性疾病的生化和临床特征、膳食摄入的相关信息，从多方面了解调查对象的基本信息，为制定卫生相关政策提供全面、丰富的数据和信息支持。

（二）调查前准备工作完善

国家健康和营养调查进行家庭抽样调查，要求相关区域卫生服务中心和社区健康中心参与，在调查前 1 个月以地方政府的名义将通知发送到调查对象家庭，疾病预防控制中心与家庭联系，通知他们调查内容和调查地点，并通过电话预约，在调查前 1 周确定调查时间。这样的流程可以调动调查对象的积极性，并保证在调查期间调查对象在场，提高调查对象的参与率，缩短调查时间。

（三）调查时间合理

前 3 次国家健康和营养调查每隔 3 年进行一次，从 2007 年起调整为每年调查一次，以便及时提供统计数据。为了减少季节性变化对调查的影响和限制，第 4 次调查和第 5 次调查在全年范围内持续进行，避免季节性疾病对调查结果产生影响，提高调查的信度和效度。

（四）质控系统可靠

韩国相关部门通过更新调查手册、培训调查员、实地检查、评定合格率、评估调查结果等程序，对健康检查、健康访问、营养调查进行质量控制。调查的质控监测系统体现出多部门、多领域以及多工具的综合质控特点，在多阶段实施调查质量控制，提高样本覆盖率，得到更加可靠的调查分析结果。

参考文献

Ministry of Health and Welfare, Centers for disease Control & Prevention. About the Korea National Health and Nutrition Examination Survey[EB/OL]/[R]. [2017-2-13]. https: //knhanes.cdc.go.kr/knhanes/eng/index.do.

第十五章
新加坡国家健康相关调查

新加坡国家健康调查（Singapore National Health Survey，NHS）始于1992年，由新加坡卫生部组织，每6年开展一次。为了解新加坡居民的健康状况和生活方式，调查基于两阶段分层抽样的原则选取对象，采用填写问卷的方式获取数据，对数据进行整理分析后，利用调查结果来规划和评估卫生保健服务。

一、概述

2016年5月19日世界卫生组织（WHO）发布的报告显示，新加坡人口平均寿命为83.1岁，在全球平均期望寿命排名中位列第3位，平均每万人拥有23名医生。在卫生健康方面，凭借着先进的医疗设备、严格的医疗管理、细致入微的服务、统一透明的收费，新加坡在国际上赢得了很多赞誉。根据联合国的统计，新加坡的医疗水平在世界排名第6位。新加坡在医疗卫生领域很多做法值得借鉴。

于1992年起，新加坡每6年进行一次国家健康调查，旨在获得新加坡国民健康水平和生活方式变化情况。前4次国家健康调查在当年完成，次年发布调查报告，第5次健康调查在2016年9月—2017年5月开展，截至2018年7月，还未见官方网站发布相关报告，仅有简短的新闻通稿介绍了此次调查目标，与之前的调查无太大差异（图15-1）。本章以2010年第4次调查为例详细介绍新加坡健康调查。详细问卷内容见附录15-1。

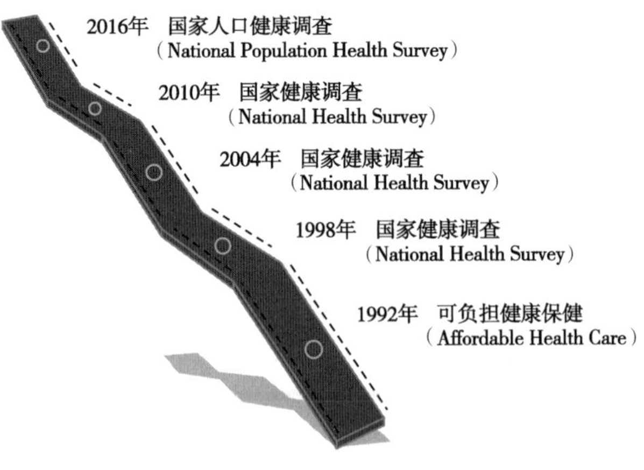

图15-1 新加坡健康调查历史沿革（1992—2016年）

二、新加坡国家健康调查

（一）背景

2010 年第 4 次新加坡国家健康调查由卫生部组织，调查时间为 2010 年 3 月 17 日—6 月 13 日，在保持以往连续性的基础上，采用分层多阶段随机抽样方法，主要对非传染性疾病（如糖尿病和高血压）患病率及相关风险因素进行调查。该调查为卫生部监测人口健康状况、跟踪国家健康目标进展情况、规划与评价健康促进方案和卫生保健服务提供了依据。

（二）目标

新加坡国家健康调查的主要目标是监测新加坡人口健康状况，了解相关健康危险因素，并跟踪以下国家健康目标的进展情况：①健康危险行为，如缺乏运动、肥胖、吸烟及酗酒；②健康和疾病状况，如高血压或糖尿病；③预防性健康行为，如健康普查、乳腺癌普查、宫颈癌普查、结肠癌普查。

（三）内容

新加坡国家健康调查内容包括新加坡国民糖尿病、高血压、高血脂、肥胖、运动、吸烟和饮酒等健康危险因素及其他身体健康状况，以及卫生服务利用、提供、护理等情况。

1. **国家健康调查主要内容**　见表 15-1。

表 15-1　2010 年新加坡国家健康调查内容

编号	目标	调查内容
1	登记信息	姓名、身份证号、调查地点、性别、国籍、身高、体重
2	人口学信息	社会经济地位 婚姻状况、最高学历、职业、收入
3	体育活动情况	运动时间、次数、频率、原因
4	吸烟情况	吸烟及香烟消费习惯 吸烟频率、数量、原因
5	喝酒情况	饮酒及酒精消费习惯 饮酒频率、数量、原因
6	糖尿病情况	患病情况 家人是否患病、服用药物或注射针剂进行治疗、自己控制糖尿病的方法、治疗糖尿病地点、检测血糖原因、没有检测血糖的原因

续表

编号	目标	调查内容
7	高血压情况	患病情况 家人是否患病、服用药物或注射针剂进行治疗、自己控制高血压的方法、治疗高血压地点、检测血压原因、没有检测血压的原因
8	身体健康情况	高胆固醇、高血脂、心血管疾病、关节炎、痛风、肾脏疾病、哮喘、视力、听力
9	健康检查计划情况	是否有做健康检查以及对健康检查的了解情况 女性：乳腺癌、宫颈癌 所有人：结直肠癌
10	医疗保健服务利用情况	近期就医情况 就医方式、频率、方便程度
11	健康状态的描述情况	生理健康和心理健康
12	慢性病管理情况	患病情况
13	关怀与护理情况	向有健康问题、长期患病或残疾的朋友或家庭成员提供定期照顾或协助

2. 重要测量条目界定标准

（1）糖尿病

1）诊断标准：采用世界卫生组织口服葡萄糖耐量试验诊断分类标准（表 15–2）。

表 15–2　口服葡萄糖耐量试验诊断标准

分类	餐后 2h 血糖 /（mmol · L^{-1}）	浓度 /（mg · dL^{-1}）
正常	＜ 7.8	＜ 140
糖耐量受损	7.8 ～ 11.1	140 ～ 200
糖尿病	≥ 11.1	≥ 200

2）方法：对禁食一夜（至少 10h）的患者进行静脉穿刺采血，测量其空腹血糖水平以及糖化血红蛋白 Alc（HbA1c）水平，非糖尿病调查对象和未服药的糖尿病调查对象分别服用 296mL 含 75g 葡萄糖的饮料，2h 后，进行第 2 次静脉穿刺采血。

（2）高血压

1）诊断标准：采用世界卫生组织高血压诊断分类标准（表 15–3）。

表 15-3　高血压诊断标准

分类	血压 /mmHg
正常	收缩压< 140 并且舒张压< 90
高血压	收缩压≥ 140 或舒张压≥ 90

2）方法：使用标准水银血压计测量血压。调查对象在测量前需充分休息，测量时坐在桌前，使手臂与心脏位置保持齐平。在其上臂，即肘窝以上 2 ~ 3cm 处绑松紧合适的袖带，充气至血压计的读数高于桡动脉脉搏消失的水平，然后慢慢放气。水银柱下降期间，听到清晰的第一声搏动音时的水银柱刻度值就是被测者的收缩压，当搏动音突然变得很弱或者消失听不见时的水银柱刻度值就是舒张压。对每个调查对象分别测量 2 次，间隔为 30s。如果 2 次测量所得收缩压相差超过 25mmHg，或舒张压相差超过 15mmHg，则进行第 3 次测量，然后计算出 2 个最接近读数的平均值。

（3）胆固醇

1）诊断标准：采用新加坡卫生部临床实践指南中胆固醇分类标准（表 15-4）。

表 15-4　胆固醇分类标准

分类	胆固醇浓度	
	mmol/L	mg/dL
总胆固醇		
期望值	< 5.2	< 200
高边界值	5.2 ~ 6.1	200 ~ 239
高值	≥ 6.2	≥ 240
高密度脂蛋白		
期望值	≥ 1.0	≥ 40
低值	< 1.0	< 40
低密度脂蛋白		
期望值	< 3.3	< 130
高边界值	3.3 ~ 4.0	130 ~ 159
高值	≥ 4.1	≥ 160

2）方法：调查对象在前一晚禁食（至少 10h），通过静脉穿刺取血来测定空腹总胆固醇、低密度脂蛋白和高密度脂蛋白水平。用试管收集所有血液标本，并在当天送往新加坡总医院病理科生物化学实验室进行分析。

（4）肥胖

1）分类标准：采用世界卫生组织体重和腹部肥胖分类标准（表 15–5），以体重指数（BMI）衡量人体胖瘦程度；使用腰臀比（waist-hip ratio，WHR）评估腹部肥胖状况（表 15–6）。

BMI= 体重（kg）/ 身高（m）^{2}

腰臀比 = 腰围 / 臀围

表 15–5　体重分类标准

分类	体重指数
低体重	＜ 18.5
正常体重	18.5 ～ 24.9
超重	≥ 25
肥胖前期	25 ～ 29.9
肥胖	≥ 30

表 15–6　腹部肥胖分类标准

性别	腹部肥胖标准
男性	WHR ＞ 1.0
女性	WHR ＞ 0.85

2）方法：用电子秤测量体重时，调查对象需衣着轻薄，且不穿鞋。使用测距仪测量身高时，调查对象需在电子秤指定位置上站直，且不穿鞋；工作人员在读数时，眼睛需与测试者头顶保持水平。然后，根据体重和身高测量值计算体重指数。使用卷尺测量调查对象的腰围和臀围 2 次，计算平均值，然后根据测量结果计算腰臀比。

（5）吸烟

1）分类标准：采用世界卫生组织吸烟情况分类标准（表 15–7）。

表 15–7　吸烟情况分类标准

分类	吸烟频率
每天吸烟者	每天至少吸一次烟
偶尔吸烟者	吸烟，但不是每天都吸烟
曾吸烟者	以前每天都吸烟，但目前不吸烟
不吸烟者	以前从未吸烟或过去极少吸烟（被视为有吸烟史）

2）方法：采用访谈式问卷调查。

（6）饮酒

1）分类标准：根据饮酒频率来分类（表 15–8）。

表 15–8　饮酒情况分类标准

分类	饮酒频率
频繁饮酒者	＞ 4d/ 周
经常饮酒者	1 ～ 4d/ 周
偶尔饮酒者	≤ 3d/ 月

2）方法：采用访谈式问卷调查。研究人员向调查对象展示一张带有标准酒精饮料图片的卡片（图 15-2），然后询问其过去 12 个月内酒精饮料摄入情况。

1杯啤酒
（285mL）
1杯烈酒
（30mL）
1杯葡萄酒
（120mL）
1杯开胃酒/餐前酒
（60mL）

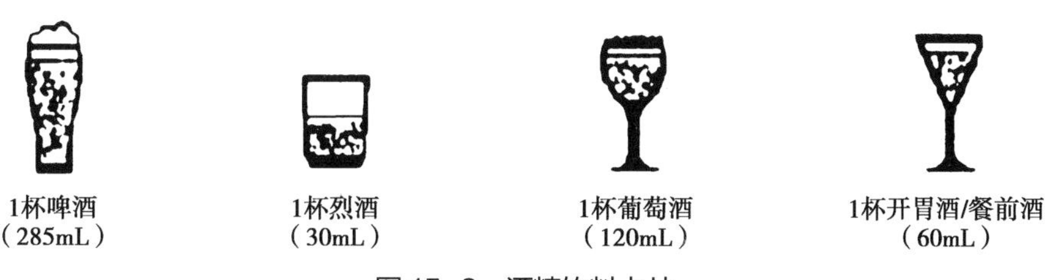

图 15-2　酒精饮料卡片

（7）体育活动

1）分类标准：依据美国运动医学学院体育活动分类标准（表 15-9）。

表 15-9　体育活动分类标准

分类	体育活动频率
按时运动	参加任何形式的运动或锻炼，每次至少 20min，每周 3d 或以上
经常运动	参加任何形式的运动或锻炼，每次至少 20min，每周少于 3d
不运动 / 很少运动	不参加任何形式的运动或锻炼或者每次锻炼少于 20min

2）方法：采用访谈式问卷调查。访谈内容包括所做体育活动类型、频率、持续时间和强度。对于久坐不动的调查对象，主要调查他们不做任何运动或锻炼的原因。

（8）哮喘

1）介绍：哮喘是一种呼吸系统慢性病，烟草、香水、冷空气、用力或情绪压力等一种或多种诱因都可能导致哮喘。哮喘可引起反复发作的喘息、气促、胸闷和咳嗽等症状，症状可轻可重，严重时可危及生命。多数患者可自行缓解或经治疗缓解。

2）方法：采用访谈式问卷调查。询问调查对象是否被医生告知过患有哮喘，现在是否仍然有哮喘症状等。

（9）慢性肾脏病（肾功能损害）

分类标准：慢性肾脏病（chronic kidney disease，CKD）是绝大多数肾脏疾病的临床统称，按照估算的肾小球滤过率（estimated glomerular filtration rate，eGFR）可以进行分期（图 15-3）。

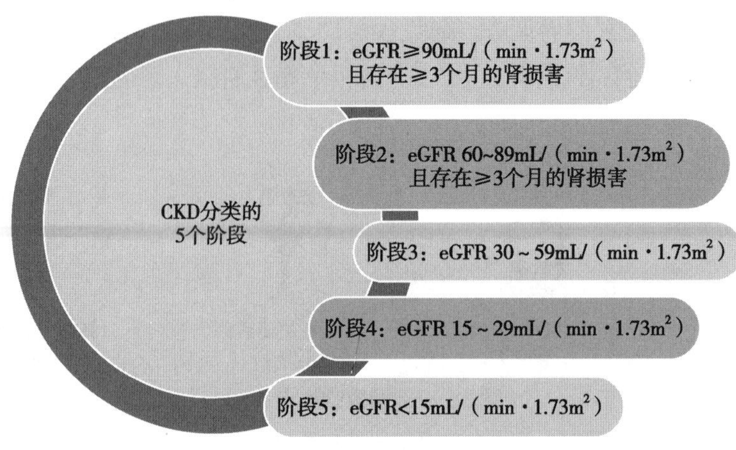

图 15-3　慢性肾脏病分期

（10）听力损失

1）分类标准：参考美国演讲语言听力协会和英国听力学会制定的标准（图 15-4）。满足 25dB 筛查水平，平均听力损失 26 ～ 40dB，为轻度听力损失；满足 40dB 筛查水平，平均听力损失 41 ～ 60dB，为中度听力损失。

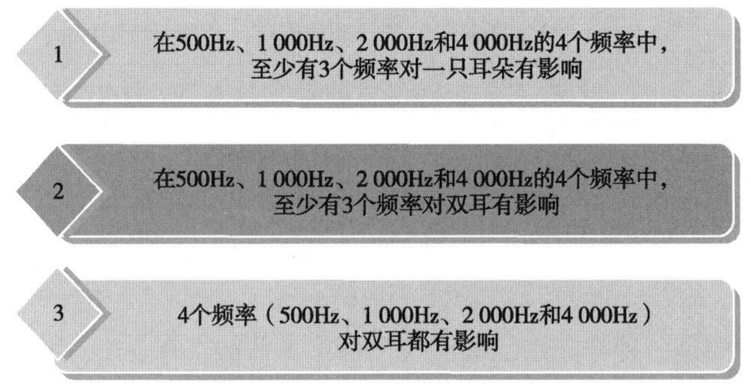

图 15-4　听力损失的定义

2）方法：于安静房间内，在不同频率、不同声级下，使用便携式听力计对被试者耳朵的空气传导听力阈值进行测试。频率分别为 500Hz、1 000Hz、2 000Hz、4 000Hz，声级分别为 20dB、25dB 和 40dB。

（11）乳腺癌筛查：采用访谈式问卷调查方法，询问女性调查对象是否做过乳房 X 线检查、对该检查了解情况以及没有做该检查的原因。

（12）宫颈癌筛查：采用访谈式问卷调查方法，询问女性调查对象是否做过巴氏涂片检查、对该检查了解情况以及没有做该检查的原因。

（13）大肠癌筛查：采用访谈式问卷调查方法，询问调查对象是否做过粪便隐血检查（fecal occult blood test，FOBT）、乙状结肠镜检查以及最近一次检查时间。

（14）初级医疗保健服务利用：采用访谈式问卷调查方法，询问调查对象最近一次在私人全科医生诊所或公立综合医院求诊时间，当时的医疗条件，有健康问题时是否有能够咨询的家庭医生或全科医生，以及每年看家庭医生或全科医生的次数。

（15）社区健康筛查：采用访谈式问卷调查方法，询问调查对象否有医生告知其患有糖尿病、高血压或高血脂等疾病。

（16）心理健康：采用 12 项一般健康问卷（general health questionnaire 12，GHQ12）测量心理健康。

（17）自测健康：采用访谈式问卷，调查对象需要自我评估整体健康状况，包括身体健康和心理健康，程度分为“非常好”“良好”“一般”“糟糕”或“非常糟糕”。

（18）照护：采用访谈式问卷，询问调查对象是否定期向有健康问题、长期疾病或残疾的朋友或家人提供照顾或协助，对于回答“是”者，再询问照顾对象、护理范围、护理和照料所花费的时间以及想要接受培训的护理领域等。

（四）调查对象与范围

2010 年第 4 次调查的调查对象为 18 ~ 79 岁新加坡常住人口。本着方便和易于访问的目的，共 6 家医院（包括 5 家综合医院和 1 家社区医院）被选为测试地点，测量调查对象的身体特征及健康情况。这 6 家医院配备了必要的基础设施，分布于新加坡各地，且附近有三大族群（在新加坡的中国人、马来人和印度人）的家庭住户。

（五）样本筛选与调查方法

样本选取是按照两阶段分层抽样原则实施，由国家统计局在国家数据库中选择了 47 500 个家庭。第 1 阶段主要按照新加坡城市重建局的规划选择地理区域，第 2 阶段则包括住宅区。在第 1 个阶段随机抽取 17 000 个家庭进行统计调查，选定的住户均会收到信件通知，随后调查员进行家访，调查对象包括 18 ~ 79 岁的家庭成员。在第 1 阶段中被随机抽样的 7 695 个人要参与第 2 阶段调查。首先将在第 1 阶段确定的所有个体按年龄、性别和民族分层，然后采用系统抽样。样本由 30% 的中国人、30% 的马来人、30% 的印度人和 10% 其他民族的人构成。抽取马来人和印度人较多，以确保样本量充足，从而能够可靠地估计这些少数群体的患病率。

（六）调查质量控制

为保证调查质量，在调查每一环节都实行了严格的质量控制，包括问卷设计、调查员培训、现场调查以及数据资料整理分析。其中，现场调查阶段质量控制尤为重要。

1. **调查员工作职责**　调查员须记录每天调查问卷情况，如是否有缺失值、数据是否输入错误，并核对调查地点正确等，若发现数据异常，要与调查对象直接核实。

2. **调查问卷数据的准确性**　调查表中的数据需输入数据库中。从该数据库中随机选择20%的问卷进行检查，若发现数据输入错误，及时进行更正。

3. **尊重调查对象隐私** 在调查所有阶段，对个人信息和测试结果严格保密。

4. **调查员选择与培训** 为确保严格遵守调查标准和程序，所有调查员都在经过严格培训后再分配调查任务。新加坡国家医疗保健医院、流行病学与疾病控制司等组织对调查员进行血压测量、听力测量、调查技巧等项目培训。为使调查员熟悉调查程序，调查组在进行实地调查前，进行为期一天的现场演练测试。

5. **血液标本分析** 所有血液标本均于当天送往新加坡总医院病理科生物化学实验室进行分析。卫生部流行病学和疾病控制司收到检测结果后，对其完整性和一致性进行检查，然后上传到数据库中。

6. **调查对象年龄标准化** 为了做更多有意义的趋势比较，统计患病率时应考虑到不断变化的人口年龄分布，特别是在人口老龄化的情况下，高血压、糖尿病和高胆固醇血症等慢性病的患病率都会增加。以2010年新加坡人口普查为基准，采用直接法计算患病率的年龄标准化。

7. **调查程序和方案** 2010年全国健康调查所采用的程序和方案与2004年全国健康调查密切相关。该方案是根据世界卫生组织推荐的糖尿病和其他非传染性疾病实地调查方案以及世界卫生组织莫尼卡人口调查方案制订的。

8. **道德规范和监管批准** 2010年新加坡国家健康调查方法、计划和方案均由健康促进委员会（Health Promotion Board，HPB）、牙科医学委员会和伦理委员会批准通过。

（七）调查问卷

新加坡全国健康调查采用结构化问卷，收集与主要非传染性疾病和危险因素有关的人口统计、社会经济、生活方式、健康状况，对健康筛查的认识、态度和做法以及调查对象的总体幸福感等信息。该问卷改编自2004年国民健康调查和2007年全国健康监测调查，还引入了世界卫生组织国际体力活动问卷（Global Physical Activity Questionnaire，GPAQ）和12项一般健康问卷的相关内容。

（八）邀请、动员与宣传

1. **邀请与宣传** 为完成住户登记工作，全部选定家庭在调查开始前3周左右会收到一封通知书，知悉调查目的。选定家庭在登记完成后可将填妥的表格传真或邮寄至卫生部，也可以通过通知书中预先分配好的登录账号和密码登录指定网站，填写在线表格，完成住户登记。没有通过传真或邮件发送登记表或大约2周后仍没有完成在线登记的家庭，将由训练有素的调查员进行访问，并协助完成登记表的填写。

媒体宣传方面，新加坡卫生部网站发布了一份关于人口普查的新闻声明及常见问题解答，社区中心和社区俱乐部的布告板上也张贴了宣传海报。

2. **实地调查** 在调查开始前3周左右，所有调查对象将会收到一封邀请信，内容包括时间、地点及禁食说明。邀请信中附有一封致雇主的信，以方便在职人士请假参加调查。在调查开始前2周，调查对象会收到提醒信，提醒他们参加调查。在调查开始前3d，经过培训的热线小组成员会打电话再次提醒调查对象。

（九）调查计划和数据收集

实地调查于2010年3月17日—6月13日的每周三至周日以及2个周二（4月6日和5月25日）进行。工作时间从每天上午8点到下午1点，平均每天完成60名调查对象的测试。所有调查对象在调查当天都对参与调查表示知情同意。全国保健小组综合诊所的工作人员进行现场调查，卫生部流行病学和疾病控制司、健康促进委员会研究和战略规划司进行监督。工作人员对调查对象进行健康检查，包括血糖、血脂和尿蛋白检测，听力损失评估以及血压、腰围、臀围、身高和体重测量，并询问他们的生活方式和饮食习惯。在测量程序结束时，工作人员都会对每名调查对象的检查表和问卷完整性进行检查，并在3周内将基本结果（体重、身高、体重指数、腰围、臀围、血压、血糖、血脂、血肌酐、尿微量白蛋白及听力测试结果）发送给调查对象。

（十）第4次调查与之前历次调查的不同处

1. 对新加坡居民进行了护理、听力损失和肾脏损害方面的调查。
2. 收集了关于慢性病筛查，初级卫生保健服务使用，心理、生理健康自评方面的信息。

三、小结

1. **加大宣传，增加调查配合度** 在媒体宣传方面，新加坡卫生部网站发布了一份关于人口普查的新闻声明及常见问题解答，社区中心和社区俱乐部的布告板上也张贴了相关宣传海报。邀请信中附一封致雇主的信，寻求调查对象的雇主对调查的支持和合作，以方便在职人士请假参加调查。

2. **尊重隐私，保证知情同意权** 所有调查对象都在完全自愿的情况下参与调查，保证其知情同意权。同时，在调查所有阶段，个人信息和测试结果受到严格保密。

3. **问卷设置合理，条目设置精准** 新加坡国家健康调查主要通过各方面了解居民的非传染性疾病及其相关健康危险因素；收集关于社会经济地位、健康相关行为、生活质量、医疗保健利用、人体健康状况、非传染性疾病的生化和临床特征、膳食摄入相关信息，从各方面了解调查对象的基本信息；通过监测健康风险行为，根据疾病和病症分析生活质量、活动限制和医疗保健使用。问卷调查条目设置较以往更加精细，如对吸烟、饮酒程度，酒精饮料分类标准，锻炼频率、测量内容的定义和方法等都进行了详细的分类和细化。

4. **质控系统规范严格** 为保证调查质量，在调查每一环节，包括问卷设计、调查员培训、现场调查以及数据资料整理分析，都实行了严格的质量控制。

附录 15-1

2010 年新加坡国家健康调查

1. **登记**

所有个人资料将会严格保密。

身份信息

请出示邀请信和身份证，以便核实身份。

1000. 姓名：___________

1001. 身份证号：___________

1002. 出生日期：___________　　年龄：___________

1003. 调查登记日期：___________

1004. 调查地点

（1）伍德兰综合医院（Woodlands Polyclinic）

（2）后港综合医院（Hougang Polyclinic）

（3）大巴窑南民众俱乐部（Toa Payoh South Community Club）

（4）奥特拉姆综合医院（Outram Polyclinic）

（5）淡滨尼综合医院（Tampines Polyclinic）

（6）武吉巴督综合医院（Bukit Batok Polyclinic）

1005. 性别：

（1）男

（2）女

1006. 国籍：

（1）中国

（2）马来西亚

（3）印度

（4）其他国籍

1007. 您是新加坡公民吗?

（1）是，我是新加坡公民 →前往 1007a 题

（2）不是，我是永久居民→前往 1008 题

1007a. 您以前是否持有其他国家公民身份?

（1）是的→前往 1007b 题

（2）否→前往 1009 题

1007b．您以前的国籍是什么？

（1）马来西亚

（2）其他东南亚国家（如印度尼西亚、泰国、菲律宾）

（3）中国

（4）日本或韩国

（5）印度

（6）其他亚洲国家 [如巴基斯坦、俄罗斯、沙特阿拉伯，除了选项（1）~（5）中的国家]

（7）澳大利亚或新西兰

（8）欧洲国家（如英国、法国、德国）

（9）美国或加拿大

（10）南美洲国家（如巴西、阿根廷、墨西哥）

（11）非洲国家（如埃及、南非、尼日利亚）

（12）其他国家（请具体说明：____________）

1007c．您在哪一年获得新加坡公民身份？

____________ →前往 1009 题

1008．您现在的国籍是什么？

（1）马来西亚

（2）其他东南亚国家（如印度尼西亚、泰国、菲律宾）

（3）中国

（4）日本或韩国

（5）印度

（6）其他亚洲国家 [如巴基斯坦、俄罗斯、沙特阿拉伯，除了选项（1）~（5）中的国家]

（7）澳大利亚或新西兰

（8）欧洲国家（如英国、法国、德国）

（9）美国或加拿大

（10）南美洲国家（如巴西、阿根廷、墨西哥）

（11）非洲国家（如埃及、南非、尼日利亚）

（12）其他国家（请具体说明：____________）

身高体重测量

1009．您的身高是：_________cm/_________ 英尺 /________ 英寸

（1）拒绝回答

（2）不知道

您的体重是：________kg/________ 磅

（1）拒绝回答

（2）不知道

1010. 医生有没有告知过您超重或需要减肥？

（1）有

（2）没有

（3）拒绝回答

（4）不知道

[第 1 部分结束，请前往第 2 部分。]

2. 人口学信息

现在我想问一些关于社会经济地位的问题。

2000. 您目前婚姻状况是什么？

（1）未婚

（2）已婚

（3）分居

（4）离婚

（5）丧偶

（6）拒绝回答

2001. 您最高学历 * 是什么？（* 指获得的最高级别学历，包括在学习机构考核、函授或自学获得的毕业证书。）

（1）没受过正规教育

（2）小学

（3）中学

（4）新加坡“O”或“N”级证书或 NTC 3 级证书或其同等证书

（5）新加坡“A”级或 NTC1 ~ 2 级或办公室 / 商业技能证书

（6）理工学院文凭

（7）职业技术文凭或其他文凭

（8）大学及以上

（9）拒绝回答

2002. 您完成了 ________ 年学业（包括高等教育年数）。

（1）拒绝回答

（2）不知道

2003. 以下哪一项最能描述您在过去 12 个月中的主要工作状态？

（1）工作（具体说明当前职业：__________）

（2）学生（全日制）

（3）服兵役

（4）家庭主妇

（5）退休（具体说明以前职业：__________）

（6）失业（能够工作）（具体说明以前职业：________）

（7）失业（因残疾或其他疾病而无法工作）

（8）拒绝回答

2004. 在过去 12 个月里，您的家庭月平均收入是多少新元？

（1）低于 2 000 新元 / 月

（2）2 000 ～ 3 999 新元 / 月

（3）4 000 ～ 5 999 新元 / 月

（4）6 000 ～ 9 999 新元 / 月

（5）10 000 新元以上

（6）拒绝回答

（7）不知道

[第 2 部分结束，请前往第 3 部分。]

3. 体育活动

现在询问您在以下 3 种情况下的体育活动参与情况：①工作；②出行；③娱乐活动。要考虑您花在工作上的时间，包括有报酬或无报酬的工作、家务等。

在回答以下问题时，“高强度体育活动”是指付出艰苦体力，导致呼吸或心率大幅增加的体育活动；“中等强度体育活动”是指付出适度体力，导致呼吸或心率小幅增加的体育活动。

3000. 您的工作（挖掘或建筑工程）是否涉及呼吸或心率大幅增加至少 10min 的高强度活动？

（1）是

（2）否→前往 3002 题

3001. 您每周的工作有多少天需要进行中等强度活动？ _________d/ 周

3001a. 一天中，高强度活动会花费您多长时间？ ________h________min→前往 3004 题

3002. 您的工作是否涉及呼吸或心率轻微增加至少 10min 的中等强度活动如拖地？

（1）是

（2）否→前往 3004 题

3003. 您的工作 1 周有多少天需要进行中等强度活动？ _________d/ 周

3003a. 1d 中，中等强度活动会花费您多长时间？ _________h_________min

现在，我想知道您的出行方式，如去工作、购物、市场、教堂、寺庙、清真寺或外出

就餐的出行方式。

3004. 您 1 周有几天会步行或骑自行车（脚踏车）至少 10min？ ________/ 周

3004a. 您 1d 中有多少时间会步行或骑自行车（脚踏车）至少 10min？ ________h ________min

现在，我想问您关于运动、健身和娱乐活动（休闲）的问题，如游泳和羽毛球。

3100. 在过去 3 个月，您是否在闲暇时间参加运动或散步？

（1）是→前往 3101 题

（2）否→前往 3100a 题

3100a. 您不做任何休闲体育活动的主要原因是什么？

（1）忙于工作 / 家庭，没有时间

（2）没有同伴一起锻炼

（3）懒惰

（4）工作太累

（5）身体不好

（6）医生不建议锻炼

（7）工作中有足够多的运动量

（8）没有运动设施

（9）天气太热 / 潮湿

（10）没兴趣

（11）暂时受伤了

（12）其他（请具体说明：____________）

→前往 3107 题

3101. 您是否做过持续至少 10min 的剧烈（使呼吸或心率大幅度增加）的运动、健身，如跑步或足球？

（1）有

（2）没有→前往 3104 题

3102. 您 1 周会有几天做激烈的运动、健身或娱乐（休闲）活动？ ________d/ 周

3103. 您一天中会有多少时间做激烈的运动、健身或娱乐（休闲）活动？ ________h ________min →前往 3107 题

3104. 您是否做过持续至少 10min 的中等强度（使呼吸或心率略有增加）的运动、健身或娱乐（休闲）活动，如快速步行？

（1）有

（2）没有→前往 3107 题

3105. 您 1 周有几天会做激烈的运动，健身或娱乐（休闲）活动？ ________d/ 周

3106. 您 1d 中有多少渐渐做中等强度的运动、健身或娱乐（休闲）活动？

________h________mim

以下问题关于在工作、居家、上下班或与朋友一起时，包括坐在书桌前、与朋友坐在一起、乘坐汽车、公共汽车、火车、读书、打牌或看电视花费的时间，但不包括睡眠时间。

3107. 您一天通常花多少时间坐着或躺着？ ________h________min

[第 3 部分结束，请前往第 4 部分。]

4. 吸烟情况

现在，我想问您关于吸烟的问题。

4000. 您是否吸过烟？

（1）是

（2）否→前往 4021 题

吸过烟者

如果您每天吸烟或以前吸烟，我想问一些关于您香烟消费习惯的问题，以及形成这种习惯的原因。

4001. 目前为止，您是否吸过至少 100 支香烟（约 5 包）？

（1）是

（2）否→前往 4021 题

4002. 您每天都吸烟吗？

（1）是

（2）否

4003. 您现在吸烟吗？

（1）每天→前往 4004 题

（2）偶尔→前往 4011 题

（3）已经不吸烟了→前往 4016 题

每天吸烟者

4004. 平均而言，您每天吸多少支香烟？ ________ 支

4005. 您第一次尝试吸烟时年龄是多少？ ________ 岁

4006. 您在什么年龄开始每天吸烟？ ________ 岁

4007. 您吸烟的主要原因是什么？

（1）感到放松 / 缓解压力 / 帮助我处理问题

（2）帮助我集中精力

（3）上瘾 / 忍受不了不吸烟

（4）吸烟令人愉快

（5）无聊
（6）感到自信 / 长大了
（7）模仿家庭成员 / 亲戚
（8）受模特 / 电影 / 电视明星影响
（9）想给男朋友 / 女朋友 / 同事留下深刻印象
（10）招待客户 / 朋友
（11）出于习惯
（12）减肥
（13）其他（请具体说明）：_________
4008．以下哪一项最符合您的实际情况？
（1）我计划在下个月内戒烟
（2）我计划在未来 6 个月内戒烟
（3）我计划在未来 12 个月内戒烟
（4）我计划在未来 5 年内戒烟
（5）我计划在将来某个时候戒烟
（6）我根本不打算戒烟，但计划减少吸烟量
（7）我根本不打算戒烟，也不打算减少吸烟量
4009．您是否在过去 12 个月内戒烟至少 24h？
（1）是
（2）否
4010．在过去 12 个月里，您尝试过多少次戒烟行为？ _________ 次

偶尔吸烟者
4011．平均来说，您多久吸一次烟？
（1）每周
（2）每个月
（3）不知道
（4）拒绝回答
4012．您第一次尝试吸烟时年龄是多少？ _________ 岁
4013．您吸烟的主要原因是什么？
（1）感到放松 / 缓解压力 / 帮助我处理问题
（2）帮助我集中精力
（3）上瘾 / 忍受不了不吸烟
（4）吸烟令人愉快
（5）无聊

（6）感到自信 / 长大了
（7）模仿家庭成员 / 亲戚
（8）受模特 / 电影 / 电视明星影响
（9）想给男朋友 / 女朋友 / 同事留下深刻印象
（10）招待客户 / 朋友
（11）出于习惯
（12）减肥
（13）其他（请具体说明）：____________
4014. 以下哪一项最符合您的实际情况？
（1）我计划在下个月内戒烟
（2）我计划在未来 6 个月内戒烟
（3）我计划在未来 12 个月内戒烟
（4）我计划在未来 5 年内戒烟
（5）我计划在将来某个时候戒烟
（6）我根本不打算戒烟，但计划减少吸烟量
（7）我根本不打算戒烟，也不打算减少吸烟量
4015. 在过去 12 个月中，您试过几次戒烟？____次→如果 0 次，前往 4021 题
4015a. 您试图戒烟的主要原因是什么？
（1）我的医生建议我停止吸烟
（2）了解到吸烟对健康的有害影响
（3）健康原因 / 经历了吸烟对健康的不良影响
（4）关心周围人的健康（二手烟）
（5）香烟变贵
（6）吸烟浪费钱
（7）来自家人 / 朋友 / 同事的压力 / 建议
（8）没有特别的原因 / 决定自愿戒烟
（9）吸烟是社会不良现象
（10）环境压力（如禁烟）
（11）其他（请具体说明：____________）
→前往 4021 题

曾吸烟者
4016. 现在距离您上一次吸烟有多久？ ____年 ____月
4017. 在戒烟之前，您每天都吸烟的状态持续了多久？ ____年____月
4018. 您完全戒烟的主要原因是什么？

（1）我的医生建议我戒烟
（2）了解到吸烟对健康的有害影响
（3）健康原因 / 经历了吸烟对健康的不良影响
（4）关心周围人的健康（二手烟）
（5）香烟变贵
（6）吸烟浪费钱
（7）来自家人 / 朋友 / 同事的压力 / 建议
（8）没有特别的原因 / 决定自愿戒烟
（9）吸烟是社会不良现象
（10）环境压力（如禁烟）
（11）其他（请具体说明：____________）

4019．您戒烟的方式？
（1）自愿参加戒烟计划
（2）在公立 / 私立医院参加 / 咨询戒烟计划
（3）在公共 / 私人诊所参加 / 咨询戒烟计划
（4）在工作场所咨询 / 参加戒烟计划
（5）通过社区药房（零售店 / 诊所）参加 / 咨询戒烟计划
（6）通过和戒烟热线志愿者交流
（7）通过尼古丁替代疗法
（8）通过草药
（9）通过戒烟药等药物
（10）其他（请具体说明：____________）

4020．在戒烟成功之前，您曾尝试过多少次？____次

4021．您是否尝试过除香烟以外的其他烟草产品？

其他烟草产品	是			否
	每天	偶尔	已停止使用	
（1）雪茄	□	□	□	□
（2）雪茄烟	□	□	□	□
（3）水烟	□	□	□	□
（4）卷烟	□	□	□	□
（5）其他（请具体说明：____________）	□	□	□	□

[第 4 部分结束，请前往第 5 部分。]

5. 饮酒情况

现在，我想问一些关于饮酒的问题。

5000．您喝过酒吗？

（1）喝过

（2）没有喝过→前往 6000 题

5001．您在过去 12 个月里喝过酒吗？

（1）喝过

（2）没有喝过→前往 6000 题

5002．您平常主要喝什么酒？

（1）啤酒

（2）烈酒

（3）葡萄酒（香槟、波特酒）

（4）烈酒（杜松子酒、威士忌、朗姆酒、白兰地、伏特加）

（5）酒精饮料

（6）其他（请具体说明：____________）

（7）无特定偏好

5003．在过去 12 个月里，您至少多久喝一次酒？

（1）每周 5d 以上

（2）每个月 1 ～ 3d

（3）每周 1 ～ 4d

（4）每个月至少 1 次

5004．在您喝酒期间，一天平均喝多少酒？____（数量）

5005．在过去 1 个月里，您是否曾喝过≥ X 次酒？（男性 X=5；女性 X=4）

（1）喝过

（2）没有喝过→前往 6000 题

如果选择“喝过”

5006．在过去 1 个月里，您是否曾喝过≥ X 次酒？ [对男性来说 X=5，对女性来说 X=4]

在过去 1 个月喝过____次

[第 5 部分结束，请前往第 6 部分。]

6. 糖尿病

现在，我想问一些关于糖尿病的问题。

6000．您家里有人患过糖尿病吗？

（1）有

（2）没有→前往 6001 题

（3）我不确定→前往 6001 题

如果选择“有”

6000a．您能告诉我您家里谁有糖尿病吗？

（1）父亲

（2）母亲

（3）兄弟

（4）姐妹

（5）儿子

（6）女儿

6001．医生（西医）有没有告知过您患有糖尿病？

（1）有→前往 6001a 题

（2）有，但只有在怀孕期间→前往 6006 题

（3）没有→前往 6006 题

（4）没有，糖尿病前期和临界糖尿病→前往 6006 题

（5）不知道→前往 6006 题

6001a．您现在服用哪种类型的药物？

（1）没有

（2）注射胰岛素

（3）口服降血糖药

（4）口服降血糖药，并且注射胰岛素

（5）其他（请具体说明：____________）

（6）拒绝回答

（7）不知道

6001b．您患糖尿病多少年了？____ 年

6001c．除了医生开的药（如果有的话），您还有什么办法控制您的糖尿病吗？

（1）减肥 / 保持理想体重

（2）减少糖分、大米、面包摄入

（3）增加全麦面包、糙米、蔬菜或高纤维食物摄入

（4）减少脂肪摄入

（5）减少吸烟量或戒烟

（6）运动

（7）减少酒量

（8）没有

（9）其他（请具体说明：____________）

6002．您自己多久检查一次血糖（包括家人或朋友检查的次数，但不包括卫生专业人员检查的次数）？

（1）每天____次
（2）每周____次
（3）每个月____次
（4）每年 ____次
（5）不知道
6003．在过去 12 个月里，您因糖尿病看过多少次医生?
（1）____次
（2）不知道
6004．大多数时候您在哪里寻求糖尿病的治疗?
（1）私人医生处
（2）公立综合诊所
（3）专科门诊（重组医院）
（4）专科门诊（私家医院）
（5）其他（请具体说明：____________）
（6）没有
6005．在过去 12 个月里，医生、护士或卫生专业人员对您进行了多少次血红蛋白检查?
（1）____次
（2）不知道
（3）从来没听过这个测试
→前往至第 7 部分
6006．您上一次验血检查糖尿病是什么时候?
（1）1 年以内
（2）1 ~ 2 年
（3）2 ~ 3 年
（4）3 ~ 5 年
（5）5 年前
（6）从没检查过→前往 6009 题
6007．您上一次验血检查糖尿病的原因是什么?
（1）了解筛查重要性
（2）医生 / 护士建议
（3）家人 / 朋友 / 同事鼓励我
（4）阅读 / 听说 / 看到关于检查糖尿病的广告
（5）特设健康检查
（6）定期检查
（7）公司 / 申请健康检查（如入职前或永久居留权申请）

（8）其他（请具体说明：____________）

6008. 您上一次验血检查糖尿病是在哪里？

（1）私人医生处（综合检查计划）

（2）私人医生处（非综合检查计划）

（3）公立综合诊所

（4）专家门诊（公立医院）

（5）专家门诊（私立医院）

（6）工作地点

（7）社区

（8）其他（请具体说明：____________）

（9）没有检查过

→前往第 7 部分

如果 6006 题选择“从来没有”

6009. 您为什么没有通过验血检查糖尿病？

（1）从来没有听说过

（2）我身体健康，没有必要

（3）不想冒风险

（4）年龄太大

（5）年龄太小

（6）测试费用太贵

（7）医生没有建议过

（8）害怕知道结果

（9）不方便（如诊所 / 医院太远，在诊所 / 医院等太久，诊所 / 医院的英文标志太混乱）

（10）不重要

（11）忙于工作 / 家庭，没有时间

（12）如果查出糖尿病的话，就不能做某事情了

（13）如果得了糖尿病，我负担不起治疗糖尿病的费用

（14）不知道去哪里进行检查

（15）认为检查是痛苦的事情

（16）我注定会得糖尿病

（17）无法承担治疗费用

（18）其他（请具体说明：____________）

[第 6 部分结束，请前往第 7 部分。]

7. 高血压

接下来，我想问一些关于高血压的问题。

7000. 您家有人患高血压吗？

（1）有

（2）没有→前往 7001 题

（3）不知道→前往 7001 题

如果选择“有”

7000a. 您能告诉我您家谁患有高血压吗？

（1）父亲

（2）母亲

（3）兄弟

（4）姐妹

（5）儿子

（6）女儿

7001. 医生（西医）有没有告知过您患有高血压？

（1）有→前往 7001a 题

（2）有，但只有在怀孕期间→前往 7004 题

（3）没有→前往 7004 题

（4）没有，高血压临界值→前往 7004 题

（5）不知道→前往 7004 题

7001a. 您患高血压多少年了？____年

7001b. 目前医生是否有给您开治疗高血压的药物？

（1）有

（2）没有

（3）不知道

7001c. 除了医生开的药（如果有的话），您还会做些什么来控制血压？

（1）减肥

（2）减少食盐摄入

（3）减少脂肪摄入

（4）运动

（5）戒烟

（6）减少酒精摄入量

（7）减少压力

（8）没有

（9）其他（请具体说明：____________）

7001d．您最近一次血压检查是多久前做的？
（1）1 个月之内
（2）1 ~ 3 个月
（3）4 ~ 6 个月
（4）6 个月前
7002．在过去 12 个月里，您因高血压就诊过多少次？
（1）____次
（2）不清楚
7003．您通常在哪里治疗高血压？
（1）私人医生处
（2）公立综合诊所
（3）专家门诊（公立医院）
（4）专家门诊（私立医院）
（5）其他（请具体说明：____________）
（6）没有检查过
→前往第 8 部分
7004．您最近一次检查血压是什么时候？
（1）1 年以内
（2）1 ~ 2 年
（3）2 ~ 3 年
（4）3 ~ 5 年
（5）5 年前
（6）从没检查过→前往 7007 题
7005．您最近一次检查血压的原因是什么？
（1）了解筛查重要性
（2）医生 / 护士建议
（3）家人 / 朋友 / 同事鼓励我
（4）阅读 / 听说 / 看到关于检查高血压的广告
（5）特设健康检查
（6）定期检查
（7）公司要求 / 健康检查（如就业前或永久居留申请）
（8）其他（请具体说明：____________）
7006．您上一次在哪里进行的高血压检查？
（1）私人医生处（综合检查计划）
（2）私人医生处（非综合检查计划）

（3）公立综合诊所
（4）专家门诊（公立医院）
（5）专家门诊（私立医院）
（6）工作地点
（7）社区
（8）其他（请具体说明：____________）
（9）没有检查过
→前往第 8 部分

如果 6006 题选择“从来没有”
7007. 您为什么没有检查过高血压？
（1）从来没有听说过
（2）我身体健康，没有必要
（3）不想冒风险
（4）年龄太大
（5）年龄太小
（6）检查费用太贵
（7）医生没有建议过
（8）害怕知道结果
（9）不方便（如诊所 / 医院太远，在诊所 / 医院等太久，诊所 / 医院的英文标志太混乱）
（10）不重要
（11）忙于工作 / 家庭，没有时间
（12）如果查出是高血压的话，就不能做某事
（13）我注定会得高血压
（14）无法承担治疗费用
（15）其他（请具体说明：____________）
[第 7 部分结束，请前往第 8 部分。]

8. 身体健康情况

现在，我想问一些有关健康状况的问题。

高胆固醇或高血脂
8000. 医生（西医）有没有告知过您患有高胆固醇或高血脂？
（1）有→前往 7001a 题
（2）没有→前往 8004 题
（3）不知道→前往 7004 题

8001. 目前医生是否给您开过有关高胆固醇或高血脂的治疗药物？
（1）有→前往 7001a 题
（2）没有→前往 8004 题
（3）不知道→前往 7004 题
8002. 在过去 12 个月里，您因高胆固醇或高血脂就诊过多少次？
（1）____次
（2）不清楚
8003. 您通常在哪里治疗高胆固醇或高脂症？
（1）私人医生处
（2）公立综合诊所
（3）专家门诊（公立医院）
（4）专家门诊（私立医院）
（5）其他（请具体说明：____________）
（6）没有治疗过
→前往 8008 题
8004. 您最近一次检查胆固醇是什么时候？
（1）1 年以内
（2）1 ~ 2 年
（3）2 ~ 3 年
（4）3 ~ 5 年
（5）5 年前
（6）从没检查过→前往 8007 题
8005. 您最近一次检查胆固醇是因为什么？
（1）了解筛查重要性
（2）医生 / 护士建议
（3）家人 / 朋友 / 同事鼓励我
（4）阅读 / 听说 / 看到关于检查胆固醇的广告
（5）特设健康检查
（6）定期检查
（7）公司应用 / 健康检查（如就业前或永久居留申请）
（8）其他（请具体说明：____________）
8006. 您上一次在哪里进行的血胆固醇检查？
（1）私人医生处（综合检查计划）
（2）私人医生处（非综合检查计划）
（3）公立综合诊所

（4）专家门诊（公立医院）
（5）专家门诊（私立医院）
（6）工作地点
（7）社区
（8）其他（请具体说明：＿＿＿＿＿＿）
（9）没有
→前往 8008 题
如果 8004 题选择“从来没有”
8007. 您为什么没有检查胆固醇？
（1）从来没有听说过
（2）我身体健康，没有必要
（3）不想冒风险
（4）年龄太大
（5）年龄太小
（6）检查费用太贵
（7）医生没有建议过
（8）害怕知道结果
（9）不方便（如诊所 / 医院太远，在诊所 / 医院等太久，诊所 / 医院的英文标志太混乱）
（10）不重要
（11）如果查出高胆固醇的话，就不能做某事
（12）不知道去哪里检查
（13）忙于工作 / 家庭，没有时间
（14）我注定会得胆固醇
（15）无法承担治疗费用
（16）其他（请具体说明：＿＿＿＿＿＿）

心血管疾病
8008. 医生（西医）有没有告知过您心血管疾病是因为心脏问题？
（1）有
（2）没有
（3）拒绝回答
（4）不知道
8009. 医生（西医）有没有告知过您有过心脏病发作？
（1）有
（2）没有

（3）拒绝回答

（4）不知道

8010. 医生（西医）有没有告知过您有过一次卒中？

（1）有

（2）没有

（3）拒绝回答

（4）不知道

关节痛

8011. 在过去12个月里，您是否有感觉到关节疼痛、僵硬或肿胀（如髋部、膝盖、肩膀、肘部、手腕、手指）？

（1）有

（2）没有→前往8012题

如果选择“有”

8011a. 您觉得这些症状是否由工作引起？

（1）是

（2）否

（3）不知道

8011b. 这些症状有1个月了吗？

（1）是

（2）否

8011c. 这些症状是否由受伤引起？

（1）是

（2）否

8011d. 您觉得受伤是否由工作造成？

（1）是

（2）否

（3）不知道

8011e. 您是否因为关节痛而限制了日常活动？

（1）是

（2）否

8011f. 您这个月大部分时间有感觉到膝盖疼痛吗？

（1）是

（2）否

关节炎 / 痛风 / 肾病

8012. 医生（西医）有没有告知过您患有关节炎?

（1）有

（2）没有→前往 8012b 题

（3）拒绝回答→前往 8012b 题

（4）不知道→前往 8012b 题

如果选择“有”

8012a. 医生（西医）有没有告知过您患有下列疾病?

（1）膝关节骨关节炎（磨损性关节炎）

（2）髋关节骨关节炎（磨损性关节炎）

（3）类风湿性关节炎

8012b. 医生（西医）有没有告知过您患有痛风?

（1）有

（2）没有

（3）拒绝回答

（4）不知道

8012c. 医生（西医）有没有告知过您患有肾衰竭（不包括肾结石、膀胱感染或尿失禁）?

（1）有

（2）没有

（3）拒绝回答

（4）不知道

8013. 医生（西医）有没有告知过您患有骨质疏松症?

（1）有

（2）没有

（3）拒绝回答

（4）不知道

8014. 在过去 1 个月（30d）内，您是否腰疼持续 1d 以上?

（1）是

（2）不是→前往 8015 题

如果选择“是”

8014a. 您觉得疼痛是工作引起吗?

（1）是

（2）不是

（3）不知道

8014b．您有多少天感觉到腰痛？____d

8014c．您是否因为腰痛而限制了身体活动？

（1）是

（2）否

哮喘

8015．医生（西医）有没有告知过您患有哮喘？

（1）有

（2）没有→前往 8016 题

如果选择“有”

8015a．您第一次被告知患有哮喘的年龄是多少？____岁

8015b．您现在还患有哮喘吗？

（1）有

（2）没有

8015c．在过去 12 个月里，您是否有过哮喘发作？

（1）有

（2）没有→前往 8016 题

如果选择“有”

8015d．您是否觉得哮喘或哮喘发作是由工作引起或加重的？

（1）是

（2）不是

（3）不知道

8015e．在过去 12 个月里，您去过几次哮喘急诊？____次→如果 0 次，前往 8015g

8015f．在过去 12 个月里，您有多少次住院治疗哮喘？____次

8015g．在过去 1 个月里，平均每周您需要使用多少次吸入药物来快速缓解哮喘症状？____次 / 周

8015h．在过去 1 个月里，有多少天因为哮喘使您难以入睡？____d

8015i．您每天都在服用长期预防哮喘药物吗？

（1）是

（2）不是

（3）不知道

视力

8016．医生告诉过您患有白内障吗？

（1）有

（2）没有

8017. 您戴眼镜或隐形眼镜吗？

（1）是

（2）不是→前往 8018 题

如果选择“有”

8017a. 您为什么要戴眼镜或隐形眼镜？

（1）近视

（2）远视

（3）其他（请具体说明 ____________）

听力

8018. 您觉得自己有听力损失吗？

（1）有

（2）没有→前往 8020 题

8019. 您觉得听力损失是工作造成吗？

（1）是

（2）不是

（3）不知道

8020. 在背景有噪声（如电视或收音机的噪声、街道上的交通噪声、在拥挤的餐馆里其他桌的人的说话声）的情况下，您会有听力困难吗？

（1）有

（2）没有

8021. 您戴助听器吗？

（1）有

（2）没有

[调查对象如果是 40 岁及 40 岁以上的女性，前往 8022 题；如果不是，前往第 9 部分。]

8022. 您月经停止是因为更年期吗？

（1）是→前往 8022a 题

（2）否→前往 9001 题

（3）拒绝回答→前往 9001 题

（4）不知道→前往 9001 题

8023. 您月经停止的年龄是多少？ ____岁

（1）拒绝回答

（2）不知道

[第 8 部分结束，请前往第 9 部分。]

9. 健康检查计划

现在，我想问一问您对一些健康检查计划的意见，以及您是否愿意参与这些计划。

调查对象年龄：____岁

调查对象性别：

（1）男

（2）女

[调查对象如果是50岁或50岁以上的男性，前往9004题；如果是50岁以下的男性，前往第10部分；如果是女性，回答下列问题。]

以下问题只有女性才能作答。

宫颈癌筛查

9000. 您是否了解巴氏涂片？

（1）是

（2）否→前往9001题

（3）不知道

如果选择“是”或“不知道”

9000a. 您能向我描述一下您认为的巴氏涂片检查是什么吗？

（1）子宫颈癌检查，但不知道具体涉及什么

（2）子宫颈检查

（3）子宫检查

（4）从子宫颈/子宫口剥离细胞以检测子宫颈癌的检查

（5）检测宫颈/子宫口脱落细胞的显微镜检查

（6）检查我的子宫颈/子宫是否正常

（7）其他（请具体说明：____________）

[子宫颈涂片检查/巴氏涂片检查是一种简单的试验，它涉及从子宫口取出细胞来检测子宫颈癌。这个测试是为了检测子宫颈癌。]

9001. 您是否做过巴氏涂片检查？

（1）是→前往9001a题

（2）否→前往9001b题

（3）不知道→前往9002题

如果选择“是”

9001a.

ⅰ. 您最近一次做涂片是在多久前？

（1）1年以内

（2）1～2年

（3）2 ~ 3 年
（4）3 ~ 4 年
（5）4 ~ 5 年
（6）5 年前
ⅱ. 您最近一次去哪里做的巴氏涂片？
（1）私人医生处（综合检查计划）
（2）私人医生处（非综合检查计划）
（3）公立综合诊所
（4）专家门诊（公立医院）
（5）专家门诊（私立医院）
（6）工作地点
（7）社区
（8）其他（请具体说明：____________）
（9）没有
ⅲ. 您上一次做巴氏涂片是因为什么？
（1）了解筛查重要性
（2）现在 / 以前有妇科问题
（3）医生 / 护士建议
（4）家人 / 朋友 / 同事鼓励我
（5）阅读 / 听说 / 看到关于巴氏涂片的广告
（6）收到鼓励我去做检查的信
（7）特设健康检查
（8）定期检查
（9）其他（请具体说明：____________）
ⅳ. 您能告诉我您觉得您这个年龄的女性应该多久去做一次巴氏涂片检查吗？____次 / 年

[调查对象如果是 40 岁或 40 岁以上的女性，前往 9002 题；如果是 40 岁以下的女性，前往第 10 部分。]

如果 9001 题选择“否”

9001b. 您不做巴氏涂片检查的原因是什么？
（1）从来没有听说过
（2）我身体健康，没有必要
（3）不想冒风险
（4）年龄太大
（5）年龄太小

（6）检查费用太贵

（7）害怕可能出现副作用

（8）害怕知道结果

（9）不方便（如诊所 / 医院太远，在诊所 / 医院等太久，诊所 / 医院的英文标志太混乱）

（10）不重要

（11）工作 / 家庭需要，没有时间（如需要休假，与家人另作安排）

（12）不知道去哪里检查

（13）没有人陪同检查

（14）认为检查是痛苦的事情

（15）令人尴尬（如需要脱去衣服，检查者可能不是女性）

（16）性欲不活跃

（17）其他（请具体说明：____________）

[调查对象如果是40岁或40岁以上的女性，前往9002题；如果是40岁以下的女性，前往第10部分。]

乳腺癌筛查

9002．您是否了解什么是乳房X线检查？

（1）是

（2）否→前往9003题

（3）不知道

如果选择“是”或“不知道”

9002a．您能向我描述一下您认为什么是乳房X线检查吗？

（1）是检测乳腺癌的，但不知道具体涉及什么

（2）是检测乳房肿块 / 癌症的

[乳房X线是对每个乳房进行X线检查，以检测乳腺癌。]

9003．您做过乳房X线检查吗？

（1）做过→前往9003a题

（2）没做过→前往9003b题

（3）不知道→前往9003a（v）题

如果选择“做过”或“不知道”

9003a.

ⅰ．您上次为什么做乳房X线检查？

（1）了解筛查重要性

（2）现在 / 以前有妇科问题

（3）医生 / 护士建议

（4）家人 / 朋友 / 同事鼓励我
（5）阅读 / 听说 / 看到关于检查乳房 X 线检查的广告
（6）收到一封鼓励我去做检查的信
（7）特设健康检查
（8）定期检查
（9）其他（请具体说明：____________）
ⅱ. 您最近一次做乳房 X 线检查是在多久前？
（1）1 年以内→前往 9003a ⅳ题
（2）1 ～ 2 年→前往 9003a ⅳ题
（3）2 ～ 3 年→前往 9003a ⅲ题
（4）3 ～ 4 年→前往 9003a ⅲ题
（5）4 ～ 5 年→前往 9003a ⅲ题
（6）5 年前→前往 9003a ⅲ题
ⅲ. 您不做乳房 X 线检查的原因是什么？
（1）没有必要，因为我知道我以前的结果
（2）年龄太大
（3）检查费用太贵
（4）害怕可能产生副作用
（5）不方便（如诊所 / 医院太远、英文标志太混乱、等待时间太久）
（6）不重要
（7）忙于工作 / 家庭，没有时间
（8）没有人陪同检查
（9）认为检查是痛苦的事情
（10）令人尴尬（如需要脱去衣服，检查者可能不是女性）
（11）性欲不活跃
（12）其他（请具体说明：____________）
ⅳ. 您最近一次是做乳房 X 线检查是在哪里？
（1）私人医生处（综合检查计划）
（2）私人医生处（非综合检查计划）
（3）公立综合诊所
（4）专科门诊（重组医院）
（5）专科门诊（私家医院）
（6）工作地点
（7）社区
（8）其他（请具体说明：____________）

（9）没有做过

v. 您认为和您一样年龄的女性应该多久做一次乳房 X 线检查？____次 / 年

[调查对象如果是 50 岁或 50 岁以上的女性，前往 9004 题；如果是 50 岁以下的女性，前往第 10 部分。]

如果 9003a 题选择“没做过”

9003b. 您不做乳房 X 线检查的原因是什么？

（1）从来没有听说过

（2）我身体健康，没有必要

（3）不想冒风险

（4）年龄太大

（5）年龄太小

（6）检查费用太贵

（7）医生没有建议过

（8）害怕知道结果

（9）不方便（如诊所 / 医院太远，在诊所 / 医院等太久，诊所 / 医院的英文标志太混乱）

（10）不重要

（11）忙于工作 / 家庭，没有时间

（12）如果查出是乳腺癌的话，就不能做某事

（13）不知道去哪里检查

（14）没有人陪同检查

（15）认为检查是痛苦的事情

（16）令人尴尬（如需要脱去衣服，检查者可能不是女性）

（17）医生没有建议做

（18）不是性行为随便的人

（19）没想过

（20）其他（请具体说明：____________）

[调查对象如果是 50 岁或 50 岁以上的女性，前往 9004 题；如果是 50 岁以下的女性，前往第 10 部分。]

调查对象年龄：____岁

调查对象性别：

（1）男

（2）女

结直肠癌筛查

9004. 您是否做过大便隐血试验？

（1）是
（2）否→前往 9007 题
（3）拒绝回答→前往 9007 题
（4）不知道→前往 9007 题

9005．您上次为什么要做大便隐血试验？
（1）了解筛查重要性
（2）医生 / 护士建议
（3）家人 / 朋友 / 同事鼓励我
（4）阅读 / 听说 / 看到相关检查的广告
（5）出现便血症状
（6）定期检查
（7）特设健康检查
（8）其他（请具体说明：____________）

9006．您上次做血便检查是什么时间？
（1）1 年以内
（2）1 ～ 2 年
（3）2 ～ 5 年
（4）5 年前
（5）拒绝回答
（6）不知道

9007．乙状结肠镜和结肠镜检查是指在直肠插入一根管子，观察结肠是否有癌症或其他健康问题，您做过这种检查吗？
（1）是→前往 9008 题
（2）否→前往 10000 题
（3）拒绝回答→前往 10000 题
（4）不知道→前往 10000 题

9008．您为什么去做乙状结肠检查或结肠镜检查？
（1）定期检查
（2）症状显现
（3）因为大便隐血试验出现症状
（4）其他（请具体说明：____________）

9009．您上次做乙状结肠镜或结肠镜检查是在多久之前？
（1）1 年以内
（2）1 ～ 2 年
（3）2 ～ 5 年

（4）5 ~ 10 年
（5）5 年前
（6）拒绝回答
（7）不知道
[第 9 部分结束，请前往第 10 部分。]

10. 卫生服务利用

现在，我想问一些关于您最近就诊的问题。

10000. 您最近一次去私人全科医生或公立综合医院就诊是什么时候？
（1）____周前
（2）____个月前
（3）不知道→前往 10003 题

10001. 您最近一次因健康问题咨询的谁？
（1）私人医生处（包括公司医生）
（2）公立综合诊所医生
（3）其他（请具体说明：____________）

10002. 您上次就诊时医疗条件如何？请注明：____________

10003. 您是否有一位家庭医生来解决您的健康问题？
（1）有
（2）没有→前往 10006 题

10004. 您最近一次看家庭 / 私人医生是什么时候？
（1）____周前
（2）____个月前
（3）不知道→前往 10003 题

10005. 您每年看家庭 / 私人医生多少次？____次 / 年

10006. 当您患轻微疾病（如感冒或咳嗽）时，您是否会去私人诊所就诊？
（1）会
（2）不会

10007. 如果在下班后（下午 6 点）发生医疗紧急情况，比如突然发高热，您会怎么做？
（1）去看全科医生或者 24 小时全科医生诊所
（2）直接去 24 小时私立医院或诊所
（3）直接去公立医院急诊科
（4）直接去私立医院急诊科

10008. 如果得了危急重症，比如癌症，您会怎么做？
（1）预约公立医院专科门诊

（2）去私立医院找专家就诊
（3）去看全科医生或家庭医生
（4）去看综合诊所的医生
（5）直接去公立医院急诊科
（6）直接去私立医院急诊科

中医
我想向您询问一些有关中医的问题。中医医生可以是中医医师、骨科医生或针灸师。
10100. 您以前有没有看过中医?
（1）有
（2）没有→前往 11000 题
（3）不知道→前往 11000 题
10101. 您最近一次去看中医医生是什么时候?
（1）6 个月以内
（2）6 个月 ~ 1 年
（3）1 ~ 2 年→前往 10103 题
（4）2 ~ 5 年→前往 10103 题
（5）5 年前→前往 10103 题
10102. 在过去 12 个月里，您看了多少次中医医生?
（1）1 ~ 5 次
（2）6 ~ 10 次
（3）超过 10 次
10103. 您通过什么样的途径去看中医?
（1）自愿
（2）西医介绍
（3）亲友介绍
（4）别人推荐（请注明：____________）
10104. 您就诊中医的原因是什么?
（1）急性小病，如流行性感冒、咳嗽、感冒
（2）急性重大疾病，如肺炎、心脏病
（3）急性轻微伤害，如扭伤、拉伤
（4）严重急性损伤，如骨折、脱位
（5）慢性病，如高血压、糖尿病、癌症
（6）慢性疼痛，如头痛、背痛、风湿病等
（7）其他（请具体说明：____________）

10105. 在您诊疗过程中，中医医生会开出以下处方吗？
（1）中药
（2）针灸推拿
（3）推拿 / 按摩 / 正骨
（4）其他（请具体说明：____________）
10106. 您通常去哪里看中医？
（1）免费诊所
（2）住宅区里的中医诊所
（3）医院、疗养院的中医诊所
（4）专科医疗中心的中医诊所
（5）其他（请具体说明：____________）
10107. 您为什么去看中医？
（1）中医对我的病情有效
（2）中医注重整体，照顾整个身体
（3）中药副作用比西药少
（4）试过西药，但不起作用
（5）我从年轻时就一直看中医
（6）看中医比看西医便宜
（7）其他（请具体说明：____________）
10108. 您每次去看中医通常要花费多少钱？____新加坡元 / 次
10109. 您认为看中医比看西医便宜吗？
（1）是
（2）否
10110. 对于同样的病症，您是否会既看西医又看中医吗？
（1）是
（2）否→前往 10113 题
10111. 您是否告诉过您的西医，同样的病症您也会看中医？
（1）是
（2）否
10112. 对于同样的病症，为什么您会既看西医又看中医呢？
（1）西医治疗无效
（2）因为中医开具的医学证明无效，需要西医开具医学证明
（3）想听听别人的意见
（4）其他（请具体说明：____________）
10113. 您在接受中医治疗后是否产生了副作用？

（1）是
（2）否
10114．您需要通过住院来治疗这些副作用吗？
（1）是
（2）否
[第 10 部分结束，请前往第 11 部分。]

11. 健康状态描述

现在，我想问一些关于您健康状况的问题。

整体健康
第一个问题关系您的整体健康，包括身体健康和心理健康。
11000．总体来说，您现在的健康状况如何？
（1）非常好
（2）比较好
（3）一般
（4）不好
（5）非常不好
（6）拒绝回答
（7）不知道

心理健康
11001．在过去 6 周内，您的健康状况如何？
请回答以下所有问题，勾选您认为与平时相比，最符合实际情况的选项。

最近（6 周之内）	（1）0 分	（2）0 分	（3）1 分	（4）1 分
a．能专注于正在做的事情吗	□比平时好	□和平时差不多	□比平时差	□比平常差很多
b．因为担心而失眠	□完全没有	□和平时差不多	□比平时差	□比平常差很多
c．认为在生活中扮演了有用的角色	□比平时好	□和平时差不多	□比平时差	□比平常差很多
d．觉得自己有能力做决定	□比平时好	□和平时差不多	□比平时差	□比平常差很多
e．经常感到紧张吗	□完全没有	□和平时差不多	□比平时差	□比平常差很多
f．觉得无法克服困难	□完全没有	□和平时差不多	□比平时差	□比平常差很多
g．能享受生活	□比平时好	□和平时差不多	□比平时差	□比平常差很多
h．能正视自己的问题	□比平时好	□和平时差不多	□比平时差	□比平常差很多
i．一直感到不开心和沮丧	□完全没有	□和平时差不多	□比平时差	□比平常差很多

续表

最近（6 周之内）	（1）0 分	（2）0 分	（3）1 分	（4）1 分
j．一直对自己失去信心	□完全没有	□和平时差不多	□比平时差	□比平常差很多
k．认为自己是一个毫无价值的人	□完全没有	□和平时差不多	□比平时差	□比平常差很多
l．从各方面考虑，觉得自己还算快乐	□比平时好	□和平时差不多	□比平时差	□比平常差很多

总分：

[第 11 部分结束，请前往第 12 部分。]

12. 慢性病管理

现在，我想就医疗和慢性病问题提问。

12000a．您是否了解，根据慢性病管理方案，医疗保险可用于支付部分慢性病门诊费用?

（1）是

（2）否→前往 12001 题

（3）不知道→前往 12001 题

12000b．以下哪种慢性病列入了“慢性病管理方案”？

（1）糖尿病

（2）高血压

（3）高血脂

（4）脑卒中

（5）哮喘

（6）慢性阻塞性肺疾病

（7）精神分裂症

（8）重度抑郁症

（9）其他（请具体说明：__________________）

（10）不知道

12001．您有没有因糖尿病、高血压、高血脂、脑卒中、慢性阻塞性肺疾病、精神分裂症和抑郁症引起的哮喘而定期去看医生?

（1）有→前往 12002 题

（2）没有，我至少有上述一种描述，但没有定期看医生→前往 13000 题

（3）没有，我没有任何一种描述→前往 13000 题

12002．您多久量一次体重（包括家人、朋友帮您量体重，但不包括卫生专业人员量体重）？

（1）每天

（2）每周

（3）每个月

（4）每年

（5）不知道

12003．您或您的护理人员（不包括医生、护士或健康专业人员）是否记录以下数据？

（1）体重：□是　□否

（2）血压：□是　□否

（3）血脂：□是　□否

（4）血糖：□是　□否

（5）糖化血红蛋白：□是　□否

12004．您是否用医保支付您的慢性病门诊治疗费用？

（1）是

（2）否

（3）不知道

12005．您有以下医疗保险吗？

（1）公积金医疗保险

（2）私营保险公司提供的强化健保计划

（3）报销住院和治疗费用的其他个人住院保险计划（不包括危重疾病、残疾和人身事故保险计划）

（4）雇主提供医疗保险

（5）以上都不是

（6）不知道

[第 12 部分结束，请前往第 13 部分。]

13. 照料

现在，我想问您如何对朋友或家庭成员给予照顾或协助（如定期向有健康问题、长期疾病或残疾的人提供帮助）。

13000．在过去 1 个月里，您是否向朋友或家人提供过照顾或帮助？

（1）是

（2）否→结束调查

（3）拒绝回答→结束调查

（4）不知道 / 不确定→结束调查

13001．您要照顾多少人？____人

护理者 1

13002a．您是照顾这个人的人吗？

（1）是→前往 13002c 题

（2）否→前往 13002b 题

13002b．还有谁能照顾这个人？

（1）其他家庭成员

（2）住家保姆

（3）护士 / 其他护理专业人员

（4）日间照顾机构

（5）其他（请具体说明：__________________）

13002c．被您照料的人多大了？ ____岁

（1）拒绝回答

（2）不知道 / 不确定

13002d．被您照料的人的性别是什么？

（1）男

（2）女

（3）拒绝回答

13002e．他 / 她和您有什么关系？例如，他 / 她是您的（母亲 / 女儿或父亲 / 儿子）吗？

（1）父母

（2）婆婆

（3）子女

（4）配偶

（5）兄弟姐妹

（6）祖父母

（7）孙子 / 孙女

（8）其他亲属

（9）非亲属

（10）不知道

（11）拒绝回答

13002f．您照顾这个朋友或家人多久了？

（1）1 年以内

（2）1 ～ 2 年

（3）2 ～ 5 年

（4）5 ～ 10 年

（5）10 年以上

（6）不知道

13002g．每周您为这个人提供平均多少小时的护理？ ____h/ 周

（1）拒绝回答

（2）不知道 / 不确定

13002h. 根据医生的说法，被您照顾的人的健康状况如何？例如，他 / 她患长期疾病或有残疾吗？ ________________

（1）患关节炎 / 风湿病

（2）患癌症

（3）患糖尿病

（4）患心脏病

（5）患高血压

（6）患肺气肿

（7）患骨质疏松症

（8）患帕金森病

（9）患脑卒中

（10）患眼 / 视力问题（失明）

（11）患听力问题（耳聋）

（12）患多发性硬化症

（13）患脊髓损伤

（14）患骨折

（15）患创伤性脑损伤

（16）患阿尔茨海默病或痴呆

（17）患学习障碍

（18）患脑瘫

（19）患唐氏综合征

（20）患抑郁

（21）其他（请具体说明：________________）

（22）不知道 / 不确定

（23）拒绝回答

13002i. 您所照顾的人在下列哪几个方面最需要您的帮助？

（1）照顾好他 / 她自己，如吃饭、穿衣或洗澡

（2）照顾他 / 她的住所或个人居住空间，如清洁、理财或做饭

（3）与他人沟通

（4）学习或记忆

（5）视力或听力

（6）在家里走动

（7）出行

（8）缓解 / 减轻焦虑或抑郁

（9）不知道 / 不确定

（10）拒绝回答

13002j．目前，是否有任何形式的帮助给到您（照顾者）？

（1）是

（2）否

13002k．您认为照顾者哪些方面应该接受培训以照顾他人？

（1）照顾好他 / 她自己，如吃饭、穿衣或洗澡

（2）照顾他 / 她的住所或个人居住空间，如清洁、理财或做饭

（3）与他人沟通

（4）在家里走动

（5）出行

（6）缓解 / 减轻焦虑或抑郁

（7）其他（请具体说明：__________________）

（8）不知道 / 不确定

（9）拒绝回答

护理者 2

13003a．您是照顾这个人的人吗？

（1）是→前往 13003c 题

（2）否→前往 13003b 题

13003b．还有谁能照顾这个人？

（1）其他家庭成员

（2）住家保姆

（3）护士 / 其他护理专业人员

（4）日间照顾机构

（5）其他（请具体说明：__________________）

13003c．被您照顾的人多大了？____岁

（1）拒绝回答

（2）不知道 / 不确定

13003d．被您照料的人是什么性别？

（1）男

（2）女

（3）拒绝回答

13003e．他 / 她和您有什么关系？例如，他 / 她是您的（母亲 / 女儿 / 父亲 / 儿子）吗？

（1）父母

（2）婆婆
（3）子女
（4）配偶
（5）兄弟姐妹
（6）祖父母
（7）孙子 / 孙女
（8）其他亲属
（9）非亲属
（10）不知道
（11）拒绝回答

13003f. 您照顾这个朋友或家人多久了？

（1）1 年以下
（2）1 ~ 2 年
（3）2 ~ 5 年
（4）5 ~ 10 年
（5）10 年以上
（6）不知道

13003g. 您平均每周为这个人提供多少小时的护理？____h/ 周

（1）拒绝回答
（2）不知道 / 不确定

13003h. 根据医生的说法，您照顾的人健康状况如何？例如，他 / 她患长期的疾病或有残疾吗？__________________

（1）关节炎 / 风湿病
（2）癌症
（3）糖尿病
（4）心脏病
（5）高血压
（6）肺气肿
（7）骨质疏松症
（8）帕金森病
（9）脑卒中
（10）眼 / 视力问题（失明）
（11）听力问题（耳聋）
（12）多发性硬化症
（13）脊髓损伤

（14）骨折
（15）创伤性脑损伤
（16）阿尔茨海默病或痴呆
（17）学习障碍
（18）脑瘫
（19）唐氏综合征
（20）抑郁
（21）其他（请具体说明：________________）
（22）不知道/不确定
（23）拒绝回答

13003i. 您所照顾的人在下列哪几个方面最需要您的帮助？
（1）照顾好他/她自己，如吃饭、穿衣或洗澡
（2）照顾他/她的住所或个人居住空间，如清洁、理财或做饭
（3）与他人沟通
（4）学习或记忆
（5）视力或听力
（6）在家里走动
（7）出行
（8）缓解/减轻焦虑或抑郁
（9）不知道/不确定
（10）拒绝回答

13003j. 目前，是否有任何形式的帮助给到您（照顾者）？
（1）是
（2）否

13003k. 您认为应该接受哪方面照护培训？
（1）照顾好他/她，如吃饭、穿衣或洗澡
（2）照顾他/她的住所或个人居住空间，如清洁、理财或做饭
（3）与他人沟通
（4）在家里走动
（5）出行
（6）缓解/减轻焦虑或抑郁
（7）其他（请具体说明：________________）
（8）不知道/不确定
（9）拒绝回答

调查结束

参考文献

[1] American Cancer Society. Cancer facts and figures[EB/OL]. [2017-3-13]. http://www.cancer.org/downloads/STT/2008CAFFfinalsecured.pdf. 2009-02-15.
[2] POLLOCK M L, FROELICHER V F, POLLOCK M L. American College of Sports Medicine position stand. The recommended quantity and quality of exercise for developing and maintaining cardiorespiratory and muscular fitness in healthy adults[J]. Med Sci Sports Exerc, 1998, 22(2):975-991.
[3] CHAPMAN S, MACKENZIE R. The global research neglect of unassisted smoking cessation: Causes and consequences[J]. Plos Medicine, 2010, 7(2):e1000216.
[4] DEVAUX M, SASSI F. Social inequalities in obesity and overweight in 11 OECD countries[J]. The European Journal of Public Health, 2013, 23(3): 464-469.
[5] MCCALLUM J, SHADBOLT B, WANG D. Self-rated health and survival: a 7-year follow-up study of Australian elderly[J]. American Journal of Public Health, 1994, 84(7): 1100-1105.
[6] LEE H P, CHEW C T, CONSIGLIERE D T, et al. Ministry of health clinical practice guidelines: cancer screening[J]. Singapore Med J, 2010, 51(2):170-173.
[7] Ministry of Health Singapore. Medisave for Chronic Disease Management Programme (CDMP) -The Third Year[EB/OL].(2010-8-18)[2017-3-2]. https: //www.moh.gov.sg/content/dam/moh_web/Publications/Information%20Papers/2009/OP%20on%20CDMP%202nd%20Year.pdf.
[8] WANG Y, BEYDOUN M A. The Obesity Epidemic in the United States-Gender, Age, Socioeconomic, Racial/Ethnic, and Geographic Characteristics: A Systematic Review and Meta-Regression Analysis[J]. Epidemiologic Reviews, 2007, 29(1): 6.
[9] Ministry of Health Singapore. National Health Survey 2010. Ministry of Health, Singapore[EB/OL]. (2016-11-09)[2017-3-29]. https: //www.moh.gov.sg/resources-statistics/reports/national-health-survey-2010.

第十六章
印度国家健康相关调查

印度的全国家庭健康调查（National Family Health Survey，NFHS）自1992年开展至今已进行了5轮，主要为卫生部和家庭福利部以及其他相关部门提供必要的健康和家庭福利数据，以及关于卫生系统新出现的重要健康和家庭福利问题的有用信息，以改进印度国民的健康状况。本章根据印度前4轮NFHS，介绍其调查背景、调查目的、技术和资金支持、调查周期、调查内容、质量控制经验、数据的获取等内容。

一、概述

印度是早期建立初级卫生保健网的国家之一，并在不断完善公共医疗服务卫生体系。印度家庭健康调查是在20世纪90年代初由印度政府、卫生部、家庭福利部牵头，国际人口科学研究所（International Institute for Population Sciences，IIPS）联合美国国际开发署（United States Agency for International Development，USAID）通过国际技术部门提供技术援助开展的调查。该调查是由印度政府组织成立专门的家庭健康调查小组，在印度所有家庭中进行的大范围、有代表性的多轮次调查，旨在获取一系列国民健康基本信息，监测国民健康和卫生保健服务随时间推移的变化趋势。印度全国家庭健康调查于1992—1993年开展第一轮调查，截至2018年，已经开展了5轮，为印度国民健康水平的提高做出了突出贡献。

二、印度全国家庭健康调查

（一）调查背景

印度全国家庭健康调查是国内多个部门和国际机构支持开展的合作项目，孟买为调查的中枢地区，负责所有调查地区的协调工作和技术指导；国际人口科学研究所与地区组织（field organizations，FO）合作负责开展具体的调查工作；每个组织负责开展一个或多个地区的家庭健康调查。该调查已成为印度及其各州的人口、健康和营养数据的重要来源。

（二）调查目的

该调查主要目的是确保印度卫生服务信息和数据库的可靠性，同时加强印度调查机构的研究能力，并提供国家在应对新发健康问题和家庭福利问题中所需要的数据。每一轮的全国家庭健康调查都有两个具体目标：①为卫生部和家庭福利机构以及其他相关部门提供必要的健康和家庭福利数据；②为重要的新发健康问题与家庭福利问题提供有价值的信息。卫生和家庭福利部、印度政府委托国际组织来完成此项任务。

（三）调查的组织管理

1. **技术和资金支持**　为印度全国家庭健康调查提供技术支持的主要是美国技术部门（Opinion Research Corporation Macro International，Incorporated；ORC Macro），同时还有其他组织负责解决特定问题。不同阶段的健康调查主要由美国国际开发署、英国国际发展部、比尔及梅琳达·盖茨基金会、卫生和家庭福利部、联合国儿童基金会、联合国人口基金会、艾伦·麦克阿瑟基金会提供资金支持。美国国际开发署是印度家庭健康调查的主要资助者，在第 3 轮健康调查中，英国国际发展部、比尔及梅琳达·盖茨基金会、联合国儿童基金会、联合国人口基金和印度政府也提供了资金支持。国家艾滋病研究所为第 3 轮全国家庭健康调查艾滋病防控部分提供技术援助。

2. **历史沿革和调查周期**　全国家庭健康调查自 1992—1993 年第 1 轮开始，截至 2018 年，已经开展了 5 轮。该调查由印度政府、卫生部和家庭福利部组织，成立专门家庭健康调查小组，旨在获取一系列国民健康基本信息，监测国民健康和卫生保健服务随时间推移的变化趋势。前 3 轮家庭健康调查每隔 5 年开展一轮（分别为 1992—1993 年、1998—1999 年、2005—2006 年），第 4 轮全调查与第 3 轮调查间隔 10 年，于 2015—2016 年开展，第 5 轮调查于 2018—2019 年开展（图 16-1）。

（四）调查内容

印度家庭健康调查主要为国家提供各地区的生育、婴儿和儿童死亡、计划生育、妇幼保健、生殖健康、营养、贫血、卫生服务利用和计划生育服务质量等方面的信息。由于第 5 轮全国家庭健康调查刚刚开展，截至本书成稿时相关报告还未发布，因此本章着重介绍前 4 轮调查内容和每轮调查内容变化情况。

1. **第 1 轮全国家庭健康调查（NFHS-1）**　调查内容主要为基本信息、婚姻状况、生育状况、家庭计划、生育偏好、死亡率、妇幼保健、婴幼儿营养监测和艾滋病重点知识知晓率。

2. **第 2 轮全国家庭健康调查（NFHS-2）**　调查内容主要为基本信息、家庭特征、婴

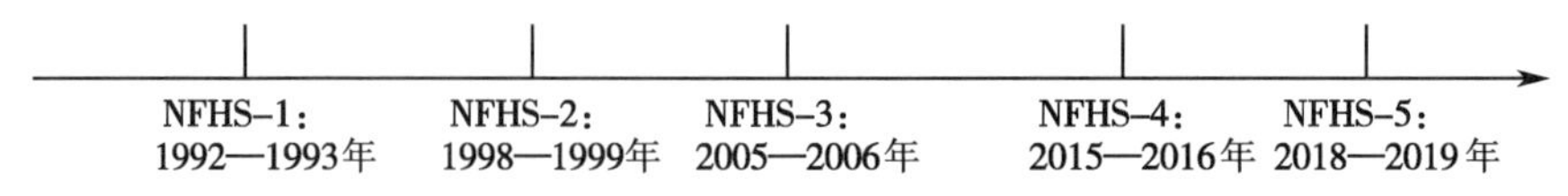

图 16–1 印度全国家庭健康调查时间轴

幼儿死亡率、母婴安全、生殖健康保健、儿童生长发育监测、艾滋病重点知识知晓率，女性部分包括地位、婚姻状况、生育能力和生育偏好、避孕工具的使用、家庭计划的需求程度、家庭服务质量。

新增内容有卫生服务的可及性以及基本设施的应用，包括饮用水的主要来源、卫生间的设施类型、照明、做饭的燃料类型，户主的宗教、种姓，房子所有权、土地所有权、拥有的牲畜和其他项目所有权。此外，进行了一项家庭是否使用加碘食盐的评估；家庭问卷调查了前两年家庭成员死亡情况，特别注意产妇死亡率以及家庭成员的年龄、性别和婚姻状况等信息。

3. **第 3 轮全国家庭健康调查（NFHS–3）** 调查内容主要为基本信息、儿童健康和死亡率、环境卫生、计划生育、性别问题、女性艾滋病知识检测、健康危险行为、婚姻与生育、孕妇健康、男性参与孕产妇保健情况、成人营养状况、儿童营养状况、结核病和生活方式、家庭暴力、教育。

本轮调查关注的重点是性别平等和女性赋权，也加入了新健康问题的调查，如家庭生活教育、安全注射、围生期死亡率、青少年生殖健康、高危性行为、结核病和疟疾。

4. **第 4 轮全国家庭健康调查（NFHS–4）** 包括生物标志物问卷、家庭问卷、女性问卷和男性问卷（女性问卷和男性问卷大多问题相同，但以不同侧重点和顺序出现）。

（1）生物标志物问卷：共包含 3 部分。① 0 ～ 5 岁儿童的体重、身高和血红蛋白测量（13 个条目）；② 15 ～ 49 岁女性的体重、身高、血压、血糖、血红蛋白测量和 HIV 检测（72 个条目）；③ 15 ～ 54 岁男性的体重、身高、血压、血糖、血红蛋白测量和 HIV 检测（71 个条目）。

（2）家庭问卷：内容为家庭计划（household schedule），共 37 个问题（表 16–1）。

表 16–1 家庭问卷（家庭计划）内容

1. 请详细列出经常居住在您家里的人员名单，包括昨晚留宿的访客：________________________________

是否有人不属于您的家庭成员，但经常住在家里，如家庭佣人、房客或朋友等？

A. 是　B. 否

2. 您家里多久有人吸一次烟？

A. 每天　B. 每周　C. 每个月　D. 少于每个月 1 次　E. 从来没有

3. 您家里有没有常住人口感染结核？

A. 是　B. 否

续表

4. 您家庭的主要饮水来源于什么？
   A. 自来水管　B. 井水　C. 泉水
5. 以上的水资源位于哪里？
   A. 自己的住宅内　B. 在自己的院子或小区内　C. 其他地方
6. 去那里取水一个来回大概需要多少时间？ ___________
7. 通常哪个家庭成员会去取水？
   A. 成年男性　B. 成年女性　C. 未成年女性　D. 未成年男性
8. 取水人员是否采取了相应措施保证饮水安全？
   A. 是　B. 否　C. 不知道
9. 家庭中通常采取什么措施来保证饮水安全？
   A. 煮沸　B. 使用明矾　C. 加漂白剂 / 氯片　D. 用布过滤　E. 使用水过滤器（陶瓷 / 沙子 / 复合材料 / 等）　F. 使用电子净化器　G. 静置一段时间　H. 其他　Z. 不清楚
10. 您的家庭成员通常用什么样的厕所设施？
   冲水马桶选项：
   A. 冲水至下水道系统　B. 冲至化粪池　C. 冲至坑厕　D. 其他地方　E. 冲走，不知道什么地方
   蹲坑厕所选项：
   A. 有通风改善的沼气厕所　B. 板式坑式厕所　C. 无板坑厕所 / 露天厕所　D. 双坑 / 堆肥厕所
11. 您的家庭和其他家庭共用一个厕所吗？
   A. 是　B. 否
12. 有多少家庭共用一个厕所？
   A. 少于 10 个　B. 10 个以上
13. 户主信仰什么宗教？
   A. 印度教　B. 伊斯兰教　C. 基督教　D. 锡克教　E. 佛教 / 新佛教　F. 耆那教　G. 犹太教　H. 帕尔西 / 索罗亚斯德教　I. 无宗教信仰　J. 其他
14. 户主的种姓或部落是什么？ ___________
15. 这是一个特定的种姓、特定的部落、其他落后阶级，还是其他情况？
   A. 特定的种姓　B. 特定的部落　C. 其他落后阶级　D. 以上都不是
16. 您的家庭是否拥有如下物品？
   A. 电　B. 一个床垫　C. 高压锅　D. 椅子　E. 一张床　F. 桌子　G. 电饭锅　H. 电风扇　I. 彩电　J. 电话　K. 电脑　L. 网络　M. 冰箱　N. 自行车
17. 您的家庭主要用哪种燃料做饭？
   A. 电　B. 液化石油气 / 天然气　C. 生物气（尤指沼气）　D. 煤油，火油　F. 煤 / 褐煤　G. 木炭　H. 木材　I. 草　J. 农作物废弃物　K. 粪饼　L. 不烹饪食物 M. 其他
18. 您的家庭主要用火炉还是明火烹饪食物？
   A. 火炉　B. 明火　C. 其他
19. 您的家庭通常是在房子里、一个单独的建筑物里，还是户外做饭？
   A. 房子里　B. 单独建筑物　C. 户外　D. 其他
20. 您的家里有单独的厨房吗？
   A. 有　B. 没有

续表

21．您的家有多少个房间用于睡觉？ ___________
22．您的家庭的任何成员是否拥有这所房子或其他房子？
A. 是 B. 否
23．这个房子的所属者是谁？
A. 男性成员 B. 女性成员 C. 两者 D. 不知道
24．您的家庭的成员是否拥有任何农业用地？
A. 是 B. 否
25．农业用地归谁所有？
A. 男性成员 B. 女性成员 C. 两者 D. 不知道
26．家庭成员共有多少农业用地？ ___________
27．除了以上土地，有多少灌溉土地？ ___________
28．家庭成员是否饲养了一些牲畜？ ___________
29．您的家庭的任何普通成员是否有银行账户或邮局账户？
A. 是 B. 否 C. 不知道
30．您的家庭的任何普通成员是否有健康保险计划或医疗保险？
A. 是 B. 否 C. 不知道
31．他 / 她拥有哪种类型的健康计划或健康保险？
A. 职工医疗保险 B. 中央政府卫生计划 C. 州政府卫生计划 D. 社会医疗保险 E. 其他保险
32．当您的家庭成员生病时，一般去哪里治疗？
A. 公共医疗机构 B. 私立医疗机构 C. 其他
33．当您的家庭成员生病时，为什么不去公立医疗机构？
A. 附近没有便利的机构 B. 诊疗机构不方便 C. 医务人员经常不在 D. 等待时间过长 E. 医疗水平较差 F. 其他原因
34．您的家庭有医疗卡吗？
A. 有 B. 没有
35．有人在安有蚊帐的床上睡觉吗？
A. 有 B. 没有
36．您的家庭成员通常在哪里洗手？ ___________
37．自 2012 年 1 月以来，您的家庭中有成员去世吗？
A. 有 B. 没有

（3）女性问卷：共包含 11 部分。

1）调查对象的背景特征（16 个问题）：收集年龄、婚姻状况、教育、文化程度、就业情况、家庭地位、职业、个体曝光度、宗教和种姓、部落等，以及居住期限等可能影响女性行为特征的资料。

2）生育情况（59 个问题）：收集关于子女出生日期和存活状态的数据，包括活产率、非活产婴儿（死产、流产和堕胎）情况、当前怀孕状况和未来的育儿意向。其他相关问题包括：是否有过生育史，生育子女的详细信息（包括性别、姓名等），是否与子女共同生活，未共同生活子女的数目，子女死亡情况，孕期检查情况，是否自愿怀孕，是否有过自愿流产或非自愿流产情况，流产或堕胎的地点及人员与后续的治疗手段。

3）避孕知识和工具的使用：目的是确定避孕知识知晓率和使用具体计划生育方法。没有使用计划生育工具的女性将被问及未来使用意向。

A. 部分婚姻和同居情况（16 个问题）：包括目前的婚姻状况，与丈夫同居情况，与伴侣同居的时间，丈夫是否有其他性伴侣，丈夫共有几个妻子，结婚的具体日期，第一次结婚的年龄，与现任丈夫是否有血缘关系，与现任丈夫同居时的年龄等。

B. 部分避孕情况（36 个问题）：包括是否采取过避孕行为，丈夫对于绝育的知晓率，妻子对于绝育的知晓率，妻子对于通过放置节育环避孕的认知情况，妻子对于通过注射避孕药避孕的认知情况，妻子对于口服避孕药避孕的认知情况，丈夫对于男性避孕套的使用和认知情况，妻子对于女性避孕套的使用和认知情况等。

C. 与社区卫生工作者的接触情况（11 个问题）：包括过去 3 个月与社区卫生工作人员的接触情况、接触地点及接触频率，从社区卫生工作人员处获得的服务与帮助，经常与哪些社区卫生工作人员联系，最近接触过哪个类型的医疗机构，是否获取过其他帮助等。

4）计划生育的可及性：收集的信息涉及怀孕、分娩、产后护理和儿童营养（95 个问题），包括确定在哪里获得计划生育方法，以及使用者是否知道获得计划生育方法的地方，怀孕、分娩、产后护理和儿童营养的相关信息。相关问题包括：是否自愿怀孕；是否有怀孕意愿或计划多要几个孩子；计划怀孕的时间；是否通过使用怀孕测试试剂盒确认怀孕；怀孕是否在医院登记过；已经登记了几个月；是在哪个医疗机构登记的，登记后是否收到孕产妇保健卡；做产前检查医疗机构的人员、地点、次数、频率；怀孕前是否接种过破伤风疫苗；怀孕期间是否服用过药物；怀孕期间是否用过蚊帐；怀孕期间是否有过视物困难的现象；怀孕期间是否有过发热、抽搐的情况；婴幼儿是否接种过疫苗，接种疫苗的频率；婴儿出生时身高、体重是否在正常范围内；生育时所采取的交通设施和接生设施等。

5）儿童营养与健康（66 个问题）：目标人群是所有出生于 2000 年及以后的孩子，收集的信息涉及儿童免疫和保健、最近发生的腹泻、发热和咳嗽等问题。相关问题包括：幼儿是否有疫苗接种卡；在出生后的头 2 周是否接种过脊髓灰质炎疫苗、乙型肝炎等疫苗；到现在为止接种过几次疫苗、接种过次数最多的是哪种疫苗；当孩子腹泻时是否寻求过医生的帮助与治疗；在哪种医疗机构寻求过治疗；在过去 2 周，孩子是否患过流行性感冒、有过鼻塞和咳嗽的症状等。

6）生育偏好（22 个问题）：收集有关妻子生育偏好和丈夫生育偏好的信息。相关问题包括：生育两个孩子的间隔时间；是否会采取相应的方式避免在 12 个月内怀孕；产前护理、分娩护理和产后护理；对男孩和女孩的生育期望；丈夫对生育的期望；儿童喂养方式等。

7）其他健康问题：收集有关女性健康的信息、关于结核病的知识和态度，包括结核病的知识以及如何传播等与结核病相关问题。相关问题包括：是否采用一次性注射器进行注射；是否输过血；目前是否有吸烟行为；过去 24h 的吸烟状况；在过去 12 个月里，是否尝试过戒烟；在过去 12 个月里，是否去看过医生或其他医疗服务提供者；是否饮酒；饮酒的频率与类型；是否患过结核；是否有医疗保险等。

8）性生活（22 个问题）：收集最近和终身性伴侣的信息。相关问题包括：初次性交时是否使用了避孕套；上次性生活的时间；上次与除丈夫以外其他人性交的时间；与丈夫以外的其他人性交时是否使用了避孕套；在过去 12 个月里是否每次性交都使用了避孕套；是否知道从哪里获取避孕套；是否会主动购买避孕套等。

9）丈夫的背景与女性的工作情况（36 个问题）：包括丈夫的出生日期、受教育程度、职业，在过去 12 个月里丈夫离开家的时间；女性自己的职业类型，除了家务活还承担什么工作，在过去 7d 内是否因休假、生病或其他原因而缺席工作或业务，在过去 12 个月里是否完成了某一项工作等。

10）艾滋病和性传播感染（55 个问题）：评估艾滋病知晓程度和其他性传播感染疾病情况。相关问题包括：是否知道艾滋病、能减少艾滋病病毒传播的途径和方式，艾滋病病毒传播的途径和方式，看起来健康的人是否会感染艾滋，艾滋病病毒是否会通过母婴传播；是否做过艾滋病病毒的检测，做检测的时间、地点与主体；从孕期至分娩时是否做过艾滋病病毒检测等。

11）家庭关系（40 个问题）：收集调查对象是否遭到殴打或其他暴力，以及丈夫的背景与女性的工作信息。相关问题包括：是否遭受过丈夫的殴打、辱骂与羞辱；在过去 12 个月，丈夫殴打的频率；丈夫是否饮酒；丈夫饮酒的频率；在孕期或哺乳期间是否遭受过殴打、辱骂与羞辱；在您未成年或成年之后是否有人强迫与您发生性行为；强迫您发生性行为的人是谁等。

（4）男性问卷：共包含 8 部分。

1）第 1 部分：调查对象的背景（25 个问题），包括年龄、婚姻状况、受教育程度、就业情况、家庭地位、职业、每周阅读时间、看电视时间、看电影频率、宗教信仰、种姓或部落、在过去 7d 是否完成了某项工作、在过去 12 个月是否有工作等。

2）第 2 部分：调查生育情况、婚姻和同居情况。

A. 生育情况（12 个问题）：包括是否有子女，是否与子女共同生活，共同生活子女的数量，未共同生活子女的数量，已死亡子女的数量，生物学上是亲生子女但不属于家族的子女数量，初次生育的年龄，最小孩子的年龄等。

B. 婚姻和同居情况（16 个问题）：包括目前的婚姻状况，目前拥有的妻子数量，共有多少任妻子，是否有妻子未共同生活，是否有过不止一次婚姻，初次结婚的日期，初次结婚的年龄，与妻子开始同居的年龄，是否有过性行为，初次性行为的年龄等。

3）第 3 部分：调查男性参与避孕情况（33 个问题）。相关问题包括：是否采取过避孕行为；对绝育的知晓率；伴侣是否采取过避孕措施；进行绝育的日期；进行绝育手术的费用与人员，进行绝育手术是否得到一定补偿，得到了多少补偿；做了绝育手术是否后悔；是否知道进行家庭计划生育指导的地点；在过去 3 个月里是否带着孩子或自己去过医疗机构等。

4）第 4 部分：调查生育偏好（9 个问题）。相关问题包括：妻子目前是否在怀孕状态；生育两个孩子的间隔时间；期望生育孩子的数量；对男孩和女孩的生育期望等。

5）第 5 部分：调查性生活（36 个问题）。相关问题包括：是否有性生活；初次性交时是否使用避孕套；上次性生活的时间；上次性生活是否使用避孕套；与上次发生性行为的人关系；在过去 12 个月里性生活使用避孕套的次数；上一次与除妻子以外其他人发生性关系的时间；在过去 12 个月里共与多少个人发生性关系；在过去 12 个月里是否购买过性服务；在上次购买性服务过程中是否使用避孕套等。

6）第 6 部分：调查其他健康相关问题（27 个问题）。相关问题包括：是否采用一次性注射器进行注射；是否输过血；是否吸烟；在过去 24h 里吸烟的数量；在过去的 12 个月里是否尝试过戒烟；在过去 12 个月里是否接触过医生或其他卫生服务提供者；是否饮酒，以及饮酒的频率、种类；是否听说过结核，对结核知识的知晓程度；是否患有其他疾病等。

7）第 7 部分：调查对性别角色的态度（16 个问题）。相关问题包括：在家庭关系中，妻子和丈夫谁具有更大的发言权；谁通常为您做医疗保健的决定；在家庭中主要的购买行为是谁产生的；是否与别人共同拥有房屋；是否与其他人共同拥有土地；对丈夫殴打或侮辱妻子的看法；当妻子知道丈夫有性传播疾病时是否有理由要求他使用避孕套；妻子是否可以拒绝丈夫发生性行为的要求等。

8）第 8 部分：调查艾滋病病毒、艾滋病和其他性传播疾病（43 个问题）。相关问题包括：是否知道艾滋病，能减少艾滋病病毒传播的途径和方式，艾滋病病毒传播的途径和方式，艾滋病病毒是否会通过母婴传播；是否做过艾滋病病毒的检测，做检测的时间、地点与主体；艾滋病病毒检测的结果；对艾滋病患者的态度等。

4 轮调查内容变化情况见表 16-2。

表 16-2　4 轮全国家庭健康调查摘要

调查	时间	调查地区和人群	问卷形式	调查重点	调查结果公示情况
NFHS-1	1992—1993 年	覆盖 24 个地区，调查了 89 777 名 13 ～ 49 周岁女性	以家庭问卷调查为主，主要关注问题包括人口、健康和营养的信息，重点是女性和儿童的信息	在各大高校和机构中享有很高声誉的人口研究中心辅助 IIPS 参与全国家庭健康调查各阶段，收集基本信息、婚姻状况、生育状况、家庭计划、生育偏好、死亡率、妇幼保健、婴幼儿营养监测和艾滋病重点知识知晓率等内容	所有地区和国家的调查报告都已经公布，共计 48 份

续表

调查	时间	调查地区和人群	问卷形式	调查重点	调查结果公示情况
NFHS-2	1998—1999 年	覆盖 26 个地区（不包括联邦领域），调查了近 90 000 名 15 ～ 49 周岁女性	分家庭问卷、女性问卷和农村地区问卷 3 个问卷进行调查，所有问卷都是采用当地语和英语双语格式	主要收集信息：基本信息，包括年龄、性别、婚姻状况、家庭关系、教育、职业；家庭问卷，包括哮喘、结核、疟疾和黄疸的信息，3 种健康危险因素（咀嚼槟榔、饮酒和吸烟）的监测，卫生服务的可及性；女性问卷，包括基本特征、生育行为和意向、避孕工具使用、家庭计划、产前照顾、分娩和产后护理、母乳喂养和健康、艾滋病知晓率等信息	调查结果目前正在公布
NFHS-3	2005—2006 年	18 个研究机构（包括 5 个人口研究中心）在印度的 29 个地区开展调查，调查人群主要为 15 ～ 49 岁女性、15 ～ 54 岁男性和年幼儿童	采用问卷调查与访谈相结合的形式，调查的重点主要是家庭福利、妇幼保健和营养监测、性别平等和女性赋权	除了收集基本信息外，新增主题包括艾滋病病毒和艾滋病相关行为以及贫民区居民的健康、家庭生活教育、安全注射、围生期死亡、青少年生殖健康、高危性行为、结核病和疟疾等，为相关研究提供了关键指标和趋势数据；首次收集男性和未婚女性数据	调查结果目前正在公布
NFHS-4	2015—2016 年	除了前 3 轮调查的 29 个地区，首次覆盖所有联邦区域，并首次根据 2011 年人口普查结果为所有 640 个地区提供这些指标的评估报告；样本规模从第 3 轮调查的 109 041 户扩大到 571 660 户，包括 15 ～ 49 岁女性、15 ～ 54 岁男性和 0 ～ 5 岁儿童	本次调查采用问卷调查与大规模访谈相结合的形式，问卷主要分为 4 个方面：男性问卷、女性问卷、家庭问卷和生物标志物问卷访谈采用计算机辅助调查	除了收集基本信息外，新增了对 0 ～ 5 岁儿童信息的收集和血液样本的采集，主要包括生长发育情况、身高、体重、贫血、血压、血糖和血液样本、营养状况监测，并将一些住房特征信息，如水源类型、卫生设施、地板质量、耐用品所有权等纳入调查内容	尚未有第 4 轮调查最新结果公布（截止本书稿完成）

（五）调查对象与地区

印度全国家庭健康调查是全国性的抽样调查，采用多阶段分层整群随机抽样的方法，调查对象主要为随机选择的住户，包括常住人口和非常住人口，调查前一晚住在被调查家庭的成员都有资格成为调查对象。全国家庭健康调查前 4 轮所覆盖的地区和样本量呈逐年增加的趋势，尤其是第 4 轮，覆盖人数超过前 3 轮调查人数的总数（图 16–2、图 16–3）。

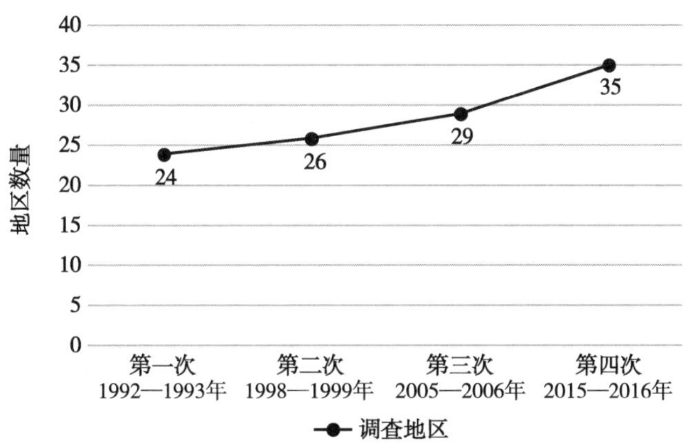

图 16-2　调查覆盖地区趋势图

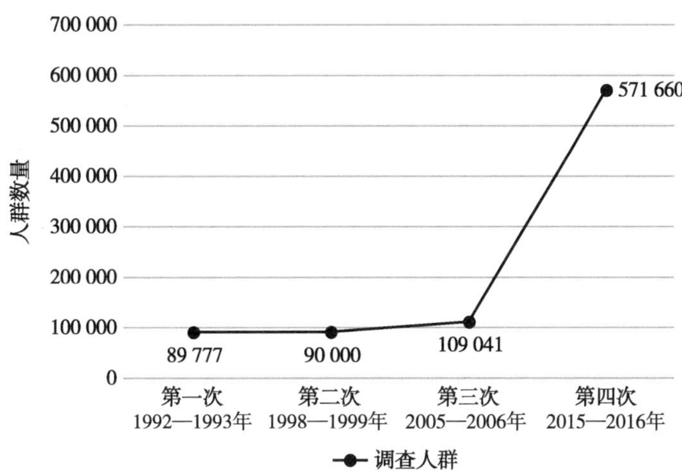

图 16-3　调查覆盖人群趋势图

（六）第 4 轮全国家庭健康调查（2015—2016 年）

1. **调查目标**　①提供生育率、婴儿和儿童死亡率的相关信息，以及在国家水平层面上其他家庭福利和健康指标水平；②预测随着时间推移国家层面家庭福利和健康水平的发展趋势；③提供其他相关新出现的卫生问题的信息。

2. **相对于前 3 轮调查的改进之处**

（1）除了第 3 轮调查覆盖的 29 个地区，第 4 轮调查首次覆盖 6 个联邦所有地区。

（2）第 4 轮调查涵盖国家和 11 个地区的 15 ~ 49 岁女性和 15 ~ 54 岁男性的艾滋病流行信息。

（3）第 4 轮调查提供报告中所需要的大部分人口和健康指标，样本规模从第 3 轮调查的 109 041 户扩大到 571 660 户。

（4）第 4 轮调查使用 3 个调查表（家庭问卷、男性问卷、女性问卷），信息从所有样本中 15 ~ 49 岁女性和 15 ~ 50 岁的男性中收集，预计合格样本有 628 826 名女性和 94 324 名男性，还会从合格家庭中收集 267 272 名 5 岁以下儿童的信息也会收集。

（5）第 4 轮调查首次使用计算机辅助询问调查收集数据，以保证提供高质量数据，并且收集到的数据可以快速传输到分析机构，节省输入时间。根据需要，大概有 12 ~ 15 个地区机构负责全国各地数据的收集。

（6）第 4 轮调查将 15 ~ 49 岁女性、15 ~ 54 岁男性和 5 岁以下儿童贫血状况和身高体重测量情况纳入调查范围，所有相关统计都在地区平均水平的基础上提供。

（7）第 4 轮调查的身体测量和生化检测（包括血糖和血压的测量）的数据将应用在临床领域。

（8）最新研究的仪器应用于贫血的检测，采集的血样样本将用于贫血、血糖检测和艾滋病病毒检测。

3. **预调查的准备工作**

（1）组织团队和确定每个团队的工作量：调查地区以 25 ~ 30 户为单位，询问符合条件的女性和男性，并录入儿童的信息。

（2）问卷相关问题评估：讨论问卷的条目、顺序和语言措辞（英语和印地语）问题以及是否有编码错误。

（3）计算机辅助访问调查：①合理分配家庭和调查员，针对人群进行调查，使用蓝牙技术；②确定调查员的类别、范围；③将同步完成的数据和访谈传输回主管办公室；④协调调查员与调查对象的关系。

（4）估计询问调查所需时间：估计不同调查对象完成询问调查所需时间，如符合条件的女性调查对象中已婚和未婚、已生育和未生育者，符合条件的男性中未婚和已婚者，以及每个合格成年和儿童调查对象完成询问调查所用的时间。

（5）非正常反应：评估个体询问调查中非正常反应水平和未回答问题的原因。

（6）评估调查内容的回答：评估合格的调查对象和社区对敏感话题的反应，如性行为、家庭暴力和避孕工具的使用，并评估他们的参与程度。

（7）培训程序和团队协调：规范培训程序（包括参考时间表、演示文稿、手册等），并获得来自面试官的培训和实地经验交流。如有必要，基于团队成员的现场经验进行调整。

4. **指导手册**

（1）生物标志物现场调查手册（biomarker field manual）：第 4 轮全国家庭健康调查（NFHS-4）中，生物标志物的调查培训采用课堂教学和实践练习相结合的方式，帮助调查员学习如何收集血液样本并进行基本测量。学习和阅读指导手册可以有效避免在现场工作中犯错误。手册的解读和培训共分 4 个阶段：

第 1 阶段，详细阅读手册章节，了解如何确定合格的调查对象，并对其进行生物标志物测量，记录与生物标记问卷中测量的生物标记有关的信息，处理涉及的技术程序（包括身高、体重的测量），进行血液样本收集及其他相关操作。

第2阶段，通过角色扮演以及与其他调查员一起交流，学习包括测量身高、体重和血压，抽取血样进行血红蛋白、血糖和HIV检测的知识。

第3阶段，参观医疗机构，进行练习；获得调查对象和监护人的同意后，可以练习测量儿童的身高和体重，收集合格的血液样本。

最后阶段，也称为现场练习阶段：调查员将被分配到现场进行训练。在现场训练期间，可以收集符合条件的儿童和成人的血样和生物指标。

（2）调查员手册（interviewer's manual）：通过学习调查员手册，详细了解询问调查的流程，并学习询问时的注意事项，练习当发生突发状况时如何进行有效控制以保证调查的质量，有效提高数据的信度和效度。

（3）指导员手册（supervisor's manual）：适用于计算机辅助的现场调查和个人访谈（CAPI）。计算机辅助询问调查要求指导员和调查员有计算机基础，并有能力使用计算机来管理和收集数据。

原则上，任命最负责任和最有经验的工作人员担任调查指导员和现场顾问。由于计算机将用于数据收集，重点应该安排具有相关技能的主管人员。应做到，在对调查员进行问卷培训的同时也培训指导员，并尽可能让指导员在正式调查期间起到领导作用。指导员应该参加所有培训课程，并得到有经验的调查员的认可，这将有利于知识与经验的深入交流。指导员的选择分为两种情况：①如果在培训之前已指定指导员，重要的是让指导员参加培训，包括如何收集和使用数据。指导员应积极参加培训以了解调查的作用和团队可能在现场工作期间遇到的突发状况。在现场工作开始之前，指导员应参加受训人员的询问调查和监督现场询问调查“角色扮演”，后续活动会给指导员和调查员积累团队合作的经验。②如果未在培训之前指定指导员，将在培训结束后选择指导员。在培训之后和现场调查开始之前，应对指导员提供2 ~ 3d的额外培训，练习具体职责的行使。对于CAPI调查，要确保计算机在培训后得到维护并且可以安装更新。这也将确保所有小组遵循一套统一的程序，并且有助于在现场正确使用。

计算机辅助调查相比传统调查方式有许多优点：处理数据的速度大幅度提高。调查员成为数据录入人员，在进行计算机辅助调查时有很多额外的工作必须考虑。这在很大程度上决定了现场工作方式。学习指导员手册可以帮助调查员了解调查的关键问题，其中包括计算机辅助调查的具体注意事项，如保密性、运输和维护、故障排除、远程连接、团队行为。

5. **总结** 第4轮调查内容较多，是一项非常耗时且具有挑战性的任务。要实现调查目标，必须依靠高质量的可靠数据，因此，调查中的每一个环节和程序都经过仔细规划和实施，并进行彻底的监测和审查。基于预调查的经验，调查工具和问卷的条目以及程序都已经修改，这将确保调查中遇到最少的阻碍。问卷和访谈中包含的敏感话题，如性行为、艾滋病和家庭暴力，对结果产生的影响很小，在个人访谈中几乎没有出现因为敏感问题而拒绝回答的情况。大多数完成个人访谈的调查对象报告自愿参加计算机调查，没有完成计算机调查的主要原因是调查对象不符合要求。调查员在培训期间提出的一些建议在调查表中也得到了修改。调查程序、团队构成等其他现场工作经验也在计划实施中予以考虑。总体来说，预调查进展顺利，成功地检验了所有工作程序，确保第 4 轮全国家庭健康调查在所有地区顺利开展。

（七）质量控制

调查对象是人群样本，会存在抽样误差。为了减少数据误差，应尽可能扩大抽样样本，并反复根据预调查的结果修改调查问卷。全国家庭健康调查主要通过以下几方面来保证数据的质量。

1. **调查方案设计、论证与预调查** 由于问卷设计和语言问题，调查对象往往很难准确理解问题的意思。为了克服这种误差，英文版的调查表被翻译成印地语进行预调查。技术委员会在预调查开始之前成立伦理审查委员会，按照专家建议修改知情同意书（英语和印地语）并翻译成马拉地语。以第 4 轮全国家庭健康调查为例，预测试于 2013 年 11 月 25 日—12 月 7 日在 2 个印地语地区（Navi Mumbai，Maharashtra）进行，其中 5 个地区（3 个农村、1 个城市和 1 个城市贫民窟）被确定为农村预调查的工作现场。选择这 5 个地区是为了确保印地语家庭在每个地区保持一定的比例。所选的地区都在 Raigad 区。预调查后，相关题目会根据调查结果和数据质量进行调适，以保障调查的有效性和准确性。

2. **调查员的选择与培训** 为避免由于调查员沟通障碍导致的调查失效，相关部门会在调查开始前提供相当长一段时间的调查员培训，培训的关键环节就是确保高质量的数据。

同样以第 4 轮全国家庭健康调查为例：在 2013 年 11 月 24 日对大约 40 名具有丰富调查经验的现场调查员进行测试，结合他们的工作背景和作为健康调查员的经验，测试某些访谈技巧和调查的反应。他们中的大多数人都做过大量调查工作，曾经的工作经验是他们巨大的优势，几乎所有候选人都是合适和胜任的。本次培训在 YUVA 中心举办，培训中心拥有设备齐全的培训室，为现场团队提供优惠的住宿，由内部餐饮设施提供早餐、茶和午餐。在该场地培训的另一个优点是它靠近选择的预测试现场工作的 5 个区域。培训中有教授讲解关于避孕工具的使用和儿童免疫与健康知识。另外，在培训期间，要确保调查员对现场所有程序有良好的理解，并明确调查的重要性，遵守所签署的调查协议；还要求调查员在测试过程中通过自己填写问卷获得经验感受，同时对问卷的 3 个部分进行详细讨论。经过 7d 的课堂培训后，培训教师在第 8d 介绍计算机辅助调查并开展培训，接下来的 6d 是计算机辅助调查的几轮练习。以前的工作经验加上几轮训练，使调查员彻底熟悉计划流程。在第 13d 训练结束时，应确保每个人都熟悉调查的程序且可以获得高质量的数据；现场调查员对调查程序的理解要一致；健康调查的联合培训调查员要进行具体的健康培训，熟悉穿刺和采血的过程，以便于在现场调查时协助现场调查员。在 40 名候选人中，38 名候选人（20 名男性和 18 名女性）进行了预调查训练，其中 11 名候选人（10 男性和 1 女性）符合条件，被留选为健康调查员。

3. **避免数据处理和录入错误**　从最初的数据收集到最终的统计分析，任何阶段都有可能发生错误，后续还可能在问卷的检查和编码、数据传输、编辑和数据操作中出现错误。为了规避此类错误，印度采用计算机辅助访谈来提高数据的有效性，这也是首次应用计算机进行调查，并对相关程序进行所有可能的准备工作，包括在笔记本电脑中安装程序和为每个团队成员以外的健康研究者提供相关的计算机程序。为了对软件以及敏感部分进行预测试，抽样家庭中的所有男性接受了访问，所有符合抽样条件的女性（每个家庭仅限一名合格女性，有家庭暴力的除外）填写问卷，最后符合抽样条件的儿童接受调查。完成家庭日常调查后，健康调查员记录调查对象的基本信息部分（身高、体重、贫血、血压、血糖和血液样本）。根据调查方案，对青少年和6岁以下儿童进行基本信息部分的调查要事先征得他们父母的同意，调查对象需要45 ~ 50min完成问卷。若调查无法在一天内完成时，调查员会在第二天继续进行调查，完成测试，但必须保证在每天早上8点之前（男性离开家去工作之前）完成调查。采用计算机辅助调查可以有效节省调查时间，避免问卷录入和存储过程中发生的意外，提高准确性，同时也节省人力、物力、财力。

为了保证调查的覆盖率，避免调查对象不在场，实际调查中挑选了具有良好领导素质的人员作为团队主管。每个调查小组由7名成员组成，包括1名主管、3名女性调查员、1名男性调查员和2名健康调查员。还有工作人员被分配到各个团队，协助完成各种调查现场活动，解决相关问题以确保调查工作顺利进行。在现场调查工作开始前几天，联系当地社区领导人向被调查的群众简要介绍调查的内容并进行沟通，要求群众参与并配合，尤其是抽样家庭配合。具体工作过程如下：5个团队的主管将介绍信交给地区负责人并访问该地区，在25个家庭中进行调查，包括对男性和女性的询问调查、收集血液样本，调查所需要的设备和物资会及时运到以保障现场工作。

（八）数据的获取

全国家庭健康调查主要有4部分问卷：家庭问卷、女性问卷、男性问卷和生物标志物问卷。每个地区的健康水平和国家的健康水平都通过这些问卷获取数据分析得到。最后2年孩子的出生信息也可以通过近3年的服务调查结合被调查的母亲基本特征来获取。

数据可以转换SPSS、SAS和Stata格式，使得用户可以获得数据文件（可使用扁平格式、矩形格式和分层格式）。SPSS、SAS和Stata文件包含数据集、详细文档以及变量和相关描述。

印度的24个地区和首都新德里辖区以及1992年进行的第1轮全国家庭健康调查的数据都已经公布，第2轮调查的最终数据文件已经处理完毕。关于发布数据集的公告会定期在网站上公布。到目前为止，所有数据都可以通过人口健康调查程序的数据分发系统下载。

三、小结

（一）调查形式与内容全面

印度全国家庭健康调查的形式主要包括问卷调查、生物样本采集和询问调查，调查内容包括身高、体重测量和生物样本采集，新增了贫血、血糖、艾滋病病毒检测以及可能影响女性行为特征的资料和男性（结合生理特点）生育偏好。问卷的调查内容满足了多样化的卫生需求，但了解的内容不够深入，能够提取的有效信息是固定的，很多样本人群的特征亟待反映。印度的很多卫生问题植根于根深蒂固的种姓不平等问题和传统习俗，仅依靠问卷调查很难系统地反馈问题。因此，问卷调查结合访谈可以获取更多的有效信息，并根据调查对象的特征提出问题，深入了解调查对象的特点，以利于进一步深入分析。

（二）调查对象多元

第 4 轮家庭健康调查的问卷包括男性问卷、女性问卷、家庭问卷以及生物标志物检测 4 个部分。调查对象根据不同特征以及属性，填写不同的问卷。考虑到男性、女性在生理和社会等方面的不同之处，设置不同的问卷可以有效获取男性、女性和家庭在健康服务和健康可及性方面的问题，从而改善健康提供和公共卫生服务的方向和侧重点。

（三）调查培训完善

印度的全国家庭健康调查手册比较完善，包括生物标志物手册、调查员手册和指导员手册，每部分手册都有相应的指导意见和操作注意事项，可以促进相应的工作人员按照规章制度进行调查，减少现场调查发生的误差和失误，有效避免意外的发生，保证调查的公平性和严谨性。

（四）调查方式丰富

第 4 轮全国家庭健康调查采用计算机辅助直接录入的形式，可以有效提高数据的机密性、减少后期录入的误差、提高数据录入的效率，并节省相当多的人力、物力、财力，减少分析的程序。同时，对调查员进行计算机培训，可以促进团队合作。

参考文献

The National Family Health Survey, India's demographic and health policies and programmess. About the National Family Health Survey[EB/OL]. [2017-3-1]. http://rchiips.org/nfhs/index.shtml.

第十七章
部分非洲国家人口与健康调查

非洲国家健康卫生服务调查开展较晚，并且大部分非洲国家的人口与健康调查都受到国际组织的资金和技术援助。由美国国际开发署资助的人口与健康调查（Demographic and Health surveys，DHS）项目是非洲国家人口与健康调查的主要援助之一。乌干达和加纳的人口与健康调查相对完整，均由国家中央统计局组织，卫生局等机构参与实施并由DHS项目援助进行。DHS项目制定了标准的调查问卷，并附有问卷内容说明。

第一节　乌干达人口与健康调查

一、概述

乌干达人口与健康调查（Uganda-Demographic and Health Survey，UDHS）是一项由国家卫生部和统计局组织开展的国家层面的健康相关调查，始于1988年9月，每5～6年进行一次，至今共进行5次调查。由于自身发展较为落后，乌干达人口与健康调查的组织实施自开始以来在技术和资金方面得到广泛支持。由美国国际开发署资助的主要针对发展中国家的人口与健康调查（DHS）是其主要支持来源。

调查开始前，不同分工的工作人员会接受培训和问卷预调查；调查实施后，数据将被处理、输入计算机系统和编辑。从1988年开始，国家统计局就运用计算机和调查分析集成系统处理人口与健康调查数据。历次调查方法均为抽样调查。出于调查安全的考虑，在调查时会排除一些不安全的调查区域。

DHS项目制订的标准调查表是每个受DHS项目援助国家的基础问卷，并附有调查表内容说明。这份调查表经过7个阶段的审查和修改。通常受援助国家要使用整体问卷，但可以根据不同的调查需求增加或减少调查内容，也可以根据不同的调查目的选择不同的调查对象。乌干达历年调查对象统计如表17-1所示。

表 17-1　1988—2016 年人口与健康调查基本信息表

调查时间	调查方法	调查对象
1988 年	抽样调查	家庭；15 ~ 49 岁女性
1995 年	抽样调查	家庭；15 ~ 49 岁女性；15 ~ 54 岁男性；4 岁以下儿童
2000 年	抽样调查	家庭；15 ~ 49 岁女性；15 ~ 54 岁男性；5 岁以下儿童
2006 年	抽样调查	家庭；15 ~ 49 岁女性；15 ~ 54 岁男性；5 岁以下儿童
2011 年	抽样调查	家庭；15 ~ 49 岁女性；15 ~ 54 岁男性；5 岁以下儿童
2016 年	抽样调查	家庭；15 ~ 49 岁女性；15 ~ 54 岁男性；5 岁以下儿童

二、调查目的

乌干达人口与健康调查目的主要是收集国家卫生相关数据，为卫生决策和人民健康管理提供支持。6 次调查根据当年情况和发展需求会新增或删减相应的调查目的。1988 年人口与健康调查主要是收集人口基本信息、人口基本卫生信息等数据；后几次调查根据发展的需求逐渐增加了艾滋病、儿童健康指标等专项调查；2006 年又增加一些社会信息的收集。调查目的增加详情如下。

1988 年乌干达人口与健康调查的主要目的：提供关于生育率、计划生育、儿童死亡率和其他母婴健康指标的数据；收集关于教育水平、识字率、家庭用水来源和住房条件的信息；收集可用的人口统计数据，以及国家级计划生育或其他健康和社会指标的最新信息；为乌干达政府和儿童基金会的初级保健项目提供西南地区和 Luwero 三角地区的基线数据；提高参与项目人员的技能，以便在未来开展高质量的调查；扩大国际数据集。

1995 年增加的调查目的：收集掌握孕产妇和儿童健康指标的可靠数据；掌握成人及儿童人体测量数据（体重和身高）和儿童喂养方法数据，评估 4 岁以下儿童及其母亲的营养状况；评估艾滋病知识的掌握情况和认知水平，以及安全套使用情况；掌握调查地区城乡女性和男性的避孕知识水平和做法。

2000 年增加的调查目的：收集有关家庭健康的数据，包括 5 岁以下儿童腹泻和其他疾病的免疫接种、流行病和治疗、产前检查、分娩辅助和母乳喂养；测量女性和儿童血液中血红蛋白和维生素 A 的水平；收集童工劳动程度的信息。

2006 年增加的调查目的：收集教育指标、残疾程度、基于性别的暴力情况信息。

2016 年增加的调查目的：收集儿童疟疾患病率与儿童早期发育信息。

三、调查的组织管理

美国国际开发署自 1988 年起，对乌干达统计局实施人口与健康调查提供技术和资金援助。除美国国际开发署的资金资助外，联合国人口基金会、联合国儿童基金会等国际组织和国际也提供了多年的资金援助。乌干达人口与健康调查的援助情况如表 17-2 所示。

表 17-2　1988—2016 年乌干达人口与健康调查接受援助情况

时间	调查实施方	技术援助	资金援助
1988 年	乌干达卫生部	乌干达规划和经济发展部、乌干达麦克雷雷大学（Makerere University）地理系、乌干达统计与应用经济学研究所	美国国际发展基金
1995 年	财政与经济规划部统计处、人口秘书处、卫生部	Macro International Inc	美国国际开发署
2000 年	乌干达统计局	ORC Macro	美国国际开发署、英国国际发展部（Department for International Development，DFID）、联合国儿童基金会、联合国人口基金
2006 年	乌干达统计局	Macro International Inc	DFID、美国国际开发署、总统艾滋病紧急救援计划、健康伙伴基金、联合国儿童基金会、联合国人口基金、日本政府
2011 年	乌干达统计局、乌干达政府	乌干达卫生部、麦克雷雷大学公共卫生学院、乌干达政府、麦克雷雷大学生物化学系、内城基金（Inner City Fund International Inc）	美国国际开发署、联合国人口基金、联合国儿童基金会、爱尔兰政府
2016 年	乌干达统计局、乌干达卫生局	乌干达政府	美国国际开发署、联合国人口基金财政、联合国儿童基金会

四、调查内容

乌干达人口与健康调查的内容会根据每一次调查目的调整进行增加与细化。1988 年的调查内容较为简单，主要针对人体的基本情况、健康状况、卫生服务可及性等几个简单的范围。1995 年的调查较上次调查增加了艾滋病相关调查。在之后的几次调查中，除身体健康测量指标外，逐渐增加了危险因素、高危人群、高危疾病调查以及其他健康社会决定因素等信息（表 17-3）。

表 17-3 人口与健康服务调查的具体内容与每年增加内容情况

时间	调查内容范围	新增调查内容
1988 年	1. 人体测量 2. 计划生育 3. 生育情况 4. 母子健康情况 5. 微量营养素 6. 服务可及性	—
1995 年	1. 人体测量 2. 服务可及性 3. 生育偏好 4. 碘盐含量测试 5. 计划生育的相关知识调查 6. 孕产妇死亡率 7. 4 岁以下儿童及其母亲的身高和体重 8. 4 岁以下儿童的预防接种和健康状况 9. 产前和分娩护理情况	1. 成人死亡率，包括孕产妇死亡率 2. 关于健康的意识和行为 3. 母乳喂养和断奶的做法 4. 艾滋病相关知识了解情况 5. 艾滋病病毒感染情况 6. 艾滋病和其他性传播疾病情况 7. 女性就业、职业和收入情况 8. 婚姻和性行为 9. 男性调查 10. 生育史 11. 丈夫的职业和教育情况
2000 年	1. 人体测量 2. 全球定位系统（Global Positioning System，GPS）/ 地理参考全球定位系统或地理参考数据 3. 艾滋病病毒检测 4. 艾滋病相关知识的了解情况 5. 碘盐测试 6. 孕产妇死亡率	1. 贫血问题（评估缺铁测试） 2. 贫血女性或儿童情况调查 3. 贫血测试 4. 雇佣童工情况 5. 出生登记 6. 早期儿童教育情况 7. 女性的地位问题：女性的自主权 8. 维生素 A 检测 9. 家庭暴力 10. 疟疾 / 蚊帐使用情况
2006 年	1. 贫血问题 – 评估缺铁测试 2. 贫血测试 3. 人体测量 4. 出生登记 5. 雇佣童工情况 6. 家庭暴力 7. 早期儿童教育 8. GPS / 地理参考全球定位系统或地理参考数据 9. 艾滋病病毒检测 10. 艾滋病相关知识的了解情况 11. 碘盐使用 12. 孕产妇死亡率 13. 男性调查 14. 微量营养素 15. 女性生殖经历记录 16. 维生素 A 检测	1. 瘘的问题 2. 疟疾调查 3. 烟草使用

续表

时间	调查内容范围	新增调查内容
2011 年	1. 贫血测试 2. 人体测量 3. 出生登记 4. 家庭暴力 5. 早期儿童教育 6. 瘘的问题 7. 艾滋病病毒检测 8. 艾滋病知识 9. 碘盐测试 10. 孕产妇死亡率 11. 男性调查 12. 微量营养素 13. 女性生殖经历 14. 烟草使用 15. 维生素 A 检测	1. 酒精消耗 2. 女性生殖器切割 3. 疟疾调查（包括床单库存） 4. 男性包皮环切情况 5. 女性地位
2016 年	1. 贫血测试 2. 人体测量 3. 出生登记 4. 家庭暴力 5. 早期儿童教育 6. 瘘的问题 7. 艾滋病病毒检测 8. 艾滋病知识 9. 酒精消耗 10. 女性生殖器切割 11. 疟疾调查（包括床单库存） 12. 疟疾问题 13. 男性包皮环切情况 14. 碘盐使用 15. 孕产妇死亡率 16. 男性调查 17. 微量营养素 18. 生育史 19. 烟草使用 20. 维生素 A 检测 21. 女性地位	1. 道路交通设施情况 2. 地板使用情况 3. 儿童管教情况 4. 交通意外数据 5. 耐用品所属权 6. 蚊帐使用 7. 除交通外的其他意外死亡

五、抽样方法

（一）抽样设计

乌干达历次人口与健康调查均为抽样调查。1988 年的人口与健康调查，考虑到安全因素，在抽样调查的过程中排除了 9 个不安全地区（占全国人口的 20%）。城市和农村地区分别采用不同的抽样框架。城市的纳税区按照人口比例分成多个初级抽样单位，称为调查区域。农村地区是非纳税区，所以不能按人口比例进行分区，为此乌干达统计局列出全部农村地区的完整清单，系统划分出 200 个调查区域，并拟定一个标准的抽样框架，随机抽出 50 个区域进行调查。在城市和农村，从每个调查区域选择符合标准的 20 户家庭按照户主信息进行家庭问卷调查。

1995 年的抽样调查在上次调查的基础上重新划分了区域，并将抽样过程分成 2 个阶段进行。第 1 阶段抽样进行家庭问卷调查，第 2 阶段抽样以第 1 阶段抽样为基础，选取样本家庭中所有 15 ~ 49 女性进行调查，同时以每 3 户家庭为 1 个样本单位对 15 ~ 54 岁男性进行调查。由于 1995 年的调查目的之一为估计所有抽样地区的人口和健康指标进行，所以在一些抽样地区进行了过度抽样。

2006 年的人口与健康调查首次将整个国家纳入抽样范围。为了保持前几次调查的延续性，调查采用了 2 个抽样框架：一个是延续前几次调查的抽样范围，另一个为全国范围的抽样。调查结果显示，2 个抽样框架获得结果差异很小。2016 年 UDHS 的抽样框架以乌干达统计局提供的 2014 年人口和住房普查为参照，平均每个样本单位覆盖约 130 个住户。

（二）样本误差

在调查过程中，存在符合调查要求的家庭中的女性或男性拒绝接受访问或因各种原因失访的情况，导致实际调查数量与抽样设计的样本数量不一致，影响总体调查水平，但这种影响在可以接受的范围之内。

六、问卷概述

每一年的乌干达人口与健康调查都会有家庭问卷，所有调查的基础问卷都基于家庭问卷。女性问卷和男性问卷都基于家庭问卷对调查对象进行筛选。调查问卷的内容在 MEASURE DHS 计划的模型调查问卷基础上，与技术机构和地方组织协商后进行了修改，以便更确切地反映乌干达人口与健康情况。问卷均由乌干达人口秘书处用英语制作。为方便使用且保证调查的准确性，调查问卷在 1988 年被翻译为 4 种乌干达通用语言，1995 年增加至 6 种语言，2016 年增加至 8 种语言。在调查过程中，对于由于缺席或其他原因没有调查到的人员，都进行了至少 3 次重访，如果 3 次重访都未成功则记录为无应答。具体问卷见表 17–4。

表 17-4　1988—2016 年乌干达人口与健康调查（UDHS）调查问卷的应用及变动情况

时间	问卷内容概要
1988 年	**使用了 3 份问卷，即家庭问卷、女性问卷和服务可及性问卷** （1）家庭问卷：列出了家庭中所有成员，涉及家庭成员年龄和性别的信息以及 15 岁以下儿童的信息 （2）女性问卷：包括关于生育率、计划生育、孕产妇和儿童健康的问题 （3）服务可及性问卷：针对每个农村地区和每个城市地区，收集关于计划生育和保健服务以及所选区域其他社会经济特征的信息，涉及社区提供卫生服务的距离等问题。调查由针对此问卷的调查小组完成，对调查对象进行面对面的调查。调查对象要求具有一定的文化知识水平。根据这份问卷，调查员收集了关于卫生设备、人员配置和卫生基础设施等信息
1995 年	**使用了 4 份问卷，即家庭问卷、女性问卷、男性问卷、服务可及性问卷** （1）家庭问卷：除了与 1988 年 UDHS 相同部分之外，还收集家庭住户单位特征信息，如水源、厕所设施类型、房屋地板所用材料以及各种消费品和耐用品的所有权 （2）女性问卷：收集 15 ~ 49 岁女性的信息 （3）男性问卷：以 3 户家庭为 1 个单位对 15 ~ 54 岁男性进行信息收集。调查的信息大多数与女性问卷相同（有相应的减少，不包含关于生殖史、孕产妇和儿童健康的问题） （4）服务可及性问卷：收集每个选定社区附近的健康以及计划生育服务的社区级信息。有的选定抽样区域由多个社区组成，在这种情况下，会为选定调查区域内的每个社区完成一份问卷调查
2000 年	**使用了 3 份问卷，即家庭问卷、女性问卷和男性问卷** （1）家庭问卷：在 1995 年问卷基础上，新增加评估童工劳动程度的调查；经过预测试，首次纳入维生素 A 检测 （2）女性问卷：收集所有 15 ~ 49 岁女性的信息，包括生育经历、喜好、婚姻情况、性活动、就业、孕产妇情况、儿童保健以及对艾滋病和对其他性传播疾病的认识和行为相关的问题，以及孕产妇死亡率信息 （3）男性问卷：与 1995 年问卷的目的和意义相同，新增男性血红蛋白水平检测
2006 年	**使用了 3 份问卷，即家庭问卷、女性问卷和男性问卷** （1）家庭问卷：调查列出选定住户中的所有家庭成员，除常规调查内容外，增加对 15 岁以下儿童父母生存状况、孤儿和其他弱势儿童照护和支持服务情况以及家庭成员中的残疾状况，并记录调查对象是否自愿提供血样用于维生素 A 缺乏检测，记录 15 ~ 49 岁女性、15 ~ 54 岁男性和 6 ~ 59 月龄儿童身高、体重和血红蛋白水平 （2）女性问卷：收集所有 15 ~ 49 岁女性的信息 （3）男性问卷：以 3 户家庭为 1 个单位对 15 ~ 54 岁男性进行问卷调查，内容较女性问卷略少
2011 年	**使用了 4 种类型的问卷，即家庭问卷、女性问卷、孕产妇死亡率问卷和男性问卷** （1）家庭问卷：与 2000 年 UDHS 相同 （2）女性问卷：收集所有 15 ~ 49 岁合格女性的信息，调查内容与 2000 年 UDHS 相同 （3）孕产妇死亡率问卷：在 394 个调查区域的 404 个样本中，对所有 15 ~ 49 岁符合调查要求的女性进行调查，收集有关孕产妇死亡率的数据 （4）男性问卷：以 3 户家庭为 1 个单位对 15 ~ 54 岁所有符合条件的男性进行调查，内容较女性问卷略少
2016 年	**使用了 4 个问卷，即家庭问卷、女性问卷、男性问卷、生理学检验问卷（家庭问卷、女性问卷、男性问卷直接使用平板电脑记录，生理学检验问卷记录在纸上然后录入电脑）** （1）家庭问卷：与之前的调查大体相同，新增加关于意外死亡、道路交通等问题 （2）女性问卷：与之前的调查相同 （3）男性问卷：以 3 户家庭为 1 个单位对 15 ~ 54 岁所有符合条件的男性进行调查，内容较女性问卷略少 （4）生理学检验问卷：在征求调查对象同意签字后，记录人体测量数据、贫血情况、疟疾检测结果、维生素 A 检测结果以及调查员的姓名

七、组织实施过程

历次乌干达人口与健康调查均具备较为完善的组织及实施过程，包括组建调查员队伍、调查员专业培训、预调查、现场工作及质量监督，下面以 2011 年开展的人口与健康调查为例介绍具体的调查实施过程。

（一）调查人员组建

2011 年的乌干达人口与健康调查聘请了 18 名调查员进行住户登记，并准备了每个样本地区的草图，编制了一份描述样本地区和制图程序的指导手册作为指南，培训包括课堂演示和实地练习，给出了关于使用 GPS 来获得所选群集的位置坐标的说明。调查人员组成 6 个团队，每个团队有两名执行人。

（二）质量监督

本次调查派出了 6 名监督员进行质量检查和处理，包括员工调查过程中的所有行政和技术操作；还进行了数轮监督，以评估调查行动的质量。

（三）预测试

在开始实地调查之前，调查组聘请了 30 名男性和女性调查员对所有使用当地 6 种语言的问卷进行预测试，以确保问题清晰并且调查对象能够理解调查的内容。调查员在 2010 年 8 月 30 日—2010 年 9 月 14 日接受了如何管理人口与健康调查问卷的培训，包括 7d 实地调查和 1d 面试官汇报考试；随机选择 7 个预调查地区，进行了 2 组（城市组和农村组）预调查，经过培训的 18 名调查员在调查中担任现场编辑和团队领导。第 2 次预测试用于测试计算机辅助实地数据编辑计划的管理和实施，更具体地说是为了 2011 年乌干达人口与健康调查制定数据编辑指南。2011 年乌干达人口与健康调查中第一次使用平板电脑在现场收集数据。使用因特网文件流传输系统来测试数据文件传输过程，现场的数据可以通过互联网传输到数据收集办公室。

（四）主要培训

乌干达统计局招聘并培训了 146 名现场调查员，分别担任团队主管、现场编辑、男性调查员和女性调查员以及储备调查员。2011 年 5 月 2 日—2011 年 6 月 1 日开展了面对面访谈和调查程序的培训，包括熟悉调查问卷、收集调查对象和儿童的样本信息，以及在课堂讲解、与邻近村庄的参与者进行模拟访谈和角色扮演。团队主管和现场编辑进一步接受数据质量控制程序和现场工作协调方面的培训。培训主要采用英语调查表，同时对照英语调查表检查翻译版本，以确保准确翻译。

（五）现场工作

乌干达人口与健康调查成立了 16 个数据收集小组，每个小组由 1 名小组主管、1 名现场编辑、3 名女性调查员、1 名男性调查员、1 名保健技术员和 1 名司机组成。乌干达统计局工作人员协调和监督实地调查活动。美国国际开发署）（USAID）/ 乌干达技术人员也为每个地区组建了一个数据验证小组，参加了现场工作监测。每个数据验证小组都包括 1 名现场主管和 3 名监测员。实地工作分 6 次进行实地考察。在调查期间，所有团队在坎帕拉举行会议，讨论现场工作物流和数据收集的问题，并接受来自乌干达统计局工作人员的反馈和培训强化。

八、数据录入

乌干达人口与健康调查数据录入由专门人员负责，运用专门的程序进行录入，每次调查中承担录入的机构均不相同，并且相关工作在不断改进精进中。1988 年乌干达人口与健康调查的现场调查工作和数据收集工作同时进行，这样能实时监测数据收集质量，实时反馈。2011 年乌干达人口与健康调查使用了电子设备实时传输数据，并开始实施双次录入方法，更加保障了数据的准确程度。详情见表 17–5。

表 17–5　乌干达历次人口与健康调查的数据录入情况

时间	数据录入情况
1988 年	完成的问卷被发送到麦克雷雷大学的数据处理室，数据输入和编码与调查工作同时进行。使用 4 台台式计算机和调查分析综合系统来处理调查数据。数据输入和编辑在调查工作结束后几天完成
1995 年	所有问卷都返回统计部进行数据处理，包括办公室编辑、开放式问题编码、数据输入和计算机识别错误等。所有数据在微型计算机上处理，使用为 UDHS 特别设计的计算机程序 ISSA（调查分析综合系统）完成数据输入和编辑
2000 年	所有问卷返回恩德培乌干达统计局（Uganda Bureau of Statistics，UBOS）办公室进行数据处理，包括办公室编辑的开放式问题编码、数据录入和编辑计算机识别错误。数据由 8 名数据输入员、1 名办公室编辑员和 2 名数据输入管理员组成的团队进行处理。数据输入和编辑于 2000 年 10 月 19 日开始
2006 年	数据处理在调查工作开始后不久开始。完成的问卷定期从调查地返回 UBOS 数据处理中心（先在恩德培，后来在坎帕拉），由 15 名经过专门培训的数据处理人员输入和编辑。数据处理人员包括主管、问卷管理员（跟踪从每个集群收到的问卷）、办公室编辑、数据输入操作员和辅助编辑。数据实时处理有利于监控数据质量；团队可得到具体的反馈，提高效率
2011 年	每个团队的现场编辑在现场输入问卷调查数据，并通过互联网定期将文件发送到 UBOS 办公室。所有纸质调查问卷也都返回到在坎帕拉的 UBOS 总部，进行数据处理，包括办公室编辑、开放式问题编码、数据输入，最后编辑计算机识别的错误。数据由 8 名数据输入员，2 名办公室编辑器和 1 名数据输入主管组成的团队处理，并使用 CSPro 软件（简明统计分析软件）完成数据输入和编辑
2016 年	所有电子数据文件都通过平板电脑传输到坎帕拉的 UBOS 中央办公室，并储存在一个有密码保护的电脑上，同时还会进行二次录入，确保计算机录入的准确率。数据由 4 名参加现场培训的工作人员（2 名程序员和 2 名数据编辑）处理

第二节　加纳人口与健康调查

一、概述

加纳在1988—2014年由卫生部与统计局共同组织开展过6次人口与健康调查。6次调查的方法和内容大体相同，均是抽样调查，对家庭、男性、女性和儿童都进行了调查。随着调查目的转变，调查内容不断增加细化。加纳人口与健康调查基本信息情况如表17-6所示。

表17-6　加纳6次人口与健康调查基本信息

时间	调查组织机构	调查实施机构	调查标题	调查方法	调查对象
1988年	国家	加纳统计局	1988年人口与健康调查	抽样调查	1. 家庭 2. 5岁以下儿童 3. 15 ~ 49岁女性 4. 15 ~ 59岁男性
1993年	国家	加纳统计局	1993年人口与健康调查	抽样调查	1. 家庭 2. 5岁以下儿童 3. 15 ~ 49岁女性 4. 15 ~ 59岁男性
1998年	国家	加纳统计局	1998年人口与健康调查	抽样调查	家庭
2003年	国家	加纳统计局	2003年世界健康调查	抽样调查	家庭和个人
2008年	国家	加纳统计局	2008年人口与健康调查	抽样调查	1. 家庭 2. 5岁以下儿童 3. 15 ~ 49岁女性 4. 15 ~ 59岁男性
2014年	国家	加纳统计局	2014年人口与健康调查	抽样调查	1. 家庭 2. 15 ~ 49岁女性 3. 15 ~ 59岁男性

二、调查目的

1988—1998年的3次加纳人口与健康调查分有短期目标和长期目标。短期目标一般根据当前的现状设定相关收集信息，如生育情况、儿童死亡情况等。长期目标主要是为加纳政府的相关决策提供可靠信息。2003年加纳人口与健康调查开展时，不再制订短期和长期的目标而是开始设立整体目标，主要调查目标仍是了解当前国民健康信息，为政策的制定提供保障。具体如表17-7所示。

表 17-7　1988—2014 年加纳人口与健康调查的目的变化情况

时间	调查目的
1988 年	短期目标（国民幸福指数）：①为政策制定者和实施者提供生育情况和避孕情况数据，以便通过政策制定提高国民生育知识水平和使用避孕药的意愿；②作为政府扩大监测和评价免疫规划、儿童营养和计划生育计划等项目的基础 长期目标：①增强国家调查技术能力，衡量生育水平、健康状况（特别是儿童）、避孕知识的掌握和使用程度；②为决策者、规划者和项目管理者提供可靠的最新信息，用以调整计划生育、孕产妇和儿童卫生保健的状态
1993 年	短期目标：调查掌握准确的信息，如生育率、死亡率、避孕情况、孕产妇和儿童健康指标 长期目标：①增加加纳人口与健康的数据统计量，规范调查行为准则；②日益扩大国际数据库中人口和健康相关的变量
1998 年	短期目标：①了解目前加纳的卫生问题，以便及时解决。例如，1998 年国民幸福指数显示，加纳正在经历一次人口转变，婴儿和儿童的死亡率显著下降；避孕比例在最近 5 年里并没有增加，终止妊娠的比例明显提高。②向决策者提供需要重点关注的问题，使其重视并参与计划生育；调查艾滋病病毒 / 艾滋病和其他性传播疾病的情况 长期目标：为决策者、规划者、研究人员和项目经理提供真实的、可靠的、最新的信息，如孕产妇和儿童健康指标、人口趋势和差异情况
2003 年	整体目标：①提供有效的、低成本和真实的信息，补充到卫生信息系统中；②为决策者建立必要的证据基础，监测卫生系统是否实现预期的目标，并评估如果额外投资能否实现想要的健康结果；③为决策者提供数据证据，以调整自己的政策、战略和计划
2008 年	加强主要政府机构，包括加纳统计局（Ghana Statistics Bureau，GSS）的技术能力
2014 年	①获得生育能力、计划生育情况、婴幼儿死亡率、母婴健康和营养情况的准确信息；②收集关于 6 ~ 59 月龄儿童疟疾治疗、预防和流行数据，成年人的血压数据，女性和儿童贫血数据，成人艾滋病感染数据；③运用这些信息制定明智的政策决策和规划；④监测一般保健、生殖保健有关方案的实施情况

三、调查的组织管理

加纳人口与健康调查自 1988 年开始，每 5 年进行一次，在技术和资金方面得到广泛支持（表 17-8）。美国国际开发署自 1988 年开始对加纳的人口与健康调查给予技术和资金援助。加纳人口与健康调查主要由加纳统计局实施，问卷设计、人员培训、数据录入等工作均得到美国开发署的援助。

表 17-8　1988—2014 年加纳人口与健康调查援助情况

时间	调查实施方	技术援助	资金援助
1988 年	加纳统计局	资源开发研究所 / 宏观系统公司	联合国基金会、联合国儿童基金会
1993 年	加纳统计局	宏国际有限公司	美国国际开发署
1998 年	加纳统计局	加纳卫生部、宏国际有限公司	加纳政府、美国国际开发署

续表

时间	调查实施方	技术援助	资金援助
2003年	加纳统计局、世界卫生组织	世界卫生组织	加纳政府
2008年	加纳统计局	美国国际开发署	加纳政府
2014年	加纳统计局	美国国际开发署	加纳政府、美国国际开发署、联合国基金会、联合国儿童基金会

四、调查的内容

加纳人口与健康调查内容具体如表17-9表所示，每次调查在会上次调查的基础上根据新增加的调查目的，对具体内容进行增加和细化。加纳人口与健康调查主要使用家庭问卷、女性调查问卷和男性调查问卷3个问卷，根据不同时期不同的调查目的增加专项问卷。家庭问卷和个人调查问卷是根据MEASURE DHS调查表改编的。该调查表主要调查避孕药物和工具使用水平低的国家。加纳统计局、加纳政府和非政府组织商讨问卷的内容，并稍做修改以便使其更适应加纳国情，成为更适合加纳的人口与健康调查问卷。所有问卷均被翻译成7种当地语言。

表17-9　1988—2014年加纳人口与健康服务调查使用的问卷

时间	使用的问卷名称	问卷内容概要
1988年	1. GPS / 地理参考全球定位系统或地理坐标数据 2. 男性调查问卷 3. 女性调查问卷 4. 人体测量	男性调查问卷：背景特征、生殖史、避孕知识掌握情况、婚姻状态、生育偏好等 女性调查问卷：调查对象的背景、生殖行为、避孕的知识掌握水平、健康和母乳喂养情况、婚姻状态、生育偏好、丈夫的背景、女性的工作、被调查女性的3～36月龄儿童的体重和身高等
1993年	1. 家庭问卷 2. GPS / 地理参考全球定位系统或地理坐标数据 3. 艾滋病相关知识情况调查 4. 男性调查问卷 5. 女性调查问卷	男性调查问卷：背景特征、生殖历史、避孕知识掌握情况、婚姻状态、生育偏好等 女性调查问卷：背景特征、生殖历史、避孕知识和掌握情况、怀孕和哺乳情况、免疫和健康、婚姻状态、生育偏好、孕产妇死亡率、丈夫的背景和女性的工作、了解艾滋病和其他性传播疾病（性病）情况等
1998年	1. 家庭问卷 2. 艾滋病调查问卷 3. 男性调查问卷（15～59岁） 4. 女性调查问卷（15～49岁）	家庭问卷：家庭情况、家庭特征、教育水平、水和环境卫生、盐加碘检测情况、住房特点、耐用性等

续表

时间	使用的问卷名称	问卷内容概要
2003 年	世界健康调查（WHS 摘要）	①学前和义务教育情况；②基本技能教育；③生育、计划生育、堕胎；④一般健康情况；⑤卫生保健和医疗可及性；⑥营养状况；⑦住房情况；⑧生育能力；⑨痢疾；⑩发病率和死亡率；⑪ 家庭生活和婚姻；⑫ 健康态度和行为
2008 年	1. 家庭问卷 2. 艾滋病调查问卷 3. 男性调查问卷（15 ~ 59 岁） 4. 女性调查问卷（15 ~ 49 岁）	问卷首次将关于家庭暴力的模块作为调查的主题之一 ①死亡原因；②出生登记；③烟草使用；④社会关系；⑤死亡率；⑥生殖历史；⑦酒精消耗量；⑧ GPS / 地理参考全球定位系统或地理参考数据；⑨瘘的问题；⑩人体测量；⑪ 男性调查；⑫ 艾滋病病毒检测；⑬ 疟疾模块；⑭ 疟疾 / 蚊帐使用情况；⑮ 家庭暴力；⑯ 贫血测试；⑰ 艾滋病知识（评估知识 / 知识来源 / 避免艾滋病的方法）
2014 年	1. 家庭问卷 2. 女性调查问卷（15 ~ 49 岁） 3. 男性调查问卷（15 ~ 59 岁）	与 2008 年人口与健康问卷相同

五、抽样方法

加纳的 6 次人口与健康服务调查均使用抽样调查的方法，但在抽样过程中区域的划分有所不同。在不同区域选择合格的样本家庭，然后在家庭中选择女性及男性调查对象分别进行调查。抽样框架经过 3 次改变，越来越科学、细致：1988 年和 1993 年调查的抽样框架为先将加纳按生态区分为 3 层，再进一步分为城市、农村，然后按比例进行家庭抽样；1998 年和 2003 年改变抽样框架，将全国分为 10 个区域进行抽样；2008 年和 2014 年的抽样框架则是根据人口住房普查选取集群进行抽样（表 17-10）。

加纳人口与健康服务调查的抽样方式和调查方法不断改进加强，到 2008 年已经形成了较为完整的人口与健康调查体系，调查数据已更新到 2014 年；在抽样内容方面，多次将艾滋病的调查单独形成一个调查，可以看出加纳对艾滋病的预防和相关知识普及的重视。

表 17-10　1988—2014 年加纳人口与健康服务调查抽样范围与应答率情况

时间	抽样范围	应答率
1988 年	所有人口普查区首先按生态区被分为3层，即沿海大草原、森林和北部草原；再将 3 层进一步分为城市、半城市和农村样本区；然后按家庭数量比例选择样本，列出所选选区的所有住户	在选择的 4 966 户中，成功调查 4 406 户，不包括 9% 的空置、缺席等家庭，家庭参与率为 98%；选择的样本家庭中有 4 574 名合格女性，成功调查了其中 4 488 名女性；在 997 名合格男性中，成功调查了其中 943 名，参与率为 95%

续表

时间	抽样范围	应答率
1993 年	抽样范围与上次调查相同	在选中的 6 161 户家庭样本中，成功完成调查 5 822 户，家庭参与率为 98%；样本家庭有近 5 400 名女性，但只有 4 700 名符合标准，最后只成功调查了 4 562 名女性，参与率为 97%；1 700 名男性中符合条件的只有 1 354 名，其中 1 302 名男性被成功调查，参与率为 96%
1998 年	全国分为 10 个区域，在 10 个区域中按照人口数量比例抽样	共有 6 375 户有针对性的样本家庭，其中记录了 6 055 户家庭，参与率为 94%
2003 年	全国先划分出 10 个行政区域，然后分为农村和城市，按一定比例选取样本区域	在家庭采访调查中，共有 5 949 名符合条件的 15 ～ 49 岁女性，成功调查了 5 691 名女性，参与率为 96%。在同一批样本家庭中，共有 5 345 名符合年龄条件的男性，最终成功调查 5 015 名男性，参与率为 94%
2008 年	第 1 阶段，从 2000 年加纳人口和住房普查建立、更新的主抽样框架中选择抽样点；第 2 阶段，对每个样本区中抽出的 30 户家庭进行系统抽样，主要目标是确保足够数量的样本完成个人访谈，使关键指标估计达到可接受的精确度，并提供足够大的样本，确定足够数量的 5 岁以下死亡案例，以提供死亡原因数据	总共有 12 323 户家庭被选为样本，其中成功调查 11 778 户家庭，家庭参与率为 99%；在家庭中共有 5 096 名符合条件的女性，成功调查了 4 916 名女性，参与率为 97%；共有 4 769 名男性符合条件，其中调查了 4 568 名男性，参与率为 96%
2014 年	抽样框架采用了 2010 年加纳统计局提供的人口与住房普查数据。抽样分为 2 个阶段：第 1 阶段，选择由 2010 年人口与住房普查样本区域组成的样本点（集群），共选择 427 个样本点，其中城市 216 个样本点，农村 211 个样本点；第 2 阶段，在选择的样本地区中，选出家庭进行调查，从每个组别中选出约 30 个住户，构成 12 831 个住户的总抽样数量	12 831 户家庭中，成功调查了 12 010 户，其中 11 835 户家庭完成了有效调查，参与率为 99%；被调查家庭中有 9 656 名女性符合调查要求，其中 9 396 名女性完成了调查，参与率为 97%；有 4 609 名男性符合调查要求，其中 4 388 名男性完成调查，参与率为 95%

六、调查员的培训

（一）模拟调查训练

2008 年加纳人口与健康调查培训模式逐渐成熟。2008 年 6 月 23 日—7 月 12 日在整体调查前进行了“现场调查”培训和实践。有 7 名男性、7 名女性，共 14 名调查对象参加了家庭问卷、男性问卷、女性调查问卷培训以及课堂讨论和实践。宏国际有限公司和加纳卫生部分别提供师资或邀请教授开展计划生育、儿童健康和营养项目的培训。调查对象大多参与过前国土安全部调查，能够积极讨论问卷并提出修改建议。根据这些建议，所有版本的问卷（4 种语言）都进行了预先测试。

现场调查是分几个阶段完成的。调查员们共分为 4 组。在 7 月 7 日—11 日，所有团队在 3 个城市和 2 个农村地区进行调查。共在 79 户家庭完成访谈调查，有 68 名女性符合调查要求，其中 66 人接受了有效调查。面试用 4 种语言进行，对检测出的问题进行改正。

（二）培训和实地考察

2008 年 8 月 11 日，共 160 名调查员、10 名数据录入人员在位于阿克拉以西约 35 英里（约 56.33km）的 Winneba 体育学院开始了为期 3 周的培训。大多数被培训人员都具有调查经验以及有一定的语言能力。培训参照标准的国土安全部培训程序，包括演示、模拟面试和笔试。所有调查员都接受如何完成家庭问卷调查、女性问卷调查和男性调查问卷，以及如何收集人体测量数据的培训。培训包括野外训练、家庭和个人问卷调查实践、死因推断训练以及语言训练。培训期间要求同性别人员之间相互调查。每个小组由 1 名主管、1 名编辑员、2 名女面试官、2 名男面试官和 1 名司机组成，并有 22 名后备调查员。

七、小结

非洲地区的大部分国家人口与健康调查得到美国国际开发署人口与健康调查项目的资助，由该国相关部门执行。乌干达和加纳的人口与健康调查从问卷到现场实施和数据分析等方面均得到了该项目的援助。非洲地区由于大部分国家发展落后，人口与健康调查大部分是在 20 世纪 80 年代陆续开展的，并且逐步得到改善和精进。目前很多国家的人口与健康调查都具有了一定规模，同时也初步形成了较为完整的数据集，但与发达国家的人口健康调查实施情况相比还有很大差距。

参考文献

[1] Uganda Bureau of Statistics. Uganda’s Official Statistics- Demographic and Health Survey 1988-1989[EB/OL]. [2017-1-15]. http://www.ubos.org/unda/index.php/catalog/30.

[2] Uganda Bureau of Statistics. Uganda’s Official Statistics - Uganda - Demographic and Health Survey 1995[EB/OL]. [2017-2-2]. http://www.ubos.org/unda/index.php/catalog/31.

[3] Uganda Bureau of Statistics. Uganda’s Official Statistics- Uganda - Demographic and Health Survey 2000-2001[EB/OL]. [2017-2-9]. http://www.ubos.org/unda/index.php/catalog/33.

[4] Uganda Bureau of Statistics. Uganda’s Official Statistics- Uganda - Demographic and Health Survey 2006[EB/OL]. [2017-2-11]. http://www.ubos.org/unda/index.php/catalog/26.

[5] Uganda Bureau of Statistics. Uganda’s Official Statistics - Uganda - Demographic and Health Survey 2011[EB/OL]. [2017-2-21]. http://www.ubos.org/unda/index.php/catalog/50.

[6] Ghana Statistical Service-Ghana. Demographic and Health Survey 1988 [EB/OL]. [2017-3-11]. http://www.

statsghana.gov.gh/nada/index.php/catalog/38.
[7] Ghana Statistical Service-Ghana. Demographic and Health Survey 1993 [EB/OL]. [2017-3-23]. http://www.statsghana.gov.gh/nada/index.php/catalog/39.
[8] Ghana Statistical Service- Ghana. Demographic and Health Survey 2008 [EB/OL]. [2017-3-19]. http://www.statsghana.gov.gh/nada/index.php/catalog/49.
[9] Ghana Statistical Service- Ghana. Demographic and Health Survey 1998, round3[EB/OL]. [2017-3-17] http://www.statsghana.gov.gh/nada/index.php/catalog/11.
[10] Ghana Statistical Service. Ghana Core Welfare Indicators Questionnaire Survey-2003[EB/OL]. [2017-3-17] http://www.statsghana.gov.gh/nada/index.php/catalog/8.
[11] Uganda Bureau of Statistics. National Department of Health-HIV and ADIS[EB/OL]. [2017-3-23]. https: //ndoh.dhmis.org/owncloud/index.php/s/R5cmdp0gY4Fa43Z.
[12] Uganda Bureau of Statistics. National Department of Health-Ebola virus [EB/OL]. [2017-3-23]. https: //ndoh.dhmis.org/owncloud/index.php/s/R5cmdp0gY4Fa43Z.
[13] Statistics South Africa. The South Africa I Know- The People of South Africa Population census, 1996 [EB/OL]. [2017-3-29]. https: //apps.statssa.gov.za/census01/Census96/HTML/default.htm.
[14] Statistics South Africa. The South Africa I Know- The People of South Africa Population census, 2001 [EB/OL]. [2017-3-29]. http://www.statssa.gov.za/?page_id=3892.
[15] Statistics South Africa. The South Africa I Know-2007 community survey [EB/OL]. [2017-3-29]. http://www.statssa.gov.za/?page_id=3914.
[16] Statistics South Africa. The South Africa I Know- The People of South Africa Population census, 2011 [EB/OL]. [2017-3-29]. http://www.statssa.gov.za/? page_id=3839.
[17] Statistics South Africa. The South Africa I Know- 2016 community survey[EB/OL]. [2017-3-29]. http://www.statssa.gov.za/?page_id=6283.

第十八章
中国国家健康服务相关调查

中国的国家健康相关卫生服务调查是指由中国国家卫生健康委员会（原卫生部）牵头组织、在全国范围内展开的具有连续性、规律性，以居民健康、卫生服务获得与利用等内容为主题的一类全国性调查，主要包括国家卫生服务调查、全国居民健康素养监测调查、中国居民营养与健康状况调查等。

一、概述

中华人民共和国成立后，经济建设逐渐恢复，卫生事业同时得以发展，尤其是改革开放以来，中国卫生事业取得了显著成就。覆盖城乡的医疗卫生服务体系基本形成，疾病防治能力不断增强，医疗保障覆盖人口逐步扩大，卫生科技水平迅速提高，人民群众健康水平明显改善，居民主要健康指标处于发展中国家前列。为更好地了解卫生健康状况，中国开展了多类健康服务调查。

国家卫生服务调查自 1993 年第 1 次开展以来，每 5 年进行一次，是中国政府掌握城乡居民健康状况、卫生服务利用、医疗保健费用及负担等信息的重要途径。国家卫生服务调查客观反映了卫生改革与发展的成就和问题，分析卫生服务需要、需求及利用的变化趋势，是中国卫生调查制度的重要组成部分。

全国居民健康素养监测调查于 2008 年第 1 次开展，2012 年进行第 2 次调查，此后每年进行一次。政府组织专家充分评估城乡居民主要健康问题、健康危险因素、健康需求、不良卫生习惯、卫生资源供给与利用等现状，了解居民健康素养的变化趋势。

中国居民营养与健康状况调查开展的目的是及时了解居民膳食结构、营养和健康状况及其变化规律，揭示社会经济发展对居民营养和健康状况的影响，为国家制定相关政策、引导农业及食品产业发展、指导居民采纳健康生活方式提供科学依据。

二、国家卫生服务调查

（一）背景及发展沿革

国家卫生服务调查自 1993 年以来，每 5 年在全国范围内展开一次（图 18-1），是中国卫生调查制度的重要组成部分。其调查结果对政府制定卫生政策和卫生事业发展规划、有效调控卫生服务供求关系、提高卫生管理水平、促进卫生改革与发展产生了重要影响。本书撰写时正值第 6 次卫生服务调查准备开展期间，相关官方资料尚未正式公布，因而未将其纳入。

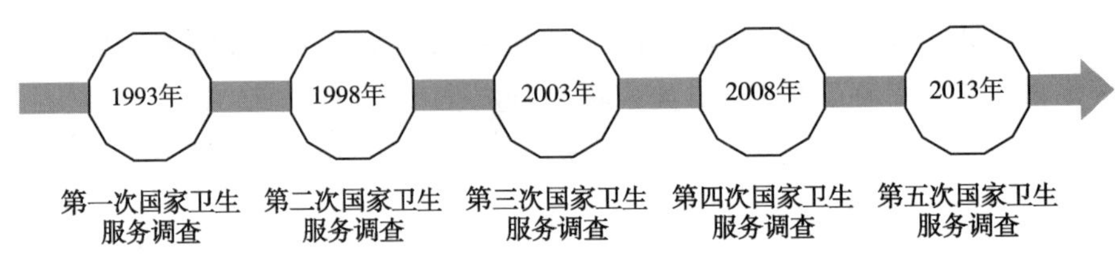

图 18-1　国家卫生服务调查的发展历程

（二）调查目的

国家卫生服务调查是政府掌握城乡居民健康、卫生服务需要、需求、利用、医疗负担及满意度的主要手段。居民卫生服务需要、需求、利用、医疗费用以及对医疗服务的满意度等信息客观反映卫生改革与发展的成就和问题，有助于分析卫生服务需要、需求及利用的变化趋势，为制定卫生发展规划、评价医改实施效果提供客观依据。其主要调查目的包括：

1. 了解城乡居民卫生服务需要、需求及利用的水平及特点，分析变化趋势及影响因素，为评价医改实施效果、合理配置卫生资源提供依据。

2. 了解城乡不同医疗保障制度的覆盖水平，分析不同医疗保障制度对居民医疗卫生服务利用产生的影响及对减轻居民医疗经济负担的作用，为进一步完善医疗保障制度提供依据。

3. 了解重点人群卫生服务利用情况，分析重点人群对卫生服务的特殊需求以及在利用卫生服务过程中的障碍，为进一步健全卫生服务体系提供依据。

4. 了解居民对医疗卫生服务利用的满意度，分析居民满意度的变化及影响因素，为评价医改实施效果及进一步改善服务提供依据。

5. 了解医务人员的工作状况与感受，测量医务人员的工作投入、工作压力、工作满意度等，评价医改对医务人员产生的影响。

（三）调查的组织管理

调查由国家卫生健康委员会（原卫生部、原卫生和计划生育委员会）统计信息中心负责组织开展。统计信息中心主要负责的工作内容有：调查前召开研讨会，广泛征求专家意见；开展预调查，检验调查设计的科学性、有效性及可行性，使方案进一步完善；统一制作培训材料，组织各地调查员培训；邀请各方专家组成督导组，进行现场督导；清理分析各省级上报的数据；形成报告。

现场调查工作主要由社区卫生服务中心 / 卫生院及以上医疗卫生机构承担。参加调查的人员在县（市、区）卫生机构及卫生院或社区卫生服务中心的卫生人员中选拔，设调查员和调查指导员，调查员负责入户调查，调查指导员负责调查的组织、指导、检查及验收工作。省级督导组负责对本省样本县（市、区）的现场调查进行督导。各地负责对录入数据进行审核，发现问题及时核实，无误后报送统计信息中心。

（四）调查内容

国家卫生服务调查以家庭健康询问调查为主，机构调查为辅（表 18–1）。家庭健康询问调查内容包括：家庭人口一般情况；居民健康和卫生服务需要、需求与利用；居民对医疗卫生服务的主观感受；慢性病管理与健康相关行为；妇女、儿童、老年人群的卫生服务需要、需求与利用情况；居民医疗保障情况。机构调查的内容主要为：当前环境下经济情况；卫生资源拥有度；卫生服务情况；医务人员工作特征、工作感受、执业环境等。

表 18–1　国家卫生服务调查主要内容

调查内容	详细情况
家庭人口一般情况	城乡居民人口与社会经济学特征，主要包括性别、年龄、受教育程度、收入、支出、住房类型、最近医疗机构的可及性等内容
城乡居民卫生服务需要、需求与利用情况	2 周患病情况，慢性病患病情况，自我健康评价，疾病治疗情况，需求未满足程度及原因，居民利用公共卫生服务情况，门诊和住院服务利用类型、水平及费用等
居民对卫生服务的主观感受	门诊服务满意度、住院服务满意度、医患关系感知、医改效果感知等
慢性病管理与健康相关行为	高血压、糖尿病的管理情况，健康检查，体育锻炼情况，吸烟情况，饮酒情况等
妇女、儿童、老年人群的卫生服务需要、需求与利用情况	妇女：健康检查、生育情况、孕产期保健、分娩情况等 儿童：喂养情况、体检情况、预防接种情况等 老年人：自评健康、失能、生活照顾情况等
城乡居民医疗保障情况	不同医疗保险制度的覆盖程度、补偿水平、居民对医疗保障制度的利用等
城乡医疗卫生机构情况	医务人员工作特征、工作感受、执业环境、机构拥有资源等

（五）调查方法

国家卫生服务调查是全国性的抽样调查，以家庭健康询问调查为主，机构调查为辅。经过培训合格的调查员按调查表的项目对抽中调查户中的所有常住人口逐一进行询问。

1. **抽样方法** 国家卫生服务调查采取多阶段多层整群随机抽样方法，在抽样点的选择上遵循随机抽样原则，其基本框架如下：

第1步：按照经济发展、文化教育等指标，以县（市、区）为单位对全国各地区进行分层，在各层中按比例抽取相应数量的样本县（市、区）。

第2步：按照人口规模和人均经济水平，在样本县（市、区）内按比例抽取相应数量的样本乡镇（街道）。

第3步：按照人口规模和人均经济水平，在样本乡镇（街道）内按比例抽取相应数量的样本村（居委会）。

第4步：在每个样本村（居委会）中抽取一定数量的住户作为样本单位，抽中住户的实际人口为最终的调查对象（凡居住并生活在一起的家庭成员和其他人，或单身居住、生活的人，均作为一个住户）。

2. **信息收集方法** 国家卫生服务调查以家庭健康询问调查为主，采用入户询问的方法收集数据，由经过培训并且考核合格的调查员按调查表的项目对调查户所有成员逐一进行询问。调查对象对问卷问题进行回顾后提供相关信息。

（六）调查质量控制

国家卫生服务调查的质量控制可以被归纳为7个主要方面：①广泛征求意见，完善调查设计；②做好指标解释，统一调查口径；③严格培训调查员，考核合格后方能入户调查；④明确质量控制标准，开展数据校核；⑤加强督导，逐级审核，由国家卫生健康委员会统计信息中心负责人带队进行现场督导，各省市县也都对各自调查地区开展督导；⑥数据双遍录入，计算机逻辑检查，发现问题，回访核实；⑦开展5%样本复核调查，复核检查一致率达到质控要求。

1. **调查质量核查制度**

（1）现场调查中，在每户询问并记录完毕后，调查员都要对填写内容进行全面检查，如有疑问应重新询问核实，如有错误要及时改正，有遗漏项目要及时补填。

（2）每个乡镇（街道）的调查指导员要对每户的调查表进行逐项审核：从正式调查开始后的当晚起就应逐日检查每份调查表的准确性和完整性，发现错漏项时，要求调查员在第二天重新询问并予以补充更正，调查指导员认真核实无误后，方可签字验收。

（3）每个县（市、区）设立质量考核小组，全程监控调查质量，调查完成后进行复查考核：家庭健康询问调查的复查考核应在已完成户中随机抽取5%，通过电话或再入户的方式对复核调查表的内容进行询问，复核调查结果与原调查结果进行比较，计算符合率。

（4）在现场调查过程中，各省（自治区、直辖市）要组织专人进行现场督导。

（5）国家卫生与健康委员会组织国家卫生服务调查质量督导组，分赴各地进行质量考核。

2. 关键质量控制指标的具体释义与要求

（1）调查员调查技术一致性：要求经过培训后，调查员调查技术达到一致。

（2）调查完成率：在3次上门未调查成功而放弃该户时，应从候选户中按顺序递补。调查完成率应控制在85%以上。

（3）本人回答率：原则上调查内容应全部由调查对象本人回答。如果调查期间内，调查对象本人确实外出不在家或者本人无应答能力，可由熟悉其情况的人代替回答，但育龄妇女的问题必须由本人回答，要求成人本人回答率不低于70%。关于婴幼儿的问题一般应由直接抚养者回答。

（4）复查符合率：复查考核中，同户复查项目与原调查结果的符合率要求在95%以上，符合率达不到95%的地区应对全部调查户进行回访、重新调查。

（七）历次调查的主要变化

国家卫生服务调查在保障历次调查的连续性基础上，也会做出很多调整。这些调整有的作为一种趋势体现在调查中，有的则是仅被纳入某一次调查中一次性的变化。

1. 调查样本量逐渐扩大，样本代表性不断增强　随着社会经济水平发展与国家卫生服务调查本身的成熟发展，在保证样本连续可比的基础上，样本量在过往的基础上逐渐扩大，代表性逐渐增强，从最初的92个县（市）54 984户扩展到覆盖全国31个省（自治区、直辖市）的156个县（市、区）93 600户（2013年），抽样点与样本户扩大了近1倍（表18-2）。

表18-2　国家卫生服务调查历年样本量、方法对比

年份	调查样本	抽样设计	调查方法
1993	92个县（市），其中城市27个、农村县65个，共54 984户	阶段分层整群随机抽样	入户询问、文件抄录和实地调查
1998	92个县（市区）、460个乡镇（街道）、920个村（居委会），在每个样本村（居委会）中随机抽取60户，全国共55 200户	除住户在样本村重新随机抽取外，沿用第1次调查的样本	入户询问、文件抄录和实地调查
2003	95个县（市、区）、475个乡镇（街道）、950个村（居委会），在每个样本村（居委会）中随机抽取60户，全国共抽取57 000户	多阶段分层整群随机抽样方法，通过样本估计总体；分析时运用分层方法与描述性分析	入户询问
2008	在全国31个省（自治区、直辖市）中抽取了94个县（市、区）、470个乡镇（街道）、940个行政村（居委会）、56 400户	抽样采用多阶段分层整群随机抽样方法；分析时运用分层方法与描述性分析	入户询问、机构调查

续表

年份	调查样本	抽样设计	调查方法
2013	样本覆盖全国31个省（自治区、直辖市），共有156个县（市、区）、780个乡镇（街道）、1 560个村（居委会）；家庭健康询问调查最终的抽样单位是户，在每个样本村（居委会）中随机抽取60户，全国共抽取93 600户	抽样采用多阶段分层整群随机抽样的方法进行抽取；分析时运用分层方法与描述性分析	入户询问、机构调查

2. **依据卫生改革与健康热点问题，增减当期调查内容** 历次卫生服务调查的基本框架与内容保持了一定的连贯性。同时，由于调查背景每隔5年会发生很大的变化，问卷的内容往往会依据调查开展当年的卫生改革与热点内容进行增减调整，如表18–3所示。本章末提供了2013年第5次国家卫生服务调查的调查表作为参考（附录18–1 ~附录18–6）。

表18–3 国家卫生服务调查内容对比

年份	家庭调查内容	机构调查内容
1993	家庭人员的社会人口学特征；调查前2周内患病次数及病伤名称；调查时患有慢性病的名称；调查前2周因病就诊的人数、次数、费用、机构种类及未诊原因；调查对象生活环境；调查对象居住条件、饮水条件、厕所类型、生活方式等；0 ~ 5岁儿童情况；15 ~ 49岁已婚育龄妇女生育史；60岁及以上老人生活情况	全县（市或市区）社会经济总体情况；全县（市或市区）卫生资源；县及县以上医院卫生资源；样本乡镇及村卫生组织形式及资源利用；全县（市或市区）预防性卫生服务情况；全县（市或市区）妇幼保健服务情况；全县（市或市区）法定传染病报告发病人数
1998	较1993年调查变动：卫生服务可得性及家庭成员的医疗保健制度等；因病伤活动受限及丧失劳动能力情况（残疾和失能）；1996—1997年孕产妇和婴儿保健情况，包括生育史、最后一次妊娠的结局、分娩的地点、接生方式及接生者、产前检查和产后访视、婴儿出生体重、母乳喂养、健康状况、接受系统保健等情况	与1993年调查内容相同
2003	较1998年调查增加：居民对卫生服务的反应性，包括居民利用卫生服务时所需时间、服务提供者是否对患者给予尊重、患者的隐私是否得到适宜的保护等情况	较前两次调查增加：城镇居民对我国城镇卫生改革关注的重点和看法；农村居民对我国农村卫生改革关注的重点和看法；卫生管理人员、卫生服务提供人员、基层卫生工作人员、个体和私营卫生机构人员对我国卫生体制改革和城镇、农村卫生改革的认识和看法；弱势人口（如贫困人口、城市流动人口等）的卫生服务需求、利用、费用、保障状况及其关注的卫生问题
2008	较2003年调查增加：社会医疗保险（城镇职工医疗保险、城镇居民医疗保险、新型农村合作医疗）、重大健康问题（重大疾病如高血压、伤害等的防治）、重点人群（如老年人口、低收入人口）	与2003年国家卫生服务调查内容相同

续表

年份	家庭调查内容	机构调查内容
2013	较 2008 年调查增加：与医改有关的内容有所增加，如居民对医改、医疗机构、医务人员的看法；对医疗费用、看病方便程度的看法以及居民看病报销情况；公共卫生方面增加了糖尿病的管理内容；妇幼方面增加了两癌检查、儿童健康体检内容；人们的健康行为，如刷牙；营养与健康的内容，如身高、体重等	较 2008 年国家卫生服务调查内容增加：医务人员工作特征、工作感受、执业环境等

三、全国居民健康素养监测调查

（一）调查背景及历史沿革

面对慢性病和传染病的双重威胁，中国政府组织专家对城乡居民主要健康问题、健康危险因素、健康需求、不良卫生习惯、卫生资源供给与利用等现状进行了充分评估，提出了中国公民应该具备的 66 项基本健康知识和理念、健康生活方式与行为和基本技能。2008 年 1 月，卫生部发布《中国公民健康素养——基本知识与技能（试行）》，形成了中国公民健康素养的基本内容。全国居民健康素养监测调查于 2008 年第 1 次开展，2012 年开展第 2 次调查后调整为每年进行 1 次（图 18–2）。

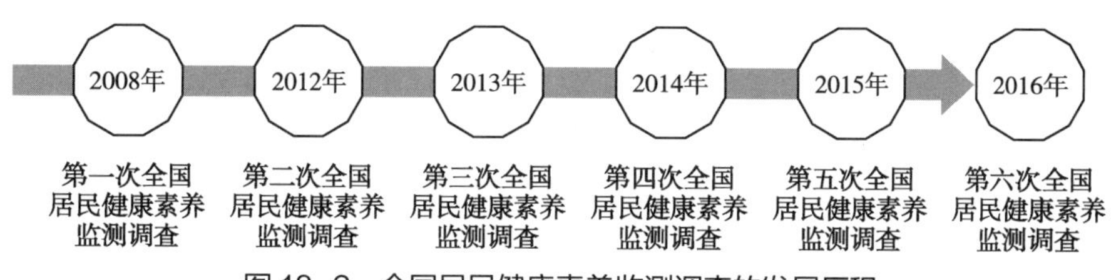

图 18–2　全国居民健康素养监测调查的发展历程

（二）调查目的

健康素养是指个人获取和理解基本健康信息和服务，并运用这些信息和服务做出正确决策，以维护和促进自身健康的能力。提升城乡居民健康素养，有利于提高广大人民群众发现和解决自身健康问题的能力，是提升人民群众健康水平的重要策略和措施，是推进健康中国建设的重要内容。

（三）调查的组织管理

国家卫生健康委员会（原卫生部、原卫生和计划生育委员会）宣传司委托中国健康教育中心组织省级健康教育专业机构开展全国城乡居民健康素养调查工作。现场调查由覆盖全国 31 个省（自治区、直辖市）的 336 个区县监测点执行。

现场调查完成后，经当地卫生行政部门认可，原始调查问卷被统一上报至省级健康教育专业机构。省级健康教育专业机构收集、整理监测点上报数据，经省级卫生行政部门认可后，提交至中国健康教育中心进行数据分析。

（四）调查内容

以健康素养概念内涵为指导，以《中国公民健康素养——基本知识与技能》(简称《健康素养 66 条》) 为评价内容，根据“知信行”（knowledge attitude belief practice，KABP）理论，同时结合我国居民实际情况，调查内容明确有三大监测指标：基本健康知识和理念、健康生活方式与行为、基本技能。结合主要公共卫生问题，健康素养被划分为 6 类健康问题，即科学健康观、传染病防治素养、慢性病防治素养、安全与急救素养、基本医疗素养和健康信息素养。所有水平次扩展到 20 个，形成详细调查内容（20 类），调查中的所有问题围绕这 20 类内容进行（表 18–4）。

表 18–4　健康素养调查内容

健康素养水平	健康问题素养水平	详细内容
1. 基本知识和理念	1. 科学健康观	1. 对健康的理解
		2. 健康相关态度
		3. 生理卫生常识
	2. 传染病防治素养	4. 传染病相关知识
		5. 慢性病相关知识
		6. 保健与康复
		7. 安全与急救
		8. 法规政策
		9. 职业与环境
2. 健康生活方式与行为	3. 慢性病防治素养	10. 营养与膳食
		11. 运动
		12. 成瘾行为
		13. 心理调节
		14. 个人卫生习惯
	4. 安全与急救素养	15. 利用基本公共卫生服务的能力
		16. 就医行为（寻医、遵医）
3. 基本技能	5. 基本医疗素养	17. 获取信息能力
		18. 理解沟通能力
	6. 健康信息素养	19. 自我保健技能
		20. 应急技能

（五）调查方法

1. **抽样方法**　以县（区）为初级抽样单元，以 31 个省（自治区、直辖市）为抽样单位，每省（自治区、直辖市）按照城乡分层，采用与人口规模成比例的整群抽样方法随机抽取监测县（区），在每个监测县（区）随机抽取 3 个乡镇（街道），每个乡镇（街道）随机抽取 2 个村（居委会），每个村（居委会）随机抽取 50 户，用 Kish 选择法（Kish Grid sampling）每户随机抽取 1 名 15 ～ 69 岁常住居民作为调查对象。

2. **信息收集方法**　采用入户调查方式。问卷由调查对象自填完成，如果调查对象不能独立完成填写，则采用面对面询问方式调查。各监测点成立现场调查工作组，确定负责人、调查员、质控人员及数据管理员，明确工作职责。

（1）通过收集抽样信息的过程与被调查单位 / 个人建立联系，取得其同意和配合。

（2）准备调查所需用品，印刷调查方案和问卷，打印调查对象名单。

（3）现场调查完成，并经当地卫生行政部门认可后，将原始调查问卷统一上报至省级健康教育专业机构。

（4）省级健康教育专业机构收集、整理监测点上报数据，经省级卫生行政部门认可后，提交至中国健康教育中心。

（六）调查质量控制

1. **调查前培训**　现场调查要严格遵循指定的抽样方法完成逐级抽样，直至抽取调查对象。国家级健康教育中心完成省级师资培训，省级健康教育专业机构负责培训辖区内监测点工作人员。培训采用统一监测方案和操作手册。

2. **调查阶段质量控制**　严格按照监测实施方案开展现场调查，充分取得当地有关机构、调查对象的配合。调查员不能使用诱导性或暗示性语言，如遇到调查对象文化水平较低或存在语言障碍，可做适当解释，但解释要忠于原意。调查员要当场核对问卷，质控人员对当天所有问卷进行复核，并填写质控记录。国家级健康教育中心在每个省（自治区、直辖市）随机选择 1 个监测点，抽取 5% 调查问卷进行复核。如果不合格问卷比例超过 20%，则视为该监测点调查工作不合格，必须重新进行调查。省级对每个监测点抽取 5% 的调查问卷进行复核，如果不合格问卷比例超过 20%，则视为该监测点现场调查工作不合格，必须重新进行调查。复核可采用上门或电话调查的方式开展，同时填写《健康素养监测复核调查表》。

（七）历次调查的主要变化

1. **样本量对比**　全国居民健康素养监测调查在全国范围内调查样本量较 2008 年第 1 次调查时均有提升（表 18-5）。

表 18-5 历次全国居民健康素养监测调查样本量对比

年份	样本量	回收率
2008	全国 31 个省（直辖市、自治区）及新疆生产建设兵团的 15 ~ 69 岁常住人口 79 438 人	99.87%（79 538 份）
2012	全国 31 个省（自治区、直辖市）非集体居住*的 15 ~ 69 岁常住人口 102 958 人	95.59%（98 448 份）
2013	全国（不包括港、澳、台地区）31 个省（自治区、直辖市）共调查 15 ~ 69 岁常住人口 95 915 人	97.78%（93 785 份）

注：*非集体居住即是家庭户口。

2. **抽样方法与统计方法逐年更新** 2008 年第 1 次全国居民健康素养监测抽样方法为多阶段分层随机整群抽样；自 2012 年第 2 次调查起，调查方法调整为整群抽样法、PPS 法、Kish 选择法；2013 年调查的统计方法调整为对样本数据的基础权重、无应答权重和事后分层调整权重进行加权调整（表 18-6）。

表 18-6 全国居民健康素养监测调查方法对比

年份	抽样方法	调查方法	统计方法
2008	多阶段分层随机整群抽样方法	入户调查	调查数据使用图像录入软件进行双录入；采用 SAS 9.2 统计软件进行统计分析；调查结果根据 2005 年全国 1% 人口抽样调查资料进行标化处理
2012	整群抽样方法、PPS 法、Kish 选择法	入户调查	采用 SurveyerV2.3 图像录入软件进行数据双录入并核对；采用 SPSS 19.0 统计软件进行数据清理和统计分析；对健康素养相关指标统计进行数据清理、数据加权
2013	整群抽样方法、PPS 法、Kish 选择法	入户调查	根据 2010 年第 6 次全国人口普查数据和监测过程中收集的基础数据，对样本数据的基础权重、无应答权重和事后分层调整权重进行了加权调整

四、中国居民营养与健康状况调查

（一）调查背景及历史沿革

国民营养与健康状况是反映一个国家或地区经济与社会发展、卫生保健水平和人口素质的重要指标，也是公共卫生及疾病预防工作中不可缺少的信息基础。世界上许多国家，尤其是发达国家，定期开展国民营养与健康状况调查与监测，及时颁布国民健康状况年度报告。

我国曾分别于 1959 年、1982 年、1992 年和 2002 年开展了 4 次全国营养调查，调查结果与数据信息对于了解我国城乡居民膳食结构和营养水平及其相关慢性病的流行病学特点及变化规律，评价城乡居民营养与健康水平，制定相关政策和疾病防治措施发挥了积极的作用。近10年来，我国社会经济得到了快速发展，由于居民的营养和健康状况正处于快速变迁时期，每隔10年开展一次的全国营养调查所提供的信息，难以及时反映居民的营养与健康问题。为此，通过多方面专家对营养与健康调查方式和方法的系统论证，2010年决定将10年开展一次中国居民营养与健康状况调查变换为常规性营养监测，每4年完成一个周期的全国营养与健康监测（图18-3）。

1959年
1982年
1992年
2002年
2010年
第一次全国营养与健康状况调查
第二次全国营养与健康状况调查
第三次全国营养与健康状况调查
第四次全国营养与健康状况调查
4年为周期的常规监测

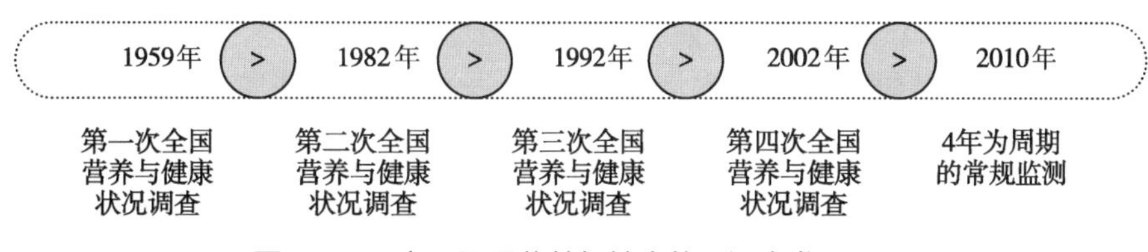

图18-3　中国居民营养与健康状况调查发展历程

（二）调查目的

良好的营养和健康状况既是社会经济发展的基础，也是社会经济发展的重要目标。世界上许多国家，尤其是发达国家，均定期开展国民营养与健康状况调查，及时颁布调查结果，并据此制定和评价相应的社会发展政策，以改善国民营养和健康状况，促进社会经济的协调发展。通过中国居民营养与健康状况调查，不但可以建立中国居民营养与健康状况数据库，为科学研究和制定相关政策提供重要资源，也是坚持以人为本，树立和落实全面、协调、可持续科学发展观的具体体现：①掌握我国城乡及不同地区居民营养状况及其差异；②掌握我国城乡及不同地区居民高血压、糖尿病、肥胖及血脂异常患病状况及其差异；③了解我国城乡儿童青少年营养与健康状况及其差异；④了解我国妇女特别是孕妇、乳母营养与健康状况及其影响因素；⑤了解我国老年人营养与健康状况及其影响因素；⑥分析影响我国居民营养及健康状况的主要因素，并提出可行的改善及控制措施；⑦了解膳食营养、生活方式及经济状况等对慢性病的影响；⑧及时了解和掌握我国城乡居民膳食营养与健康状况的现状、变化趋势及其影响因素，为国家制定和评价相关政策及发展规划提供及时、准确、可靠的信息，不断提高我国居民体质及健康水平。

（三）调查的组织管理

中国居民营养与健康状况调查由国家卫生健康委员会（原卫生部）、科技部和国家统计局共同领导，并成立领导小组，日常工作由国家卫生健康委员会主持。技术指导工作由“中国居民营养与健康状况调查技术执行组”承担。项目工作办公室设在中国疾病预防控制中心营养与食品安全所，负责组建国家项目工作队，对各省调查工作队及调查点骨干进行培训，对现场调查进行技术指导并负责调查全过程的质量控制，负责调查资料汇总、项目总结等工作。各地的调查工作由各省（自治区 / 直辖市）卫生厅（局）组织实施。为保证调查工作质量，设立“中国居民营养与健康状况调查专家委员会”，负责技术咨询工作。各省（自治区 / 直辖市）卫生厅（局）负责组织实施本省的调查，成立省级工作队，负责本省县（区 / 市）级调查点的组织及管理、现场调查质量控制、数据录入及上报。

（四）调查内容

1. **询问调查**　包括家庭询问调查和社区基本信息收集两方面内容，采用问卷调查的方法，由培训合格的调查员入户开展面对面询问调查。

家庭询问调查问卷包括家庭基本情况登记表、个人健康情况问卷、身体活动调查问卷。①家庭基本情况包括家庭成员基本情况，经济收入，调查对象一般情况（年龄、民族、婚姻状况、教育、职业等）；②个人健康状况包括主要慢性病的现患状况及家族史，吸烟、饮酒及孕妇营养与健康状况等；③身体活动调查主要询问体力活动情况。

2. **医学体检**　对抽样人群中所有 6 岁及以上家庭成员及 6 ~ 17 岁儿童青少年和孕妇补充人群测量身高、体重、腰围和血压。医学体检由经过培训的调查员采用标准方法集中进行。婴幼儿专项调查中另外测量 3 岁及以下调查对象的头围和 2 岁及以下调查对象的身长。

3. **实验室检测**　分为样本采集和样本测定两部分。样本采集即采集所有参加体检对象的血液样本。采集 6 岁及以上调查对象的静脉血测定血红蛋白、空腹血糖、血脂、血清维生素 A、血浆维生素 D 及血脂。对所有 18 岁及以上调查对象（孕妇和已确诊糖尿病患者除外）进行糖耐量检测（测量早晨空腹口服 75g 葡萄糖后 2h 的血糖）。

4. **膳食调查**　每个居委会抽取的 75 户家庭户分成 A、B、C 3 组：A 组 30 户进行连续 3 天 24 小时膳食询问和家庭调味品称重调查；B 组 25 户进行食物频率法问卷调查；C 组 20 户进行即食食品问卷调查。膳食调查由经过培训的调查员进行入户访问调查。

（1）连续 3 天 24 小时膳食询问调查：对调查户 2 岁及以上家庭成员采用询问调查的方式，让调查对象回忆调查前 24h 内的进食情况，记录在家和在外吃的所有食物，包括主食、副食、零食、水果、酒、饮料等；连续 3d 入户询问进食情况，同时记录营养素补充剂的摄入情况。12 岁以下儿童可由家长或主要看护人协助完成。

（2）家庭调味品称重调查：采用称重记录法调查家庭 3d 内各种食用油、盐、味精等主要调味品的摄入量。

（3）食物频率法问卷调查：利用统一的食物频率调查问卷，收集调查户中 6 岁及以上调查对象在过去 1 年内各种食物摄入频率及摄入量。

（4）即食食品问卷调查：利用统一的调查问卷，收集调查户中 2 岁及以上调查对象的各种即食食品、零食等摄入情况。

（五）调查方法

1. **抽样方法**　按经济发展水平及类型将全国各县（市、区）划分为大城市、中小城市、一类农村、二类农村、三类农村、四类农村，共6类地区，在全国31个省（自治区、直辖市）的132个县（区、市）进行多阶段分层整群随机抽样。调查人群为所选户中所有居民。为保证孕妇、乳母、婴幼儿和12岁及以下儿童的调查人数，以满足各组样本量的要求，在样本地区适当补充调查人数。

2. **信息收集方法**

（1）询问调查：县/区级调查单位基本信息收集由调查员按县/区级调查单位基本信息收集表的要求，通过查阅资料、走访当地统计、卫生等部门，进行询问和记录；由培训合格的调查员入户开展面对面询问调查。

（2）医学体检：包括身高、体重、头围、腰围和血压。由经过培训的调查员采用标准方法统一测量。以调查村/居委会为单位集中进行，测量所有调查对象的身高、体重，以及年龄≤3岁调查对象的头围，年龄≥15岁调查对象的腰围和血压。

（3）实验室检测

1）样本采集：采集所有参加体检对象的血液样本，测定血红蛋白。

2）样本测定：按统一方法于调查当天在现场实验室检测血红蛋白及空腹血糖，血脂、血浆维生素A由国家中心实验室统一检测。

（4）膳食调查：由经过培训的调查员，采用24小时回顾法、食物频率法和称重法3种方法进行入户调查。

（六）调查质量控制

将样本人口资料与当年最近一次人口普查数据和国家统计局人口学指标（性别比例、负担系数、家庭规模、少数民族人口比例）比较，表明样本人群对总体有较好的代表性。

抽样人口中存在部分人群外出而未能参加体检的情况，致使调查样本中各年龄组人口比例偏低。因此，中国居民营养与健康状况调查采用调查当年最近一次人口普查数据作为标准人口。首先，对6类地区样本患病率进行年龄别校正，各类地区校正后的患病率再用该地区的人口比例作为权重进行加权，推算全国的患病率。

（七）调查的具体实施要求

考虑到南北方天气、温差等原因，每次调查分别于当年8—10月在北方地区、当年9—12月在南方地区进行现场调查；并于次年的1—8月完成各类实验室检验和数据录入，并于5—12月完成数据清理和数据库建立；最终在下一年的1—7月完成数据分析报告。

（八）历次调查间的主要变化

1. **调查规模扩大，代表性增强**　调查省份由1959年的26个增至2010年的31个省（自治区、直辖市）；调查点数量亦由1959年的190个增至2010年的205个；调查形式由集体单位和散居居民变更为以户为单位（表 18-7）。

表 18-7　历次全国营养（疾病）监测样本量对比

年份	省（自治区、直辖市）	调查点	样本量	调查对象	调查形式
1959	26 个	190 个	150 万	全人群	集体单位和散居居民
1982	27 个	172 个	24 万	全人群	集体单位和散居居民
1992	29 个	210 个	10 万	全人群	以户为单位
2002	31 个	132 个	27 万	全人群	以户为单位
2010—2013	31 个	205 个	25 万	全人群	以户为单位

2. **调查目的与调查内容丰富化**　随着科技发展，调查内容逐渐丰富。1959 年主要调查 5d 食物摄入量、身高、体重、营养缺乏病、暗适应、血液指标、负荷尿指标等。至 2013 年，调查内容变更为调味品称重、食物摄入情况、即食食品调查、身高、体重、腰围、血压、儿童脉搏、儿童大运动发育、血液指标等（表 18-8）。

表 18-8　历次全国营养（疾病）调查内容比较

年份	膳食调查	医学体检	生化检测
1959	5d 食物摄入量	身高、体重、营养缺乏病	血液指标、负荷尿指标
1982	5d 食物摄入量	身高、体重、血压、营养缺乏病	血液指标、负荷尿指标
1992	食物摄入量、用餐情况、平均摄入能量	身高、体重、上臂围、血压、脉率	血液指标
2002	连续 3d 食物摄入情况、3d 内食物与调味品摄入数据	身高、体重、腰围、血压、3 岁以下测头围	血液指标
2010—2013	调味品称重、食物摄入情况、即食食品调查	身高、体重、腰围、血压、儿童脉搏、儿童运动发育	血液指标

3. **调查方法随时代发展、科技进步呈现多样化、科学化**　调查方法由最初的集体单位和散居居民发展为社区信息及家庭询问；调查次数与季节由膳食调查每季一次，体格测量春秋两季各一次变更为 4 类地区每年秋季一次（表 18-9）。

表 18-9 历次全国营养（疾病）调查方法比较

年份	调查样本	调查次数与季节	膳食调查方法
1959	集体单位和散居居民	膳食调查每季一次，体格测量春秋两季各一次	食物称重法
1982	集体单位和散居居民	秋季一次	称重记账法
1992	社区信息、住户信息	秋季一次	称重法、3 天 24 小时回顾法
2002	社区信息、家庭询问	秋季一次	较 1992 年增加食物频率法
2010—2013	社区信息、家庭询问	4 类地区，每年秋季一次	较 2002 年增加调味品称重法、零食摄入调查

五、我国国家健康相关服务调查的发展建议

随着我国在社会、经济、文化、科技等方面的飞速发展以及国际交流的深入，我国的各项健康相关服务调查也不断发展成熟，尽管如此，我国的健康相关调查在很多方面仍需继续学习、借鉴发达国家和地区的成熟经验，不断加强、完善我国的健康相关服务调查。

（一）注重细节，从各方面提高对调查对象权利和隐私的尊重

健康相关服务调查中的调查对象权利可以从两方面来理解：一方面，居民作为调查对象，在接受正式调查前应具有知情与拒绝参与的权利；另一方面，接受调查的调查对象的隐私应被充分尊重，其个人信息的保密性应获得保障。

我国的国家健康相关服务调查在尊重调查对象权利方面的主要依据是《中华人民共和国统计法》，随着居民权利与法律意识的提高，大型的入户调查需要从多方面对这一问题给予更多的关注，并总结国际经验，从以下方面做进一步的加强、改善：

在调查开始前，应重视调查对象的知情同意，尤其是未成年人与高龄老人等特殊人群的监护人的知情同意，应保证调查对象的拒绝权利，并配合以多种方式提高调查对象的参与率。例如，在调查前充分利用媒体进行宣传；培训调查员的沟通技巧；提前进行预约；提供适当的货币或礼物激励；尽量减少调查对象可能遇到的障碍；从调查对象的角度出发，采取网络问卷等多样化的调查方式。

在调查中与调查后，应充分保障调查对象的隐私权与信息保密。首先，应将隐私保护与信息保密的相关规定纳入法律法规之中。其次，需要加大对调查员隐私与信息安全意识的培训，对调查员进行详尽的指导。再次，应在调查的各个环节提供足够的隐私与信息安全保障技术，比如对采集到的生物样本进行重新编码，而不是直接粘贴个人信息；提高各相关部门的网络安全系统，为相关部门提供技术支持；在数据的利用阶段隐藏个人姓名等隐私信息；规范数据使用部门的信息保密规定等。

（二）促进调查的法制化，组织管理的专业化

法律法规是国家健康相关服务调查展开的依据与指导，有法可依、有规可行是调查规范、持续发展的基石，而专业化的组织与调查员则是保证相关法律法规实施的关键要素，缺一不可。

我国尽管有《中华人民共和国统计法》，但其内容多为指导原则，调查相关的地方性法律法规建设相对滞后；同时，相关调查员的统计法律意识与专业化程度相对薄弱。借鉴国际经验，可以关注以下方面进行改进：

1. 建立健全国家健康相关服务调查的相关法律法规。这种保障应从资金来源、开展时间、调查设计、相关机构责任分工、调查对象权利保护、数据使用、监督评估等多个方面全面覆盖调查工作，使得调查的设计、组织、实施与监督均能够有法可依、有规可循。

2. 在调查的组织管理方面应该更加注重调查员的专业性。调查员应为专业统计机构的正式职员。这样做不仅能够保证调查员的稳定性与高水平，避免因调查员差异过大或水平过低而造成的原始信息采集偏差，还能够降低调查工作投入在临时人员培训的大量成本（尽管专业人员也需要培训，但这种培训的成本与效果上要明显优于临时调查员）。

（三）加强对调查方式方法的创新、投入与发展

在调查的方式与手段方面，我国的相关调查略显单一与不足。对于问卷调查，我国主要采用入户面对面的调查方式，缺乏互联网访问以及一些电脑辅助调查的应用，这降低了调查对象的接受访谈时间与地点的灵活性，降低了效率，增大了调研成本。同时，广泛采用纸质问卷作为数据收集媒介，加大了数据整理与分析的成本与难度。对于上述问题，参考国际经验，我国应在传统的入户面对面访谈的基础上，加大对各种通信与互联网技术的应用，对于文化程度较高的成人，可以采用通过电话、电子邮件调查的方式，这样不仅可以方便调查对象、提高调查对象的参与率，还可以缩短调查时间与人员投入。同时，在调查过程中应进一步加大电子辅助设备的应用。可喜的是，一些调查，比如在本书撰写期间正准备展开的第 6 次国家卫生服务调查，已经计划利用电子设备记录调查结果的方式进行数据收集，这无疑是我国相关调查技术的一个巨大进步。

另外，由于健康调查涉及的很多指标不能仅依据面对面访谈的方式获得，我国目前主要使用的单纯依靠调查对象回忆与主观判断收集信息的方式，难以保证正确性与精确性。中国居民营养与健康状况调查尽管涉及了一些生物样本采集与日常营养摄入测量，但受到客观条件的限制，仅是引入了一些常规的检查项目与观测方法，在更为精准地测量与采用先进方式方法上明显不足。

参考国际经验，我国在生物样本、生理指标测量与健康相关行为等信息的采集上应加

大对新技术新方法的投入与探索。比如，一些国家为了方便调查对象，并收集更为全面的信息，而设立移动诊所；还有国家会给调查对象提供计步器以监测其日常运动情况。随着经济水平的不断发展，我国也应考虑投入使用此类设备。另外，随着人们生活方式的转变，很多健康相关行为的测量方式方法也要进行拓展和创新。

（四）调查内容与数据来源多样化

世界范围内，随着人们对健康内涵及其影响因素认识的深入，以及疾病谱的转变与生活方式的迅速变迁，健康相关调查的内容也越来越丰富，对健康危险因素探查与卫生政策制定的意义重大。因而，我国应该注重在原有基础上丰富调查内容，比如慢性病的知晓、预防、控制等相关信息，以及睡眠时间、屏幕时间等健康相关行为等信息都需要不断拓展。

全部通过一个口径来获取健康相关信息显然是不切实际的，这就需要加强数据间的对接，扩展数据来源。比如，芬兰等国家从调查对象所在地区的卫生服务机构、医疗保险机构等相关部门进行数据的调取匹配，一方面可以在节省调查成本的同时扩大数据内容，另一方面可以获得较为客观的信息。

在数据类型上，我国仍然需要进行扩展。目前，我国的国家健康相关调查的数据结构多为横截面数据，缺乏对居民的追踪数据。纵向监测数据能够提高预测分析的质量，加拿大、德国、俄罗斯等国家均有关于纵向数据的收集设计，在定期调查中均会覆盖上次调查和基线调查人群。

（五）完善调查数据的共享机制，提高数据的分析利用

我国国家健康相关服务调查的原始数据大多由相关部门储存保管，难以通过公开透明的渠道申请获得，仅有少数合作方能够接触到数据，展开相关分析，这极大限制了调研数据的利用率。政府花费了巨大精力与财力获得数据，但科学研究人员难以使用数据发现潜在问题，这不仅造成了资源的严重浪费，而且不利于健康相关研究的展开与健康相关政策的循证制定。

数据利用是数据价值的体现，是体现国家健康相关调查价值的一个重要方面，目前我国亟须搭建数据共享平台，建立数据申请与使用规范，以促进数据的挖掘使用。英国、澳大利亚、加拿大、巴西等许多国家在数据的分享方面均有较好的成功经验。例如，自 1993 年以来，英国每项调查的匿名数据集都可以通过英国数据服务网站（UK Data Service）获得，其中涵盖了所有问题，不局限于报告中提到的问题。每份匿名的英国健康调查（HSE）数据集于调查结束后存入英国数据服务网站系统。档案中提供完整的文件，其中包括所有变量和派生变量定义。又如，澳大利亚统计局将调查实施方案和结果的相关信息写成用户手册发布，在坚持隐私原则的前提下，满足各方用户对调查数据的需求，并采用远程访问数据实验室的方式远程授权被批准的用户访问保密的数据文件，尽可能地增大数据的有用性和可利用性，拓宽调查数据的多元化用途。再如，德国

公众则可以通过申请的方式访问相应的数据集，获取研究文献、调查资料和用户手册等公共文件。

附录 18-1

家庭一般情况调查表

本表由被调查户中最熟悉家庭情况的人回答。

序号	问题及选项	回答
1	您家户籍人口（户口本上的人口）数是多少？	
2	户籍人口中，近 6 个月内有几人在家里居住？	
3	近 6 个月内住在您家里，但户口不在您家的人数（包括亲友、保姆等）是多少？	
4	（农村地区询问）户籍人口中，近 6 个月内有几人（包括随行人员，如配偶、孩子和父母等）在县外务工？	
5	离您家最近的医疗机构有多远？ （1）不足 1km （2）1 ~ 1.9km （3）2 ~ 2.9km （4）3 ~ 3.9km （5）4 ~ 4.9km （6）5km 及以上	
6	从您家到最近医疗机构需要多少分钟（以步行或搭乘交通工具等容易获得的最快方式）？	
7	对于一般性疾病，您家里人通常去哪类医疗机构就医？ （1）诊所 / 村卫生室 （2）社区卫生服务站 （3）卫生院 （4）社区卫生服务中心 （5）综合医院 （6）中医医院 （7）其他	

续表

序号	问题及选项	回答
8	与 5 年前相比，您家人在看病方便程度方面有什么变化？ （1）大幅改善 （2）略有改善 （3）没有变化 （4）略有恶化 （5）大幅恶化	
9	与 5 年前相比，您家人在看病花费方面有什么变化？ （1）大幅下降 （2）略有下降 （3）没有变化 （4）略有增加 （5）大幅增加	
10	您认为医生和患者最类似于下列哪种关系？ （1）父母与子女 （2）师生 （3）朋友 （4）工作伙伴 （5）战友 （6）上下级 （7）买卖服务 （8）其他	
11	您家烹饪最常使用的燃料是什么？ （1）电 （2）煤气 / 天然气 / 液化石油气 （3）沼气 （4）煤油 （5）煤炭 （6）柴草 （7）其他	

续表

序号	问题及选项	回答
12	您家饮用水类型是什么？ （1）自来水 （2）手压机井水 （3）受保护的水井 （4）雨水收集 （5）受保护的泉水 （6）未受保护的井水 （7）未受保护的泉水 （8）卡车或手推车送水 （9）地表水 （10）其他	
13	您家厕所类型是什么？ （1）完整下水道水冲式 （2）粪尿分集式 （3）三联沼气 （4）双瓮漏斗式 （5）三格化粪池 （6）双坑交替式 （7）通风改良式 （8）阁楼式 （9）深坑防冻式 （10）有盖板的坑式厕所 （11）无盖板的坑式厕所 （12）粪桶 （13）无设施或灌木丛或田间 （14）其他	
14	您家住房类型是什么？ （1）楼房 （2）砖瓦平房 （3）土坯平房 （4）其他	
15	您家生活住房建筑面积约多少平方米？	

续表

序号	问题及选项	回答
16	您家前一年总收入（城镇居民家庭为可支配收入，农村居民家庭为纯收入）约为多少元？	
17	您家前一年生活消费性支出共为多少元？	
18	食品支出为多少元？	
19	衣着及日用品支出为多少元？	
20	交通、通信支出为多少元？	
21	住房、水电及燃料支出为多少元？	
22	教育支出为多少元？	
23	文化及娱乐支出为多少元？	
24	药品、医疗服务及用品支出为多少元？	
25	其他支出为多少元？	
26	您家是否被列为本地的贫困户？ （1）是 （2）否	
27	您家是否被列为本地的低保户？ （1）是 （2）否	
28	若是贫困户或低保户，您认为导致经济困难的最主要原因是什么？ （1）劳动力人口少 （2）自然条件差或灾害 （3）因疾病损伤影响劳动能力 （4）因治疗疾病 （5）失业或无业 （6）人为因素 （7）其他	

附录 18-2

家庭成员个人情况调查表

A. 个人基本情况							
被调查成员代码（01为户主，其他按调查顺序自行编码，成员代码一旦确定，不能更改）		01	02	03	04	05	06
29	成员姓名:（01 为实际户主）						
30	该成员与户主的关系： （1）户主本人 （2）配偶 （3）子女 （4）女婿 / 儿媳 （5）父母 （6）岳父母 / 公婆 （7）祖父母 （8）孙子女 （9）兄弟 / 姐妹 （10）家政服务人员 （11）其他						
31	下列调查问题由谁回答（调查员判断）？ （1）自己回答 （2）他人代答						
32	户口登记地： （1）本县 / 区 （2）本省外区 （3）外省 （4）户口待定						
33	户口性质： （1）农业 （2）非农业						
34	性别： （1）男 （2）女						

续表

35	民族： （1）汉族 （2）壮族 （3）回族 （4）维吾尔族 （5）蒙古族 （6）藏族 （7）满族 （8）苗族 （9）其他						
36	出生日期：年份（填写4位数字，如1998）						
37	月份（填写2位数字，如07）						
38	您的身高是多少（cm）？						
39	您的体重是多少（kg）？						
40	您是否参加了城镇职工基本医疗保险？ （1）是 （2）否						
41	您是否参加了城镇居民基本医疗保险？ （1）是 （2）否						
42	您是否参加了新型农村合作医疗？ （1）是 （2）否						
43	您是否参加了城乡居民合作医疗保险？ （1）是 （2）否						
44	您是否购买了商业医疗保险？ （1）是 （2）否						
45	您是否参加了其他医疗保险？ （1）是 （2）否						

续表

46	您是否为政府的医疗救助对象？ （1）是 （2）否 （3）不知道						
继续询问15岁及以上人口（1998年8月15日以前出生），15岁以下人口转问附表18–3							
47	婚姻状况： （1）未婚 （2）已婚 （3）丧偶 （4）离婚 （5）其他						
48	文化程度： （1）没上过学 （2）小学 （3）初中 （4）高中 （5）技工学校 （6）中专（中技） （7）大专 （8）本科及以上						
49	就业状况： （1）在业（包括灵活就业） （2）离退休 （3）在校学生 （4）失业 （5）无业						
50	职业类型（询问在业和离退休人员）： （1）机关、企事业单位负责人 （2）专业技术人员 （3）办事人员和有关人员 （4）商业/服务业人员 （5）农林牧渔水利业生产人员 （6）生产运输设备操作人员 （7）军人 （8）其他						

续表

B. 身体功能							
被调查成员代码		01	02	03	04	05	06
51	今天您在行动方面： （1）四处走动，无任何困难 （2）行动有些不便 （3）不能下床活动						
52	今天您自我照顾（盥洗、穿衣上厕所等）方面： （1）无任何问题 （2）有些问题 （3）无法自己盥洗或穿衣服						
53	今天您从事平常活动（工作、读书或做家务）方面： （1）从事日常活动无任何问题 （2）有些问题 （3）无法从事日常活动						
54	今天您身体疼痛或不舒服方面： （1）无任何疼痛或不舒服 （2）自觉有中度疼痛或不舒服 （3）自觉极度疼痛或不舒服						
55	今天您在焦虑或抑郁方面： （1）不觉得焦虑或抑郁 （2）自觉中度焦虑或抑郁 （3）自觉极度焦虑或抑郁						
56	请您说出最能代表您今天健康状况好坏的那个分值 0（最差健康状况） 10　20　30　40　50　60　70　80　90　100（最好健康状况）						
C. 健康行为							
被调查成员代码		01	02	03	04	05	06
57	您现在的吸烟状况： （1）每天吸 （2）非每天吸 （3）不吸（跳转到问题 60）						

续表

58	您开始吸烟的年龄是多少（岁）?						
59	近 1 周内，您平均每天吸多少支烟?（跳转到问题 61）						
60	您过去的吸烟状况： （1）每天吸 （2）非每天吸 （3）不吸						
61	近 12 个月内，您喝过酒吗? （1）是 （2）否（跳转到问题 64）						
62	您的饮酒频率有多大? （1）每周至少 3 次 （2）每周 1 ～ 2 次 （3）每周不到 1 次						
63	您平均每次饮酒的量相当于多少饮酒单位（标准饮酒单位）? （由调查员换算：1 两 40 度及以上白酒 =2；1 两 40 度以下白酒 =1.5；1 斤葡萄酒 =5；1 瓶啤酒 =2；1 听啤酒 =1；1 斤黄酒 =6.5）						
64	近 6 个月内，您平均每周体育锻炼几次? （1）6 次及以上 （2）3 ～ 5 次 （3）1 ～ 2 次 （4）不到 1 次 （5）从不锻炼（跳转到问题 67）						
65	您平均每次锻炼的强度是多大（自我呼吸、心跳加快的感觉）? （1）轻度 （2）中度 （3）重度						
66	您平均每次锻炼多长时间（min）?						

续表

67	您是否有健康档案？ （1）是 （2）否 （3）不知道						
68	近 12 月内，您是否进行过健康体检（不包括因病做的检查）？ （1）是 （2）否						
69	您平均每天刷几次牙？ （1）2 次及以上 （2）1 次 （3）不到 1 次 （4）不刷牙						
D. 慢性病							
70	您是否被医生确诊患有高血压病？ （1）是 （2）否（跳转到问题 75）						
71	您目前服用降血压药物的频率： （1）按医嘱每天服用 （2）偶尔或必要时服用 （3）从不服用						
72	您最近一次测量血压的时间： （1）1 周内 （2）1 个月内 （3）3 个月 （4）半年内 （5）半年以前						
73	您目前的血压是否正常？ （1）是 （2）否 （3）不清楚						
74	近 3 个月内，是否有医务人员对您进行高血压病防治指导？ （1）是 （2）否						

续表

75	您是否被医生确诊患有糖尿病？ （1）是 （2）否（跳转到问题 80）						
76	您目前使用降血糖药物的频率： （1）按医嘱每天使用 （2）偶尔或必要时使用 （3）从不使用（跳转到问题 78）						
77	您目前如何使用降血糖药物？ （1）口服 （2）注射 （3）二者都用						
78	您最近一次测量血糖的时间（包括医疗机构测量和自我测量）： （1）1 个月内 （2）3 个月内 （3）半年内 （4）半年以前						
79	您目前的血糖值是否正常？ （1）是 （2）否 （3）不清楚						
80	近 6 个月内，您是否患有被医生确诊的其他慢性病？* （1）是 （2）否（跳转到问题 84）						
81	第 1 种慢性病（疾病名称） （如果有多种慢性病，按患病严重程度由高到低依次填写）						
81A	查填第 1 种疾病代码						
82	第 2 种慢性病（疾病名称）						
82A	查填第 2 种疾病代码						
83	第 3 种疾病（疾病名称）						
83A	填查第 3 种疾病代码						

续表

注：*慢性病指符合下列情况之一者：①调查前半年内，经过医务人员明确诊断的慢性病；②调查半年以前患有医生诊断的慢性病，在调查前半年内时有发作并采取了治疗措施（如服药、理疗），或者一直在治疗以控制慢性病的发作等。							
E. 60岁及以上人口健康（询问1953年8月15日以前出生人口，其他人转问附表18-3）							
被调查成员代码		01	02	03	04	05	06
84	您最主要经济来源是： （1）自己或配偶 （2）子女 （3）孙子女 （4）亲戚 （5）朋友 （6）社会救济 （7）其他						
85	近6个月内，您在行走方面属于下列哪种情况？ （1）长期卧床，有人帮助才能坐起 （2）没人帮助，不能行走 （3）没人帮助，不能独自出门上街 （4）行走自如						
86	近6个月内，您在听力方面属于下列哪种情况？ （1）很难听清楚 （2）需要别人提高声音 （3）能听清楚						
87	近6个月内，您说话是否有困难？ （1）是 （2）否						
88	近6个月内，您辨认出20m外熟人的困难程度属于下面哪种情况（戴眼镜者回答戴眼镜时的情况）？ （1）没有或轻度困难 （2）自觉中度困难 （3）自觉极度困难						

续表

89	近1个月内，您的生活起居是否需要别人照顾？ （1）是 （2）否						
90	当您需要照顾时，主要由谁来提供帮助？ （1）配偶 （2）子女 （3）孙子女 （4）兄弟姐妹 （5）亲戚 （6）邻居 （7）保姆 （8）社区 （9）其他 （10）没人帮助						

附录 18-3

调查前 2 周内病伤情况调查表

被调查成员代码		01	02	03	04	05	06
91	调查前2周内，您的身体是否有病伤的情况？ （1）是（继续询问下列问题） （2）否（跳转到附表 18-4）						
*2周病伤指符合下列情况之一者：调查前14d内，①有就诊；②对病伤采取医疗措施（如服药物或采用推拿按摩热敷等辅助疗法）；③因病伤，休工、休学或卧床1d及以上的情况（老年人明显精神不振、食欲减退或婴幼儿异常哭闹、食欲减退等）。							
下列内容询问调查前2周内患病伤的成员，由调查员从第1列开始按顺序填写，如患有2种及以上病伤，每种疾病都需要询问，每种疾病填写一列，成员代码不变。							

续表

92	您患的是什么病或伤？（填疾病名称）						
92A	（查填疾病代码）						
93	您这次病伤是什么时候开始的？ （1）2 周内新发 （2）急性病 2 周前开始发病 （3）慢性病持续到 2 周内						
94	2 周内，该病伤持续了几天（最长 14d）？						
95	2 周内，因该病伤卧床休息了几天 （最长 14d）？（无卧床，填 0）						
96	2 周内，因该病伤休工了几天 （最长 14d）？（无休工，填 0）						
97	2 周内，因该病伤休学了几天 （最长 14d）？（无休学，填 0）						
98	2 周内，您是否因该种病伤就诊过？ （1）是（跳转到问题 100） （2）否						
99	2 周内未就诊的原因（单选）:（问完该问题后，跳转到问题 116） （1）1 周前就医，遵医嘱持续治疗中 （2）自感病轻 （3）经济困难 （4）就诊麻烦 （5）无时间 （6）交通不便 （7）无有效措施 （8）其他原因						
100	2 周内，为该病伤就诊过几次？						

续表

101	2 周内，为该病伤第 1 次就诊是在下列哪类医疗机构？ （1）诊所 / 村卫生室 （2）社区卫生服务站 （3）卫生院 （4）社区卫生服务中心 （5）县 / 县级市 / 省辖市区属卫生机构 （6）省辖市 / 地区 / 直辖市区属卫生机构 （7）省 / 自治区 / 直辖市属及以上卫生机构 （8）其他						
102	您认为此次就诊候诊所花的时间长短如何？ （1）很短 （2）短 （3）一般 （4）长 （5）很长						
103	您认为此就诊机构的环境如何？ （1）很好 （2）好 （3）一般 （4）差 （5）很差						
104	您认为此次就诊医护人员向您解释问题的态度如何？ （1）很好 （2）好 （3）一般 （4）差 （5）很差						

续表

105	您认为此次就诊医护人员向您解释治疗方案的清晰程度如何？ （1）很好 （2）好 （3）一般 （4）差 （5）很差						
106	您认为此次就诊医护人员倾听您述说病情的认真程度如何？ （1）很好 （2）好 （3）一般 （4）差 （5）很差						
107	您对此次为您诊治疾病的医务人员信任程度如何？ （1）很信任 （2）信任 （3）一般 （4）不信任 （5）很不信任						
108	您认为此次就诊的花费如何？ （1）不贵 （2）一般 （3）贵						
109	您对此次就诊总体满意程度如何？ （1）满意（跳转到问题 111） （2）一般（跳转到问题 111） （3）不满意						

续表

110	如有不满意，您最不满意的是什么（选一项）？ （1）技术水平低 （2）设备条件差 （3）药品种类少 （4）服务态度差 （5）收费不合理 （6）医疗费用高 （7）看病手续烦琐 （8）等候时间过长 （9）环境条件差 （10）提供不必要服务（包括药品和检查） （11）其他						
111	2 周内，您是否因该病接受了输液治疗? （1）是 （2）否						
112	2 周内，您在该疾病就诊花费中自己支付了多少钱（元）（不包括报销及个人医疗账户中支出的部分）？						
113	2 周内，您为该病就诊总共花费了多少交通等其他相关费用（元）？						
114	2 周内，您是否因该病到过中医医院就诊? （1）是 （2）否						
115	2 周内，您是否因该病到过综合医院中医科就诊? （1）是 （2）否						
116	2 周内，您是否进行过自我医疗? （1）是 （2）否（跳转到问题 120）						

续表

117	2 自我医疗，您是否使用了药物? （1）是 （2）否（转问附表 18-4）						
118	您自我医疗的药物是从哪里来的（最多可选两项）? （1）2 周内新买的 （2）家里原有的 （3）其他						
119	如您自我医疗的药物是 2 周内新买的，买药自己支付了多少钱（元）（不包括报销及个人医疗账户中支出的部分）?						
120	2 周内，您是否因该病使用了中药? （1）是 （2）否						

附录 18-4

调查前一年内住院情况调查表

被调查成员代码		01	02	03	04	05	06
121	近 12 个月内，您是否有医生诊断需住院而您未住院的情况? （1）是 （2）否（跳转到问题 124）						
122	共有几次（同一种疾病医生多次诊断，计为 1 次）?						

续表

123	您最近一次需住院而未住院的原因： （1）没必要 （2）无有效措施 （3）经济困难 （4）医院服务差 （5）无时间 （6）无床位 （7）其他						
124	近 12 个月内，您是否因病伤、体检、分娩等原因住过医院？ （1）是 （2）否（跳转到附表 18-5）						
125	如有住院，住了几次？						
下列内容询问调查前一年内有住院经历的成员，由调查员从第 1 列开始按顺序填写，若住院次数为 2 次及以上，每次住院情况都要询问，每次住院填写一列，成员代码不变。							
126	您这次住院的原因： （1）疾病 （2）损伤中毒 （3）康复 （4）计划生育 （5）分娩 （6）健康体检 （7）其他						
127	您患的是什么病或伤等？（填疾病名称）						
127A	（查填疾病代码）						
128	本次住院的入院时间： （年）（填写 4 位数字，如 1998）						
129	（月）（填写 2 位数字，如 07）						

续表

130	您是在下列哪类医疗机构住院的？ （1）卫生院 （2）社区卫生服务中心 （3）县 / 县级市 / 省辖市区属卫生机构 （4）省辖市 / 地区 / 直辖市区属卫生机构 （5）省 / 自治区 / 直辖市属及以上卫生机构 （6）其他						
131	本次住院，您利用中医服务的情况： （1）住院机构是中医医院 （2）住院机构是综合医院中医科 （3）非中医						
132	等候入院的时间（当天入院填一天）（天）？						
133	本次住院，您是否做过手术？ （1）是 （2）否						
134	您本次住院有多少天？						
135	您住院期间是否有人在医院陪护？ （1）是 （2）否						
136	如有陪护，最主要是谁陪护您的？ （1）配偶 （2）子女 （3）父母 （4）孙子女 （5）兄弟姐妹 （6）亲戚 （7）朋友 （8）保姆 （9）护工 （10）其他						

续表

137	本次出院是由于： （1）病愈医生要求 （2）病未愈医生要求 （3）自己要求 （4）其他原因						
138	如您自己要求出院，原因是： （1）久病不愈 （2）自认为病愈 （3）经济困难 （4）花费太多 （5）医院设施差 （6）服务态度不好 （7）医生技术差 （8）其他						
139	本次住院医药费用总共是多少元？						
140	其中，您自己支付了多少元？（不包括报销及个人医疗账户中支出的部分）						
141	本次住院，所花费的车旅、住宿、伙食、陪护等其他费用合计是多少元？（没有填0）						
142	您认为此次住院的病房环境如何？ （1）很好 （2）好 （3）一般 （4）差 （5）很差						
143	您认为此次住院医护人员向您解释问题的态度如何？ （1）很好 （2）好 （3）一般 （4）差 （5）很差						

续表

144	您认为此次住院医护人员向您解释治疗方案的清晰程度如何？ （1）很好 （2）好 （3）一般 （4）差 （5）很差						
145	您认为此次住院医护人员倾听您述说病情的认真程度如何？ （1）很好 （2）好 （3）一般 （4）差 （5）很差						
146	您对此次为您治疗疾病的医务人员信任程度如何？ （1）很信任 （2）信任 （3）一般 （4）不信任 （5）很不信任						
147	您认为此次住院的医疗花费如何？ （1）不贵 （2）一般 （3）贵						
148	您对此次住院总体满意程度如何？ （1）满意（跳转到附录 18–5） （2）一般（跳转到附录 18–5） （3）不满意						

续表

149	如有不满意，您最不满意的是什么？（选一项） （1）技术水平低 （2）设备条件差 （3）药品种类少 （4）服务态度差 （5）收费不合理 （6）医疗费用高 （7）看病手续烦琐 （8）等候时间过长 （9）环境条件差 （10）提供不必要服务（包括药品和检查） （11）其他						

附录 18-5

5 岁以下儿童调查表

本表由孩子母亲或知情人回答（调查 2008 年 8 月 15 日以后出生的儿童）。

被调查成员代码		01	02	03	04	05	06
150	以下问题由谁回答的？（调查员选择） （1）母亲 （2）父亲 （3）家庭其他成员						
151	该儿童日常同谁一起生活？ （1）父母 （2）祖父母 （3）哥哥 / 姐姐 （4）亲戚 （5）其他						

续表

152	（询问农村地区）该儿童父亲是否长期在外务工？ （1）是 （2）否						
153	（询问农村地区）该儿童母亲是否长期在外务工？ （1）是 （2）否						
154	孩子是否吃过母乳？ （1）是 （2）否（跳转到问题 157）						
155	孩子纯靠母乳喂养到几个月（月）？（开始就不是纯母乳喂养，填 0）						
156	孩子在几个月大时开始有规律添加辅食？						
157	近 12 个月内，孩子接受了几次健康体检（不包括为治疗疾病而做的检查）？（没做过填 0，并跳到问题 160）						
158	健康检查时，是否测量过体重？ （1）是 （2）否						
159	健康检查时，是否测量过身高？ （1）是 （2）否						
160	孩子有预防接种证吗？ （1）有 （2）没有 （3）不知道						
查看免疫接种卡并按记录填写接种情况，没有卡的询问接种情况。							
161	是否接种了卡介苗？ （1）是 （2）否						
162	共接种了几次百白破疫苗？						

续表

163	共接种了几次脊髓灰质炎疫苗（糖丸）？						
164	共接种了几次含麻疹成分的疫苗（包括麻风、麻腮风、麻腮、麻疹疫苗）？						
165	共接种了几次乙型肝炎疫苗？						
166	您对医疗机构为孩子提供预防接种服务的满意程度： （1）满意 （2）一般 （3）不满意						

附录 18-6

15～64 岁妇女调查表

询问 1949 年 8 月 16—1998 年 8 月 15 日出生的妇女。

被调查成员代码		01	02	03	04	05	06
167	近 12 个月内，您是否做过妇科检查？ （1）是 （2）否						
168	近 12 个月内，您是否做过宫颈涂片检查？ （1）是 （2）否						
169	近 12 个月内，您是否做过乳腺检查？ （1）是 （2）否						
170	（农村地区询问）当您在乡镇卫生院希望由女性医生提供服务时，您是否能够得到？ （1）是 （2）否 （3）没想过 （4）不知道						

续表

171	（农村地区询问）您丈夫是否长期在外务工？ （1）是 （2）否						
172	您曾经怀孕过几次？（次）（未曾怀孕填 0，结束该成员调查）						
173	您曾经生过几个孩子？（人）（未曾分娩填 0，结束该成员调查）						
174	您最近一次分娩的时间： （年）（填写 4 位数字，如 1998）						
175	（月）（填写 2 位数字，如 07）						
本表下面问题询问 2008 年 8 月 15 日以后有分娩的妇女							
176	您最后一个孩子的性别： （1）男 （2）女						
177	您怀最后一个孩子期间，做过几次产前检查？（从未做过填 0，跳转到问题 182）						
178	此次怀孕产前检查时，是否做过抽血检查？ （1）是 （2）否						
179	是否测量过血压？ （1）是 （2）否						
180	是否查过尿？ （1）是 （2）否						
181	是否做过 B 超检查？ （1）是 （2）否						
182	孩子是如何出生的？ （1）自然分娩（跳转到问题 184） （2）剖宫产						

续表

183	如为剖宫产，主要是谁提议的？ （1）自己要求 （2）医生建议 （3）其他人建议						
184	您是在哪里分娩的？ （1）县及以上医院 （2）妇幼保健机构 （3）乡镇街道卫生院 （4）社区卫生服务中心 （5）卫生室 / 所 / 站 （6）家中 （7）其他						
185	如果您是在家中分娩的，接生者是谁？ （1）乡及以上医生 （2）村医生 （3）专职接生员 （4）非专职接生者 （5）家人自接 （6）其他						
186	小孩出生时体重为多少克？						
187	分娩费用总共是多少元？						
188	其中，自己支付了多少元？（没有填 0） （不包括报销及个人医疗账户中支出的部分）						
189	产后 42d 内，您接受产后访视的次数书的医生该？（____次）（没有填写 0）						

该住户家庭成员全部调查完毕后，填写下表（结果填在右侧空格中）

1	该住户调查前半年内常住人口数（人）	
2	其中：15 ~ 64 岁妇女数（人）	
3	5 岁以下儿童数（人）	

续表

4	调查前 2 周内患病伤人数（人）	
5	调查前 1 年内住院人数（人）	
6	该住户是： （1）初次调查 （2）再次调查	
7	该住户是： （1）第 1 次抽中户 （2）替补调查户	
8	调查持续时间（min）	

参考文献

[1] 中华人民共和国卫生部. 国家卫生服务研究——1993年国家卫生服务总调查分析报告[R/OL].（2010–09–21）[2018–02–03]. http://www.nhc.gov.cn/mohwsbwstjxxzx/S8221/201009/49159.shtml.

[2] 中华人民共和国卫生部. 国家卫生服务研究——1998年第二次国家卫生服务调查分析报告[R/OL].（2010–09–21）[2018–02–03]. http://www.nhc.gov.cn/mohwsbwstjxxzx/S8211/201009/49160.shtml.

[3] 卫生部统计信息中心. 中国卫生服务调查研究 第三次国家卫生服务调查分析报告[M]. 北京：中国协和医科大学出版社，2004.

[4] 卫生部统计信息中心. 2008中国卫生服务调查研究 第四次家庭健康询问调查分析报告[M]. 北京：中国协和医科大学出版社，2009.

[5] 国家卫生计生委统计信息中心. 2013第五次国家卫生服务调查分析报告[M]. 北京：中国协和医科大学出版社，2014.

[6] 李英华，毛群安，石琦，等. 2012年中国居民健康素养监测结果[J]. 中国健康教育，2015（2）：99-103.

[7] 李英华. 2012年中国居民健康素养监测方案简介[J]. 中国健康教育，2014，30（6）：563-565.

[8] 王萍，毛群安，陶茂萱，等. 2008年中国居民健康素养现状调查[J]. 中国健康教育，2010，26（4）：243-246.

[9] 杨晓光，孔灵芝，翟凤英，等. 中国居民营养与健康状况调查的总体方案[J]. 中华流行病学杂志，2005，26（7）：471-474.

[10] 王陇德. 中国居民营养与健康状况调查报告之一2002综合报告[M]. 北京：人民卫生出版社，2005.

[11] 郭齐雅，于冬梅，俞丹，等. 1959、1982、1992、2002及2010—2013年中国居民营养与健康状况调查/监测比较分析[J]. 卫生研究，2016，45（4）：542-547.